PRISE EN CHARGE DES PATIENTS EN NEUROCHIRURGIE

Lin Zhixiong et Zhang Guobin

PRISE EN CHARGE DES PATIENTS EN NEUROCHIRURGIE

Traduit du chinois par : Zhang Guobin et Huang Shengyue

Avec la contribution de : HUANG Huawei, SHI Guangzhi et Ibrahima Sory SOUARÉ

L'Harmattan

L'Harmattan, 2023

5-7, rue de l'École-Polytechnique, 75 005 Paris

http://www.éditions-harmattan.fr

ISBN : 978-2-14-049935-7

EAN : 9782140499357

Cette œuvre est réalisée avec le concours de la branche de médecine d'urgence de l'Institut de Gériatrie en Chine et la 29ème mission médicale chinoise en Guinée

PRÉFACE

Il faut une longue durée de développement pour être un neurochirurgien. La pratique clinique stricte permet à ce dernier de former une logique rigoureuse et une compétence pour résoudre des problèmes concrets.

Le développement de la neurochirurgie en Guinée est limité par le manque de manuels professionnels en français et d'expériences en enseignement clinique systématique. Ces dernières années, bien que le niveau de diagnostic et de traitement neurochirurgicaux locaux se soit considérablement amélioré avec l'aide des équipes médicales chinoises, le diagnostic et le traitement des maladies neurochirurgicales par les neurochirurgiens locaux manquent toujours de normalisation. Afin d'aider le développement des neurochirurgiens dans les pays africains francophones comme la Guinée, ZHANG Guobin, membre de la 29e équipe médicale chinoise en Guinée, a été sélectionné par le service de neurochirurgie de l'hôpital Tiantan de Pékin affilié à l'Université médicale de la capitale, a compilé le *Prise en Charge des Patients en Neurochirurgie*,.

Ce livre couvre tous les domaines de la neurochirurgie, à savoir le traumatisme crânio-cérébral, les tumeurs intracrâniennes, les tumeurs intrarachidiennes, les maladies vasculaires vertébrales et spinales, les maladies dégénératives cervicales et lombaires, les anomalies congénitales en neurochirurgie pédiatrique, l'hydrocéphalie, les infections du système nerveux central, les maladies parasitaires, les douleurs et les troubles fonctionnels en neurochirurgie. En même temps, il adopte le mode question/réponse pour simuler les tournées auprès des patients, met en lumière les connaissances clés de la neurochirurgie, se base sur des cas cliniques réels, et explique en détail le processus de diagnostic et de traitement des maladies courantes en neurochirurgie. D'ailleurs, il y a des vidéos d'opérations chirurgicales exemplaires, qui permettent aux lecteurs d'observer et d'apprendre les techniques en scannant le code QR.

Nous sommes convaincus que le *Manuel des tournées du neurochirurgien* sera un ouvrage de référence très utile pour les neurochirurgiens de tous les niveaux et qu'il favorise particulièrement le développement rapide des jeunes neurochirurgiens.

Jia Wang
Vice-président de l'hôpital Tiantan de Pékin affilié à l'Université médicale de la capitale
Président élu de la branche des neurochirurgiens de l'Association chinoise des médecins
Chef du groupe de chirurgie de la base du crâne de la branche de neurochirurgie de l'Association chinoise des médecins
Directeur adjoint de la branche de neurochirurgie de l'Association médicale de Pékin
Le 2 mai 2023, à Pékin

AVANT-PROPOS

En tant que membre de l'équipe médicale chinoise en Guinée, j'ai constaté lors de l'assistance médicale que bien que la neurochirurgie se soit développée ces dernières années relativement rapidement dans ce pays, il y manquait des manuels du domaine en français. Où sont les meilleurs matériels pour qu'un débutant se développe en neurochirurgien expérimenté ? Il s'agit sans aucun doute des cas vivants, car « le patient est toujours le maître du médecin ». Afin de transmettre l'expérience du diagnostic et du traitement de diverses maladies neurochirurgicales courantes aux neurochirurgiens des pays africains francophones comme la Guinée, et de cultiver leur logique correcte et rigoureuse dans le diagnostic et le traitement, nous avons terminé avec succès la compilation de la version française de la monographie intitulée *Prise en Charge des Patients en Neurochirurgie*, avec le soutien de M. Lin ZhiXiong, président de Sanbo Funeng Brain Hospital et avec l'aide de Mmes. Zheng Lei et Li ZhiYing, traductrices de l'entreprise Lan-bridge.

Ce livre adopte le mode question/réponse pour simuler les tournées auprès des patients. À partir des maladies courantes, des maladies les plus fréquentes et des cas cliniques réels, il explique étape par étape le diagnostic et le traitement, afin de développer la logique des internes, des résidents ou des neurochirurgiens juniors. Tout en insistant sur les principes fondamentaux de la neurochirurgie, il présente brièvement les progrès et les guides actuels en matière de diagnostic et de traitement. Son but est d'aider autant que possible les neurochirurgiens juniors à développer une pensée correcte et rigoureuse du diagnostic et du traitement, à améliorer leur compétence clinique et à élargir leur horizon de diagnostic et de traitement.

En raison du niveau clinique et des expériences limitées, il est inévitable d'avoir dans ce livre des lacunes. Nous demandons donc sincèrement aux confrères de critiquer et de corriger, afin que nous puissions mieux progresser et que nous puissions corriger et compléter dans les futures éditions.

Editeur du manuel: Zhang GuoBin (Oscar)
Le 22 avril 2023, en Guinée

Sommaire

Préface 9
Avant-propos 11
Sommaire 13
Chapitre I Traumatisme crânio-cérébral 15
Cas 1 : hématome épidural aigu 15
Cas 2 : hématome sous-dural aigu 29
Cas 3 : contusion / lacération cérébral 40
Cas 4 : hématome sous-dural chronique 50
Cas 5 : traumatisme cranio-cérébral ouvert 60
Chapitre II Tumeurs intracrâniennes 71
Cas 1 : neurinome de l'acoustique 71
Cas 2 : méningiome pétroclival 86
Cas 3 : gliome de haut grade 103
Cas 4 : gliome de bas grade 112
Cas 5 : épendymome du quatrième ventricule 120
Cas 6 : adénome hypophysaire 134
Cas 7: chordome 160
Cas 8 : craniopharyngiome 177
Cas 9 : lymphome primaire du système nerveux central 195
Cas 10 : angiome caverneux du tronc cérébral 211
Cas 11 : Le médulloblastome 225
Chapitre III Les tumeurs intramédullaires 239
Cas 1 : Le neurofibrome spinal 239
Cas 2 : L'épendymome cervical 253
Chapitre IV Les maladies cérébro-vasculaires 267
Cas 1 : L'anévrisme intracrânien 267
Cas 2 : La malformation artérioveineuse cérébrale 281
Cas 3 : La sténose carotidienne 295
Cas 4 : L'hémorragie cérébrale hypertensive 318
Cas 5 : La maladie de Moyamoya 332
Chapitre V Dégénérations vertébrales cervicales et lombaires 345

Cas 1 : La spondylose cervicale 345
Cas 2 : La hernie discale lombaire 356
Chapitre VI Maladies infantiles 369
Cas 1 : L'encéphalocèle 369
Cas 2 : La craniosténose 380
Cas 3 : La malformation de Chiari (MC) 390
Cas 4 : Le kyste arachnoïdien intracrânien 400
Chapitre VII Hydrocéphalie 411
Cas 1 : L'hydrocéphalie à pression normale idiopathique 411
Cas 2 : L'hydrocéphalie 429
Chapitre VIII Les infections du système nerveux central 461
Cas 1 : L'abcès cérébral 461
Chapitre IX Chirurgie de la neurochirurgie fonctionnelle 473
Cas 1 : L'épilepsie réfractaire 473

CHAPITRE I

TRAUMATISME CRÂNIO-CÉRÉBRAL

Cas 1 : hématome épidural aigu

[Historique médical établi par l'interne]

L'enfant malade de 11 ans, admis avec « des maux de tête et une léthargie de 33 heures après un traumatisme crânien ». Deux jours avant son admission à l'hôpital, le patient est tombé sur le sol en béton et s'est blessé à la tête alors qu'il jouait et courait avec ses camarades de classe. Le côté gauche de la tête a touché le sol. Le patient était inconscient au moment de la blessure et s'est réveillé environ 10 minutes plus tard. Il se sentait des maux de tête et des nausées et a été envoyé au service des urgences de l'hôpital local une heure plus tard. L'examen TDM a montré un hématome épidural temporo-pariétal gauche d'un volume de plus de 10 ml. Le patient a donc été hospitalisé pour une observation étroite. Admis à l'hôpital, il avait encore mal à la tête, vomissait après avoir mangé. Il était léthargique, mais capable d'ouvrir les yeux quand on l'appelait et ses membres avaient des mouvements volontaires. Le deuxième jour après l'admission, un nouvel examen TDM du crâne a montré que l'hématome épidural temporo-pariétal gauche était plus grand et que le volume de l'hématome atteignait plus de 30 ml. Le patient a donc été transféré dans notre hôpital pour un diagnostic et un traitement plus approfondis. Depuis la blessure, le patient était dans un mauvais état de conscience, mangeait moins, et la miction était normale.

Examen physique : T 36,8 °C, R 18 fois /min, P 100 fois /min, PA 121/80 mmHg. Somnolent, E3V5M6 = GCS 12, mauvais état de conscience, ouverture des yeux à l'entendre des appels, réaction lente, parole pas claire, sans coopération dans l'examen physique. Il y a une tuméfaction du cuir chevelu de la zone temporo-pariétal gauche, avec une douleur à la pression. Les pupilles sont aussi rondes et aussi grandes, toutes les deux de 2,5 mm, et elles sont sensibles à la lumière. Le naso-labial est évident, les coins de la bouche ne sont pas tordus, la langue est symétriquement étendue, la force et la tonicité musculaires des membres sont normales, les signes pathologiques bilatéraux sont négatifs.

Examens auxiliaires : TDM du crâne (Figure 1-3) a montré l'ombre fusiforme hyperdense sous la plaque temporo-pariétale gauche, la plus grande section est d'environ 66 mm x 17 mm et la partie la plus épaisse est de 22 mm. 10 couches d'hématome (l'épaisseur de couche est de 5 mm). Il existe l'effet de masse. Un peu de déplacement de la ligne médiane sur la droite. Une compression et un rétrécissement du ventricule gauche. Une fracture linéaire du crâne temporo-pariétal gauche.

Diagnostic : traumatisme crânio-cérébral fermé et grave : ① hématome épidural temporo-pariétal gauche ; ② fracture temporo-pariétal gauche ; ③ hématome du cuir chevelu de la zone temporo-pariétal gauche.

Traitement : les trois principales analyses de routine, fonction de coagulation, fonctions hépatique et rénale, test d'électrolyte, électrocardiogramme, radiographie thoracique, échographie abdominale et d'autres examens de routine. Il faut demander au patient de s'aliter, en observer étroitement les signes vitaux, l'état de conscience, la pupille, les mouvements de quatre membres, et lui donner des traitements de la déshydratation, des symptômes et de soutien.

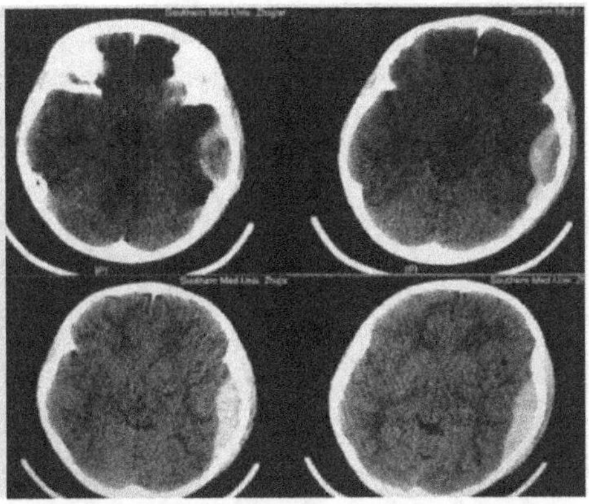

Figure 1-3 Ombre fusiforme hyperdense sous la plaque temporo-pariétale gauche

? Questions fréquemment posées par le médecin senior à l'interne

- **Quel est le diagnostic principal du patient ? Quel est le mécanisme ?**

Réponse : le diagnostic principal chez ce patient était un hématome épidural aigu dans la zone temporo-pariétale gauche. L'hématome épidural est un épanchement de sang entre un os du crâne et la dure-mère du cerveau. Il se passe plus fréquemment dans la convexité supratentorielle et représente 30% des hématomes intracrâniens traumatiques. Son mécanisme se lie au traumatisme du crâne.

Quand la tête est directement frappée par une force externe, le crâne se déforme ou se fracture au point de tension, les vaisseaux sanguins méningés sont blessés et leur blessure provoque un saignement. Avec l'accumulation du sang dans l'espace latent entre la dure-mère et la plaque interne du crâne, la dure-mère se détache de la surface interne du crâne. Ainsi, le sang s'accumule et forme un hématome (Figure 1-4). A mesure de l'expansion de l'hématome, la pression intracrânienne augmente. Si la pression intracrânienne et celle de l'hématome atteint l'équilibre, le saignement s'arrêtera naturellement. Mais lorsque cet équilibre est atteint, la plupart des patients ont déjà des symptômes évidents liés à l'augmentation de la pression intracrânienne.

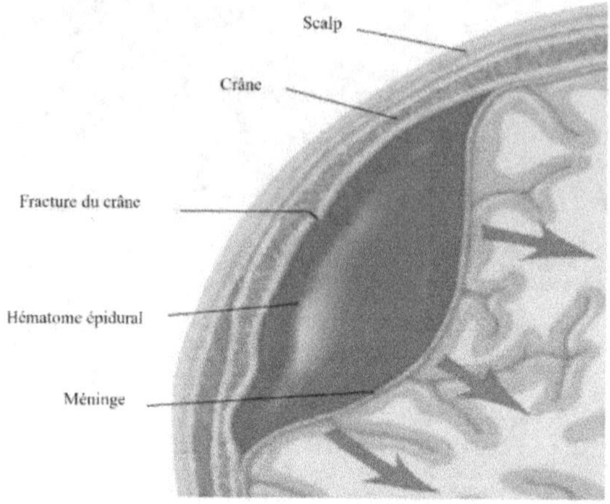

Figure 1-4 Formation de l'hématome épidural

- **Quelles sont les principales sources du saignement de l'hématome épidural ?**

Réponse : Voici les principales sources du saignement de l'hématome épidural (Figure 1-5).

(1) Vaisseaux méningés : ce sont les principaux causes de l'hématome épidural aigu, en particulier l'artère ou la veine méningée moyenne est la plus fréquente. L'artère méningée moyenne pénètre dans le crâne par le foramen épineux, longe la rainure de la plaque interne du crâne et se divise en deux branches au ptérion. L'os temporal est relativement plus mince. Une force externe pourrait en provoquer une fracture, qui pourrait perforer les vaisseaux méningés et causer des saignements. Si la blessure se situe dans le tronc ou les principales branches de l'artère méningée moyenne, l'hémorragie est violente, l'hématome se développe rapidement et un énorme hématome se forme en peu de temps et entraînera la hernie uncale. Si l'hémorragie est causée par les veines méningées, la maladie progresse légèrement et l'hématome n'est généralement pas important.

(2) Sinus veineux : les sinus sagittal supérieur, transverse et sigmoïde sont tous situés dans la rainure osseuse du même nom. Une

fracture du crâne à cheval sur les sinus veineux peut les endommager. Comme les sinus veineux n'ont pas de tissu musculaire lisse, ils ne sont pas contractiles après la rupture. Cette hémorragie est violente. Avec l'expansion de l'hématome, la dure-mère peut être davantage décollée, ce qui entraînera un nouveau saignement du sinus veineux rompu.

(3) Veines diploïques ou émissaires du crâne : il y a dans le diploé des veines diploïques et des veines émissaires qui pénètrent dans le crâne. Après une blessure, le sang peut couler le long du trait de fracture et former un hématome épidural. Cependant, la quantité de saignement est limitée et il n'est pas facile de former seul un énorme hématome. Il s'agit de la principale source d'hématome épidural dans la fosse postérieure.

(4) Artères ethmoïdales antérieure et postérieure : une fracture de la fosse crânienne antérieure peut causer des blessures et former un hématome épidural au pôle frontal, mais cela est rare.

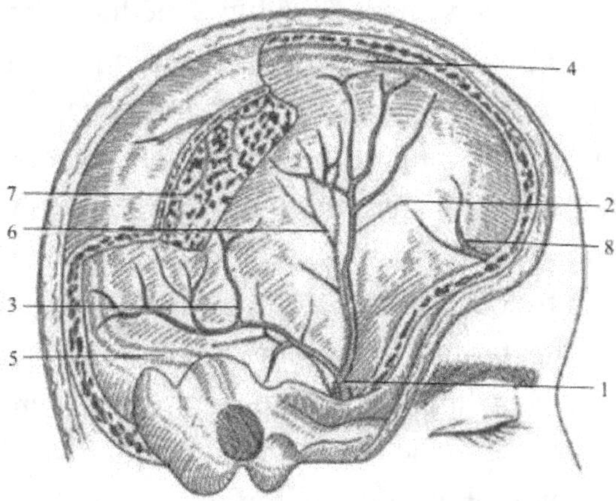

Figure 1-5 Sources du saignement de l'hématome épidural

1-tronc de l'artère méningée moyenne ; 2-branche antérieure de l'artère méningée moyenne ; 3-branche postérieure de l'artère méningée moyenne ; 4-sinus sagittal supérieur ; 5-sinus transverse ; 6-veine méningée moyenne ; 7-veine diploïque ; 8-artère méningée antérieure

- **Quelles sont les caractéristiques d'imagerie d'un hématome épidural ?**

Réponse : l'hématome épidural est facile à diagnostiquer par la TDM du crâne et par l'IRM, et ses caractéristiques d'imagerie sont les suivantes.

(1) Examen TDM : la grande majorité des hématomes épiduraux ont en TDM des caractéristiques typiques comme suit : lentille hyperdense biconvexe ou fusiforme hyperdense avec les bords clairs (Figure 1-6), la radiodensité entre 40 et 100 UH ; De petites zones hypodense rondes ou irrégulières peuvent être observées dans certains hématomes, ce qui est le mélange du saignement frais (densité inférieure au caillot de sang) peu après le traumatisme et du sérum lors de la régression des caillots ; quelques hématomes peuvent être en forme de demi-lune ou de croissant, et quelques hématomes peuvent s'infiltrer sous le tissu mou extracrânien à travers le trait de fracture ; la fenêtre osseuse peut souvent montrer une fracture. De plus, il existe un effet de masse, un déplacement de la ligne médiane, une compression, une déformation et un déplacement du ventricule latéral lésé. En cas d'engorgement veineux épidural, un hématome se forme et ses symptômes apparaissent plus tard en raison de l'hypotension veineuse. Cet hématome peut se dissoudre et apparaît comme une zone légèrement hyperdense ou hypodense, lors de l'examen TDM. Un petit nombre de patients sont asymptomatiques au moment du traumatisme et développent plus tard un hématome épidural chronique. L'examen TDM amélioré peut montrer à ce moment-là un rehaussement capsulaire au bord interne de l'hématome, ce qui favorise le diagnostic de l'hématome épidural isodense.

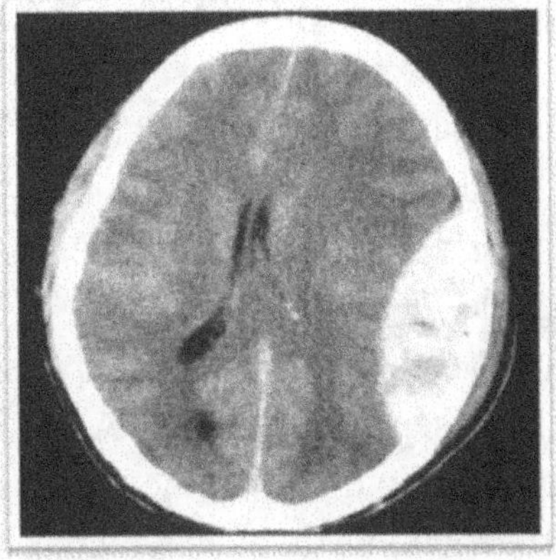

Figure 1-6 Image typique de l'hématome épidural aigu en TDM

(2) Examen IRM : le changement morphologique de l'hématome épidural en IRM est similaire à celui en TDM. L'hématome en forme de lentille biconvexe ou fusiforme, avec les bords clairs, se situe entre la plaque interne du crâne et la surface du cerveau (Figure 1-7). Le changement d'intensité du signal de l'hématome se lie à ses stades différents. Au stade aigu, l'hématome dont le signal est similaire à celui du parenchyme cérébral en pondération T1, se montre comme un hyposignal en T2. Aux stades subaiguë et chronique, il se révèle comme hypersignal en T1 et en T2. En raison de l'effet de masse de l'hématome, le cortex cérébral du côté affecté est comprimé et déformé, et sa distance avec la plaque interne du crâne augmente. Cela montre des signes de lésions occupant de l'espace à l'extérieur du cerveau et le diagnostic est ainsi posé.

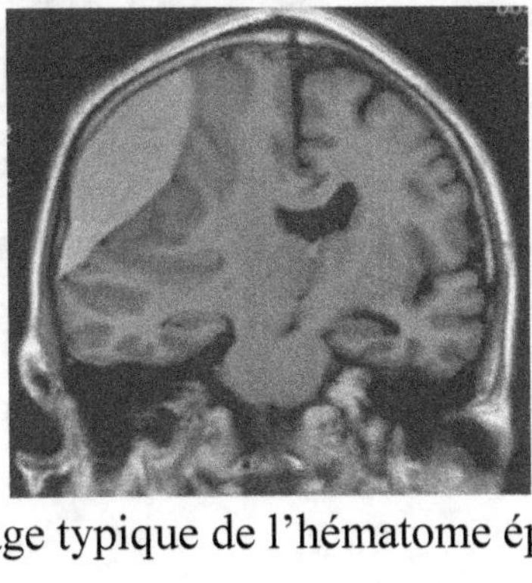

Figure 1-7 Image typique de l'hématome épidural en IRM

[Historique médical complété par le médecin résident ou le médecin traitant]

Après son admission à l'hôpital, le patient a reçu des traitements non chirurgicaux tels que la déshydratation, mais il était encore dans un état léthargique, sans s'améliorer de manière significative. Durant ce temps, il a signalé des maux de tête et des vomissements intermittents. E3V3M5 = GCS 11, réponse non pertinente, mouvement volontaire des quatre membres. Après la visite, le médecin senior a affirmé le diagnostic d'hématome épidural aigu dans la zone temporo-pariétale. L'hématome dont le volume dépassait 30 ml, se situait principalement dans la partie temporale. Le traitement non chirurgical était risqué, il était conseillé d'effectuer activement une opération chirurgicale. Dans ce cas-là, sous anesthésie générale, un drainage de l'hématome temporo-pariétal gauche par craniotomie ont été réalisé au service des urgences et avec succès. Pendant l'opération, une fracture linéaire de l'os temporo-pariétal gauche a été observée, et plus de 30 ml d'hématome épidural a été évacué (Figure 1-8). Après l'opération, la plaque osseuse a été remise dans la bonne position et avec la fixation crânienne. Le patient a d'ailleurs pris un traitement antibiotique et symptomatique. 24 h après l'opération, l'examen TDM a montré que l'hématome a été complètement drainé (Figure 1-9), l'état de conscience du patient s'est évidemment amélioré.

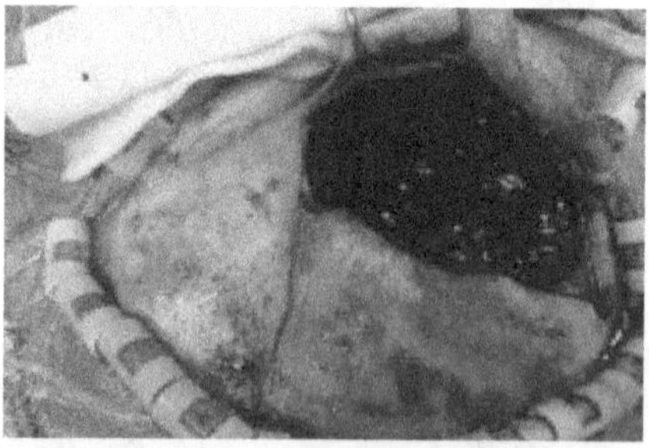

Figure 1-8 Caillots sanguins vus sous la fracture linéaire du crâne et sous la plaque osseuse pendant l'opération

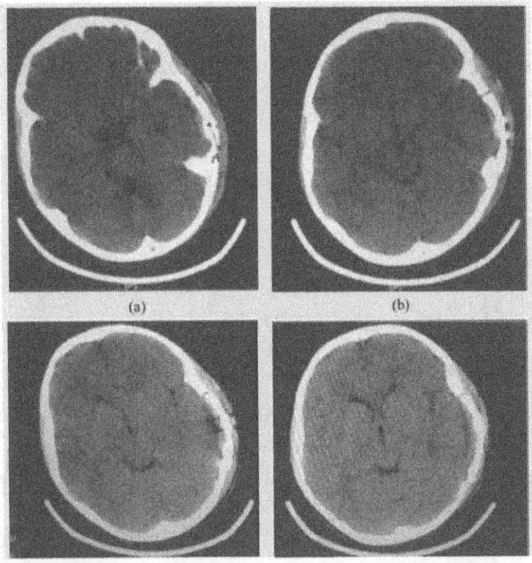

Figure 1-9 Disparition de l'hématome épidural temporal gauche selon l'examen TDM après l'opération

? Questions fréquemment posées par le médecin senior au médecin résident / itinérant / traitant

● Quelles sont les manifestations cliniques de l'hématome épidural ? Comment se manifestent typiquement les troubles de conscience causés par l'hématome épidural aigu ?

Réponse : Les manifestations clinique de l'hématome épidural se lient au siège et au taux de croissance de l'hématome ainsi qu'à la lésion cérébrale.

(1) Les troubles de conscience : l'état de conscience du patient atteint d'un hématome épidural change selon l'étendue de la lésion cérébrale primitive, du taux de formation de l'hématome et de la gravité des autres lésions intracrâniennes. Les états modifiés de conscience après le traumatisme peuvent se classer en cinq types : ① conscience toujours claire après la blessure ; ② toujours comateux après la blessure ; ③ le patient a une conscience claire suite à la blessure, mais tombe ensuite dans le coma ; ④ le patient tombe dans le coma après la blessure, mais reprend immédiatement la conscience ; ⑤ le patient tombe dans le coma après la blessure, passe ensuite une période intermédiaire d'éveil, avant d'retomber dans le coma. La période intermédiaire d'éveil désigne la durée entre la

reprise de conscience après le coma causé par le traumatisme et la retombée dans le coma à cause de la compression cérébrale et avec la formation de l'hématome épidural. Le processus de «tomber dans le coma - reprendre la conscience - retomber dans le coma » est généralement considéré comme trait typique des troubles de conscience de l'hématome épidural aigu.

(2) Les symptômes neurologiques : ils apparaissent rarement au stade précoce de l'hématome épidural simple, mais plus souvent lorsque la zone fonctionnelle du cerveau est comprimée par l'hématome. Au cas où l'hématome continuerait de croître et provoquerait une hernie cérébrale, des symptômes typiques tels que la mydriase du côté affecté et la paralysie des membres de l'autre côté peuvent apparaître. Dans ce cas-là, une décompression chirurgicale doit être effectuée à temps pour sauver la vie.

(3) Augmentation de la pression intracrânienne : à mesure que le volume de l'hématome augmente, le patient a souvent des maux de tête, des vomissements, et peut avoir en cas grave le syndrome de Cushing. Si la pression intracrânienne continue d'augmenter, elle peut provoquer une hernie cérébrale et entraîner de graves conséquences.

Gurdjian (1960) et McKisock (1960) ont divisé les états modifiés de conscience chez les patients de l'hématome épidural en cinq types : ① éveil après la blessure et jusqu'à l'opération chirurgicale ; ② troubles de conscience tardifs, sans coma primitif après la blessure ; ③ conscience assez claire après le rétablissement du coma primitif ; ④ évidente période intermédiaire d'éveil ; ⑤ Coma après la blessure, qui s'aggrave continuellement. Plus fréquents sont les types ① et ② chez les enfants et le type ⑤ chez les personnes d'âge moyen ou avancé.

- **Quelles sont les indications du traitement chirurgical de l'hématome épidural ?**

Réponse : les indications du traitement chirurgical de l'hématome épidural sont : ① les troubles de conscience s'aggravent continuellement ; ② la pression intracrânienne est supérieure à 2,7 kPa, et elle connaît de plus une augmentation progressive ; ③ avoir des signes de lésion cérébrale focal ; ④ aggravation pendant le traitement non chirurgical ; ⑤ lorsque l'hématome épidural supratentoriel > 30 ml , sous-tentoriel > 10 ml, l'intervention chirurgicale peut être envisagée ; ⑥ sans troubles évidents de conscience ni augmentation de la pression intracrânienne, l'examen TDM montre que l'hématome est gros (supratentoriel>30ml, sous-tentoriel >10ml, temporal >20ml ou l'hématome peu gros avec un déplacement de la ligne médiane supérieur à 1 cm), compression évidente des ventricules ou des citernes cébérale ; ⑦ S'il existe des signes d'augmentation progressive de la pression intracrânienne en cas de micro-hématome épidural dans le sillon du sinus transverse et que les autres causes en sont exclues, il faut envisager activement un traitement chirurgical.

- **Quelles sont les méthodes chirurgicales pour l'hématome épidural ?**

Réponse : les méthodes chirurgicales pour l'hématome épidural sont :

(1) Craniotomie : cette méthode convient aux patients dont l'hématome est une précisément localisé. Le lambeau osseux doi être remis dans la bonne position après l'opération. Pour les patients présentant une hernie cérébrale, en particulier une mydriase bilatérale, il faut effectuer une craniectomie décompressive et une suture pour réduire la tension durale. Si le crâne est écrasé, une craniotomie en fenêtre osseuse doit être envisagée.

(2) Forage exploratoire : il faut effectuer un forage pour les patients qui se détériorent rapidement et quand il est tard pour faire un examen diagnostique. Tous les neurochirurgiens doivent être familiarisés avec cette technique. D'abord, le premier trou doit être percé dans la région temporale, juste au-dessus de l'arcade zygomatique. Ensuite, c'est de localiser et de formuler un plan chirurgical en fonction des signes neurologiques : ① le côté de mydriase ; ② l'hémicorps contre-latéral à la réponse motrice anormale ; ③ le côté de la fracture du crâne. Et puis, le deuxième trou doit être percé dans les zones occipitale et frontale. Une fois l'hématome détecté, il est possible d'étendre l'incision et agrandir la

fenêtre osseuse, pour enlever l'hématome et arrêter le saignement. Lorsque l'opération est faite d'un côté, il faut la répéter de l'autre côté.

(3) Forage et aspiration à l'aiguille : simple et facile à pratique. Cette méthode permet de secourir rapidement les patients et s'applique dans le sauvetage d'urgence d'un hématome épidural aigu. Elle peut soulager temporairement l'hypertension intracrânienne et gagner du temps pour le traitement, et s'emploie souvent dans le sauvetage d'urgence avant l'hospitalisation ou l'opération chirurgicale.

(4) Forage et drainage : cette méthode peut également être utilisé dans le traitement de certains hématomes épiduraux aigus, afin de les drainer rapidement et de secourir les patients. Ses indications sont que la situation stable du patient, le volume de saignement entre 20 et 50 ml, la localisation précise en TDM, le déplacement de la ligne médiane de plus de 0,5 cm, sans saignement continu. Le déroulement : faire une ponction ou un forage selon le résultat de TDM et dans la couche la plus épaisse de l'hématome, insérer une aiguille ou un petit drain, évacuer une partie de l'hématome, injecter de façon répétée des médicaments thrombolytiques tels que l'urokinase et drainer. Après 3 à 6 jours, si le réexamen TDM montre la disparition de l'hématome, le drain peut alors être retiré.

- **Quelles sont les précautions pour une opération chirurgicale de l'hématome épidural ?**

Réponse : les précautions pendant l'opération sont :

(1) Pendant l'enlèvement de l'hématome, si la fine couche résiduelle de caillot sanguin adhère étroitement à la dure-mère et qu'il n'y a pas de saignement actif, il n'est pas nécessaire de la décoller avec force, de crainte d'un nouveau saignement.

(2) Après l'enlèvement de l'hématome, si la tension de la dure-mère est élevée et que la partie sous celle-ci est bleue, cela indique qu'il peut encore exister un hématome sous la dure-mère et qu'il faut ouvrir cette dernière pour vérifier. Si un hématome y est détecté, il faut le traiter comme un hématome sous-dural. S'il n'y a pas d'hématome sous-dural et que l'hématome intracrânien dans les

parties adjacentes est exclu, cela indique qu'il peut y avoir un hématome dans une partie éloignée, et un réexamen TDM ou une vérification par forage doivent être effectués de crainte de négliger l'existence d'autres hématomes.

(3) Après l'enlèvement de l'hématome, si la zone cérébrale comprimée ne regonfle pas et qu'il n'y a pas de pouls cérébral, cela peut être dû à la hernie cérébrale. Dans ce cas-là, abaisser la tête du lit et injecter par ponction lombaire 20 à 30 ml d'air permetteront de soigner la hernie cérébrale et de faire regonfler progressivement le cerveau. Si l'effondrement persiste, il convient de soulever sous le lobe temporal le gyrus unciné ou inciser le bord libre de la tente du cervelet pour libérer le gyrus unciné et soigner la hernie.

Conclusion du médecin senior

Le patient avait des antécédents de traumatisme crânien avant l'hospitalisation. Il a connu après la blessure une courte période de coma, avec des symptômes d'augmentation de la pression intracrânienne et de troubles de la conscience tels que maux de tête, vomissements, léthargie. L'examen TDM de la tête a indiqué une ombre fusiforme hyperdense sous la plaque temporo-pariétale gauche, ce qui était le trait typique de l'hématome épidural aigu. Il n'est donc pas difficile de poser le diagnostic. L'états modifiés de conscience chez les patients de l'hématome épidural dépendent du degré de lésion cérébrale primitive, de la vitesse de formation de l'hématome et de la gravité des autres lésions intracrâniennes. Le processus de « tomber dans le coma - reprendre la conscience - retomber dans le coma » est généralement considéré comme trait typique des troubles de conscience de l'hématome épidural aigu. Du fait que le volume de l'hématome épidural dans ce cas n'est grand, l'enfant malade n'a pas connu de coma secondaire.

Après l'admission à l'hôpital, l'enfant malade avait de légers troubles de conscience. Il a pris un traitement non chirurgical, un alitement avec l'élévation de la tête et des traitements symptomatique et de soutien, mais les troubles de conscience tels que la léthargie ne se sont pas évidemment améliorés. Comme le volume d'hématome épidural atteignait 30 ml et que le saignement se situait principalement dans la région temporale, le traitement non chirurgical était risqué. Nous avons donc effectué sous anesthésie générale une craniotomie d'urgence dans la zone temporo-pariétale gauche pour enlever l'hématome. Pour les patients atteints d'hématome épidural, il est actuellement recommandé d'effectuer une opération chirurgicale, même s'il n'y a pas de troubles évidents de la conscience ou de symptômes d'augmentation de la pression intracrânienne. Lorsque l'examen TDM montre que l'hématome épidural est gros (supratentoriel > 30 ml , sous-tentoriel > 10 ml, temporel > 20 ml ou l'hématome peu gros avec un déplacement de la ligne médiane supérieur à 1 cm) et que la compression des ventricules ou des citernes cébérales) est évidente, l'intervention chirurgicale peut être envisagée ; pour les enfants malades, lorsque l'hématome épidural est gros (supratentoriel > 20 ml, sous-tentoriel > 10 ml), l'intervention chirurgicale peut être envisagée.

Il existe de nombreuses méthodes chirurgicales pour l'hématome épidural. Pour les patients éligibles à une craniotomie, le premier choix est d'enlever l'hématome par craniectomie. Après l'opération, le lambeau osseux doit être remis dans la bonne position. Une craniectomie décompressive peut être envisagée chez les patients présentant avant l'opération chirurgicale une hernie, en particulier une mydriase bilatérale. En cas d'urgence ou pour les patients qui ne répondent pas aux conditions d'une craniotomie, le forage, l'aspiration ou le drainage peuvent s'appliquer pour secourir l'hématome épidural aigu, afin de soulager temporairement et partiellement l'hypertension intracrânienne et de gagner du temps de traitement. Ce qui s'applique souvent dans les premiers secours préhospitaliers ou peropératoires. La grande majorité des patients atteints d'hématome épidural peuvent avoir un bon pronostic après un traitement chirurgical rapide et actif.

Cas 2 : hématome sous-dural aigu

[Historique médical établi par l'interne]

Patiente de 57 ans, admise à l'hôpital en raison « d'un trouble de conscience durant 2 heures après un traumatisme crânien causé par un accident de voiture ». Selon les membres de sa famille, cette patiente qui conduisait une moto 2 heures avant son admission, a été renversée par une camionnette et a immédiatement souffert de troubles de la conscience. Elle a été transportée aux urgences de notre hôpital, et l'examen TDM a révélé : une contusion cérébrale fronto-temporo-pariétale droite, un hématome sous-dural fronto-temporo-pariétal droit et une contusion du cuir chevelu temporo-occipitale gauche.

Examen physique : T 37,4 °C, R 22 fois /min, P 92 fois /min, PA 149/82mmHg. Développement normal, état nutritionnel modéré, l'air d'une maladie aiguë. Aucune anomalie dans les examens cardiaque, pulmonaire et abdominal et aucun signe de fracture. Manque de coopération dans les autres Examen physique. Coma léger. GCS : E1, V2, M5. La pupille droite, dont le diamètre est de 5 mm, n'a pas de réponse à la lumière. La pupille gauche dont le diamètre de 3 mm, est sensible à la lumière. Lignes frontales symétriques. Sillons nasogéniens symétriques. Sans saignement ni d'exsudat dans la cavité nasale ou dans le conduit auditif externe. Le patient était dans le coma, sa force musculaire ne peut être vérifiée. La tonicité musculaire des membres est normale. Aucun signe pathologique n'a été détecté.

Examen auxiliaire : l'examen TDM de la tête (Figure 1-10) a montré une contusion cérébrale fronto-temporo-pariétale droite, un hématome sous-dural fronto-temporo-pariétal droit et une contusion du cuir chevelu temporo-occipitale gauche.

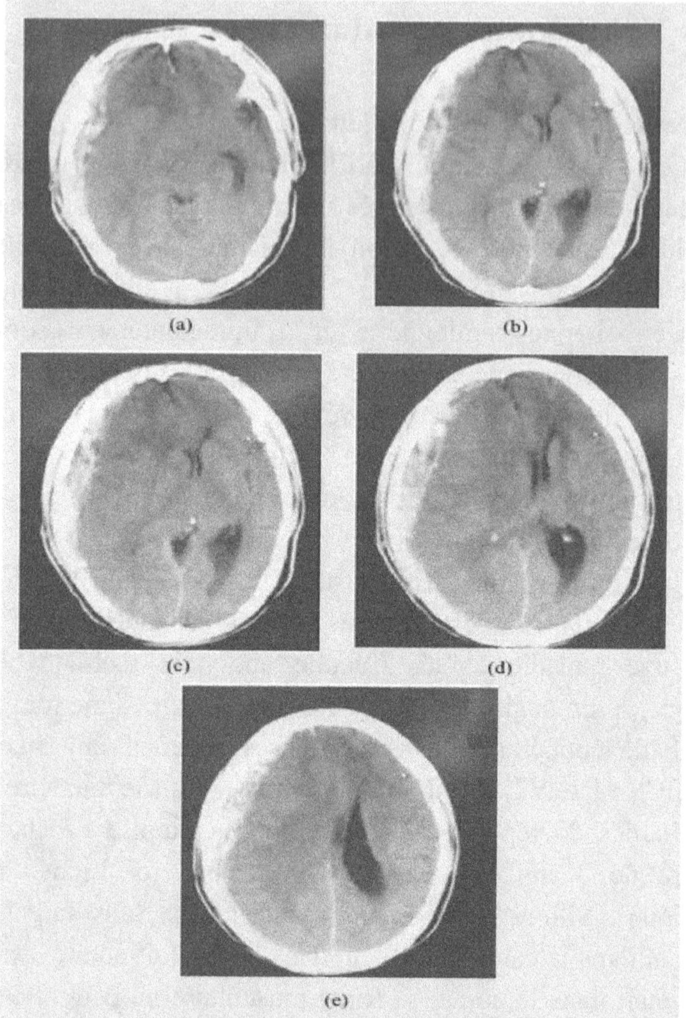

Figure 1-10 Hématome sous-dural aigu selon l'examen TDM

Diagnostic de lésion crânio-cérébrale grave : ① contusion cérébrale fronto-temporo-pariétale droite ; ② hématome sous-dural fronto-temporo-pariétal droit ; ③ contusion du cuir chevelu temporo-occipitale gauche ; ④ hernie cérébrale.

Traitement : ①la déshydratation du mannitol pour réduire la pression intracrânienne ; ② la réalisation des tests préopératoires tels que l'analyse sanguine, la fonction de coagulation, les fonctions hépatique et rénale, le dépistage du VIH, le test de l'hépatite C, le test d'électrolyte, la radiographie thoracique, l'électrocardiogramme ; ③

la préparation d'une opération chirurgicale d'urgence, soit une craniotomie pour enlever l'hématome sous-dural fronto-temporo-pariétal droit et une ouverture de lambeau osseux pour soulager la hernie.

? Questions fréquemment posées par le médecin senior à l'interne

- **Quels sont les types de troubles de conscience ?**

Réponse : (1) La somnolence est le trouble de conscience le plus léger. Le patient est dans un état de sommeil continu, mais peut être réveillé. Il peut répondre à des questions et coopérer à des examens après le réveil, mais s'endort peu après la disparition de la stimulation.

(2) La confusion est un trouble de conscience plus grave que la somnolence. Le patient est dans un état d'éveil, mais sa conscience est évidemment moins claire. Il peut maintenir des activités mentales simples, mais sa capacité de se repérer dans le temps et dans l'espace et celle de reconnaîre des personnes connaissent à des degrés différents des obstacles.

(3) La léthargie est le plus grave trouble de conscience. Elle se manifeste par la perte totale de la conscience. Aucune stimulation ne peut réveiller le patient. Pour préciser, la léthargie se divise en trois types comme suit :

① La léthargie légère : aucun mouvement volontaire, aucune réponse aux objets environnants tels que le son et la lumière. Mais les stimulus douloureux peuvent encore provoquer des réactions défensives telles que les expressions faciales douloureuses ou le retrait des membres. Le réflexe cornéen, la réponse pupillaire à la lumière, les mouvements oculaires et le réflexe de déglutition sont toujours présents.

② La léthargie modérée : il n'y a aucune réponse aux objets environnants et aux divers stimulus. Mais une réponse défensive peut apparaître avec de forts stimulus douloureux. Le réflexe cornéen est affaibli, les pupilles ne répondent pas à la lumière et les mouvements oculaires disparaissent.

③ La léthargie profonde : tous les muscles sont détendus, la conscience est complètement perdue et il n'y a pas de réponse aux divers stimulus. Les globes oculaires sont fixes. Les divers réflexes profonds et superficiels disparaissent. Les pupilles se dilatent. La pression artérielle est anormale. Les incontinences fécale et urinaire apparaissent.

- **Comment calculer le score de Glasgow ?**

Réponse : L'échelle de coma de Glasgow (GCS) comprend trois paramètres : l'ouverture des yeux, la réponse verbale et la réponse motrice. Le score total de coma est la somme de ces trois paramètres.

L'ouverture des yeux : (E, eyeopening)

4 points : spontanée. A l'approche du patient, ses yeux s'ouvrent. Le chirurgien ne doit ni parler ni toucher ce patient.

3 points : à la demande. Si les yeux ne s'ouvrent pas spontanément, premièrement lui parler, si nécessaire crier afin de voir si les yeux s'ouvrent.

2 points : à la douleur. D'abord, tapoter ou secouer doucement le patient. Si ce dernier n'y répond pas, donner une forte stimulation, par exemple, stimuler avec la pointe d'un stylo la face externe du deuxième ou du troisième doigt du patient, augmenter la stimulation jusqu'au maximum possible dans les 10 secondes, et marquer 2 points pour l'ouverture des yeux. Mais il n'est pas permis de donner 2 points en cas de froncement des sourcils, de fermeture des yeux ou d'expression faciale de la douleur.

1 point : aucune réponse aux stimulus.

F point : Si l'œil ne peut pas s'ouvrir en raison d'un gonflement ou d'une fracture, etc., il faut marquer un « F » (fermé).

La réponse verbale : (V, verbalresponse)

5 points : orienté. Le patient peut répondre correctement son nom, dans quelle ville il habite, où il est, l'année et le mois.

4 points : confuse. Le patient peut prononcer des mots ou des phrases avec du sens, mais il est incapable de donner des réponses correctes à des questions simples.

3 points : inapproprié. Le patient n'arrive pas à dialoguer. Il ne prononce qu'une simple phrase ou un mot.

2 points : incompréhensible. Les stimulus de douleur ne provoquent chez le patient des gémissements, sans aucun mot intelligible.

1 point : aucune réaction.

T point : si le patient est incapable de parler normalement en raison d'une intubation ou d'une incision trachéale, il faut marquer un « T » (tube).

D point : si le patient a des antécédents de dysphasie, il faut marquer un « D » (dysphasie).

La réponse motrice : (M, motorresponse)

6 points : obéir aux ordres. Le patient répond de façon adaptée à deux instructions différentes.

5 points : localiser la douleur. Le patient peut bouger un bras pour localiser un stimulus douloureux sur la tête dans un effort pour supprimer ce stimulus. La plus importante norme est de presser le nerf supraorbitaire.

4 points : réaction à la douleur. Le patient se retire ou se replie.

3 points : flexion stéréotypée, posture décortiquée.

2 points : extension stéréotypée, posture décérébrée.

1 point : aucune réponse.

- **Comment évaluer le niveau de coma ?**

Réponse : selon l'échelle de coma de Glasgow, le score le plus élevé est de 15 points, il indique une conscience normale ; le score de 12-14 points montre un léger trouble de conscience ; celui de 9-11 points correspond à un trouble de conscience modéré ; celui de moins de 8 points signifie un coma ; moins élevé le score est, plus grave le trouble de conscience s'avère. Le score de la réponse motrice peut varier de gauche à droite. Il faut noter dans ce cas-là la meilleure note.

[Historique médical complété par le médecin résident]

Patiente d'âge moyen avec des antécédents traumatiques. Elle a connu des troubles de conscience peu après la blessure. Les examens physiques ont indiqué un coma léger, une contusion et une enflure cutanées dans la zone fronto-temporale, et cela dit que le point de traumatisme s'y trouvait. Il y a eu une courte période de troubles de conscience après l'intervention chirurgicale, ce qui indique que la lésion craniocérébrale primitive était grave. L'examen TDM de la tête fait 2 heures après la blessure a révélé une contusion cérébrale associée à un hématome sous-dural dans la zone fronto-temporale droite et que la contusion cérébrale a entraîné une lésion cérébro-vasculaire, formé un hématome, aggravé encore l'hypertension intracrânienne et provoqué une hernie cérébrale. La mydriase droite et le manque de réaction à la lumière directe ou indirecte montrait que la hernie cérébrale compressait le nerf oculomoteur. L'hypertension intracrânienne a entraîné un apport sanguin insuffisant dans le crâne, et puis une augmentation réactive de la pression artérielle.

? Questions fréquemment posées par le médecin senior au médecin résident

- **Comment les lésions cranio-cérébrales sont-elles classées en types léger, modéré, grave et très grave ?**

Réponse : (1) Type léger : ① la durée du coma après le traumatisme entre 0 et 30 minutes ; ② les symptômes subjectifs comme les maux de tête légers et les étourdissements ; ③ aucun changement évident dans les examens du système nerveux et du LCR. Ce sont principalement des commotions cérébrales simples, avec ou sans fracture du crâne.

(2) Type modéré : ① la durée du coma après le traumatisme inférieure à 12 heures ; ② avoir des signes neurologiques positifs légers ; ③ de légères modifications de la température corporelle, de la respiration, de la pression artérielle et du pouls. Ce sont principalement des contusions cérébrales légères, avec ou sans fracture du crâne et hémorragie sous-arachnoïdienne, sans compression cérébrale.

(3) Type grave : ① la durée du coma après le traumatisme supérieure à 12 heures, avec l'aggravation des troubles de conscience ou avec la réapparition du coma ; ② avoir des signes neurologiques positifs et évidents ; ③ des modifications évidentes de la température corporelle, de la respiration, de la pression artérielle et du pouls. Ce sont principalement des fractures diffuses du crâne, des

contusions cérébrales diffuses, des lésions du tronc cérébral ou des hématomes intracrâniens.

(4) Type très grave : ① lésion cérébrale primitive grave, coma profond post-traumatique, rigidité décérébrée ou autres lésions organiques, choc, etc. ② des symptômes de la hernie cérébrale avancée, comme la mydriase bilatérale, l'anomalie grave des signes vitaux ou le quasi-arrêt respiratoire.

- **Comment diagnostiquer un hématome sous-dural aigu ?**

Réponse : l'hématome sous-dural aigu peut être clairement diagnostiqué selon les antécédents traumatiques et d'après le croissant hyperdense sur le cortex et sous le crâne en TDM.

- **Quelles sont les manifestations cliniques de l'hématome sous-dural aigu ?**

Réponse : comme l'hématome sous-dural aigu est souvent associé à une contusion cérébrale primitive, les manifestations cliniques se montrent sévères et se développent rapidement. Les patients entrent dans le coma après le traumatisme, ou le coma s'aggravera continuellement. Seulement très peu de patients ont une période intermédiaire d'éveil. Les symptômes et les signes vitaux peuvent varier selon l'emplacement d'une contusion. Il y aurait dans les conditions graves des modifications évidentes des pupilles et des signes vitaux, et en état critique des signes critiques tels qu'une rigidité décortiquée, une mydriase bilatérale et une respiration pathologique.

- **Quel est le mécanisme du saignement dans l'hématome sous-dural aigu ?**

Réponse : Un hématome sous-dural qui survient dans les 3 derniers jours est aigu. Il existe dans l'hématome sous-dural deux principales sources de saignement : le saignement du vaisseau cortical ou celui de la veine pont. Généralement, les traumatismes d'accélération déplacent souvent de tissu cérébral, déchirent la veine pont entre cortex et sinus veineux, et cause un saignement. L'hématome sous-dural associé à une contusion cérébrale est souvent dû à un saignement de vaisseaux corticaux rompus. Dans ce cas-là, le sang peut couler, directement ou par le cortex, dans l'espace sous-dural, et y former un hématome.

[Historique médical complété par le médecin traitant]

La patiente avait des antécédents traumatiques, et selon les symptômes, les signes vitaux et l'examen TDM, le diagnostic était posé comme suit : ① lésion cérébrale grave ; ② hématome sous-dural ; ③ hernie cérébrale, volume de saignement supérieur à 40 ml, déplacement de la ligne médiane supérieur à 1 cm, indication d'une opération chirurgicale d'urgence. Une craniectomie décompressive d'urgence a été effectuée pour enlever l'hématome. La situation pendant l'opération était la suivante : la surface du cortex cérébral fronto-temporal droit était recouverte d'une couche d'hématome rouge foncé, qui s'étendait jusqu'aux lobes frontal et tempral. Après l'enlèvement de l'hématome, nous avons remarqué de multiples lacérations corticales sur le tissu cérébral fronto-temporal ainsi que plusieurs petits vaisseaux qui saignaient activement. Pour cela, l'électrocoagulation bipolaire a été effectuée. Le gonflement du tissu cérébral est important et la pression intracrânienne élevée. Selon la situation peropératoire, une craniectomie décompressive a été réalisée pour éviter l'hypertension intracrânienne au pic de l'œdème cérébral postopératoire.

? Questions fréquemment posées par le médecin senior au médecin traitant

- **Comment traiter l'hématome sous-dural aigu ?**

Réponse : les hématomes sous-duraux aigus se développent rapidement et nécessitent souvent une intervention chirurgicale d'urgence pour évacuer le sang. Il faut décider d'effectuer ou non une intervention chirurgicale, selon la taille de l'hématome, le niveau de la pression intracrânienne et la gravité des lésions associées. En règle générale, si l'examen TDM de la tête montre que l'épaisseur de l'hématome dépasse 5 mm, avec un effet de masse évident et un déplacement de la ligne médiane, il est nécessaire d'effectuer une craniotomie d'urgence pour évacuer le sang.

- **Quelles sont les précautions pour une opération chirurgicale de l'hématome sous-dural ?**

Réponse : l'hématome sous-dural aigu est souvent associé à des contusions et à des lacérations cérébrales, il est donc besoin d'effectuer une craniotomie pour drainer l'hématome. Pendant l'opération, il faut veiller à enlever le tissu cérébral contus et nécrotique, et la craniectomie décompressive doit être pleine. Le retrait de lambeau osseux dépend du degré de lésion cérébrale après l'opération. Si la pression intracrânienne n'est pas élevée, la dure-mère peut être suturée après l'opération et le lambeau osseux doit être remis dans la bonne position.

Si la contusion cérébrale est sévère et qu'un œdème cérébral sévère puisse selon le jugement survenir après l'opération, il est impératif d'effectuer une craniectomie décompressive et ouvrir la dure-mère pour une décompression complète.

- **Quelles sont les indications chirurgicales pour les patients avec un hématome sous-dural peu volumineux mais une contusion cérébrale assez grave ?**

Réponse : pour les lésions cranio-cérébrales avec une hématome sous-dural peu volumineux mais une contusion cérébrale assez grave, une intervention chirurgicale précoce présenterait un meilleur effet curatif. Il est impératif d'effectuer une opération d'urgence lors de l'apparition des indications suivantes : ① la détérioration progressive des troubles de conscience, le score GCS ≤ 8 points ; ② des symptômes et signes de compression cérébrale aiguë ; ③ l'aggravation des symptômes du système nerveux ou l'apparition de nouveaux signes positifs ; ④ l'examen TDM de la tête indique une contusion et un œdème cérébraux évidents, un déplacement de la ligne médiane de plus de 10 mm, une compression ventriculaire, une occlusion de la citerne suprasellaire ou la formation d'un hématome intracérébral secondaire avec effet de masse ; ⑤ la pression intracrânienne≥40 cmH2O, l'index pression-volume≥30 cmH2O ou l'augmentation progressive de la pression intracrânienne ; ⑥ le traitement non chirurgical est inefficace et les troubles de conscience s'aggravent progressivement, etc.

- **Quelles sont les méthodes chirurgicales pour une contusion cérébrale ?**

Réponse : (1) quant à la contusion/lacération cérébrale provoquée par une force sur la région occipitale, comme elles surviennent souvent dans la base fronto-temporale, il est facile de provoquer des lésions vasculaires graves, et puis un œdème cérébral grave. Donc, la craniotomie standard pour grands traumatismes dans les régions frontale, temporale et occipitale doit être effectuée pour ce type de contusions et de lacérations cérébrales. La surface de la fenêtre osseuse est suffisamment grande, généralement 12cm×15cm, ce qui permet de décompresser complètement et d'améliorer la circulation cérébrale.

(2) En ce qui concerne les contusions/lacérations des lobes frontaux avec un déplacement de la ligne médiane, comme des structures importantes telles que l'hypothalamus et le tronc cérébral se trouvent derrière les lobes frontaux, le déplacement du cerveau causé par l'augmentation de la pression intracrânienne peut facilement provoquer une lésion secondaire du tronc cérébral, former souvent une hernie cérébrale soudaine, appelée hernie cérébrale centrale. Il faut donc y être très prudent. En cas d'augmentation de l'hématome et d'aggravation de l'œdème, si les cornes frontales des ventricules latéraux sont évidemment compressées, que l'angle entre ces cornes frontales soit supérieur à 120° et que les citernes ambiante, quadrigéminale et supra-sellaire se rétrécissent et même disparaissent, il est impératif d'effectuer activement une chirurgie, même si la ligne médiane ne se déplace pas. Il s'agit généralement de l'approche coronale, soit une craniotomie bifronto-temporo-pariétale pour éviter un déplacement de la ligne médiane et une hernie sous la faux du cerveau causée par la décompression unilatérale.

- **Quelles précautions faut-il prendre lors d'une chirurgie de contusion et de lacération cérébrale ?**

Réponse : Pour la craniotomie standard pour grands traumatismes, la fenêtre osseuse est suffisamment grande, sa base s'étend jusqu'à la fosse crânienne moyenne, entre la crête sphénoïdale et la racine de l'arc zygomatique. Ce qui permet de décompresser complètement. En cas de contusion/lacération grave des lobes frontal et temporal associé à un œdème cérébral malin, si les pouls cérébraux sont faibles et que le tissu cérébral gonfle évidemment après avoir enlevé l'hématome et le tissu cérébral contus et nécrotique, il est possible d'effectuer une lobotomie frono-temporale pour une décompression interne : réséquer moins de 4 cm du pôle temporal dans l'hémisphère dominant, les 6 cm antérieurs du pôle temporal dans l'hémisphère non dominant. Dans la lobotomie frontale partielle, il est possible de réséquer à 2 ~ 3 cm de la fissure sylvienne dans l'hémisphère dominant et garder la partie triangulaire du gyrus frontal inférieur. Pour une contusion/lacération cérébrale hémorragique du pôle frontal dans l'hémisphère non dominant, la limite externe de la résection se trouve à 1 – 2 cm de la fissure sylvienne, la limite interne peut atteindre la ligne médiane et la limite postérieure est à 2 – 3 cm devant le gyrus précentral, sans dépasser le plan de la selle turcique. Pendant la résection, il faut bien protéger les vaisseaux sanguins et les zones fonctionnelles du cerveau. Pour les patients qui ont une pression intracrânienne élevée, nous faisons généralement une suture décompressive, une décompression par le retrait de lambeau osseux.

- **Quelles sont les mesures thérapeutiques en période périopératoire ?**

Réponse : ① garder les voies respiratoires dégagées, retirer les corps étrangers ou les sécrétions dans les voies respiratoires et effectuer une intubation trachéale ou une trachéotomie en cas de chute de la langue en arrière ; ② oxygénothérapie continue ; ③ pour prévenir et traiter l'œdème cérébral, il est possible d'effectuer des traitements tels que l'allongement sur le dos avec l'élévation de la tête du lit de 30°, la déshydratation au mannitol, la diurèse au furosémide et l'augmentation de la pression osmotique colloïde avec de l'albumine humaine ; ④ hypothermie thérapeutique - couverture de refroidissement (32~35°C) ; ⑤ hormone corticosurrénalienne ; ⑥ mélange énergétique complémentaire ; ⑦ inhibiteur des canaux calciques - traitement à la nimodipine ; ⑧ neuronutrition ; ⑨Traitement symptomatique - anti-épileptique, hibernation artificielle, etc. ; ⑩ surveiller soigneusement les patients et les admettre aux soins intensifs pour la surveillance des signes vitaux.

Conclusion du médecin senior

L'hématome sous-dural est une lésion cranio-cérébrale grave, dont les patients ont souvent des antécédents traumatiques clairs. Cette maladie se développe rapidement et conduit souvent à une hernie cérébrale en quelques heures. Les patients concernés sont en état critique et doivent être soigneusement surveillés. Une fois le diagnostic posé, il est impératif d'observer de près l'état du patient et de faire rapidement la préparation préopératoire. Il est nécessaire d'évacuer au plus vite l'hématome des patients ayant des indications pour une chirurgie d'urgence, afin d'atténuer les symptômes de l'hypertension intracrânienne.

Il faut évacuer l'hématome selon les normes d'opération, minimiser les dommages au tissu cérébral normal, préserver autant que possible le tissu cérébral fonctionnelles, et décider selon les conditions préopératoires et peropératoires s'il est nécessaire d'effectuer une craniectomie décompressive et d'enlever une partie du tissu cérébral pour la décompression interne. Pendant la période périopératoire, il faut veiller à assurer la perfusion tissulaire normale du cerveau, à maintenir un environnement interne stable et à prévenir et à traiter diverses complications.

Cas 3 : contusion / lacération cérébral

'Historique médical établi par l'interne]

Patient de 57 ans, admis à l'hôpital en raison d'une « obnubilation de 6 heures causée par un traumatisme ». Ce patient a eu un traumatisme crânien dans un accident de voiture il y a 6 heures. Après la blessure, il a souffert de confusion et de vomissements avec le contenu de l'estomac. Pas de convulsion des membres, pas d'incontinence fécale ou urinaire, pas de saignement ou d'écoulement du conduit auditif externe, pas de saignement dans les cavités buccale et nasale, pas de dyspnée, pas de distension abdominale ni selles sanglantes, sans pâleur du visage ni sueurs froides des extrémités. Ce patient a été transporté en ambulance à notre hôpital.

Examen physique : T 37,2 °C, R 22 fois /min, P 103 fois /min, PA 118/75 mmHg. Le patient était agité et pouvait ouvrir les yeux après les appels. Ses paroles étaient incohérentes. Ses pupilles étaient aussi rondes et aussi grandes, dont le diamètre de 3 mm. Réaction à la lumière (++). Une masse du cuir chevelu occipito-pariétal gauche d'environ 3.0cm×4.0cm peut être vue avec l'ecchymose et l'enflure évidentes. Sans saignement ni écoulement dans les cavités buccale et nasale et le conduit auditif externe. Rythme cardiaque normal, respiration bi-pulmonaire symétrique, bruits pulmonaires avec un peu de sifflements. Un peu de résistance de la nuque. Réaction d'évitement des stimulus douloureux. Tonicité musculaire des membres normales. Signes pathologiques négatifs.

Examen auxiliaire : l'examen TDM (Figure 1-11) montre des ombres floconneuses et irrégulières de densité mixte dans le lobe frontal gauche, des ombres de haute densité dans certains sillons cérébraux, une compression légère de la corne frontale du ventricule gauche et un petit déplacement de la ligne médiane est légèrement vers la droite.

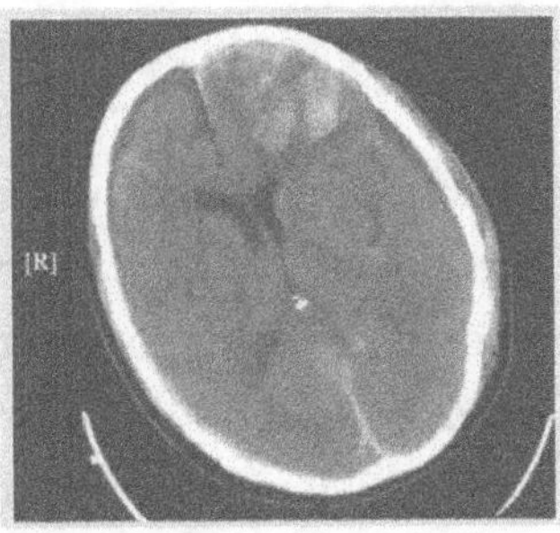

Figure 1-11 TDM de la tête du patient atteint du traumatisme crânien

Diagnostic : ① Lésion cranio-cérébrale aiguë modérée : contusion/lacération cérébrale du lobe frontal gauche, hémorragie sous-arachnoïdienne traumatique ; ② Hématome du cuir chevelu occipito-pariétal gauche ; ③ possibilité de pneumonie par aspiration.

Traitements : surveiller les signes vitaux, observer les changements de la conscience et des pupilles. Compléter des examens concernés, y compris trois principales analyses de routine, fonction de coagulation, fonctions hépatique et rénale, test d'électrolyte, électrocardiogramme,

TDM du thorax, échographie abdominale, etc. Offrir des traitements symptômatiques tels que l'arrêt de l'hémorragie et la nutrition des nerfs.

? Questions fréquemment posées par le médecin senior à l'interne

- **Quel est le mécanisme de la contusion/lacération cérébrale ?**

Réponse : la pathologie de la contusion/lacération cérébrale peut se diviser en deux parties.

(1) Le point d'impact et le tissu cérébral voisin sont directement lésés par une force extérieure, dont la portée est relativement limitée. Cette blessure est souvent associée à une fracture ou à une déformation du crâne, mais aussi à un hématome sous-dural.

(2) Du côté opposé du point d'impact, parce que le tissu cérébral entre en collision dans la cavité crânienne et glisse sur la base inégale du crâne, une contusion est provoquée le plus couramment et de façon diffuse dans la partie antérieure et le base des lobes frontaux et temporaux, et elle peut être associée à un hématome sous-dural.

- **Quels sont les changements pathologiques de la contusion cérébrale ?**

Réponse : pathologiquement, la contusion et la lacération existent souvent en même temps, elles se produisent principalement à la surface du cerveau et peuvent être grosso modo divisées en trois phases. ① d'abord, durant les premiers jours après la blessure, les principales manifestations sont une hémorragie du tissu cérébral, un œdème et une nécrose. L'œdème cérébral se développe souvent jusqu'à un pic 3 à 7 jours après la blessure, et dans les cas graves, une hernie cérébrale peut survenir ; ② plusieurs jours ou semaines après la blessure, la réparation du tissu cérébral endommagé commence, l'hyperplasie des cellules gliales peut être observée au microscope, le phénomène satellite apparaît autour des cellules nerveuses, des cellules nerveuses focales disparaissent et sont remplacées par le tissu cicatriciel ; ③ plusieurs mois après la blessure, le ramollissement du gyrus aboutit finalement à une atrophie cérébrale localisée. Le tissu cicatriciel affecte le reflux du LCR, cause une hydrocéphalie traumatique. Il peut également stimuler le cortex cérébral et provoquer une épilepsie traumatique.

- **Quelles sont les manifestations cliniques de la contusion/lacération cérébrale ?**

Réponse : les manifestations cliniques de la contusion/lacération cérébrale varient selon les facteurs de blessure et le siège de la blessure. Pour les cas bénins, il existe seulement des maux de tête légers, sans aucun trouble de conscience. Quant aux cas graves, un coma profond ou même la mort peuvent survenir. Les principales manifestations sont : troubles de la conscience, céphalées, vomissements, modifications des signes vitaux, syndrome méningé et des symptômes focaux.

- **Quelle est la méthode d'examen de premier choix pour diagnostiquer une contusion/lacération cérébrale précoce ?**

Réponse : la TDM de la tête est la méthode d'examen de premier choix pour confirmer une contusion/lacération cérébrale précoce. Ses manifestations sont plusieurs hémorragies en forme de taches hyperdenses et dispersées dans la zone hypodense. Cliniquement, il est souvent nécessaire de réévaluer dynamiquement à l'aide de la TDM pour surveiller l'évolution de l'œdème cérébral et la survenue éventuelle d'un hématome intracrânien retardé, afin d'orienter le traitement. Bien que l'IRM ait une sensibilité de 98% dans le diagnostic des contusions/lacérations cérébrales, elle n'est pas le premier choix en phase aiguë, du fait de la longue durée d'imagerie et de l'interférence avec le matériel métallique pour les premiers secours. En même temps, la TDM est meilleure que l'IRM en cas de saignement dans la phase aiguë.

- **Quels sont les résultats de l'IRM d'une contusion/lacération cérébrale ?**

Réponse : les résultats de l'IRM varient selon les phases. Ceux d'une contusion/lacération cérébrale précoce sont : Taches et flocons dans le lobe temporal un peu plus longs en T1 [Figure 1-12 (a)] et en T2 [Figure 1-12 (b)], dont certains petites ombres courtes en T1 [Figure 1-12 (a)], élévation en FLAIR [Figure 1-12 (b)], réduction de multiples taches et flocons focaux en SWI [Figure 1-12 (b)], une petite ceinture d'œdème un peu plus longue en T2 [Figure 1-12 (b)], ce qui est envisagé comme une contusion/lacération associé à un hématome dans le lobe temporal droit.

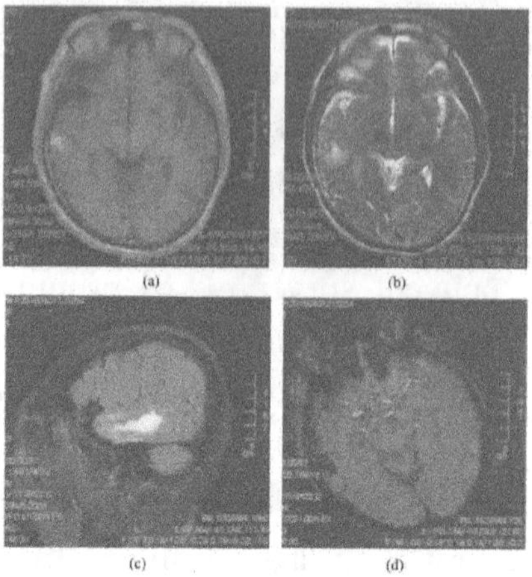

Figure 1-12 L'IRM de la tête

[Historique médical complété par le médecin résident ou le médecin traitant]

Patient d'âge moyen, qui a des antécédents traumatiques clairs. Selon les symptômes du système nerveux post-traumatique, des signes vitaux et des résultats de la TDM de la tête, le diagnostic est posé.

Après avoir été admis à l'hôpital, le patient a reçu des traitements tels que la déshydratation pour réduire la pression intracrânienne, mais ses troubles de conscience se sont encore aggravés le quatrième jour de l'hospitalisation et la ligne médiane de sa tête s'est considérablement déplacée. Avec l'accord des parents du patient, une craniectomie pour évacuer l'hématome et un retrait de lambeau osseux pour la décompression ont été réalisés.

? Questions fréquemment posées par le médecin senior au médecin résident / itinérant / traitant

- **Existe-t-il un désaccord sur le diagnostic du patient ?**

Réponse : selon les antécédents traumatiques du patient et les manifestations cliniques, le diagnostic ci-dessus peut être confirmé, mais il est nécessaire de vérifier s'il existe des lésions complexes ou multifocales, en particulier celles des organes thoraco-abdominaux. Après le traumatisme, le patient avait des râles humides dans les poumons. Etant donné ses vomissements post-traumatiques, il existerait une inhalation du contenu de l'estomac, une pneumonie par aspiration a donc été envisagée. Mais il faut encore un examen TDM du thorax pour vérifier s'il y avait une contusion/lacération pulmonaire et un examen échographique abdominale pour exclure les lésions de l'abdomen.

- **Quelle est le processus basique pour admettre et traiter au service d'urgences une contusion/lacération cérébrale ?**

Réponse : (1) L'évaluation initiale dans la salle d'urgence permet de détecter, de traiter dans le premier temps les blessures potentiellement mortelles telles que l'obstruction des voies respiratoires et le saignement massif, de créer un accès intraveineux, et si nécessaire d'établir en urgence une voie respiratoire artificielle pour assurer une ventilation et une oxygénation efficaces.

(2) Évaluer rapidement les fonctions neurologiques et le traumatisme du patient, selon le « CRASH PLAN » : C (cœur), R (respiration), A (abdomen), S (spine), H (tête), P (bassin), L(Membres), A (artère), N (nerf). Il faut compléter immédiatement la TDM de la tête pour évaluer l'état cranio-cérébral et, si nécessaire, effectuer d'autres examens auxiliaires pour préciser s'il existe des lésions multifocales ou composées.

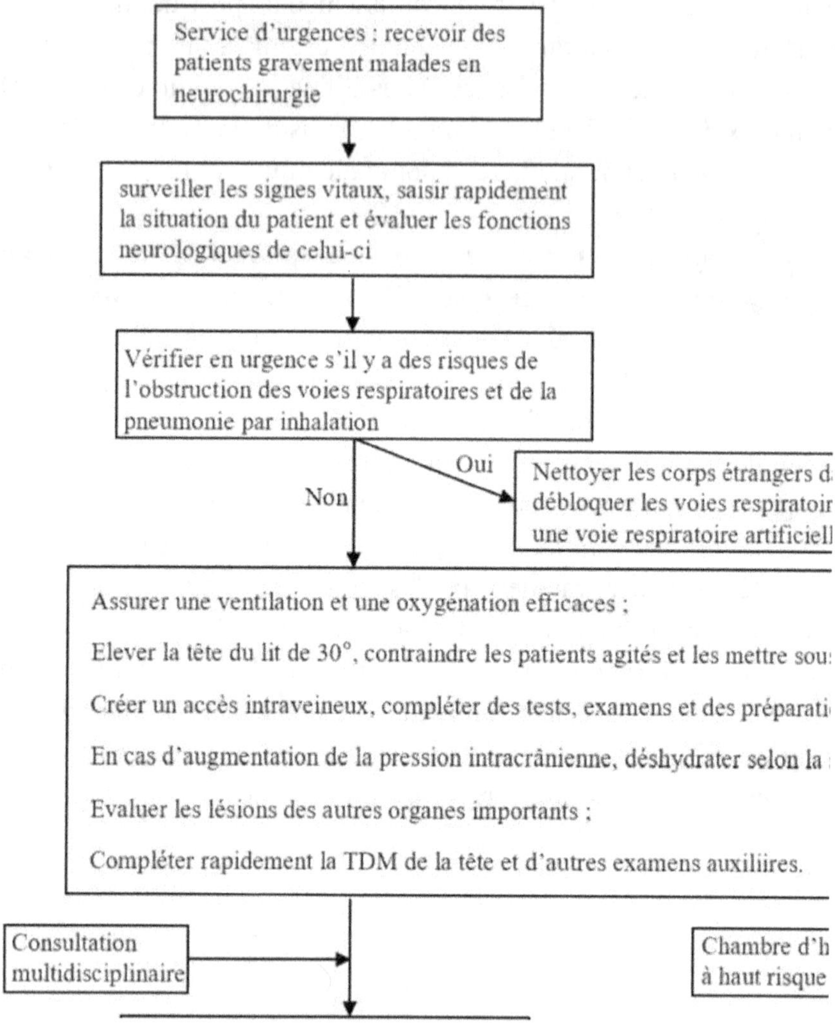

Figure 1-13 Processus de traitement urgent des patients gravement malades en neurochirurgie

(3) Organiser une consultation des services concernés, afin de poser le diagnostic et de déterminer le premier plan de traitement.

- **Quels sont les critères cliniques couramment utilisés pour évaluer les lésions craniocérébrales ? Comment calculer les scores ?**

Réponse : Cliniquement, l'Échelle de coma de Glasgow s'emploie fréquemment pour évaluer les lésions craniocérébrales. Pour plus de détails, consulter le cas 2 dans ce manuel.

- **De quelles lésions courantes faut-il distinguer la contusion/lacération cérébrale ?**

Réponse : (1) Commotion cérébrale : antécédents traumatiques, coma transitoire après une blessure, généralement pas plus de 30 minutes, amnésie rétrograde, aucun résultat positif selon la TDM du système nerveux et de la tête.

(2) Hématome intracrânien : il s'agit d'une lésion craniocérébrale secondaire. Les symptômes et les signes vitaux se dégradent après une durée post-traumatique. Il y aurait une période d'amélioration intermédiaire de la conscience, mais les troubles de conscience s'aggravent davantage à mesure que l'hématome progresse. La TDM montre des masses hyperdenses.

(3) Lésion axonale diffuse : c'est une sorte de lésion due à la force d'inertie. Les lésions étendues de la substance blanche sont dues à la force de cisaillement ou à l'étirement du cerveau, et des modifications structurelles causées par la rupture axonale peuvent être observées au microscope. Ces lésions se manifestent principalement par un coma immédiat et continu après la blessure et par des hémorragies multifocales ou floconneuses qui se trouvent selon la TDM à la jonction du cortex et de la moelle épinière, à côté des ventricules, dans le corps calleux, dans la capsule interne et dans le tronc cérébral.

(4) Lésion primitive du tronc cérébral : elle se manifeste typiquement par un coma post-traumatique immédiat et continu, dont le degré plus profond et la durée plus longue, avec une variation fréquente des pupilles. Dans les cas graves, les signes vitaux sont souvent désordonnés au stade précoce, et les manifestations sont la chute de pression artérielle, la respiration pathologique, et peut-être la rigidité de décérébration.

- **Qu'est-ce qu'une lésion axonale diffuse ?**

Réponse : la lésion axonale diffuse est une sorte de lésion primitive du parenchyme cérébrale après un traumatisme crânien. Elle se caractérise par une rupture et un gonflement axonaux dans la région profonde du cerveau, souvent associés à d'autres types de lésions craniocérébrales, et par un taux de mortalité élevé. Une altération étendue de la substance blanche, une petite hémorragie focale, une rupture axonale et des amas de cellules microgliales peuvent être observés au microscope. La manifestation clinique est le coma ou l'agitation post-traumatique immédiats, qui dure longtemps et s'améliore lentement ; Aucun signe localisé de lésion focale du système nerveux ;

La TDM montre principalement un œdème diffus bilatéral de la substance blanche, un gonflement du cerveau, une frontière floue entre les substances grise et blanche, un gonflement diffus du cerveau associé à des points ou flocons d'hémorragies diffuses dans la substance blanche, aucune formation d'hématome, aucun effet de masse, le rétrécissement ou la disparition des sillons, citernes et ventricules cérébraux, sans déplacement de la ligne médiane. Certains patients peuvent être accompagnés d'un hématome sous-dural en couche mince.

- **Quels sont les traitements des contusions/lacérations cérébrales ?**

Réponse : (1) Les contusions/lacérations cérébrales sont principalement traitées de façon non chirurgicale, soit le traitement symptomatique, la prévention de l'œdème cérébral, la surveillance étroite de l'hématome intracrânien secondaire, le maintien de la stabilité de l'environnement interne du corps et la prévention de diverses complications. Pour préciser, il s'agit de renforcer les soins, de garder les voies respiratoires dégagées, de prévenir l'inhalation du contenu de l'estomac et la pneumonie par aspiration, de prévenir et de traiter l'œdème cérébral, d'apporter des soutiens nutritionnel et symptomatique, etc.

(2)Traitement chirurgical : quand l'œdème autour de la contusion/lacération cérébrale est sévère ou quand l'hématome intracrânien secondaire provoque un effet de masse évident, l'hypertension intracrânienne est difficile à faire baisser, il est impératif d'effectuer activement une intervention chirurgicale. Les méthodes chirurgicales comprennent l'évacuation de la contusion/lacération cérébrale avec effet de masse et l'hémostase complète, et il faut décider selon l'état du patient, s'il faut procéder ensuite à une décompression interne ou (et) à une décompression externe.

- **Comment appliquer le mannitol aux patients atteints de contusion/lacération cérébrale ?**

Réponse : le mannitol peut réduire efficacement la pression intracrânienne et s'utiliser dans le traitement de l'hypertension intracrânienne traumatique. Mais il faut éviter de l'appliquer, lorsque l'osmolalité plasmatique dépasse 320 mmol/L et qu'il existe une hypovolémie. Au cas où une pression intracrânienne serait inférieure à 20 mmHg, l'application du mannitol ne doit être ni de routine ni à long terme.

- **Quelles sont les indications chirurgicales d'une contusion/lacération cérébrale ?**

Réponse : lorsque la contusion/lacération cérébrale est étendue avec un volume supérieur à 50 mm^3 et associée à une hémorragie sous-arachnoïdienne sévère, à une augmentation de la pression intracrânienne causée par l'œdème et à un trouble progressive de conscience et que le traitement non chirurgical est inefficace, il faut retirer le plus tôt possible le tissu cérébral nécrotique et les caillots sanguins, effectuer une craniectomie décompressive, surtout une craniotomie standard pour grands traumatismes.

Conclusion du médecin senior

La contusion/lacération cérébrale est l'une des lésions cérébrales traumatiques les plus fréquentes. Ses symptômes cliniques s'avèrent souvent très graves, son processus de développement assez rapide et son état assez compliqué. Le diagnostic et le traitement tardifs entraînent souvent un taux d'invalidité et de mortalité élevé. En particulier, les patients gravement blessés peuvent être associés à des lésions multifocales, ce qui fait partie des maladies cliniquement graves. Les cliniciens doivent porter une attention particulière à l'évolution du traumatisme chez le patient sur la base d'une compréhension complète des caractéristiques cliniques de la contusion/lacération cérébrale, poser un diagnostic précis des blessures des patients dès que possible, bien contrôler des complications, et décider selon l'état du patient d'effectuer ou non une intervention chirurgicale, afin de réduire autant que possible les taux d'invalidité et de mortalité. Il est donc particulièrement important que les neurochirurgiens soient compétents dans le diagnostic et le traitement des lésions cranio-cérébrales.

Cas 4 : hématome sous-dural chronique

[Historique médical établi par l'interne]

Patient masculin de 71 ans, admis à l'hôpital en raison d'une « faiblesse de la moitié gauche du corps depuis une semaine ». Sans aucune cause évidente, le patient avait une faiblesse de la moitié gauche du corps, il y a une semaine. Il marchait en traînant les pieds, et n'était pas capable de tenir dans les mains les objets. Sa situation s'est dégradée jusqu'à l'état mental mauvais et à l'apathie. Durant cette période, il n'a pas eu de fièvre, de maux de tête, d'étourdissements, de nausées, de vomissements, d'agitation, de charabia, de dysarthrie, de convulsions ou de perte auditive. Il s'est donc rendu au service des urgences de notre hôpital et a été hospitalisé pour un diagnostic et un traitement plus approfondis. Depuis le début de la maladie, le patient a peu d'appétit, ne mange pas beaucoup. La miction et la défécation sont normales.

Examen physique : T 36,6 °C, R 20 fois /min, P 78 fois /min, PA 142/86 mmHg. Conscience claire, E3V5M6 = GCS 14, apathie, paroles claires, coopération dans les examens. Les pupilles sont aussi rondes et aussi grandes, toutes les deux de 2,5 mm, et elles sont sensibles à la lumière. Le silon naso-labial est évident, les coins de la bouche pas tordus, la langue symétriquement étendue, la sensation du visage symétrique, la tonicité musculaire des membres n'augmente pas et ne diminue pas, la force musculaire des extrémités du membre supérieur gauche est de niveau II, celle du membre inférieur gauche de niveau III, celle des membres droits de niveau V. La sensation du tronc et des membres est symétrique. Les signes pathologiques bilatéraux sont négatifs.

Examen auxiliaire : la TDM (Figure 1-14) a montré dans les régions frontale, temporale, pariétale et occipitale droites des ombres étendues en forme de bande, de densité mixte et avec une longueur cumulée de 17,3 cm. Il existait une compression évidente de l'hémisphère droit et environ 0,7 cm de déplacement de la ligne médiane vers la droite.

Diagnostic : hématome sous-dural pariétal, frontal, temporal et occipital droit.

Traitement : compléter les préparations pour la chirurgie, y compris trois principales analyses de routine, fonction de coagulation, fonctions hépatique et rénale, test d'électrolyte, électrocardiogramme, TDM du thorax, échographie abdominale, etc. En plus des examens de routine pour la chirurgie, il y a aussi des examens et des traitements spéciaux comme suit.

L'IRM de la tête (Figure 1-15) : cela visait à clarifier davantage la nature et la forme de l'hématome, à préciser la lésion du tissu cérébral comprimé et à exclure les autres lésions intracrâniennes. Les manifestations étaient des changements de signal dans la sous-durale : T1 court et T2 long.

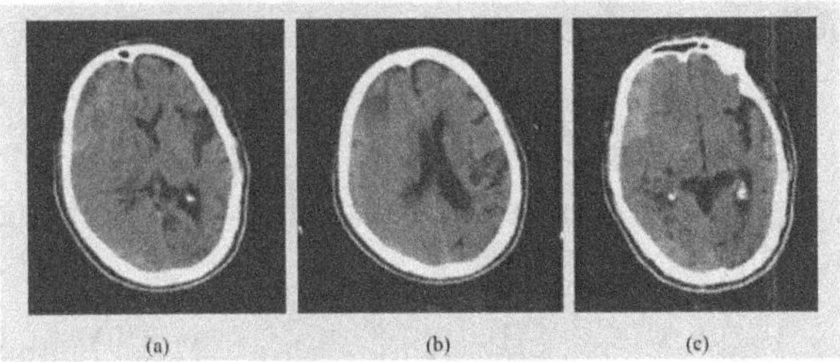

Figure 1-14 Hématome sous-dural selon la TDM de la tête

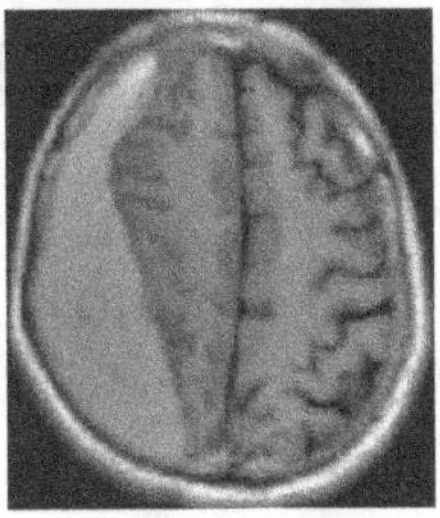

Figure 1-15 Hématome sous-dural selon l'IRM de la tête

? Questions fréquemment posées par le médecin senior à l'interne

- **Quel est le diagnostic actuellement envisagé ? Quelles sont les raisons du diagnostic ?**

Réponse : (1) le diagnostic envisagé est l'hématome sous-dural chronique dans les régions pariétale, frontale, temporale et occipitale droites.

(2) les raisons du diagnostic :

① Patient âgé, pathologie chronique ;

② Antécédents de traumatisme crânien léger ;

③ Faiblesse d'un côté du corps avec aggravation progressive ;

④ La TDM a montré des ombres isodenses sous-durales et l'IRM a indiqué des changements du signal sous-dural.

- **Comment définir l'hématome sous-dural chronique ?**

Réponse : les symptômes apparaissent progressivement plus de 3 semaines après le traumatisme crânien ou sans antécédents traumatiques évidents. Il s'agit d'un hématome encapsulé survenant entre la dure-mère et l'arachnoïde. Son taux d'incidence est de 1 % des lésions cérébrales et 10 % des hématomes intracrâniens.

- **Quelles sont les couches membraneuses du cerveau ?**

Réponse : de l'externe à l'interne, ce sont respectivement la dure-mère, l'arachnoïde et la pie-mère.

- **Pourquoi l'hématome sous-dural chronique survient-il plutôt chez les patients âgés ?**

Réponse : parce que les patients âgés ont souvent une atrophie cérébrale, leurs tissus cérébraux sont lâches, leur cortex cérébral se sépare facilement avec la dure-mère, une force externe peut déchirer et faire saigner facilement les veines drainantes du cortex, en particulier les veines-ponts. D'ailleurs, certains patients âgés ont une hypotension intracrânienne et un dysfonctionnement de la coagulation, ce qui rend difficile l'arrêt du saignement après l'hémorragie, et un hématome se forme progressivement.

- **Pourquoi certains patients âgés atteints d'hématome sous-dural chronique ne présentent-ils aucun symptôme évident ou présentent-il des symptômes légers ?**

Réponse : parce que l'hématome se trouve sous la dure-mère, à la surface du tissu cérébral, le symptôme qu'il provoque est la compression du tissu cérébral ; cette compression est un processus chronique. De plus, l'atrophie cérébrale des personnes âgées est évidente, la cavité crânienne a une tolérance élevée. Ce n'est que lorsque l'hématome atteint un certain volume que la fonction du tissu cérébral sera endommagée et que des symptômes apparaîtrons. Cependant, pour certains patients âgés, une fois que des déficits neurologiques apparaissent, ils se dégradent rapidement, tombent dans le coma, et même une hernie cérébrale mettra leur vie en danger. Donc, une fois l'hématome sous-dural diagnostiqué, il faut le traiter aussi vite que possible.

[Historique médical complété par le médecin résident ou le médecin traitant]

Après notre questionnement inlassable sur les antécédents, le patient s'est plaint que son front droit s'était accidentellement heurté contre le bord de la table à manger il y a un mois. Il a ressenti à ce moment-là une petite douleur locale, mais s'est amélioré après l'application de la pommade. Il ne se sentait pas mal et n'allait donc pas à l'hôpital.

? Questions fréquemment posées par le médecin senior au médecin résident / itinérant / traitant

- **Existe-t-il un désaccord sur le diagnostic du patient ?**

Réponse : le patient est un homme âgé dont la maladie se manifeste tard. Son symptôme principal est la faiblesse des membres, qui se développe lentement. Le patient avait des antécédents traumatiques dans la région frontale droite. La TDM a montré une isodensité sous-durale comme modification principale, une compression du tissu cérébral concerné et un déplacement de la ligne médiane. Un hématome sous-dural doit être avant tout diagnostiqué.

- **De quelles pathologies faut-il différencier l'hématome sous-dural chronique ?**

Réponse : (1) infarctus cérébral : c'est une maladie cérébrovasculaire ischémique aiguë. L'infarctus des ganglions de la base, celui du tronc cérébral et celui du cortex cérébral étendu, peuvent provoquer des symptômes d'hémiplégie. En particulier, l'infarctus cérébral lié à l'athérosclérose se manifeste plus souvent par une aggravation progressive de la faiblesse des membres. Les patients atteints de cette maladie ont souvent des maladies sous-jacentes telles que l'hypertension et le diabète. La TDM doit monter des ombres de faible densité dans les régions correspondantes du parenchyme cérébral, et l'IRM de la tête peut montrer plus clairement les changements de signal dans différentes séquences (Figure 1-16).

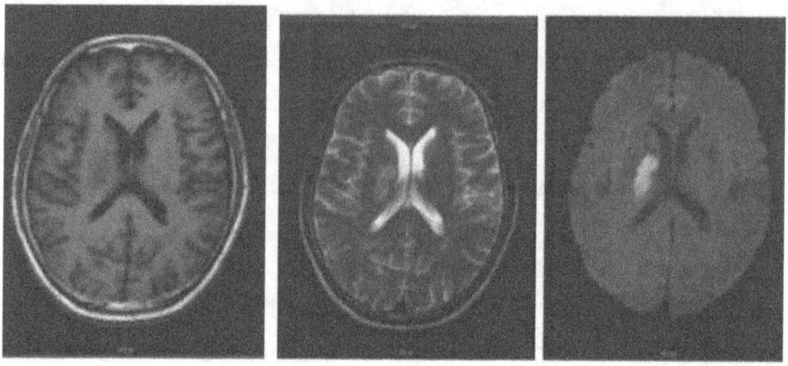

(a) (b) (c)

Figure 1-16 infarctus cérébral aiguë selon la TDM

(3) Lésions occupant l'hémisphère cérébral : ce sont par exemple les tumeurs, abcès, maladies parasitaires cérébrales, etc. Les patients atteints de ce type de maladies peuvent également avoir une pathologie insidieuse et des déficits neurologiques d'un côté du corps. Ce qui est différent, c'est que ces patients n'ont pas d'antécédents traumatiques et que la TDM ou l'IRM montre une lésion occupante ou un œdème dans la zone fonctionnelle du parenchyme cérébral concernée (Figure 1-17).

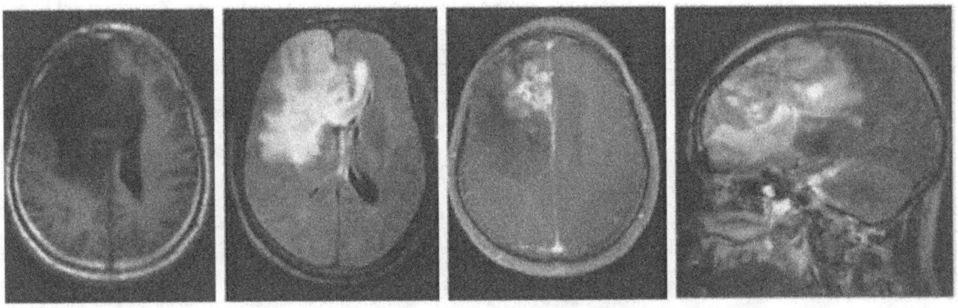

Figure 1-17 Gliome selon l'IRM

- **Quelles sont les causes de l'hématome sous-dural chronique ?**

Réponse : (1) Cette maladie se lie généralement au traumatisme, surtout dans les régions frontale et occipitale. Cependant, il se peut que certains patients âgés oublient le processus de blessure ou qu'ils n'aient aucun antécédent traumatique clair. En cas d'oscillation excessive du tissu cérébral dans la cavité crânienne, les veines-ponts, les sinus veineux et les granules arachnoïdiens qui se rejoignent à la surface du cerveau et dans le sinus sagittal supérieur, se montrent les plus susceptibles à être déchirés.

(2) L'hématome sous-dural chronique non traumatique peut se lier à des maladies cérébrovasculaires telles que l'anévrisme, la malformation artério-veineuse et la fistule artério-veineuse.

- **Quel est le mécanisme physiopathologique de la formation d'un hématome sous-dural chronique ?**

Réponse : un hématome précoce apparaît et forme progressivement à l'extérieur une capsule. Cette dernière connaît une série de réactions inflammatoires chroniques, dans lesquelles un grand nombre de facteurs d'angiogenèse sont favorisés et causent l'hyperfibrinolyse de l'hématome. Ainsi se forment massivement de nouveaux capillaires dans la capsule. En même temps, la forte concentration des facteurs angiogéniques inhibe la maturation de la paroi de ces nouveaux capillaires et augmente la perméabilité de la paroi. Ce qui provoque la suffusion sanguine, rend difficile l'absorption de cette dernière et favorise la formation et la croissance de l'hématome.

[Historique médical complété par le médecin traitant]

Ce patient âgé a reçu un forage et un drainage de l'hématome sous-dural dans les régions frontale, temporale, pariétale et occipitale droit sous anesthésie générale et sous anesthésie locale au bloc opératoire. Pendant l'opération, un liquide brun foncé ou de couleur ambrée a été évacué à travers le drain. L'opération s'est bien déroulée, un cathéter a été gardé pour un drainage continu.

? Questions fréquemment posées par le médecin senior au médecin résident / itinérant / traitant

- **Quelles sont les méthodes chirurgicales de l'hématome sous-dural chronique ? Comment en choisir raisonnablement une individualisée ?**

Réponse : (1) Irrigation et drainage à travers des trous de forage (Figure 1-18) : c'est la méthode chirurgicale de premier choix. Le drainage peut être effectué à travers un ou deux trous, ce qui dépend du volume et de l'emplacement de l'hématome. Généralement, pour les hématomes sous-duraux chroniques d'un gros volume, d'une longueur considérable et d'un effet de masse évident, le drainage à double trous s'emploie plus souvent. Prenons alors ce type de drainage comme exemple. D'abord, c'est de localiser sous anesthésie locale et selon la TDM ou l'IRM l'hématome, de marquer la zone correspondante sur le cuir chevelu et de déterminer deux points de forage à l'avant et à l'arrière de l'hématome. Ensuite, il faut forer à l'aide d'une perceuse crânienne, après avoir incisé la peau et séparé les couches du cuir chevelu. Une fois la dure-mère incisée, le vieux sang sortira et il faut insérer un drain pour l'évacuer davantage. Et puis, il s'agit d'irriguer à travers deux cathéters la poche d'hématome avec une solution saline et ce jusqu'à ce que le liquide devienne limpide. Après l'opération chirurgicale, il faut insérer un drain pour une évacuation continue. Le drainage durera 3 à 5 jours, selon la nature et le volume du liquide évacué ou d'après le réexamen de la TDM.

(2) Crâniotomie pour évacuation d'un hématome : cette méthode convient aux patients dont la paroi d'hématome est très épaisse, ou

dont et la proche de l'hématome est remplie de caillots sanguins, ou dont l'hématome est calcifié.

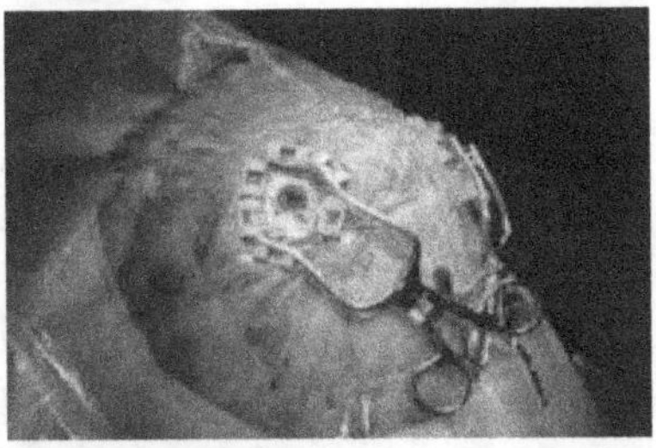

Figure 1-18 Irrigation et drainage à travers des trous de forage

- **Quelles sont les précautions pour les soins postopératoires d'un hématome sous-dural chronique ?**

Réponse : (1) surveiller les signes vitaux et ceux du système nerveux du patient, tels que les changements de la conscience, des pupilles, de la force et de la tonicité musculaires et les signes pathologiques.

(2) observer la nature et le volume du liquide drainé, et si nécessaire, envoyer ce liquide au test.

- **Quelles sont les complications fréquentes après la chirurgie d'un hématome sous-dural chronique ? Comment juger ? Comment traiter ?**

Réponse : (1) Accumulation de gaz dans la cavité résiduelle après l'opération : le patient ne récupère pas bien la conscience et la force musculaire des membres. Le réexamen de la TDM montre une accumulation de gaz dans l'espace sous-dural. Dans les cas graves, l'effet de masse se produirait. Généralement, nous devons observer de façon dynamique le patient et lui faire régulièrement des réexamens de TDM. Et il faut 10 à 20 jours pour l'absorption de gaz et le rétablissement du cerveau.

(2)Accumulation de liquide sous-durale : parce que l'arachnoïde est endommagée durant l'opération, une valve se forme, du LCR s'accumule dans la cavité résiduelle de l'hématome. Une ombre sous-durale de faible densité et un rétablissement cérébral insatisfaisant peuvent être détectés dans le réexamen postopératoire de TDM. Si le patient ne présente aucun symptôme clinique, même si l'accumulation de liquide sous-durale existe, il est conseillé de suivre la situation du patient. Cette accumulation peut être naturellement absorbée au maximum environ six mois. Si nécessaire, une intervention chirurgicale doit être entreprise.

(3) Récidive de l'hématome : l'état du patient après l'opération s'améliore et puis s'aggrave, et des caillots de sang rouge vif peuvent être vus dans le drain. Le rétablissement cérébral insuffisant est dû à la baisse relative ou absolue de la pression intracrânienne et à d'autres facteurs comme l'irrigation ou le drainage insuffisants des caillots de sang et des produits de dégradation de la fibrine dans la cavité. Pour traiter l'hématome de petit volume, il convient de continuer le drainage ou surveiller la situation du patient. Quant à l'hématome de grand volume, une craniotomie peut être envisagée.

[Historique médical complété par le médecin traitant]

Après l'opération, un drain a été gardé chez le patient pour une évacuation continue, le volume de drainage a été progressivement réduit de 300 ml à 0 ml et la couleur du liquide drainé est passé du brun foncé au jaune clair. La force musculaire du patient a progressivement récupéré, en passant du grade III au grade V. Le réexamen de TDM (Figure 1-19) a montré que l'hématome sous-dural a été significativement réduit et qu'il existait une peu d'accumulation de gaz et de liquide dans la cavité opérée. Le drain a été retiré et la cicatrisation était bonne.

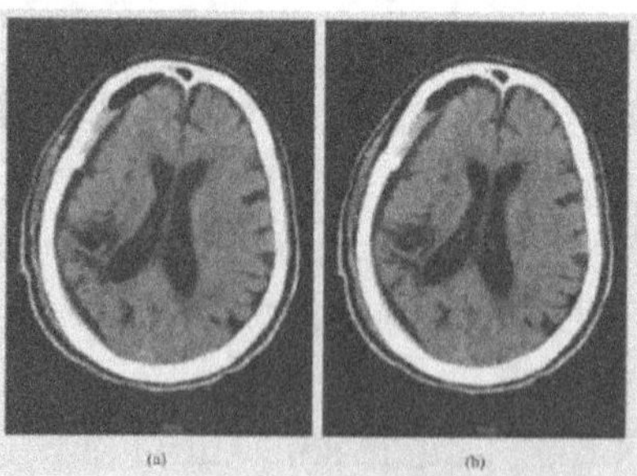

Figure 1-19 TDM de la tête après le drainage de l'hématome sous-dural par forage

? Questions fréquemment posées par le médecin senior au médecin itinérant ou traitant

● **Comment éviter l'accumulation de gaz et de liquide dans la cavité résiduelle après l'évacuation chirurgicale de l'hématome sous-dural ?**

Réponse : (1) Durant l'opération chirurgicale, après l'installation du drain et l'irrigation, avant la fermeture de la dure-mère, il faut garder le plus haut le point de forage, remplir la cavité de l'hématome avec une solution saline et fermer le drain, avant de fermer l'incision et afin de diminuer la possibilité de pneumocéphalie.

(2)Après l'opération, le patient doit garder la tête en bas et rester allongé sur le côté affecté. Il faut lui augmenter de façon appropriée la perfusion de liquide, sans l'application des agents déshydratants puissants, afin de favoriser le rétablissement cérébral et de diminuer la possibilité de l'accumulation de liquide.

Conclusion du médecin senior

(1) Ce patient âgé représente un cas typique d'hématome sous-dural chronique, mais il est facile de commettre une erreur de diagnostic. Cliniquement, le déclin chronique de la force musculaire conduit souvent à poser un diagnostic fautif de maladie cérébrovasculaire ischémique. Le manque de la TDM ou l'IRM en est la cause. Certains patients avaient des antécédents traumatiques clairs, et l'hématome sous-dural aigu a été exclu chez eux lors du premier examen de TDM. Mais ces patients n'ont pas été suivis ou re-diagnostiqués à temps, l'hématome sous-dural chronique n'a été découvert que lors de la présence des symptômes et à l'aide du réexamen de TDM. Donc, cliniquement, ces patients âgés doivent être traités avec prudence et il est leur nécessaire de faire à temps un examen de TDM ou d'IRM.

(2) Il faut souligner encore qu'une opération chirurgicale de l'hématome sous-dural chronique n'est pas difficile, mais qu'il est nécessaire de prévenir strictement la survenue de complications pour obtenir des résultats chirurgicaux satisfaisants. Actuellement, une irrigation et un drainage améliorés par forage s'appliquent souvent. Il s'agit de percer un trou dans le front et un autre dans le tubercule

pariétal, pour prévenir l'apparition d'une pneumocéphalie sous tension. En même temps, il est nécessaire d'éviter après l'opération l'entrée de l'air dans le cerveau par le cathéter. Pour la prévention de l'accumulation de liquide sous-durale, l'accent est mis sur l'évaluation préopératoire complète. Il faut évaluer avant l'opération s'il y a dans l'hématome des septations et bien concevoir les points de forage. Les septations peuvent être observées à travers le ventriculoscope et séparées sous vision directe, pour réduire les dommages à l'arachnoïde. De plus, le cathéter doit être inséré doucement et être autant que possible parallèle à la surface du cerveau. En même temps, une irrigation à basse pression doit être effectuée pour éviter que l'extrémité du cathéter ne pénètre par erreur dans le tissu cortical.

(3) Selon les études récentes, en plus de la chirurgie conventionnelle, la pharmacothérapie joue aussi un rôle important, elle peut réduire directement le volume de l'hématome, favoriser la résorption postopératoire de l'accumulation de liquide dans la cavité résiduelle et augmenter ainsi les effets de la chirurgie. L'application des glucocorticoïdes, des statines et de l'acide tranexamique y est comprise. Les glucocorticoïdes peuvent jouer un rôle important dans l'anti-inflammation de phase précoce, mais ils risquent d'augmenter cependant des complications telles que l'infection, leur application est donc controversée. Selon les études concernées, les statines se révèlent efficaces pour l'amélioration de l'angiogenèse et pour la réduction de l'inflammation. Quant aux effets anti-fibrinolytiques et anti-inflammatoires de l'acide tranexamique, des recherches cliniques ont déjà confirmé que ce médicament peut réduire efficacement le volume de l'hématome.

Cas 5 : traumatisme cranio-cérébral ouvert

[Historique médical établi par l'interne]

Patient de 19 ans. Admis à l'hôpital en raison du « trouble de conscience causé par un accident de voiture il y a plus de 3 heures ». Après être entré en collision avec un camion, le patient motocycliste a immédiatement perdu la conscience et eu un traumatisme crânien et maxillo-faciale. Il a été transporté en ambulance dans un hôpital. Selon les examens physiques à cet hôpital, il était dans le coma, avec un score GCS de 5 points. Il avait une plaie de 10 cm de long sur le front droit, un saignement actif et une fuite du tissu cérébral. La pupille gauche dont le diamètre était d'environ 1,5 mm, ne réagissait pas à la lumière. La pupille droite dont le diamètre d'environ 1,5 mm, était sensible à la lumière. Il existait un écoulement de liquide hémorragique dans le conduit auditif externe droit, des bruits respiratoires grossiers avec un peu de râles humides dans les lobes pulmonaires inférieurs. L'hôpital local a arrêté le saignement et fourni un soutien symptomatique, avant de transférer ce patient dans notre hôpital pour un traitement approfondi. Le patient était auparavant en bonne santé.

Examen physique : T 37,5°C, P 145 fois /min, R 35 fois /min, PA 104/50 mmHg. Le patient, à la fois confus et agité, est entrée en chariot brancard. Pas de déformation thoracique. Mouvements respiratoires symétriques. Vibrations vocales symétriques. Sans crépitations neigeuses ni frottement osseux à la palpation cutanée. Percussions pulmonaires clairs. Bruits respiratoires grossiers avec de nombreux râles humides dans les poumons. Les muscles abdominaux n'étaient pas rigides et aucune masse n'était palpable dans l'abdomen. Un tympanisme abdominal a été décelé à la percussion. Matité changeante (-). Pas de douleur du foie ou des reins à la percussion. Bruits intestinaux normaux. Ni la colonne vertébrale ni des membres n'étaient pas déformés, des activités involontaires normales. Il n'avait ni de gonflement ni de raideur des articulations et l'hippocratisme digital n'était pas décelé non plus.

Examens physiques spécialisés : position passive, léthargie, E2V2M5 = GCS 9.

La région maxillo-faciale était gonflée. Une plaie à bords irréguliers mesurait environ 10 cm de long sur le front droit, sans aucun saignement actif. Une petite quantité de sable était mélangé à la surface de la plaie et une fracture crânienne sous la plaie. Les pupilles sont aussi rondes et aussi grandes, dont le diamètre est de 2,5 mm. Elles n'étaient pas sensibles à la lumière. Un écoulement de liquide sanglant a été observé dans le conduit auditif externe droit. La force musculaire des membres était d'environ grade 3, le tonus musculaire était normal et les signes pathologiques étaient négatifs.

Examen auxiliaire : la TDM de la tête (Figure 1-26) a détecté de multiples fractures du corps et du processus ptérygoïde du sphénoïde, celles de la plaque orbitaire ethmoïdale bilatérale, de l'os frontal, de l'os zygomatique droit, de l'arcade zygomatique et de l'os temporal gauche ; de multiples hématomes épiduraux multiples dans les régions frontale et temporale gauche, et une petite quantité d'accumulation de sang dans la citerne interhémisphérique postérieure ; une accumulation de gaz dans la région fronto-pariétale gauche ; une contusion/lacération du lobe frontal gauche ; un œdème cérébral post-traumatique ; accumulation de sang et de liquide dans les sinus maxillaires, ethmoïdaux, sphénoïdaux et frontaux.

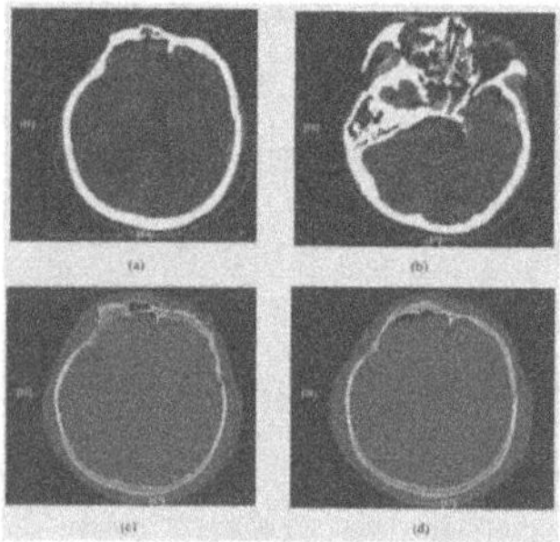

Figure 1-26 TDM de la tête ayant subi un traumatisme cranio-cérébral ouvert

Diagnostic :

(1) Traumatisme cranio-cérébrale ouverte très grave :

① Hématome épidural temporal gauche ;

② Contusion/lacération cérébrale des lobes frontaux ;

③ Hémorragie sous-arachnoïdienne traumatique ;

④ Fractures de l'os temporal gauche, des os frontaux bilatéraux, des étages antérieur et moyen du crâne.

(2)De multiples fractures de la région maxillo-faciale, celles des 3e et 4e phalanges gauches.

(3)Contusion/lacération pulmonaire bilatérale.

(4)De multiples contusions/lacérations sur la peau du visage et du membre inférieur gauche.

(5)Fracture traumatique.

Traitement :

(1) Les analyses sanguines de routine, de groupage sanguin, de la fonction de coagulation, des fonctions hépatique et rénale, le test d'électrolyte, la radiographie thoracique, l'électrocardiogramme et l'échographie abdominale.

(2) L'intubation trachéale, la ventillation assistée, la correction des troubles hydro-électrolytiques, la protection de la muqueuse gastrique, l'hémostase ainsi que le réexamen de la tête et du thorax.

(3) L'effectuation active de la réanimation cardiopulmonaire et la consultation multidisciplinaire avec les médecins en dentisterie, en chirurgie générale et en orthopédie.

(4) Préparation pré-opératoire.

? Questions fréquemment posées par le médecin senior à l'interne

● Qu'est-ce qu'un traumatisme cranio-cérébral ouvert ? Quelles sont ses manifestations cliniques générales ?

Réponse : un traumatisme cranio-cérébrale ouvert est une blessure qui est causée par un objet externe et dans laquelle le cuir chevelu, le crâne, la dure-mère et le tissu cérébral sont tous ouverts vers l'extérieur. Si la dure-mère n'est pas rompue et que la cavité crânienne n'est pas exposée à l'extérieur, la lésion cérébrale est fermée.

Les manifestations cliniques comprennent généralement : lésions locales du cuir chevelu, mélangées de corps étrangers et parfois avec un écoulement de LCR ou du tissu cérébral de la plaie ; troubles de la conscience, hypertension intracrânienne, modifications des signes vitaux, symptômes neurologiques focaux tels que l'hémiplégie et l'aphasie.

● Quels sont les points clés du diagnostic de traumatisme cranio-cérébral ouvert ?

Réponse : il faut bien surveiller les voies respiratoires, la respiration et la circulation sanguine du patient. Il est impératif de prévenir le choc hémorragique dû à un saignement excessif au site du traumatisme. Si un saignement actif est détecté, la plaie doit être bandée avec des matériaux auxiliaires dès que possible pour réduire la pollution. Il est également nécessaire de faire attention au siège, à la taille et à la forme de la plaie et le retrait imprudent de l'objet inséré dans la cavité crânienne est interdit, de crainte de provoquer une hémorragie intracrânienne massive et soudaine.

- **Quels sont les examens d'imagerie qui doivent être complétés ?**

Réponse : les vues frontale, latérale et tangentielle du crâne permettent de comprendre l'emplacement des fractures du crâne, le nombre et l'emplacement des corps étrangers. Elles offrent aussi un guide dans le débridement. La TDM peut montrer la taille, l'étendue et l'emplacement de l'hématome intracrânien, et elle peut également fournir des informations anatomiques sur les corps étrangers et sur le tissu cérébral. L'artériographie et la phlébographie par TDM aident à juger de façon rapide et non invasif s'il existe une lésion de l'artère intracrânienne ou du sinus veineux. Généralement, l'IRM ne s'applique pas comme examen de routine, mais peut être utilisée comme examen ultérieur pour juger la gravité de lésion cérébrale, d'œdème cérébral et d'hématome. Lorsque le patient présente une lésion de l'artère carotide interne ou du sinus veineux, l'angiographie cérébrale peut se servir de base pour le diagnostic et le traitement.

[Historique médical complété par le médecin traitant]

Après l'admission du patient à l'unité de soins intensifs neurologiques, nous en surveillions de près des changements d'état. Selon l'échelle de sédation-agitation, le score était de 7 points, ce qui était un état d'agitation dangereux.

? Questions fréquemment posées par le médecin senior au médecin résident ou traitant

- **Quels sont les objectifs de la sédation et de l'analgésie chez les patients atteints de maladies neurocritiques ?**

Réponse : réduire la réaction au stress ; protéger le cerveau, contrôler la tempête sympathique causée par une lésion cérébrale, maintenir l'équilibre entre apport et consommation d'O_2 du cerveau, contrôler de l'hypertension intracrânienne, etc ; contrôler l'état de mal épileptique ; appliquer des médicaments adjuvants dans l'hypothermie thérapeutique.

- **Après l'admission d'un patient dans l'unité de soins neuro-intensifs, quels sont les traitements disponibles pour contrôler la pression intracrânienne ?**

Réponse : (1) élever la tête du lit de 30°, garder le drainage veineux fluide.

(2)La sédation et l'analgésie, visant à réduire la réaction au stress, la consommation d'oxygène du cerveau et le métabolisme cérébral du patient.

(3)La ventilation mécanique. L'hyperventilation appropriée permet de réduire efficacement la pression partielle de dioxyde de carbone ($PPCO_2$) et la pression intracrânienne, mais elle risque de provoquer l'ischémie cérébrale. Donc, elle ne peut être utilisée qu'en cas de forte augmentation de la pression intracrânienne et comme moyen de réduction temporaire. La $PPCO_2$ doit être maintenue entre 32 et 36 mmHg.

(4)Lors d'appliquer la solution saline hypertonique et le mannitol, il faut prêter attention au volume sanguin et à la fonction rénale du patient.

(5)Maintenir la température corporelle à 34 - 36°C, réduire le métabolisme cérébral.

(6)Contrôler l'état de mal épileptique.

(7)Un drainage ventriculaire externe ou une craniectomie décompressive ont été réalisés si nécessaire.

- **Quelle stratégie sédative et antalgique doit être mise en place chez ce patient ?**

Réponse : Le traitement sédatif et analgésique des patients atteints de lésions craniocérébrales graves doit être effectué au respect des principes généraux du traitement des patients gravement malades. Pour préciser, il faut contrôler la douleur et corriger les anomalies physiologiques telles que l'hypoxémie, l'hypotension et l'hypoglycémie, avant d'appliquer des sédatifs. Lorsque l'objectif principal consiste à contrôler l'agitation, la profondeur de la sédation doit être surveillée pour garder le patient calme et coopératif. Pendant le processus de sédation et d'analgésie, il faut évaluer régulièrement l'état de conscience du patient, à travers la GCS, l'examen physique des pupilles et du système nerveux, ainsi que l'examen d'imagerie neurologique. En termes de sélection de médicaments, il n'existe actuellement aucune preuve permettant de déterminer quels sédatifs et analgésiques conviennent le mieux aux patients présentant une lésion craniocérébrale. Les médicaments couramment utilisés comprennent le propofol, le midazolam, le fentanyl et la dexmédétomidine, etc. Au cas où l'évaluation de la conscience devrait être effectuée dans un proche avenir, l'injection intraveineuse continue de propofol à faible dose peut être sélectionnée. Si l'évaluation de la conscience n'est pas récemment nécessaire, l'injection intraveineuse continue de midazolam peut être effectuée. La dexmédétomidine est un agoniste des récepteurs adrénergiques alpha-2, qui a en même temps des effets sédatifs et analgésiques. Elle peut produire une sédation éveillable, permet au patient de suivre les instructions et n'a pratiquement pas de dépression respiratoire. Voir l'échelle de sédation-agitation (Tableau 1-1) .

Tableau 1-1 Échelle de sédation - agitation (SAS)

Score	Description	Définition
7	Agitation dangereuse	Dormeur inréveillable ; essaie d'enlever le tube endotrachéal et les autres cathéters ou de sortir du lit ; s'en prend au personnel ; se tourne et se retourne.
6	Très agité	L'agitation se poursuit en dépit de paroles rassurantes fréquentes ; les membres du patient sortent fréquemment du lit et nécessitent une contention.
5	Agité	Anxieux ou légèrement agité ; tente de se déplacer ; se calme quand on le réconforte.
4	Calme et coopératif	Facile à réveiller ; peut suivre les instructions

3	Sous sédation	Difficile à réveiller ; répond aux incitations verbales ou à de petites secousses mais s'enfonce de nouveau ; peut suivre les instructions simples
2	Très sédaté	Répond à des stimuli physiques, mais ne peut ni communiquer ni suivre les instructions verbales ; peut bouger spontanément.
1	Inréveillable	Peu ou pas de réponse aux stimuli douloureux ; ne peut ni communiquer ni suivre les instructions verbales.

- **Quels sont les principes de la chirurgie des traumatismes cranio-cérébraux ouverts ?**

Réponse : en principe, le débridement et la suture doivent être effectués le plus tôt possible pour que la plaie se referme. Pour être plus précis, ils doivent être réalisés dans les 6 heures après la blessure ; avec l'application d'antibiotiques, le délai peut être prolongé jusqu'à 72 heures. Le débridement se fait, couche par couche, du cuir chevelu au tissu cérébral blessé. Il faut retirer le tissu du cuir chevelu nécrotique, éliminer complètement les corps étrangers et tailler le bord de la plaie ; il est nécessaire de retirer les fragments d'os libres, percer des trous dans la partie adjacente et enlever les fragments d'os dans la zone contaminée ; ablater le moins des bords de la dure-mère, enlever des caillots sanguins, des corps étrangers et des fragments d'os incrustés dans le tissu cérébral ; réparer la dure-mère. Pour les lésions craniocérébrales ouvertes infectées, des mesures telles que l'anti-infection et le drainage de la plaie doivent être prises en premier, et le débridement de deuxième étape doit être effectué une fois l'infection contrôlée.

Conclusion du médecin senior

(1) Le patient avait des antécédents clairs de traumatisme dans un accident de voiture. Selon des examens d'imagerie tels que la TDM de la tête et des autres examens physiques, le diagnostic de la lésion cranio-cérébrale ouverte était posé. Pour les patients ayant subi un traumatisme lié à un accident de la route, une attention particulière doit être portée à la possibilité de lésions multiples. A condition que les signes vitaux tels que la pression artérielle soient stables, un examen

physique général et les examens d'imagerie nécessaires au chevet du patient doivent être effectués dès que possible pour vérifier s'il y a d'autres lésions ou saignements d'organes importants. En particulier, il faut être vigilant au risque du choc hémorragique, la réanimation liquidienne doit être effectuée tôt, et les produits sanguins et les médicaments vasoactifs doivent être mis en application si nécessaire. Une insuffisance de la circulation systémique peut entraîner une perfusion cérébrale insuffisante et aggraver la lésion cranio-cérébrale ; cette dernière aggravera davantage les dysfonctionnements de plusieurs organes, tels que le syndrome cardio-cérébral, le syndrome réno-cérébral, l'œdème pulmonaire neurogène, etc.

(2) Pour les patients présentant une lésion cranio-cérébrale ouverte, la plupart d'entre eux sont associés à une contamination des contusions/lacérations, et des infections incontrôlables des tissus mous intracrâniens et du cuir chevelu sont susceptibles de se produire. Par conséquent, l'utilisation d'antibiotiques doit être opportune, suffisante, largement couverte, pour une durée suffisamment longue, au moins pour 3 à 5 jours après le traumatisme. Les tissus cérébraux fragmentés et nécrotiques ou les contusions/lacérations à la surface du cerveau sont des foyers épileptogènes latents, donc les médicaments antiépileptiques doivent également être poursuivis pour environ 7 jours après la blessure. Si les patients ont des crises d'épilepsie, un examen d'électroencéphalogramme (EEG) doit être réalisé, et des médicaments antiépileptiques doit être appliqués pour une durée plus longue.

(3) Avant l'opération, il faut réaliser des tests tels que l'analyse sanguine de routine, les fonctions hépatique et rénale, la fonction de coagulation, et préparer activement du sang. Particulièrement, pour les patients suspectés de lésion des sinus veineux, les globules rouges, le plasma frais congelé, les thrombocytes et d'autres produits sanguins doivent être préparés et il est nécessaire de bien communiquer avec l'anesthésiste et contrôler la pression artérielle pendant l'opération.

(4) Pour les patients ayant des corps étrangers incrustés dans le tissu cérébral, ceux-ci ne doivent pas être retirés à la hâte pour éviter des saignements massifs et incontrôlables. Durant l'opération, il est

possible de faire une incision centrée sur la plaie du cuir chevelu et en forme de « S », de réaliser un lambeau osseux autour des corps étrangers, et de les retirer lentement en suivant l'axe longitudinal et avec ce lambeau osseux. Lorsqu'un saignement actif est détecté, il faut ouvrir immédiatement la dure-mère, rechercher le point de compression, et retirer le tissu cérébral nécrotique et les corps étrangers résiduels.

Chapitre II

Tumeurs intracrâniennes

Cas 1 : neurinome de l'acoustique

[Historique médical établi par l'interne]

Patiente de 37 ans, admise à l'hôpital en raison « d'acouphènes et d'une perte auditive dans l'oreille droite depuis plus de 3 ans et des vertiges depuis plus de 4 mois ». Il y a plus de 3 ans, cette patiente avait sans incitations évidentes des acouphènes dans l'oreille droite. Celle-ci bourdonnait continuellement, sans autre inconfort. Une perte auditive temporaire dans les deux oreilles s'est produite après l'escalade en montagne et s'est rétablie après quelques secondes. Un jour plus tard, des vertiges sont survenus et l'acuité auditive de l'oreille droite a considérablement diminué. Selon le traitement d'une surdité soudaine, la patiente a reçu pendant près de 2,5 mois une vasodilatation et une oxygénothérapie hyperbare, mais l'effet n'était pas satisfaisant. Un demi-mois après l'arrêt du traitement médicamenteux, son état s'est amélioré, les vertiges et les acouphènes ont diminué et même progressivement disparu, mais l'acuité auditive de l'oreille droite ne s'est pas rétablie. Il y a plus de 4 mois, cette patiente a de nouveau souffert des vertiges, parfois accompagnés de maux de tête et de nausées. Les vertiges avaient tendance à s'aggraver progressivement. Ils étaient particulièrement forts en cas de mauvais sommeil, et pouvaient être soulagés après le repos. La patiente avait de plus une vision floue, une démarche instable et parfois inclinée vers la droite. Il y a 3 semaines, elle a eu deux fois des maux de tête assez sévères et pris un traitement symptomatique des céphalées angioneurotiques, mais l'effet curatif était médiocre. Il y a 8 jours, elle a ressenti un engourdissement sur le côté droit du visage, qui s'aggravait avec le temps. Ces 2 derniers jours, un engourdissement existe dans la moitié droite de la gencive et dans le pharynx. Au cours de la maladie, l'appétit était faible, la miction et la défécation normales.

Examen physique : T 36,5 °C, R 20 fois /min, P 80 fois /min, PA 130/80 mmHg. La zone fronto-temporale droite et la moitié droite du visage étaient moins sensibles au toucher que le côté gauche. Il y avait une diplopie dans le regard vers le bas et à droite. La sensation dans la moitié droite de la bouche, du pharynx, du palais mou, du palais et de la langue diminuait. La luette s'est déplacée vers la gauche. L'acuité auditive de l'oreille droite a évidemment diminué.

Examen auxiliaire : le test de tonalité pure (Figure 2-1) a montré : sur l'oreille droite, perte auditive, seuil auditif moyen de 110 dB, taux de reconnaissance de la parole de 0 ; sur l'oreille gauche, seuil auditif moyen de 20 dB, taux de reconnaissance de la parole de 100 %. La TDM de la tête (fenêtre osseuse) (Figure 2-2) a détecté un élargissement du conduit auditif interne droit. L'IRM de la tête (Figure 2-3) a révélé : une lésion kystique et solide occupant de l'espace de l'angle ponto-cérébelleux (APC) droit, dont la taille était de 3,0 cm × 2,8 cm × 2,5 cm. Un neurinome de l'acoustique était envisagé.

Diagnostic : neurinome de l'acoustique droite.

Traitements : Compléter des tests et examens pré-opératoires, y compris trois principales analyses de routine, fonction de coagulation, fonctions hépatique et rénale, test d'électrolyte, électrocardiogramme ainsi que les examens d'imagerie comme la radiographie thoracique et l'échographie abdominale. En plus des examens de routine faits avant l'intervention chirurgicale, il y a d'autres examens et traitements spécialisés à faire :

(1) Le test de tonalité pure, l'examen de vitesse de la conduction nerveuse, le test des potentiels évoqués du tronc cérébral et celui des potentiels évoqués somatosensoriels.

(2) La TDM de l'os pétreux et l'IRM de la tête.

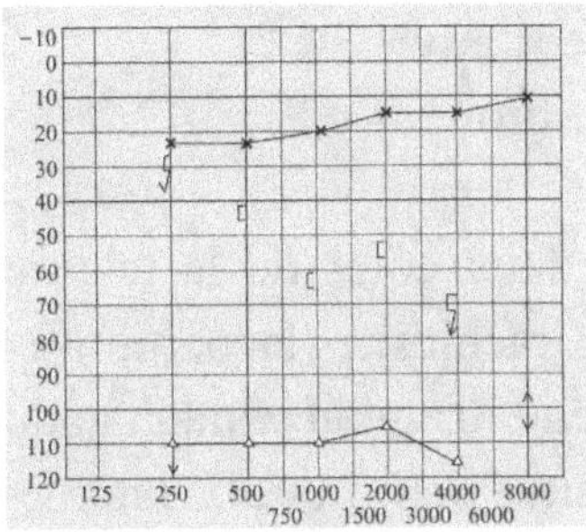

Figure 2-1 Le test de tonalité pure a montré la perte auditive de l'oreille. droite

Figure 2-1 Illustration en couleurs

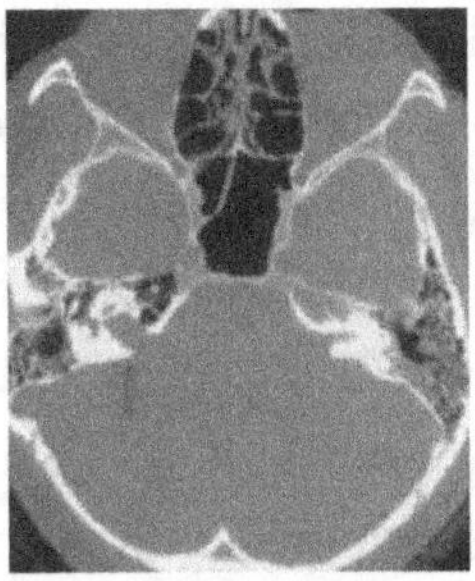

Figure 2-2 La TDM de la tête (fenêtre osseuse) a détecté un élargissement du conduit auditif interne droit.

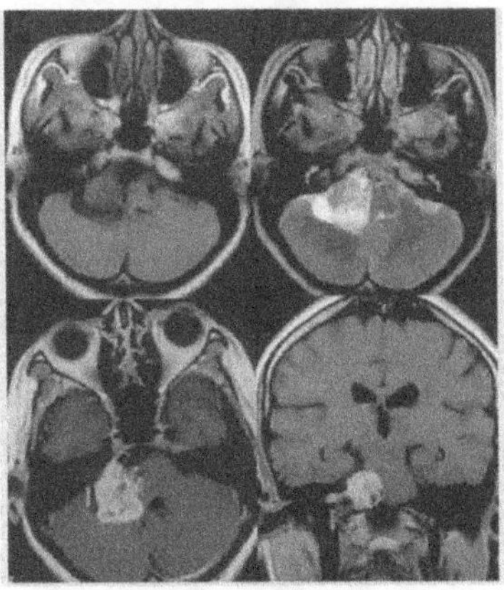

Figure 2-3 L'IRM de la tête a montré que la tumeur était localisée dans l'APC droit, avec un long T1, un long T2 et un rehaussement hétérogène.

? Questions fréquemment posées par le médecin senior à l'interne

- **Quel est le diagnostic actuellement envisagé ?**

Réponse : un neurinome de l'acoustique droite.

- **Où se situe le nerf auditif ?**

Réponse : le nerf auditif se trouve à deux côtés de la tête et à l'intérieur du crâne. Il provient du bulbe rachidien (la partie où la moelle épinière se relie au cerveau) et s'étend jusqu'au conduit auditif interne. C'est-à-dire que le nerf auditif est situé dans l'oreille interne et à l'intérieur du crâne.

- **Quelle est la fonction du nerf auditif ?**

Réponse : le nerf auditif est chargé de transmettre d'une part les informations auditives, et d'autre part, les informations concernant le maintien de l'équilibre. Les dommages au nerf auditif causeraient la surdité et la perte d'équilibre (par exemple, une démarche instable).

- **Quels tests sont généralement disponibles pour le diagnostic du neurinome de l'acoustique ?**

Réponse : (1) La TDM de la tête peut détecter des ombres de masse d'iso-densité ou de faible densité dans l'APC. Il n'y a généralement pas de calcification à l'intérieur des tumeurs dont la plupart sont de forme ronde ou ovale et quelques-unes de forme irrégulière. La TDM (fenêtre osseuse) peut montrer que le conduit auditif interne est normal ou qu'il a un élargissement asymétrique. La TDM améliorée peut révéler un rehaussement significatif dans la partie solide de la tumeur, non pas dans la partie kystique de celle-ci. Étant donné que la TDM de la fosse postérieure présente des artefacts évidents, ce qui perturbe parfois l'observation de l'APC, l'IRM est donc recommandée comme examen de premier choix.

(2) L'IRM de la tête comprend le scan simple et l'examen avec l'injection d'un produit de contraste. Le premier examen englobe IPT1, IPT2 et séquence FLAIR, et il implique les plans sagittal et axial ; le deuxième concerne les plans sagittal, axial et coronal, et il est recommandé que l'examen amélioré sur le plan axial se fasse avec une bonne suppression de graisse. L'IRM peut montrer de minuscules névromes acoustiques dans le conduit auditif interne. Au cas où les tumeurs se situeraient dans le conduit auditif interne et dans l'APC, IPT1 se manifeste par un hyposignal ou par un isosignal, et IPT2 par

un hypersignal hétérogène et avec un rehaussement hétérogène évident. Les névromes de l'acoustique présentent souvent des modifications kystiques et des zones nécrotiques, de sorte que l'IRM améliorée montre souvent des lésions kystiques et solides.

(3)Le test de tonalité pure se manifeste souvent par une hypoacousie neurosensorielle unilatérale ou bilatéralement asymétrique.

(4) Le test de réponse auditive du tronc cérébral se manifeste généralement par des lésions rétrocochléaires, avec une latence prolongée et une diminution de l'amplitude des ondes I, III et V.

(5) Le taux de reconnaissance de la parole est anormal chez la plupart des patients (72%~80%). Il est moins précis que l'IRM et le test de réponse auditive du tronc cérébral.

● **Pourquoi la surveillance des potentiels évoqués auditifs du tronc cérébral (PEATC) est-elle nécessaire pendant l'intervention chirurgicale pour les patients atteints de neurinome de l'acoustique ?**

Réponse : pendant l'opération du neurinome acoustique, il faut surveiller les ondes I, III, V et la latence des potentiels évoqués auditifs du tronc cérébral. L'onde V peut être déclenchée dans presque toutes les situations, le chirurgien doit donc être informé en cas de latence prolongée ou de diminution de l'amplitude de cette onde. Ce qui lui permet de faire dans le temps des ajustements, voire d'arrêter l'opération jusqu'à ce que l'onde V se rétablisse.

[Historique médical complété par le médecin résident ou le médecin traitant]

La patiente s'est plaint « d'acouphènes droits, de surdité depuis plus de 3 ans et de vertiges depuis plus de 4 mois ». À l'examen physique, la région fronto-temporale droite et la moitié droite du visage étaient moins sensibles au toucher que le côté gauche, et il y avait une diplopie dans le regard vers le bas à droite. La sensation dans la moitié droite de la bouche, du pharynx, du palais mou, du palais et de la langue diminuait. La luette s'est déplacée vers la gauche. L'acuité auditive de l'oreille droite a évidemment diminué. L'IRM de la tête a révélé une lésion kystique et solide occupant de l'espace de l'APC droit et avec le signe de « queue de rat ». La TDM a détecté un élargissement du conduit auditif interne droit. Le test de tonalité pure a remarqué la surdité neurosensorielle droite. Le neurinome de l'acoustique était donc envisagé.

? Questions fréquemment posées par le médecin senior au médecin résident / itinérant / traitant

- **Existe-t-il un désaccord sur le diagnostic de la patiente ?**

Réponse : la patiente était d'âge moyen. Sa maladie avait un début insidieux. Les acouphènes et la perte auditive en étaient les premiers symptômes. La TDM a détecté un élargissement du conduit auditif interne. L'IRM a montré que la tumeur était kystique, solide et avec un rehaussement hétérogène. Le test de tonalité pure a remarqué la surdité neurosensorielle droite. C'est donc probablement le neurinome de l'acoustique, mais il faut le différencier du névrome facial.

- **De quelles lésions courantes faut-il différencier le neurinome de l'acoustique ?**

Réponse : (1) Les= méningiomes de l'APC sont courants chez les personnes d'âge moyen, et légèrement plus fréquents chez les femmes que chez les hommes. Depuis le début de la maladie, les douleurs et engourdissements occipitaux sont les plus fréquents, suivis des vertiges, des acouphènes et de la perte auditive. La TDM de la fenêtre osseuse montre que la morphologie du conduit auditif interne est normal. L'IRM (Figure 2-4) révèle que la tumeur en forme hémisphérique se situe sur le côté dorsal de l'os pétreux et qu'elle se manifeste par T1 et T2 homogènes, ainsi que par un rehaussement homogène.

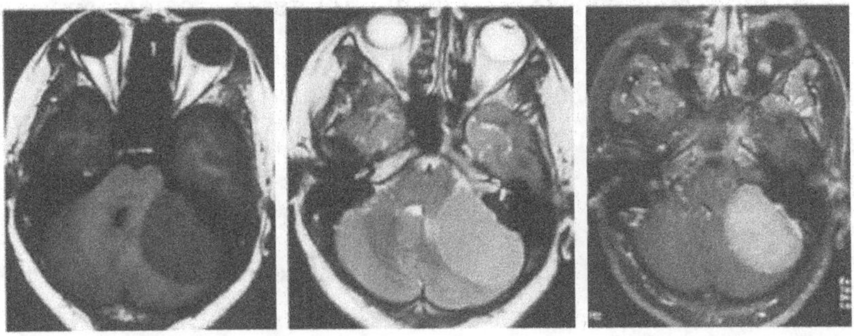

(a) (b) (c)

Figure 2-4 Méningiome de l'APC imagé en IRM

(2)Les cholestéatomes de l'APC sont fréquents chez les personnes d'âge jeune et moyen. Cliniquement, la névralgie du trijumeau en est généralement le premier symptôme, mais les acouphènes et la perte auditive sont rares pour cette maladie. La tumeur est selon la TDM de faible densité et se manifeste d'après l'IRM (Figure 2-5) par une croissance irrégulière et par une extension dans d'autres citernes cérébrales. Elle présente un long T1 et un long T2, sans rehaussement après l'amélioration ni dispersion en IPD.

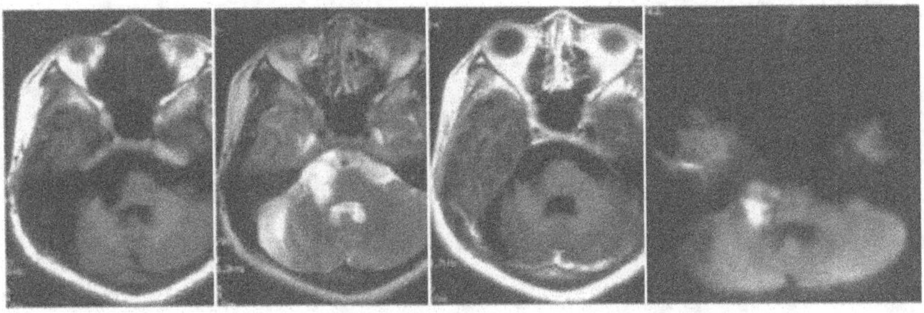

(a) (b) (c) (d)

Figure 2-5 Cholestéatome de l'APC imagés en IRM

- **Quels sont les stades du neurinome de l'acoustique selon la classification d'Hannover ? A quel stade se trouve le cas présent ?**

Réponse : Voici les stades du neurinome de l'acoustique selon la classification d'Hannover.

T_1 : entièrement dans le conduit auditif interne.

T_2 : la croissance dans le conduit auditif interne et extension jusqu'à l'extérieur de celui-ci.

T_{3a} : la croissance jusqu'à l'APC, sans toucher le tronc cérébral.

T_{3b} : la tumeur remplit la citerne de l'APC et touche le tronc cérébral.

T_{4a} : le 4e ventricule comprimé, mais encore passable.

T_{4b} : le 4e ventricule bloqué, avec un déplacement évident du tronc cérébral.

Le cas présent se trouve au stade T_{4a}.

- **Quelle est l'échelle AAO-HNS ? A quel niveau se trouve le cas présent ?**

Réponse : Voici l'échelle AAO-HNS (Académie américaine d'oto-rhino-laryngologie - Chirurgie de la tête et du cou) (voir Figure 2-1).

Figure 2-1 Echelle AAO-HNS

Niveau	Test de tonalité pure	Taux de reconnaissance de la parole (%)
Niveau A	≤ 30dB	≥ 70
Niveau B	33~ 50dB	≥ 50
Niveau C	≥ 50dB	≥ 50
Niveau D	N'importe quel niveau	< 50

Le cas présent se trouve au niveau D.

- **Que représentent les ondes dans le test des potentiels évoqués auditifs du tronc cérébral (PEATC) ?**

Réponse : généralement, le test de PEATC enregistre sept ondes (Figure 2-6), parmi lesquelles l'onde I représente le potentiel d'action du nerf cochléaire, l'onde II concerne le noyau cochléaire, l'onde III le complexe olivaire supérieur et la région quadrigéminale, l'onde IV le noyau du lemnisque latéral sur le plan du pont de Varole, l'onde V le noyau central du colliculus inférieur, l'onde VI le corps géniculé médial, l'onde VII la radiation auditive entre le thalamus et le cortex (Figure 2-6).

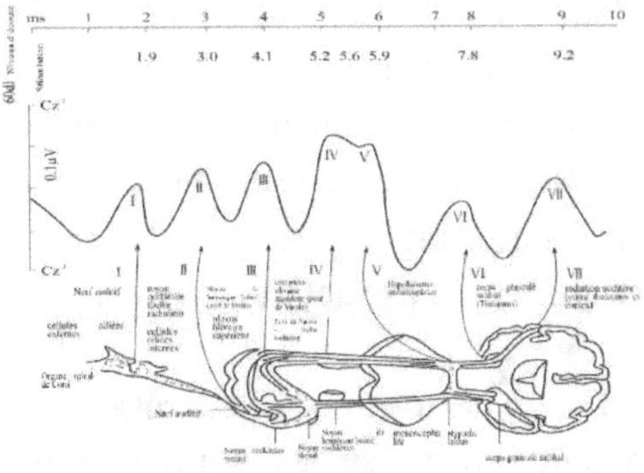

Figure 2-6 Signification des ondes dans le test de PEATC

- **Quels sont les principes et les méthodes du traitement de neurinome de l'acoustique ?**

Réponse : pour le traitement du neurinome de l'acoustique, le principe consiste à sauver la vie, à protéger la fonction nerveuse (telle que la fonction du nerf facial), à assurer la qualité de vie et à guérir la tumeur.

(1) L'observation de suivi, l'attente et le scan. Pour des patients dont le volume tumoral est petit, pour ceux qui sont âgés ou pour ceux atteints de maladies systémiques graves qui ne se prêtent pas à la chirurgie, les examens d'imagerie peut être effectués pendant une longue période pour bien suivre l'état des patients.

(2) Le traitement chirurgical est actuellement le premier choix pour soigner le neurinome de l'acoustique, et la résection totale de la tumeur permet de guérir cette maladie.

(3) La stéréotaxie et le traitement Gamma Knife conviennent aux tumeurs de moins de 2 cm et aux masses résiduelles des tumeurs après chirurgie, mais ils ne constituent pas le premier choix du traitement.

[Historique médical recomplété par le médecin traitant]

Après la préparation préopératoire, l'opération a été réalisée comme prévu. Pendant l'opération, la tumeur a été trouvée dans l'APC. Elle était gris jaune, douce, clairement limitée, riche en apport sanguin, avec des changements microkystiques à l'intérieur, et le liquide du kyste était clair et jaune. La résection intratumorale s'est réalisée pour la décompression. Le nerf trijumeau et le nerf auditif facial ont été poussés vers le haut par la tumeur, et les nerfs crâniens inférieurs se situaient derrière et sous la tumeur. Le conduit auditif interne a été retiré et la tumeur a été complètement réséquée au microscope.

? Questions fréquemment posées par le médecin senior au médecin résident / itinérant / traitant

- **Quelles sont les approches chirurgicales pour traiter le neurinome acoustique ?**

Réponse : (1) la voie sous-occipitale rétro-sigmoïdienne (Figure 2-7) est couramment choisie par les neurochirurgiens. Elle convient aux tumeurs de différentes tailles et aux patients qui ont besoin de préserver leur audition.

(2) La voie trans-labyrinthique, couramment utilisée par les otologistes, convient aux patients qui n'ont pas une audition efficace avant la chirurgie.

(3) La voie de la fosse crânienne moyenne, couramment adoptée par les otologistes, convient au traitement des petites tumeurs limitées au conduit auditif interne.

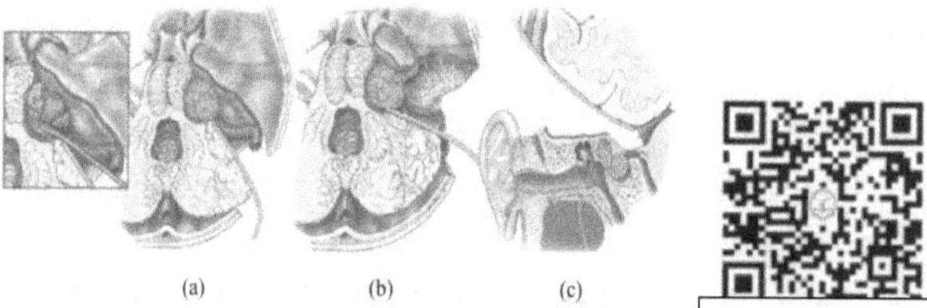

Résection de la lésion par voie sous-occipitale rétro-sigmoïdienne

Figure 2-7 Voie sous-occipitale rétro-sigmoïdienne

- **Comment choisir selon les résultats de l'examen d'imagerie préopératoire une approche chirurgicale individualisée ?**

Réponse : le neurinome de l'acoustique implique la neurochirurgie et l'otologie, et différents médecins spécialisés choisiront différentes approches chirurgicales pour éliminer la tumeur. Le principe général est : pour préserver l'audition, il est possible de choisir la voie sous-occipitale rétro-sigmoïdienne ou celle de la fosse crânienne moyenne. Si le patient présente avant la chirurgie une perte auditive, la voie trans-labyrinthique ou la voie sous-occipitale rétro-sigmoïdienne peut être choisie.

- **Quelles sont les précautions pour la surveillance postopératoire ?**

Réponse : après la chirurgie, le patient doit être généralement transféré à l'unité de soins intensifs pour la surveillance. Il faut prêter attention à ses signes vitaux, à son état de conscience, à ses pupilles, à son activité physique et à sa parole, en particulier à ses respirations, à sa fonction de déglutition et à son réflexe de toux. Si le réflexe de toux est faible ou que la fonction de déglutition est mauvaise, l'extubation trachéale doit être retardée. Il est impératif d'évaluer dans le temps la fonction du nerf facial du côté affecté, de prêter attention aux changements de celle-ci et de faire des tests comme l'analyse sanguine de routine, les analyses biochimiques, la fonction de coagulation. En même temps, il faut faire attention au volume de l'eau, aux électrolytes et au volume urinaire du patient.

- **Quelles sont les complications courantes après la chirurgie ? Comment les juger ? Comment les traiter ?**

Réponse : (1) Les maux de tête, les étourdissements, les nausées, les vomissements et la fièvre : il faut en déterminer les causes et donner des traitements symptomatiques, tels que les traitements analgésique, antivertigineux, antiémétique et antipyrétique.

(2) La paralysie faciale et la perte auditive : il faut protéger la cornée des patients souffrant de lagophtalmie, en recourant à la physiothérapie, surtout à l'acupuncture de la médecine traditionnelle chinoise, ainsi qu'aux exercices fonctionnels. Pour les patients présentant une rupture complète, une anastomose du nerf facial et du nerf hypoglosse peut être réalisée. Quant aux patients dont la structure des nerfs cochléaires est normale mais qui souffrent d'une perte auditive, l'implant cochléaire peut être utilisée pour restaurer l'audition. Pour ceux qui ne parviennent pas à préserver le nerf cochléaire, il convient de recourir à l'aide auditive à ancrage osseux.

(3) La toux d'irritation, l'enrouement, la dysphagie et la paralysie de la langue : il faut surveiller étroitement les patients présentant des symptômes légers. Quant à ceux ayant des symptômes graves, il

convient d'effectuer une intubation trachéale ou même une trachéotomie, ainsi qu'un tubage nasogastrique.

(4) La fuite du LCR postopératoire : elle se subdivise en fuite d'incision, rhinorrhée et otorrhée. La rhinorrhée en est la plus courante et très susceptible de causer une infection intracrânienne. En cas fuite du LCR, un traitement non chirurgical doit être envisagé en premier, y compris l'alitement absolu, l'application des médicaments hypotenseurs intracrâniens et le bandage compressif local. Si l'effet curatif n'est pas satisfaisant, il est possible de prendre des mesures telles que la ponction lombaire, le drainage lombaire, la réparation chirurgicale et la dérivation ventriculo-péritonéale.

(5) La fièvre : il est nécessaire d'en chercher la cause (la ponction lombaire pour connaître la pression intracrânienne, le prélèvement et l'analyse du LCR pour exclure l'infection intracrânienne), avant de donner un traitement étiologique ou symptomatique.

(6) L'hématome intracrânien : il faut juger selon les symptômes et les signes du patient (la reprise de conscience soudaine ou le trouble neurologique fonctionnel, l'agitation, les convulsions, les vomissements projectile, l'augmentation soudaine de la pression artérielle, etc). Le diagnostic peut être posé à travers un réexamen immédiat de TDM de la tête, et un traitement non chirurgical ou une craniotomie pour enlever l'hématome peut être effectué selon la situation.

(7) L'accumulation de liquide sous-cutanée : une masse kystique sous-cutanée, à la fois douce et mobile, peut être palpée sur et autour de l'incision. Elle peut être aspiré à la seringue. Après l'aspiration, le diagnostic peut être posé et il ne faut pas oublier de faire un bandage compressif.

- **Comment évaluer la gravité de la paralysie faciale selon l'échelle de House Brackmann (H-B) ?**

Réponse : sur le plan international, l'échelle House-Brackmann (H-B) est la plus utilisée pour évaluer la gravité et l'effet curatif de la paralysie faciale.

Pour préciser,

Niveau I : visage symétrique, fonction musculaire normale.

Niveau II : dysfonction légère, visage symétrique au repos ; fermeture oculaire complète avec effort, mouvement légèrement asymétrique des coins de la bouche avec effort ; syncinésies à l'examen attentif, sans contracture ni spasme hémifacial.

Niveau III : dysfonction modérée des muscles faciaux, différence évidente du tonus musculaire, pas de déformation ; fermeture oculaire complète avec effort, mouvement asymétrique des coins de la bouche avec effort ; syncinésie, contracture ou spasme hémifacial évidents.

Niveau IV : dysfonction modérée à grave des muscles faciaux, diminution évidente du tonus musculaire et/ou asymétrie défigurante ; frontaux absents, fermeture des paupières incomplète même avec effort, mouvements de la bouche asymétriques ; syncinésies ou spasmes sévères.

Niveau V : dysfonction sévère des muscles faciaux, visage asymétrique au repos, frontaux absents, fermeture oculaire incomplète, mobilité à peine perceptible au niveau des yeux et de la bouche aux mouvements ; souvent sans syncinésie, contracture ou spasme hémifacial.

Niveau VI : paralysie faciale complète, atonie, asymétrie, sans syncinésie, contracture ou spasme hémifacial.

- **Quels sont les méthodes de traitement de la paralysie faciale après la chirurgie du neurinome de l'acoustique ?**

Réponse : les traitements de la paralysie faciale après une chirurgie du neurinome l'acoustique comprennent l'application de collyre ou de pommade antibiotiques sur les yeux, la fermeture des paupières pour protéger les globes oculaires et la suture des paupières dans les cas graves. Après la sortie de l'hôpital, une oxygénothérapie hyperbare, associée à l'acupuncture et au massage, peut être appliquée. Si le nerf facial n'est pas conservé à la dissection, il est possible d'anastomoser le nerf facial et le nerf hypoglosse.

[Historique médical recomplété par le médecin traitant]

Au cours de l'hospitalisation postopératoire, la patiente a intermittemment présenté des maux de tête, des étourdissements, de la fièvre et d'autres malaises, avec une température corporelle maximale de 38,7 °C. Elle a pris des traitements symptomatiques : la pression mesurée par ponction lombaire était de 330 mmHg, le test de LCR a indiqué un taux élevé de globules blancs, la culture de LCR n'a indiqué aucune bactérie. Nous avons continué à donner un traitement antibiotique pour prévenir l'infection, à faire une ponction lombaire pour libérer du LCR, et à donner des traitements symptomatiques tels que la réhydratation, l'analgésie et l'anti-vertige. La patiente s'est rapidement rétablie et sans aucune complication. Le résultat pathologique a été signalé comme un schwannome, et la durée totale d'hospitalisation a été de 18 jours.

? Questions fréquemment posées par le médecin senior au médecin itinérant / traitant

- **Quelles sont les causes de la rhinorrhée du LCR après la résection d'un neurinome de l'acoustique par voie sous-occipitale rétro-sigmoïdienne ? Comment la traiter ?**

Réponse : la rhinorrhée du LCR après la résection d'un neurinome de l'acoustique par voie sous-occipitale rétro-sigmoïdienne est due à la fermeture incomplète des cellules mastoïdiennes pendant l'opération, ou au manque de fermeture avec du muscle après avoir broyé l'os de la paroi postérieure du conduit auditif interne qui est bien gazéifiée.

La voie par laquelle fuit du LCR est la suivante : cellules mastoïdiennes - tympan - trompe d'Eustache - nasopharynx - rhinorrhée.

La méthode de traitement : le patient doit rester en décubitus dorsal et recevoir un drainage lombaire de 7 à 10 jours. Si cela ne s'améliore toujours pas, une craniotomie est nécessaire pour réparer la rhinorrhée du LCR.

Conclusion du médecin senior

Le neurinome de l'acoustique, appelé aussi schwannome vestibulaire, est une tumeur bénigne provenant principalement des cellules de Schwann du vestibule. Il représente 6 à 9 % des tumeurs intracrâniennes et 80 à 90 % des tumeurs de l'APC. Située dans le conduit auditif interne ou dans l'APC, la tumeur se développe et comprime progressivement les tissus importants environnants, ce qui risque de provoquer des symptômes graves et même de menacer la vie du patient.

Le névrome de l'acoustique survient plus fréquemment chez les personnes jeunes ou d'âge moyen. Les acouphènes ou la perte auditive en constituent les premiers symptômes, suivis des symptômes comme la compression du tronc cérébral, la perte auditive progressive ou la surdité. L'évolution de cette maladie durerait plusieurs décennies. La TDM de la tête montre que le conduit auditif interne est élargi en forme de trompette, et l'IRM révèle une lésion kystique et solide dans l'APC, qui peut comprimer le cervelet et le tronc cérébral, et qui se manifeste par un rehaussement hétérogène après amélioration. Le test de tonalité pure indique la surdité ou la perte auditive. Les potentiels évoqués du tronc cérébral, la TDM en coupe mince de l'os pétreux et l'examen d'IRM de la tête avant l'opération favorisent l'établissement du plan de traitement chirurgical.

Ces dernières années, avec le développement continu des techniques de diagnostic, le taux de détection précoce du neurinome de l'acoustique s'est considérablement élevé. L'objectif du traitement de cette tumeur est progressivement passé de la simple résection, de la réduction des taux de mortalité et d'invalidité, à la préservation de la fonction neurologique et à l'amélioration de la qualité de vie du patient. Les méthodes de traitement combinent la microchirurgie, la radiochirurgie stéréotaxique, l'observation de suivi, etc. La stratégie de traitement tend également à être individualisée et multidisciplinaire. La résection chirurgicale reste le premier choix, et celle par voie sous-occipitale rétro-sigmoïdienne se pratique fréquemment en neurochirurgie. Pendant l'opération, il faut bien surveiller le nerf facial, car le but de la chirurgie consiste à enlever complètement la tumeur et en même temps à préserver la fonction du nerf facial. Cette dernière constitue toujours un point difficile, mais aussi un point chaud. À l'heure actuelle, le taux de préservation du nerf facial dépasse 90 % sur le plan international.

Au début de la période postopératoire, des malaises comme céphalées, étourdissements, nausées et vomissements peuvent survenir. Les complications possibles comprennent la paralysie faciale, la surdité, la rhinorrhée du LCR, l'hématome intracrânien, la toux d'irritation, la dysphagie et l'enrouement.

Cas 2 : méningiome pétroclival

[Historique médical établi par l'interne]

Patiente de 52 an, admise à l'hôpital, en se plaignant « des étourdissements et (d')une faiblesse des membres droits depuis quatre ans, et (d')une aggravation des symptômes depuis un an ». Il y a quatre ans, sans incitations évidentes, la patiente a présenté des étourdissements intermittents, une faiblesse des membres droits, des acouphènes occasionnels, mais elle n'avait pas d'éblouissements, pas de perte auditive, pas de nausées, pas de vomissements et pas de paresthésie faciale. À ce moment-là, elle n'y a pas prêté attention et aucun diagnostic ni traitement n'a été donné. Il y a un an, la patiente sentait une faiblesse accrue des membres droits, un mauvais mouvement de la main droite et des étourdissements persistants. Elle avait une sensation de tête lourde, était dans un mauvais état d'esprit et se fatiguait facilement. Donc, un examen d'IRM de la tête a été réalisée à l'hôpital local il y a une semaine, et il a indiqué « une masse dans la région pétroclivale droite ». La patiente est venue à notre hôpital pour un diagnostic et un traitement plus approfondis, et a été admise en raison du « méningiome pétroclival droit ». Au cours de la maladie, son état général était toujours bon, avec une alimentation et un sommeil normaux, sans aucune perte de poids.

Examen physique : conscience claire, discours fluide. Les pupilles qui étaient aussi rondes et aussi grandes et dont le diamètre de 3 mm, étaient sensibles à la lumière. L'acuité visuelle et le champ visuel étaient normaux. Les yeux se déplaçaient librement dans toutes les directions. Le résultat du test auditif et la sensibilité superficielle du visage étaient normale, les lignes faciales symétriques, la langue non dérivée et le réflexe nauséeux normal. La force musculaire des membres était de grade 5, le tonus musculaire normal, les réflexes bilatéraux du biceps, du tendon du genou et de la cheville normaux, et le signe de Babinski bilatéral (-). Le résultat de l'épreuve doigt-nez droit n'était pas satisfaisant. Le signe de Romberg (-).

Examen auxiliaire : la TDM de la tête (Figure 2-19) a montré une masse assez hyperdense dans la région pétroclivale droite, et un méningiome était envisagé.

L'IRM de la tête (Figure 2-20) a révélé une masse dans la région pétroclivale droite, qui traversait les fosses crâniennes moyenne et postérieure, avec un signal homogène, des bords claires, un rehaussement homogène évident et le signe de la queue durale ; dilatation du ventricule cérébral latéral et du troisième ventricule. Un méningiome pétroclival droit avec hydrocéphalie obstructive était envisagé.

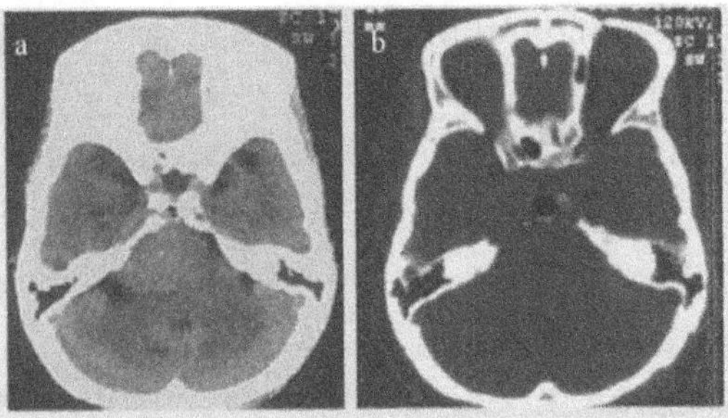

Figure 2-19 TDM de la tête peropératoire montre une masse assez hyperdense dans la région pétroclivale droite.

(a)L'image de la fenêtre cérébrale montre que le tronc cérébral est manifestement comprimé et déplacé.

(b)L'image de la fenêtre osseuse révèle une destruction osseuse sur l'apex pétreux droit.

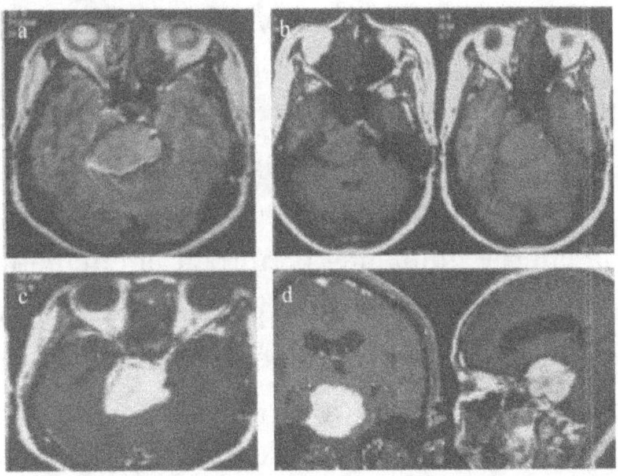

Figure 2-20 IRM de la tête avant la chirurgie

(a) Image axiale T2 ; (b) Image axiale T1; (c) Image axiale améliorée ; (d) Image sagittale améliorée

a révélé une masse énorme dans la région pétroclivale droite, qui traversait les fosses crânienne moyenne et postérieure, dont la taille de 3,0cm×3,5cm×3,8cm, en isosignal T1 et en isosignal T2, avec un signal homogène, des bords claires, une compression et un déplacement du tronc cérébral et un enroulement partielle de l'artère basilaire et de l'artère cérébrale postérieure droite ; rehaussement homogène évident après l'amélioration et le signe de la queue durale ; dilatation du ventricule cérébral latéral et du troisième ventricule.

Diagnostic : ① méningiome pétroclival droit ; ② hydrocéphalie supratentorielle.

Traitement : (1) compléter les tests et examens peropératoires de routine, à savoir analyses sanguine et urinaire de routine, six facteurs de la coagulation, fonctions hépatique et rénale, test d'électrolyte, électrocardiogramme, radiographie thoracique.

(2) Examen spécialiste : la TDM et l'IRM de l'os péteux, et l'examen du fond d'œil.

(3) Choisir un jour pour la chirurgie, après avoir terminé les tests et examens peropératoires.

? Questions fréquemment posées par le médecin senior à l'interne

- **Quel est le diagnostic actuellement envisagé ?**

Réponse : selon les antécédents médicaux, l'examen physique et les résultats d'imagerie, un méningiome associé à une hydrocéphalie supratentorielle est envisagé.

- **Quelle est la cause de l'hydrocéphalie ?**

Réponse : la tumeur de la patiente était énorme. Elle occupait le côté droit de la citerne ambiante, perturbait la circulation du LCR, et a donc provoqué une hydrocéphalie, qui était obstructive.

[Historique médical complété par le médecin résident ou le médecin traitant]

La patiente était d'âge moyen, avec un début de maladie insidieux. Elle a été admise à l'hôpital en raison « des vertiges, (de) la faiblesse du membre droit de 4 ans et des symptômes qui s'aggravaient depuis

1 an ». Elle avait également des acouphènes occasionnels dans les antécédents médicaux. Examen physique : le champ visuel et la sensation faciale normaux, pas de paralysie faciale, pas de perte auditive, pas de diplopie. La force et le tonus musculaire des membres étaient normaux. Le résultat insatisfaisant de l'épreuve doigt-nez droit. Après l'hospitalisation, a été faite une consultation d'ophtalmologie, selon laquelle l'acuité visuelle des deux yeux étaient de 1,0, le champ visuel bilatéral normal et il n'y avait pas d'anomalie évidente au fond d'œil bilatéral. La TDM de l'os pétreux a montré une destruction de l'apex pétreux droit et aucun élargissement des conduits auditifs internes.

? Questions fréquemment posées par le médecin senior au médecin résident / itinérant / traitant

- **Quelle est la base du diagnostic chez cette patiente ?**

Réponse : la patiente était d'âge moyen. Sa maladie avait un début insidieux. Les acouphènes et la faiblesse des membres en étaient les premiers symptômes et dus à l'effet de masse. Il n'y avait aucun symptôme évident ni signe de déficit des nerfs crâniens. En imagerie, la région pétroclivale est le siège de prédilection des méningiomes ; Dans le cas présent, la TDM de la tête a détecté une masse ronde près du tronc cérébral et dans la région pétroclivale droite, avec une densité légèrement élevée et une homogénéité. L'IRM a montré que c'était une lésion solide en isosignal T1 et en isosignal T2, avec un rehaussement homogène évident après amélioration et un signe de queue méningée. Donc le méningiome doit être considéré en premier. La masse de la tumeur perturbait la circulation du LCR et a donc provoqué une hydrocéphalie obstructive. L'examen d'imagerie a montré une dilatation du ventricule cérébral latéral et du troisième ventricule, et le signal de l'œdème périventriculaire a été observé. Tout cela justifie le diagnostic posé.

- **De quelles pathologies faut-il différencier le méningiome pétroclival ?**

Réponse : (1) Le schwannome du trijumeau : il est plus fréquent chez les personnes d'âge moyen, et légèrement plus courant chez les femmes que chez les hommes. Les fosses crâniennes moyenne et postérieure de l'apex pétreux sont ses sièges de prédilection. Par conséquent, il faut bien discerner le schwannome du trijumeau. Comme ce dernier provient du nerf trijumeau, les premiers symptômes se lient principalement aux lésions des nerfs crâniens comme l'engourdissement facial d'un côté, et selon l'examen physique, les patients présentent une hypoesthésie faciale dans la zone de distribution du nerf trijumeau ; la douleur ou l'hyperalgésie faciales est le plus souvent une névralgie du trijumeau ; certains patients peuvent présenter des symptômes de faiblesse de la mastication du côté affecté. L'augmentation du volume tumoral comprimerait le tronc cérébral et provoquer une faiblesse musculaire d'un côté du corps, et l'effet de masse de la tumeur provoquerait des symptômes d'hypertension intracrânienne tels que l'hydrocéphalie, les maux de tête, les étourdissements, les nausées et les vomissements. Donc, le mode d'apparition du schwannome du trijumeau est différent de celui des méningiomes. Dans les examens d'imagerie, les méningiomes se manifestent par une forme régulière, une croissance expansive ronde ou quasi-ronde, des changements en isosignal T1 et en isosignal T2, des signaux homogènes et un rehaussement homogène évident après amélioration. Tout cela répond aux caractéristiques de la masse solide et riche en apport sanguin, observées durant l'opération chirurgicale. De plus, le signe de la queue durale imagé en IRM constitue un trait typique du méningiome, et il peut être utilisée pour identifier ce genre de tumeur. Le méningiome imagé en TDM se manifeste principalement par l'hyperplasie osseuse, et la destruction osseuse peut également être observée, comme dans le cas présent. Cependant, le schwannome du trijumeau se caractérise typiquement par la destruction osseuse de l'apex pétreux (Figure 2-21), et il ne provoque pas d'hyperplasie osseuse.

En IRM, le schwannome du trijumeau se manifeste principalement par des signaux mixtes de T1 long et de T2 long, souvent par une lésion kystique et lobulée, et par un rehaussement hétérogène, modéré et moins évident que celui du méningiome. La lésion suit typiquement les branches du nerf trijumeau et le cavum de Meckel (Figure 2-22). Tout cela répond aux résultats peropératoires : le schwannome du trijumeau a une texture plus douce que le méningiome, mais un apport sanguin moins riche que celui-ci.

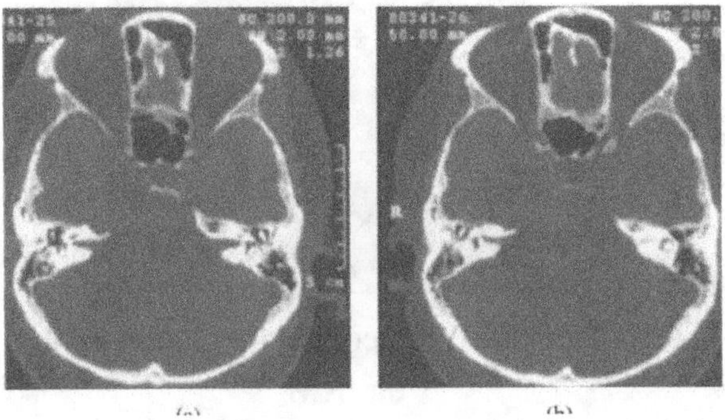

Figure 2-21 Enorme schwannome du trijumeau droit imagé en TDM (fenêtre osseuse)

La TDM a montré que l'apex pétreux droit a été largement détruit en raison de la croissance et de la compression tumorales.

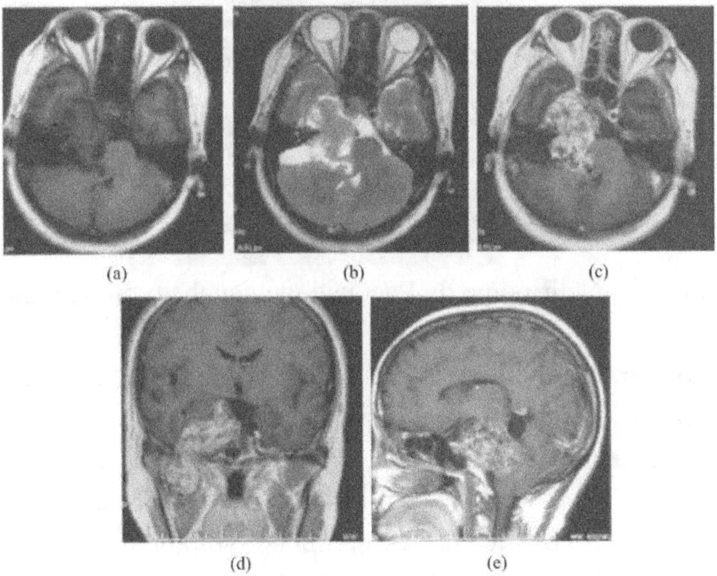

Figure 2-22 Schwannome du trijumeau droit imagé en IRM

La tumeur croît le long des branches du nerf trijumeau et du cavum de Meckel, à cheval des fosses crâniennes moyenne et postérieure, avec une forme irrégulière, des signaux mixtes, une lésion kystique et un rehaussement modéré et hétérogène.

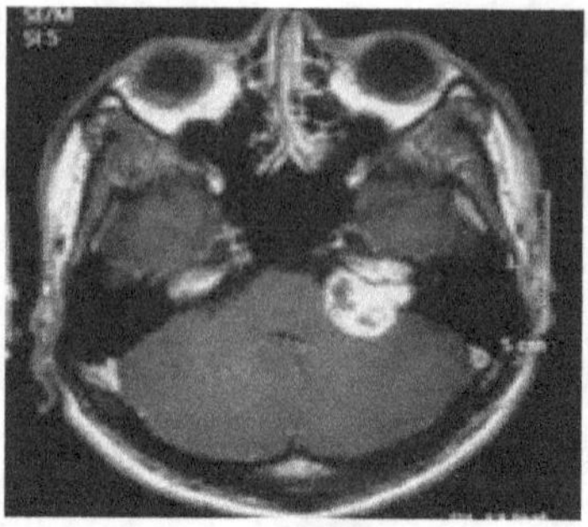

Figure 2-23 Neurinome de l'acoustique gauche typiquement imagé en IRM

Une masse solide dans l'APC gauche et dans le conduit auditif interne peuvent être observé. En raison de la croissance le long des nerfs facial et auditif, la tumeur se manifeste par le « signe σ ».

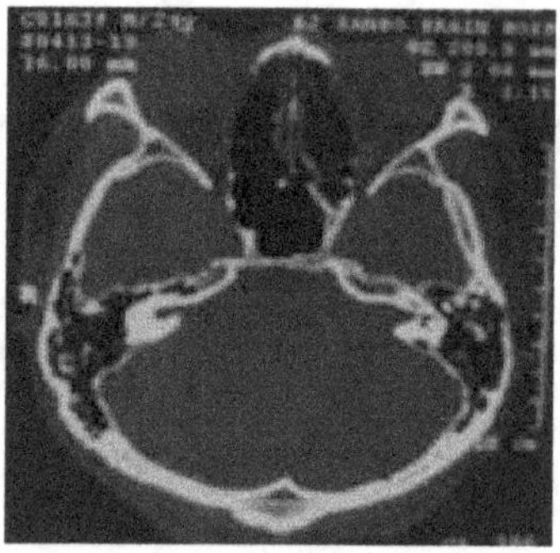

Figure 2-24 Neurinome de l'acoustique gauche typiquement imagé en TDM de la fenêtre osseuse

La croissance tumorale comprime le conduit auditif interne gauche, en détruit l'os et en cause un élargissement.

(2) Le neurinome de l'acoustique : comme la patiente du cas présent avait des acouphènes, il faut différencier sa maladie du neurinome de l'acoustique. Les premiers symptômes de ce dernier sont généralement les acouphènes et la perte auditive. L'IRM (Figure 2-23) montre que le nerf auditif est hypertrophié et significativement rehaussé et qu'il se manifeste par le « signe σ ». La TDM de l'os pétreux (Figure 2-24) révèle que le conduit auditif interne du côté affecté est élargi. Il est à noter que les méningiomes pétroclivaux envahiraient le conduit auditif interne du côté affecté, entraîneraient une image rehaussée dans celui-ci, mais ne provoqueront pas

d'élargissement de celui-ci. De plus, le neurinome de l'acoustique est un schwannome vestibulaire. Il se développe le long du nerf vestibulaire et n'envahit donc pas la fosse crânienne moyenne et le sinus caverneux.

- **Selon les modes de croissance, quels sont les types de tumeurs pétroclivales ?**

Réponse : les tumeurs pétroclivales peuvent se subdiviser, selon les modes de croissance, en trois types, comme suit.

Type I : les tumeurs se développent principalement vers la fosse crânienne moyenne (y compris le sinus caverneux et le sinus sphénoïde) ; selon l'IRM, elles se situent principalement dans l'étage moyen de la base du crâne, dans les régions parasellaire, suprasellaire, du dos de la selle et du clivus supérieur.

Type II : les tumeurs se développent principalement vers la fosse crânienne postérieure ; selon l'IRM, elles se situent principalement dans l'APC, le clivus moyen et celui inférieur.

Type III : les tumeurs se développent en passant par l'apex pétreux et en même temps vers les fosses crâniennes moyenne et postérieure ; selon l'IRM, elles croissent le long de l'apex péteux et en forme d'haltère.

- **Quelles sont les approches chirurgicales des méningiomes pétroclivaux ?**

Réponse : au début des années 1990, l'approche étendue de la fosse crânienne moyenne (approche de Kawase) et l'approche pré-sigmoïde sous-temporale étaient respectivement le premier choix pour réséquer les méningiomes pétroclivaux de type I et ceux de type III. Bien que ces deux approches présentent des avantages exceptionnels, elles ont également des inconvénients évidents tels que le traumatisme important, la relation anatomique complexe, l'endommagement facile de structures anatomiques importantes et de nombreuses complications, et sont donc progressivement éliminées.

Actuellement, la plupart des centres de neurochirurgie expérimentés choisissent les approches chirurgicales suivantes pour les méningiomes pétroclivaux :

(1) La partie principale de la tumeur se trouve sous la tente du cervelet et sa partie supratentorielle ne dépasse pas le niveau du processus clinoïde postérieur, en particulier pour les méningiomes pétroclivaux desquels le pôle inférieur envahit sous le niveau du conduit auditif interne, il convient de choisir l'approche rétrosigmoïdienne transtentorielle (Figure 2-25). La tumeur de ce genre est située plus à l'interne et plus en haut que le méningiome de l'APC, il est donc nécessaire d'exposer complètement le sinus transverse sur la base d'une craniotomie rétrosigmoïdienne conventionnelle.

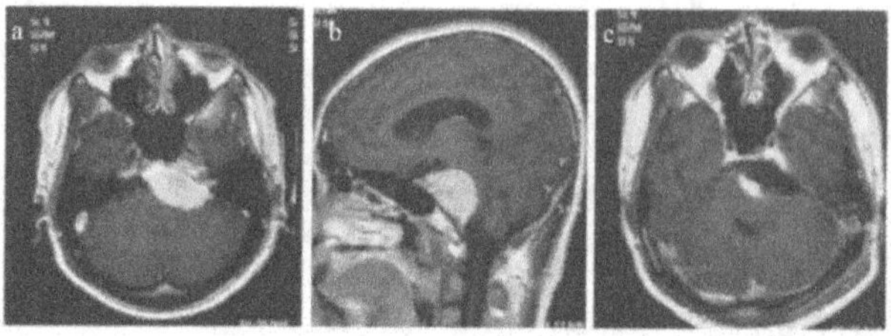

Figure 2-25 Méningiome pétroclival gauche

(a) L'IRM axiale préopératoire a montré que le pôle inférieur de la tumeur envahissait sous le niveau du conduit auditif interne. (b) L'IRM sagittale a détecté que la tumeur supratentorielle ne dépassait pas le niveau du processus clinoïde postérieur. (c) L'IRM axiale postopératoire a révélé une résection tumorale quasi-totale.

(2) Pour les méningiomes pétroclivaux dont la partie principale se situe au-dessus du niveau du conduit auditif interne, il convient de choisir une craniotomie temporo-occipitale à travers la tente du cervelet et la crête prétreuse. Durant l'opération chirurgicale, il faut ouvrir largement la tête du cervelet, augmenter l'exposition des clivus moyens et supérieur, du dos de la selle, de la fosse interpédonculaire et de la région dorsale de l'os pétreux en abrasant la crête pétreuse et pour faciliter la résection tumorale. Cette approche convient à la plupart des méningiomes pétroclivaux qui se développent en passant par l'apex pétreux et vers les fosses crâniennes moyenne et postérieure.

(3) Pour les méningiomes pétroclivaux volumineux se développant à travers les fosses crâniennes moyenne et postérieure,

en particulier ceux qui sont supratentorielles, qui envahissent la fosse crânienne moyenne, qui impliquent évidemment le sinus caverneux, et dont le pôle inférieur se trouve sous le niveau du conduit auditif interne, il est convenable de combiner les voies supra- et infra-tentorielle, c'est-à-dire de marier l'approche sous-temporale avec celle rétrosigmoïdienne pour réséquer la tumeur (Figure 2-26).

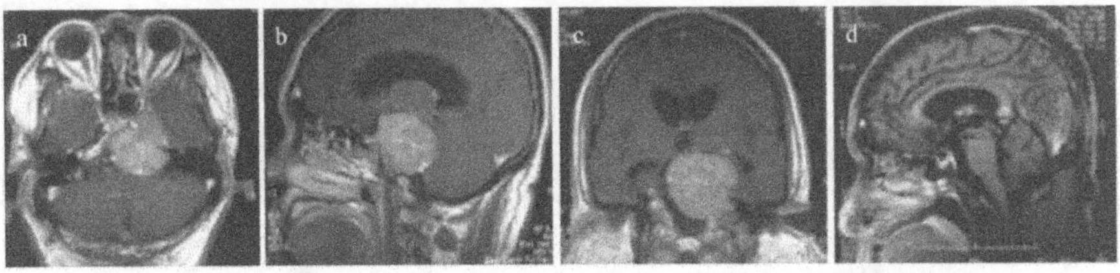

Figure 2-26 Méningiome pétroclival gauche volumineux

(a) L'IRM sagittale. (b) L'image montre que le pôle supérieur de la tumeur remplit la fosse interpédonculaire et comprime vers le haut le plancher du troisième ventricule. (c) L'IRM coronale révèle que la tumeur se situe sous le niveau du conduit auditif interne. (d) L'IRM sagittale postopératoire montre une résection tumorale quasi-totale.

- **Quelle approche chirurgicale convient au cas présent ?**

Réponse : dans le cas présent, une craniotomie temporale-occipitale par voie sous-temporale transtentorielle peut être envisagée, car la partie principale de la tumeur est situé sur la tente du cervelet et dépasse largement le niveau du processus clinoïde postérieur ; bien que la tumeur sous-tentorielle se trouve sous le niveau du conduit auditif interne, elle est énorme et un canal chirurgical se forme dans celle-ci. Par conséquent, à mesure de la résection tumorale, l'espace chirurgical augmente et la tumeur qui se situe profondément sous la tente du cervelet peut être réséquée le long du canal, ce qui évite de combiner les voies supra-et intra-tentorielles. De plus, la nécessité d'abraser la crête pétreuse, d'exposer à travers celle-ci et de traiter la base de la tumeur dépend de la situation peropératoire.

- **Quel est le traitement périopératoire de l'hydrocéphalie ?**

Réponse : À en juger par les symptômes cliniques actuels de la patiente, il n'y a pas de symptômes d'hypertension intracrânienne évidents tels que les maux de tête, les nausées et les vomissements, et l'hydrocéphalie de cette patiente est secondaire à la tumeur. Donc, ni la dérivation ventriculo-péritonéale ni le drainage ventriculaire externe n'est nécessaire, et l'hydrocéphalie peut être soulagée naturellement après la résection tumorale. Le mannitol peut être administré sera administré par goutte-à-goutte pendant la période périopératoire, ce qui permet de renforcer la compliance cérébrale et de réduire le taux de contusion du tissu cérébral causée par la traction du lobe temporal pendant l'opération. En raison de l'hydrocéphalie supratentorielle de la patiente, la ponction ou le drainage lombaires doivent être évités autant que possible avant la chirurgie.

? Questions fréquemment posées par le médecin senior au médecin résident / itinérant / traitant

- **Quels sont les points-clés de la craniotomie temporo-occipitale par voie sous-temporale ?**

Réponse : voici les points-clés de la craniotomie temporo-occipitale par voie sous-temporale.

(1) Le patient doit rester en décubitus latéral, sa tête est fixée par un cadre et les épaules rétractées. L'arcade zygomatique se trouve au point de vue le plus haut, et en même temps il faut abaisser le sommet de la tête d'environ 10° (Figure 2-27).

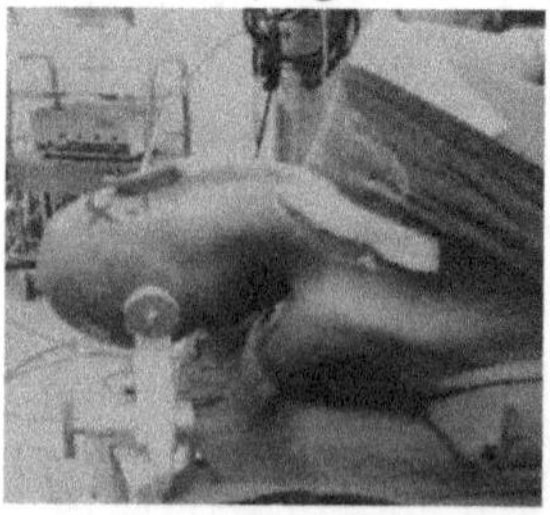

Figure 2-27 Posture chirurgicale

(2) Il faut faire une incision individualisée en forme d'arc et au-dessus de l'oreille (Figure 2-28), en commençant à environ 1 cm devant le tragus au bord inférieur de l'arcade zygomatique et en veillant à protéger le tronc de l'artère temporale superficielle. L'incision en forme d'arc se fait le long du haut du pavillon d'oreille et selon le siège, la taille et la texture de la tumeur : plus l'angle est

grand, plus la position est haute ; plus la ligne d'incision est longue, plus le lambeau osseux exposé est grand.

(3) C'est de faire une dissection émoussée du muscle temporal le long des fibres musculaires, et de séparer le lambeau cutanéo-musculaire à l'aide d'un écarteur chirurgical. Le crâne doit être exposé en avant jusqu'à la racine de l'arcade zygomatique et en arrière jusqu'à l'intersection des sutures pariéto-mastoïdienne et squamosale, et un trou doit être percé à cette intersection (Figure 2-29(a)). D'ailleurs, il est nécessaire d'évaluer la situation des cellules mastoïdiennes en fonction de l'image de fenêtre osseuse de la TDM préopératoire et décider s'il est besoin de percer un deuxième trou au-dessus du conduit auditif externe. Une fois le lambeau osseux formé, il faut continuer abraser le plancher de la fosse crânienne moyenne avec une fraise. La fenêtre osseuse en avant doit être suffisamment basse, de sorte qu'une partie du bord supérieur de l'arcade zygomatique puisse être abrasé pour augmenter l'exposition [Figure 2-29(b), (c)] ; Enfin, c'est de boucher les cellules mastoïdiennes ouvertes avec de la cire osseuse.

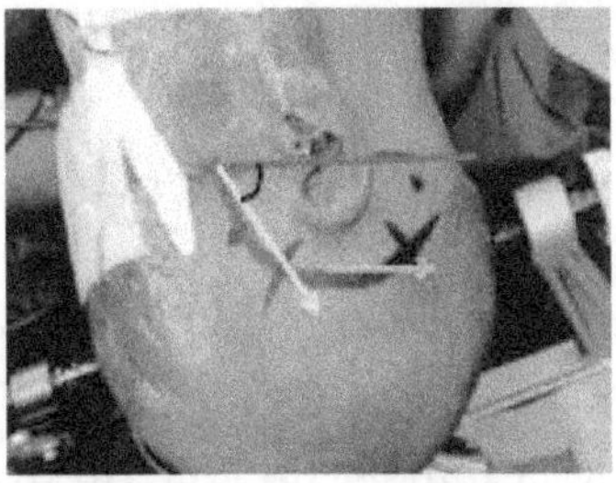

Figure 2-28 Incision en forme d'arc et au-dessus de l'oreille

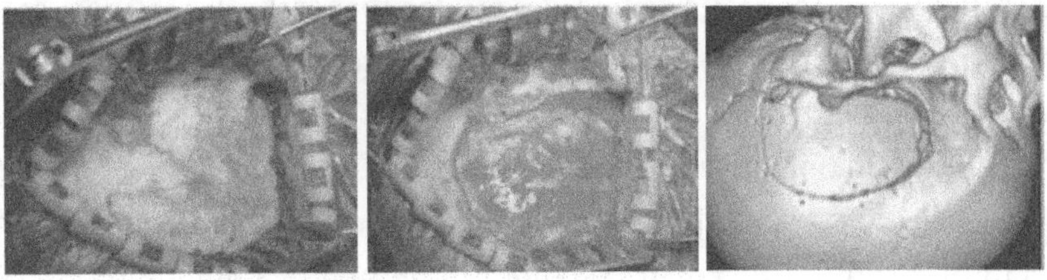

(a) (b) (c)

Figure 2-29 La position de forage de la craniotomie sous-temporale et l'illustration de la fenêtre osseuse

- **Quels sont les points-clés de la résection du méningiome pétroclival ?**

Réponse : voici les points-clés de la résection du méningiome pétroclival.

(1) Après avoir coupé la dure-mère, le LCR dans la citerne ambiante sont pleinement libéré, ce qui permet de réduire la pression intracrânienne. La tumeur doit être exposée une fois que le tissu cérébral est suffisamment détendu.

(2) Le nerf trochléaire, marqué par le petit diamètre et par le long trajet, est le premier nerf crânien à être exposé. Il faut prendre soin de le séparer et de le protéger.

(3) C'est d'inciser la tente du cervelet par électrocoagulation. L'incision se fait à l'arrière du bord où le nerf trochléaire rejoint la tente du cervelet, et ce qui permet d'exposer pleinement la tumeur.

(4) Il faut séparer la base de la tumeur, qui est située sur la tente du cervelet, sur le côté dorsal de l'os pétreux et sur le clivus, et réséquer la tumeur en morceaux tout en coupant l'apport sanguin de celle-ci.

(5) Après la décompression tumorale, les nerfs trijumeau, oculomoteur et le nerf abducens sont progressivement séparés le long de l'arachnoïde de la tumeur. Il faut prêter attention à l'artère basilaire, à l'artère cérébrale postérieure et à ses branches poussées ou entourées par la tumeur.

(6) Il est nécessaire d'abraser selon la situation la crête de l'os pétreux, pour augmenter l'exposition des clivus supérieure et moyen.

(7) La séparation de la tumeur du côté du tronc cérébral s'effectue après la résection de la base tumorale. Il est impératif de faire attention à protéger l'arachnoïde du tronc cérébral. Au cas où la tumeur adhère étroitement au tronc cérébral, une fine couche tumorale peut être gardée.

(8) Finalement, la tumeur complètement dissociée sera retournée et excisée. Les pseudopodes duraux dans la zone aveugle du champ opératoire seront traités par coagulation bipolaire et angulaire.

(9) La surveillance électrophysiologique est indispensable tout au long de la chirurgie.

- **Le méningiome pétroclival doit-il être excisé ? S'il est réséqué, quel est le traitement post-opératoire ?**

Réponse : les méningiomes pétroclivaux, comme tumeurs bénignes, doivent être excisés. Mais pour les tumeurs qui envahissent le sinus caverneux, le saignement de celui-ci est turbulent pendant la résection, la lésion des nerfs crâniens dans le sinus caverneux est presque inévitable, même l'artère carotide interne peut même être endommagé. Donc, la résection forcée de la tumeur dans cette région n'est pas recommandée, la radiothérapie stéréotaxique peut être effectuée en premier après la chirurgie, ce qui a souvent de bons effets curatifs. De plus, si la tumeur envahit la pie-mère et qu'elle adhère anormalement étroitement au tronc cérébral, il ne faut non plus l'exciser forcément, sinon il y aurait de graves complications postopératoires. Dans ce cas-là, il convient d'observer cliniquement en laissant une couche mince de la tumeur, car la plupart des cas du genre ne progressent pas pendant plusieurs ans. Si nécessaire, un traitement approfondi peut être réalisé.

- **Quels sont les traitements post-opératoires du méningiome pétroclival ?**

Réponse : pour les traitements post-opératoires des patients atteints de méningiome pétroclival, consulter les points-clés de ceux du neurinome de l'acoustique et du schwannome du foramen jugulaire.

- **Quelles sont les complications des nerfs crâniens après la chirurgie du méningiome pétroclival ? Comment les prévenir ?**

Réponse : (1) La paralysie faciale : elle peut être liée à la lésion du nerf facial du conduit auditif interne ou de la partie pétreuse de l'os temporal, et l'opération doit être douce lors de la dissection ; de plus, durant l'abrasion de la crête pétreuse, la traction du grand nerf pétreux superficiel peut également provoquer une paralysie faciale postopératoire, et il convient donc de veiller à réduire cette traction pendant l'opération chirurgicale.

(2) La déficience auditive : elle est causée par les dommages du labyrinthe ou de la cochlée, et une localisation précise pendant la chirurgie peut éviter ces dommages.

(3) La diplopie : elle est liée à des lésions des nerfs trochléaire et abducens, et des précautions doivent être prises pour éviter ces lésions lors de l'incision de la tente du cervelet et de l'opération sur l'apex pétreux.

(4) La paralysie du nerf oculomoteur : si la tumeur se développe dans les régions suprasellaire ou parasellaire, et même qu'elle entoure le nerf oculomoteur, une paralysie temporaire du nerf oculomoteur peut survenir après la chirurgie, provoquer une mydriase ipsilatérale, une perturbation des mouvements oculaires et un ptosis. Il faut donc y prêter une attention particulière durant l'opération chirurgicale.

- **Quelle est la cause de la rhinorrhée du LCR après la résection d'un méningiome pétroclival par voie sous-temporale ? Comment le traiter ?**

Réponse : La rhinorrhée du LCR est due à la fermeture incomplète des cellules mastoïdiennes pendant l'opération et à la suture peu étroite de la dure-mère. Elle se produit en traversant les cellules mastoïdiennes, le tympan, la trompe d'Eustache et le nasopharynx.

Méthode de traitement : c'est de placer le patient en décubitus dorsal, avant d'effectuer un drainage lombaire qui durera 7 à 10 jours. Si cela ne s'améliore toujours pas, il faut réaliser une craniotomie et bien boucher les cellules mastoïdiennes. S'il y a une fuite dans la dure-mère, il faut effectuer une fermeture étanche de celle-ci. Le défaut de la dure-mère peut être réparé avec du muscle ou du fascia et fermé avec de la colle biologique.

- **Quels sont les traitements de la paralysie de nerfs crâniens après la chirurgie du méningiome pétroclival ?**

Réponse : pour les patients atteints de paralysie faciale, les collyres ou pommades antibiotiques peuvent être appliqués sur les yeux, ce qui permet de fermer les paupières pour protéger les globes oculaires. Dans les cas graves, les paupières doivent être suturées ; pour les patients présentant de graves lésions du nerf abducens, la chirurgie de correction est nécessaire ; après la sortie de l'hôpital, tous les patients atteints de paralysie de nerfs crâniens peuvent être traités avec l'oxygénothérapie hyperbare pour favoriser leur rétablissement.

- **Que comprend le suivi postopératoire d'un patient atteint de méningiome pétroclival ?**

Réponse : pour le suivi postopératoire du méningiome pétroclival, il convient de consulter celui du neurinome de l'acoustique et du schwannome du foramen jugulaire.

Conclusion du médecin senior

La patiente était d'âge moyen. Sa maladie avait un début insidieux, sans symptômes ni signes évidents des nerf crâniens. Les examens d'imagerie ont montré une masse solide dans la région pétroclivale droite, impliquant le sinus caverneux, avec un rehaussement homogène et évident ainsi que le signe de queue méningée. Un méningiome pétroclival était donc envisagé.

La craniotomie temporo-occipitale et la résection par voie sous-temporale transtentorielle ont été effectuées pour traiter la tumeur. Pendant l'opération, la surveillance électrophysiologique était nécessaire et il faut veiller à opérer le long de l'arachnoïde de la tumeur et à protéger le tronc cérébral et les nerfs crâniens. Pour les tumeurs qui ne sont pas volumineuses et qui implique le sinus caverneux, il est possible d'en laisser une couche mince et d'observer continuellement l'état des patients. Si la tumeur progresse après 3 mois, un traitement stéréotaxique et adjuvant peut être administré. Dans le cas présent, la patiente aurait une paralysie de nerfs crâniens après l'opération, il faut faire attention à la prévention et à la protection, l'oxygénothérapie hyperbare doit être réalisé tôt.

Dans le cas présent, comme la tumeur est d'un grand volume et dont la partie principale est supratentorielle, une craniotomie supratentorielle se montre nécessaire, et il est besoin de considérer si la combinaison de l'approche soustentorielle était nécessaire. Pour les méningiomes sous-tentoriels sous le niveau du conduit auditif interne, même si la tente de cervelet est largement incisée, il est difficile d'exposer pleinement la base tumorale sous-tentorielle. En particulier, l'APC au côté externe du conduit auditif interne, qui est bloqué par la crête pétreuse, est très difficile à exposer, donc la meilleure façon est de combiner la voie sous-tentorielle.

Pour la patiente du cas présent, l'invasion infratentorielle de la tumeur ne se trouve que légèrement en dessous du niveau du conduit auditif interne, et la tumeur sphérique forme naturellement elle-même un canal chirurgical. A mesure de la résection tumorale, l'espace chirurgical augmente et la tumeur qui se situe profondément sous la tente du cervelet peut être réséquée le long du canal, ce qui évite de combiner les voies supra-et intra-tentorielles. La craniotomie temporo-occipitale simple par voie sous-temporale transtentorielle peut être envisagée.

Il faut remarquer que la nécessité d'abraser la crête pétreuse, d'exposer et de traiter la base de la tumeur à travers la crête pétreuse dépend de la situation peropératoire. Tout d'abord, c'est d'inciser et de disséquer la dure-mère et le sinus pétreux supérieur recouvrant la crête pétreuse, et d'exposer complètement la crête supérieure du conduit auditif interne et la crête pétreuse du côté externe de celui-ci. La zone d'exposition s'étend, du côté interne au côté externe, de l'apex pétreux du bord extérieur de la racine du nerf trijumeau à la jonction des sinus transverse et sigmoïde de la base pétreuse. L'abrasion de la crête pétreuse doit être effectuée avec souplesse. Au cours de l'abrasion de l'apex pétreux, l'action s'oriente vers la face ventrale de l'extrémité lointaine du tronc cérébral, plutôt qu'en avant vers la fosse crânienne moyenne. Le tissu osseux autour de l'os pétreux de l'artère carotide interne est spongieux, tandis que celle autour de la cochlée est dure comme l'ivoire. Par conséquent, durant l'abrasion de l'apex pétreux, si l'os spongieux est soudainement observé, cela indique que l'artère carotide interne est proche ; lors de l'abrasion vers l'extérieur, si le tissu osseux est extrêmement dur, cela indique le bord cochléaire.

De plus, dans le cas présent, en raison de l'énormité de la tumeur, de sa compression évidente sur la citerne ambiante et de l'hydrocéphalie obstructive existant avant la chirurgie, il est probablement difficile de libérer le LCR pendant l'opération chirurgicale. De ce fait, pour la craniotomie du cas présent, la fenêtre osseuse doit être suffisamment basse. Sa partie antérieure doit être au niveau du plancher de la fosse crânienne antérieure et au moins jusqu'au niveau de l'arcade zygomatique ; sa partie postérieure doit être au niveau de la crête pétreuse. Egalement, en cas de craniotomie suffisante, de l'application de mannitol par voie intraveineuse et d'hyperventilation, une tension élevée du tissu cérébral peut encore se produire. En ce moment, il est nécessaire de réséquer du tissu cérébral à la base du crâne et de former une « fenêtre cérébrale » d'environ 1,0 cm × 1,5 cm (Figure 2-30), ce qui peut éviter efficacement les contusions cérébrales, les hémorragies cérébrales et les infarctus cérébraux causés par la traction du lobe temporal.

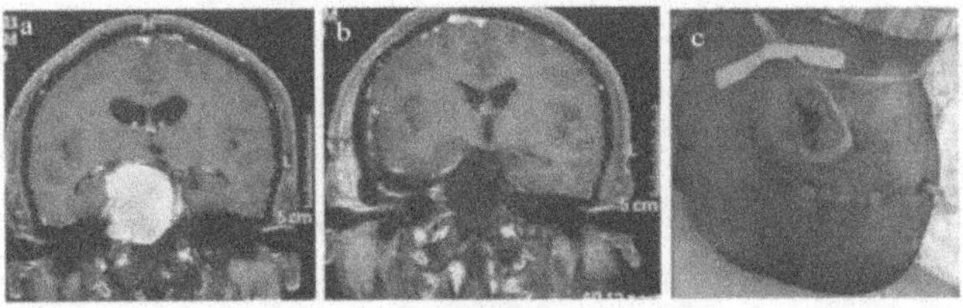

Figure 2-30 Énorme méningiome pétroclival droit

(a) L'IRM coronale préopératoire a montré un volume tumoral énorme, un déplacement évident de la ligne médiane, une dilatation du ventricule latéral et une hydrocéphalie obstructive.

(b) L'IRM coronale postopératoire a montré une résection totale de la tumeur à travers la « fenêtre cérébrale » sous-temporale.

(c) Incision après la chirurgie

Cas 3 : gliome de haut grade

[Historique médical établi par l'interne]

Le patient de 40 ans a été admis à l'hôpital principalement en raison « des maux de tête et des vertiges depuis deux mois, aggravés par des vomissements depuis une semaine ». Il y a deux mois, il avait sans incitations évidentes et intermittemment des maux de tête et des vertiges, ces symptômes se sont aggravés après s'être fatigué, et aucun traitement spécial n'a été administré. Il y a une semaine, le patient se sentait nettement pis qu'avant et avait des vomissements. Il s'est rendu dans un hôpital local et la TDM de la tête a montré qu'il y avait une lésion intracrânienne occupant de l'espace. Un examen

IRM a été recommandé pour un diagnostic définitif. Ainsi, ce patient est allé à notre hôpital pour un diagnostic et un traitement plus approfondis. Il n'a pas d'antécédents médicaux.

Examen physique : T 36,7 °C, R 22 fois /min, P 70 fois /min, PA 121/79 mmHg.

Développement normal, tête normale sans déformations. Conscience claire, discours fluide, déclin cognitif dans les domaines comme la mémoire et le calcul. Les pupilles étaient aussi rondes, aussi grandes, avec un diamètre de 3,0 mm. Elles étaient sensibles à la lumière. La vision binoculaire et le champ visuel étaient normaux. La force et le tonus musculaires étaient normaux. Aucun signe pathologique n'a été décelé.

Examen auxiliaire : la TDM de la tête (Figure 2-41) a détecté : dans le lobe fronto-temporo-pariétal droit, une ombre ronde hétérogène et hypodense, dont les bords flous se manifestent pas des ombres légèrement hyperdenses. Il y avait aussi une compression du ventricule droit. L'IRM de la tête (Figure 2-42) a montré : le lobe fronto-temporo-pariétal droit présentait une masse hétérogène en T1 légèrement long et en T2 long, un signal légèrement élevé en FLAIR, un hypersignal en IPD et une compression et un rétrécissement de la corne frontale du ventricule droit, et un déplacement de la ligne médiane vers la gauche ; après l'amélioration, le lobe fronto-temporo-pariétal droit présentait un rehaussement hétérogène évident.

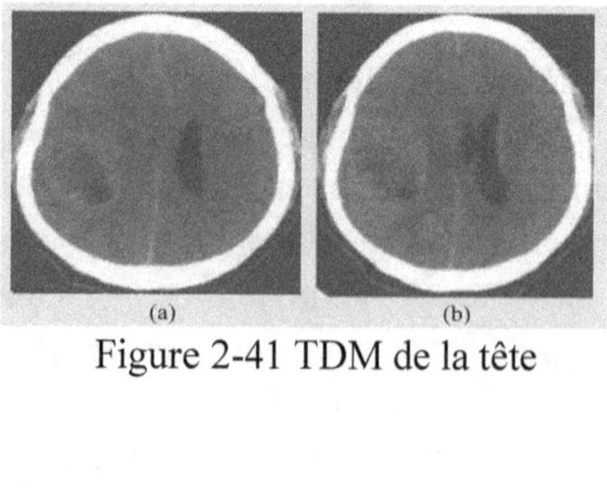

Figure 2-41 TDM de la tête

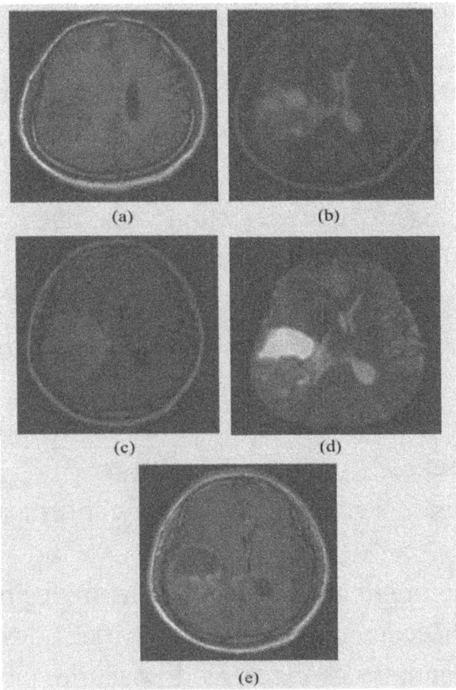

Figure 2-42 IRM de la tête

Diagnostic : glioblastome (lobes frontal, temporal et pariétal, droit)

Traitement : compléter les préparations pour la chirurgie, y compris les trois principales analyses de routine, la fonction de coagulation, les fonctions hépatique et rénale, le test d'électrolyte, l'électrocardiogramme, la TDM du thorax, etc. Avant la chirurgie, il faut effectuer des traitements pour prévenir l'épilepsie et l'œdème cérébral ainsi que des traitements symptomatiques. Une craniotomie fronto-temporale droite pour la résection tumorale est envisagée.

? Questions fréquemment posées par le médecin senior à l'interne

- **Quel est le diagnostic actuellement envisagé ?**

Réponse : lésions intracrânienne occupant de l'espace (lobes frontal, temporal et pariétal, droit) : gliome de haut grade ? Le diagnostic définitif nécessite une chirurgie associée à un diagnostic anatomopathologique.

● **Quelle est actuellement la meilleure méthode de traitement ?**

Réponse : le glioblastome est une tumeur maligne courante du système nerveux central, avec un degré élevé de malignité et un pronostic extrêmement sombre. À l'heure actuelle, la plupart des chercheurs préconisent une résection maximale de la tumeur, associée à d'autres traitements post-opératoires tels que la radio-chimiothérapie et la chimiothérapie adjuvante.

● **Quelles sont les méthodes pour diagnostiquer la nature de la lésion ?**

Réponse : (1) La craniotomie pour la résection de la lésion et le diagnostic pathologique.

(2) La biopsie stéréotaxique pour confirmer le diagnostic pathologique.

[Historique médical complété par le médecin traitant]

Selon les antécédents médicaux du patient, les manifestations cliniques et les résultats des examens d'imagerie, un gliome de haut grade a été diagnostiqué. Actuellement, il existe principalement trois options de traitement chirurgical pour ce type de gliome : ① Résection totale de la tumeur (dans zone non fonctionnelle) ; ②Résection maximale et sûre de la tumeur (impliquant la zone fonctionnelle) ; ③Pour les patients dont le siège de la tumeur est profond et à qui la chirurgie est inaccessible, la craniotomie ou la biopsie stéréotaxique peut être effectuée pour confirmer le diagnostic pathologique. Pour le patient du cas présent, la tumeur se situe dans le lobe fronto-temporo-pariétal droit, et elle peut être complètement réséquée. Après la chirurgie, selon l'état du patient, une radio-chimiothérapie concomitante et un traitement complet peuvent être effectués.

? Questions fréquemment posées par le médecin senior au médecin résident / itinérant / traitant

● **Quelles sont les manifestations cliniques du gliome de haut grade ? Comment est-il diagnostiqué ?**

Réponse : les gliomes de haut grade se développent rapidement et ont une courte évolution de la maladie. La plupart d'entre eux ont comme premier symptôme l'augmentation de la pression intracrânienne ou l'épilepsie. Les principaux symptômes cliniques sont : ① Les symptômes généraux causés par l'augmentation de la pression intracrânienne, tels que les maux de tête, les nausées, les vomissements, la perte de vision ; ② Les déficits et troubles neurologiques locaux. Si les tumeurs sont situées dans le lobe frontal, elles peuvent progressivement provoquer des symptômes mentaux et un dysfonctionnement du langage, tels que les changements de personnalité, l'apathie, la diminution des paroles et des activités, la perte de mémoire, l'indifférence aux choses et le dysfonctionnement du langage. Les symptômes locaux se produisent selon le siège des tumeurs et s'aggravent progressivement.

Selon les manifestations spécifiques en imagerie et les traits cliniques du gliome de haut grade, il n'est généralement pas difficile de poser un diagnostic. L'IRM simple des glioblastomes de haut grade montre généralement des signaux légèrement faibles et iso-intenses en IPT1 et des hypersignaux en IPT2 et en FLAIR. L'IRM amélioré montre généralement un rehaussement hétérogène évidente, et il peut y avoir une bande d'œdème évidente autour des tumeurs.

- **De quelles lésions courantes faut-il différencier le gliome de haut grade ?**

Réponse : cliniquement, le gliome de haut grade est une tumeur maligne primaire courante du système nerveux central. C'est essentiellement une tumeur maligne à croissance diffuse. Elle se manifeste dans les examens d'imagerie par une lésion kystique, solide et avec des bords flous, et il existerait à son centre une nécrose entourée d'une large bande d'œdème. En imagerie, le gliome de haut grade doit être différencié de la métastase cérébrale, de l'abcès cérébral et du lymphome.

(1) La métastase : la plupart des patients du genre ont des antécédents de tumeurs extracrâniennes, et les lésions sont généralement multifocales. La TDM montre que les tumeurs sont principalement proches du cortex, petites mais avec un œdème grave. Pourtant, les métastases solitaires sont très similaires aux

glioblastomes en IRM simple et amélioré, il est très difficile de les différencier. Dans ce cas-là, la spectroscopie par résonance magnétique (^{1}H-MRS) est utile pour l'identification. Pour préciser, les tumeurs métastatiques sont extracérébrales. La diminution de l'acétylaminosuccinate (NAA) et de la créatine (Cr), l'augmentation évidente de la choline (Cho) et les lipides (Lip) en constituent les traits importants. Au contraire, si la créatine augmente dans la tumeur, il s'agit d'un gliome.

(2) L'abcès cérébral : les patients du genre ont des antécédents d'infection et la plupart d'entre eux présentent une irritation méningée. Les abcès cérébraux impliquent rarement le corps calleux, et l'œdème qu'ils provoquent se borne au côté affecté, sans dépasser la ligne médiane. La paroi des abcès cérébraux est riche en vaisseaux sanguins et anormalement rehaussée avec le produit de contraste. Après l'amélioration, la paroi de l'abcès se montre souvent annulaire ou quasi annulaire, lisse, d'épaisseur uniforme, et sans signal nodulaire anormal pénétrant dans la cavité de l'abcès. En plus du pic de l'acide lactique, le ^{1}H-MRS de l'abcès cérébral montre souvent plusieurs pics, ceux d'acétate, de succinate, d'acides aminés et des spectres dispersés. L'IPD est la seule approche d'IRM capable de refléter les propriétés de dispersion des molécules d'eau. Le contenu de l'abcès est un liquide visqueux riche en diverses cellules inflammatoires, tissus nécrotiques et protéines. Sa vitesse de déplacement et le mouvement de diffusion des molécules d'eau sont réduits, ce qui entraîne un hypersignal évident et le coefficient de diffusion apparent (CDA) s'avère faible en IPD. Selon les rapports, le taux d'hypersignal est de 93,3 % et le taux de spécificité atteint 90,91 %.

(3) Le lymphome : il se développe aussi de manière invasive. La TDM de la tête révèle une masse hyperdense ou isodense, et l'IRM améliorée montre un rehaussement homogène et évident « en forme de masse » ou « en forme de neige entassée ». Des spectres anormaux peuvent encore être détectés dans la zone périphérique de la tumeur, mais il peut y avoir un pic des lipides plus élevé dans la zone du parenchyme tumoral, tandis que la créatine baisse significativement

et la créatine et la choline sont plus élevées dans les lymphomes que dans les gliomes de tous les grades.

- **Quelles sont la classification des gliomes ?**

Réponse : le gliome est une tumeur provenant des cellules gliales, et c'est la tumeur intracrânienne primitive la plus courante. Selon la classification de l'OMS, des tumeurs du système nerveux central, les gliomes se divisent en quatre grades, les grades I et II désignent les gliomes de bas grade, et les grades III et IV désignent les gliomes de haut grade.

- **Quels sont les facteurs influençant le pronostic du gliome de haut grade ?**

Réponse : les facteurs influençant le pronostic du gliome de haut grade comprennent l'âge, l'évaluation préopératoire d'après l'échelle de performance de Karnofsky, le siège de la tumeur, le degré de résection chirurgicale et la radiothérapie et la chimiothérapie postopératoires.

Vidéo : résection de la lésion par craniotomie fronto-temporale droite

[Historique médical recomplété par le médecin traitant]

La résection chirurgicale est toujours le premier choix pour le traitement du gliome de haut grade. Réséquer autant que possible est très significative pour chaque patient atteint de gliome de haut grade et avec un bon état général avant la chirurgie. Ce qui a au moins les avantages suivants : ① Fournir une source d'échantillons pour le diagnostic pathologique ; ② Réduire la charge tumorale intracrânienne ; ③ Atténuer les symptômes de patients pour créer une opportunité de radio-chimiothérapie ultérieure. Bien qu'une partie importante des gliomes de haut grade puissent être complètement réséqués au microscope, leur récidive postopératoire se montre souvent inévitable, et le foyer de récidive se trouve le plus souvent à moins de 2 cm de la tumeur primitive. La radiothérapie postopératoire s'impose actuellement comme le seul moyen de retarder des récidives locales. Dans le cas présent, le patient était d'âge moyen, auparavant en bonne santé, et sa tumeur se situait dans une zone non fonctionnelle. La meilleure méthode de traitement était d'effectuer autant que possible une résection totale de la tumeur et d'adopter une radio-chimiothérapie concomitante après l'opération chirurgicale.

Conclusion du médecin senior

Le glioblastome est le gliome de haut grade le plus courant. Il représente plus de 25 % des gliomes, et c'est aussi le type de tumeur le plus malin. Les hommes atteints de cette tumeur sont plus nombreux que les femmes, avec un ratio d'environ 3 : 1. Le glioblastome survient principalement chez les adultes, en particulier chez ceux d'entre 30 et 50 ans. Il se développe de manière infiltrante, progresse rapidement et récidive souvent rapidement après une résection chirurgicale. Ce qui se passe plus fréquemment chez les adultes. Le glioblastome se produit souvent dans la substance blanche des lobes frontal et temporal, avec une large gamme d'infiltration. Il peut souvent traverser le corps calleux, se développer au côté opposé et en forme de papillon. Du fait que l'hémorragie et la nécrose se passe souvent, la tumeur est brun rouge. Au microscope, les cellules qui sont denses ont une atypie évidente, et d'étranges cellules géantes tumorales mono ou multi-nucléaires peuvent être observées. L'hémorragie et la nécrose évidentes constituent les caractéristiques du glioblastome, qui permet de le distinguer de l'astrocytome anaplasique. La prolifération capillaire, l'hyperplasie et le gonflement des cellules endothéliales, entraîneraient une occlusion de la lumière et une thrombose. La tumeur se développe rapidement, le pronostic se montre extrêmement sombre et la plupart des patients meurent dans les 2 ans.

Les manifestations cliniques des gliomes de haut grade ne sont pas spécifiques, et les principaux symptômes de ceux-ci sont le déficit de fonctions neurologiques et l'augmentation de la pression intracrânienne. En ce qui concerne le diagnostic par imagerie, il est recommandé d'appliquer l'IRM simple et celle améliorée, et la TDM se sert plutôt d'un examen auxiliaire. Les manifestations en IRM sont les suivantes : l'IRM simple montre généralement des lésions de signal mixte, un signal isodense ou hypodense en IPT1, un hypersignal hétérogène en IPT2. Il existe aussi une hémorragie, une nécrose ou une dégénérescence kystique, un œdème péritumoral et un effet de masse évidents. Les tumeurs se propagent souvent le long des fibres de la substance blanche. Après l'amélioration, il y a un rehaussement nodulaire ou annulaire irrégulier. La TDM simple détecte une densité inégale, souvent une hémorragie, une nécrose ou une dégénérescence kystique, un œdème péritumoral et un effet de masse assez évidents. Le rehaussement est significativement hétérogène, irrégulier ou annulaire.

La chirurgie est le traitement principal du gliome de haut grade. Pour les gliomes primaires de haut grade confinés au lobe cérébral, il est fortement recommandé qu'une résection maximale et sûre de la tumeur soit réalisée dans la mesure du possible. Du fait de la croissance expansive et infiltrante ainsi que des caractéristiques de l'apport sanguin du gliome, il est conseillé d'appliquer des techniques de micro-neurochirurgie, de prendre des sillons et des gyrus cérébraux comme limites et d'effectuer une résection anatomique le long des faisceaux de fibres de substance blanche, pour maximaliser la résection tumorale tout en minimisant les lésions tissulaires et neurologiques et puis pour confirmer le diagnostic pathologique. En cas de croissance infiltrante diffuse dans l'hémisphère dominant, de lésions envahissant les deux hémisphères, de patients âgés (> 65 ans), de mauvais score de performance neurologique préopératoire (KPS < 70), de gliome malin ou de gliomatose dans le cerveau profond ou dans le tronc cérébral, il convient de choisir selon la situation la résection partielle de la tumeur, la biopsie par craniotomie ou la biopsie stéréotaxique (ou guidée). Quant à la survie du patient, la résection partielle de la tumeur est plus avantageuse que la biopsie simple. Cette dernière convient principalement aux lésions adjacentes au cortex de la zone fonctionnelle ou à celles situées profondément dans le cerveau et cliniquement inaccessibles à une résection chirurgicale.

Il est conseillé de commencer le plus tôt possible la radiothérapie, soit 2 à 4 semaines après la chirurgie. Le fractionnement de routine (1,8-2,0 Gy/fraction, 5 fractions/semaine) de l'irradiation externe de rayons X de 6 à 10 MV est fortement recommandé, et la dose totale de radiothérapie standard est de 54 à 60 Gy en 30 à 33 fractions (preuve de niveau I). Le couteau X ou γ n'est pas recommandé comme premier choix de traitement postopératoire pour les gliomes malins.

Il est fortement recommandé d'effectuer une chimiothérapie au temozolomide (TMZ) de 75 mg/m^2 associée à une radiothérapie et suivie de six cycles de chimiothérapie adjuvante au TMZ. L'application de TMZ pendant et après la radiothérapie permet de prolonger significativement la durée de survie des patients.

Un suivi régulier, principalement par IRM, est fortement recommandé. L'examen d'IRM doit se faire 2 à 6 semaines après la radiothérapie, une fois tous les 2 à 4 mois pendant les 2 à 3 années suivantes, et une fois tous les 3 à 6 mois après 3 ans.

Cas 4 : gliome de bas grade

[Historique médical établi par l'interne]

Le patient de 42 ans, a été admis à l'hôpital en raison d'« une tumeur intracrânienne détectée par la TDM après un traumatisme de six mois et des maux de tête depuis une semaine ». Il y a six mois, ce patient a été admis dans un hôpital local en raison d'une chute accidentelle et la TDM de la tête a révélé une lésion occupant de l'espace du lobe fronto-temporo-insulaire gauche. Et puis, l'IRM de la tête a montré un gliome fronto-temporo-insulaire gauche. Le patient n'a pas pris au sérieux sa maladie. Depuis environ une semaine, des maux de têtes apparaissent, et ils sont persistantes. Pour un diagnostic et un traitement plus approfondis, le patient s'est rendu à notre hôpital. Il était auparavant en bonne santé.

Examen physique : T 36,8 °C, R 20 fois /min, P 77 fois /min, PA 121/82 mmHg. Développement normal, tête normale sans déformations. Conscience claire, discours fluide, mémoire et capacité de calcul normaux. Les pupilles étaient aussi rondes, aussi grandes, avec un diamètre de 3,5 mm. Elles étaient sensibles à la lumière. La vision binoculaire et le champ visuel étaient normaux. La force et le tonus musculaires étaient normaux. Aucun signe pathologique n'a été décelé.

Examen auxiliaire : la TDM de la tête (Figure 2-43) a détecté : le lobe fronto-temporo-insulaire gauche présentait des ombres hypodenses avec des bords flous, et le ventricule gauche était légèrement comprimé. L'IRM de la tête (Figure 2-44) a montré : le lobe fronto-temporo-insulaire gauche présentaient des signaux en T1 légèrement plus long et en T2 longue, un signal légèrement élevé en FLAIR, un hypersignal en IPD, la corne frontale du ventricule gauche était légèrement comprimée et rétrécie, la ligne médiane s'est légèrement déplacée vers la droite ; après l'amélioration, un léger rehaussement en forme de bandelette peut être observé dans le signal anormal du lobe fronto-temporo-insulaire gauche.

Diagnostic : gliome de bas grade (lobes frontal, temporal et insulaire, gauches)

Traitement : compléter les préparations pour la chirurgie, y compris les trois principales analyses de routine, la fonction de coagulation, les fonctions hépatique et rénale, le test d'électrolyte, l'électrocardiogramme, la radiographie thoracique, etc. Avant la chirurgie, il faut effectuer un traitement pour prévenir l'épilepsie et un traitement symptomatique. Une craniotomie fronto-temporale gauche pour la résection tumorale est envisagée.

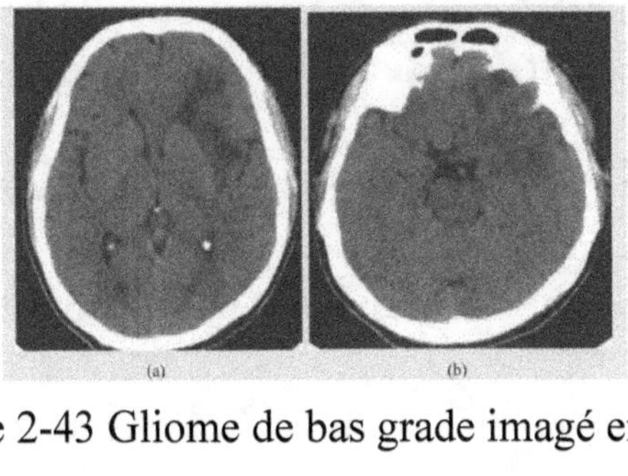

Figure 2-43 Gliome de bas grade imagé en TDM

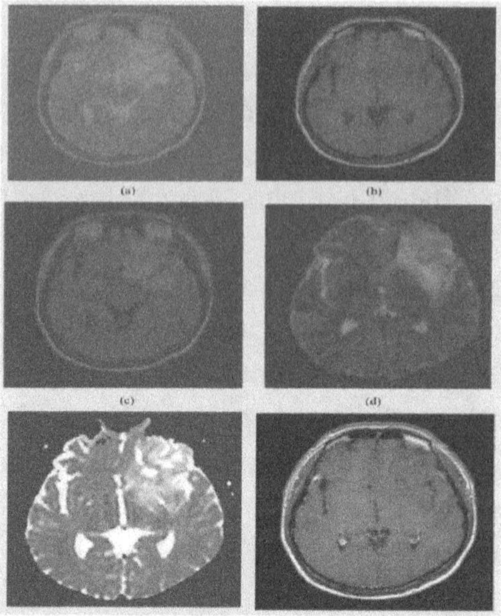

Figure 2-44 Gliome de bas grade imagé en IRM

? **Questions fréquemment posées par le médecin senior à l'interne**

- **Quel est le diagnostic actuellement envisagé ?**

Réponse : gliome (lobes frontal, temporal et insulaire, gauches). Il s'agirait d'un astrocytome (bas grade), grade II de l'OMS, et le diagnostic final doit être confirmé par un examen anatomopathologique.

- **Quelle est la meilleure méthode de traitement actuelle ?**

Réponse : la chirurgie est la principale méthode de traitement. Après la chirurgie, il convient de choisir selon la situation pathologique des traitements tels que la radio-chimiothérapie ou de la radiothérapie unique.

- **Quelles sont les méthodes pour diagnostiquer la nature de la lésion ?**

Réponse : (1) La craniotomie pour la résection de la lésion et pour le diagnostic pathologique.

(2) La biopsie stéréotaxique pour confirmer le diagnostic pathologique.

[Historique médical complété par le médecin résident ou le médecin traitant]

Selon les antécédents médicaux du patient, les manifestations cliniques et les résultats des examens d'imagerie, un gliome de bas grade dans les lobes frontal, temporal et insulaire gauches a été diagnostiqué. Actuellement, il existe principalement trois options de traitement chirurgical pour ce type de gliome : ① Résection totale de la tumeur (gliome dans zone non fonctionnelle) ; ②Résection maximale et sûre de la tumeur (gliome impliquant la zone fonctionnelle) ; ③Résection partielle ou biopsie pour le diagnostic. Pour le patient du cas présent, la tumeur se situe dans le lobe fronto-temporo-insulaire gauche, et elle peut être complètement réséquée. Après la chirurgie et selon l'état du patient, une radiothérapie ou une radio-chimiothérapie peut être effectuée.

? **Questions fréquemment posées par le médecin senior au médecin résident / itinérant / traitant**

- **Quelles sont les manifestations cliniques du gliome de bas grade ?**

Réponse : le gliome de bas grade se développent lentement et a une longue évolution de la maladie. Il est difficile de le détecter au stade précoce. La plupart des gliomes du genre sont découverts par hasard ou diagnostiqués lors des crises d'épilepsie. Les symptômes cliniques au stade tardif sont principalement : ① l'augmentation de la pression intracrânienne et d'autres symptômes non spécifiques tels que les maux de tête, les vomissements, la perte de vision, la diplopie, les crises d'épilepsie, les symptômes mentaux ; pour certaines tumeurs situées dans le lobe frontal, elles peuvent progressivement provoquer des symptômes mentaux comme les changements de personnalité, l'apathie, la diminution des paroles et des activités, la distraction, la perte de mémoire, l'indifférence aux choses et l'inattention à la propreté. ② La compression, l'infiltration et la destruction tumorales du tissu cérébral causeraient des symptômes locaux et entraînent des déficits neurologiques ; les symptômes locaux se produisent selon le siège des tumeurs et s'aggravent progressivement.

- **Quelles sont les méthodes de diagnostic du gliome de bas grade ?**

Réponse : il faut poser le diagnostic en tenant compte des antécédents médicaux, des symptômes, des signes physiques, des examens auxiliaires et de la pathologie postopératoire. Il est fortement recommandé que le diagnostic du gliome par imagerie soit basé sur les IRM simple et améliorée et complété par la TDM. L'IRM simple du gliome de bas grade montre généralement un signal légèrement bas en IPT1, un signal légèrement élevé en IPT2 et en FLAIR, et pour la plupart du temps il y n'a pas de rehaussement ou il existe un rehaussement léger et hétérogène après l'amélioration. L'astrocytome pilocytique, l'astrocytome pilocytique myxoïde et la partie solide du xanthoastrocytome pléomorphe sont souvent significativement rehaussés. Les méninges adjacentes du xanthoastrocytome pléomorphe peuvent souvent être impliquées et significativement rehaussées, et environ 70 % d'entre elles peuvent présenter un « signe de queue méningé ». Dans l'examen d'IRM, la partie kystique du gangliocytome et celle du gangliogliome se manifestent par un hyposignal en IPT1 et un hypersignal en T2WI. Leur partie solide se manifeste par un signal légèrement bas en IPT1 et un signal légèrement élevé en IPT2, et par un rehaussement de degrés différents en IPT1 après l'amélioration. L'épendymome montre un rehaussement hétérogène modéré. Des calcifications nodulaires, inégales ou groupées peuvent être observées dans environ 80 % des oligodendrogliomes. L'examen de TDM est utile pour détecter les calcifications intratumorales, ce qui est d'une grande aide dans le diagnostic qualitatif préopératoire.

- **Le gliome de bas grade doit-il être différencié de quelles lésions courantes ?**

Réponse : le gliome de bas grade est une tumeur cérébrale cliniquement courante. C'est essentiellement une tumeur à croissance diffuse, qui peut apparaître comme une masse ou une lésion kystique avec les bords clairs, ou comme une croissance infiltrante diffuse sans formation de masse. Lorsque la tumeur présente une croissance diffuse sans masse claire, ses résultats de l'IRM de routine n'ont pas de spécificité, ils s'apparentent à ceux de l'encéphalite de l'infarctus cérébral. Le diagnostic différentiel est donc difficile.

(1) L'encéphalite localisée : il s'agit d'une inflammation localisée du parenchyme cérébral causée par un virus, qui est le plus souvent aiguë ou subaiguë. Les manifestations cliniques de cette maladie comprennent la fièvre, les maux de tête, les crises d'épilepsie, etc. Les lésions surviennent principalement dans ou sous le cortex. La TDM montre une ombre de faible densité, sans effet de masse, et il n'y a pas de rehaussement dans l'examen d'IRM améliorée.

(2) L'infarctus cérébral aigu ou subaigu : les patients atteints de cette maladie sont plus âgés et la plupart d'entre eux ont des antécédents d'hypertension. La TDM montre une hémorragie et un œdème relativement légers. Une observation attentive doit être faite pour voir si le signal anormal correspond à la zone de répartition vasculaire. En outre, le signal anormal de l'artère cérébrale moyenne du côté affecté contribue également à diagnostiquer l'infarctus cérébral.

- **Quels sont les types de gliomes de bas grade ?**

Réponse : les gliomes de bas grade (grades I-II de l'OMS) désignent généralement l'astrocytome pilocytique, l'astrocytome, l'oligodendrogliome, le xanthoastrocytome pléomorphe et l'astrocytome sous épendymaire à cellules géantes, etc. De plus, ils comprennent les tumeurs neuro-gliales mixtes, telles que le gangliogliome, la tumeur neuroépithéliale dysembryoplasique, etc.

- **Quels sont les facteurs de mauvais pronostic du gliome de bas grade ?**

Réponse : les facteurs de mauvais pronostic après l'opération chirurgicale du gliome de bas grade comprennent l'astrocytome diffuse ; âge $\geq$ 40 ans ; KPS < 70 ; diamètre maximal de la tumeur $\geq$ 6 cm ; tumeur traversant la ligne médiane ; dysfonctionnement neurologique léger ou plus grave avant la chirurgie ; une seule ou aucune délétion de 1p/19q ; IDH1 ou IDH2 de type sauvage ; un patient ayant trois facteurs pronostiques défavorables ou plus est jugé à haut risque.

[Historique médical recomplété par le médecin traitant]

Les patients atteints de gliome de bas grade ont une longue durée de survie, qui est affectée en plus de la résection chirurgicale par d'autres facteurs. En ce qui concerne l'effet de la résection chirurgicale sur le pronostic, il manque encore des preuves de niveau I. Selon les connaissances actuelles, si elle est techniquement faisable, la résection totale de la tumeur sans causer une invalidité significative devrait être l'objectif chirurgical du gliome de bas grade. La résection maximale et sûre de la tumeur aide à retarder la récidive de ce dernier. Les gliomes diffus de bas grade peuvent subir une transformation maligne et évoluer vers des gliomes de haut grade. La résection totale chirurgicale peut réduire le risque de transformation maligne. Dans le cas présent, la tumeur se trouvait dans plusieurs lobes cérébraux, et les lésions étaient diffuses. La résection tumorale a été réalisée aussi complètement que possible pour retarder la récidive.

Conclusion du médecin senior

Les gliomes de bas grade représentent environ 15 % des gliomes dont l'âge moyen d'apparition de bas grade est plus jeune que celui de haut grade. Ils se situent souvent dans ou à proximité des zones fonctionnelles importantes, telles que les centres nerveux des mouvements, du langage, de la vision et de la mémoire. Les opinions s'avèrent divergents concernant les méthodes et le moment de traitement des gliomes de bas grade, particulièrement pour les gliomes asymptomatiques de bas grade découverts accidentellement, ou pour les patients qui ne présentent que des symptômes d'épilepsie bien contrôlés par des médicaments, ou encore pour les tumeurs assez petites. Étant donné que la chirurgie dans la zone fonctionnelle donnerait lieu à une invalidité, certains pensent qu'il est permis d' « observer et attendre ». Cependant, les tumeurs continueront inévitablement à se développer, connaîtront une transformation maligne et évolueront progressivement vers le haut grade. Le report de la chirurgie conduirait au traitement des tumeurs plus grosses. Pour les gliomes de bas grade, surtout pour les astrocytomes diffus, il se peut que des lésions transformées apparaissent déjà, et la résection partielle de la tumeur risque de laisser passer ces lésions de haut grade. Pour les gliomes diffus de bas grade, si possible, une résection maximale et sûre de la tumeur est également recommandée. Les objectifs de la résection chirurgicale : clarifier le diagnostic en histopathologie et en pathologie moléculaire ; réduire la charge cellulaire tumorale pour créer des conditions favorables à la radio-chimiothérapie adjuvante ; réduire la pression intracrânienne ; atténuer les troubles neurologiques ; maintenir une qualité de vie acceptable ; prolonger la survie des patients. La localisation assistée des fonctions cérébrales durant la chirurgie peut augmenter le taux de résection totale et de résection quasi-totale chez les patients et réduire la possibilité d'un dysfonctionnement neurologique permanent après la chirurgie. La technique de réveil peropératoire élargit les indications des interventions chirurgicales dans les zones fonctionnelles. Pour les gliomes de bas grade dans les zones non fonctionnelles ou adjacentes aux zones fonctionnelles, la cartographie des fonctions cérébrales permet d'identifier les structures corticales et sous-corticales liées aux fonctions cérébrales clés, en particulier le langage. Ainsi, la zone de la résection chirurgicale peut être étendue à proximité des structures fonctionnelles importants, ce qui permet de réaliser une résection maximale et sûre des gliomes de bas grade, y compris une résection totale ou même une résection hors des limites selon l'imagerie. Pour les gliomes de bas grade dans la zone fonctionnelle qui ne peuvent qu'être partiellement réséqués, en raison du mécanisme de remodelage des fonctions cérébrales, il est encore possible d'effectuer une résection totale et sûre après avoir partiellement réséqué. La radiothérapie constitue un moyen important de traitement du gliome de bas grade, mais au sujet du moment optimal de la radiothérapie postopératoire et du risque de neurotoxicité à long terme, des controverses existent toujours. Les plans de traitement sont généralement formulés en fonction du risque pronostique des patients. Auparavant, il y avait des controverses sur la chimiothérapie du gliome de bas grade. A mesure de la recherche et du développement incessants de nouveaux médicaments de chimiothérapie, de l'étude approfondie de la génétique moléculaire des tumeurs et du développement d'essais cliniques contrôlés randomisés, le rôle de la chimiothérapie chez les patients atteints de gliome de bas grade se faire progressivement souligner et affirmer. Il s'agit principalement de la chimiothérapie adjuvante destinée aux patients à haut risque nouvellement diagnostiqués et de la chimiothérapie de rattrapage pour les patients qui rechutent. Il est conseillé que les patients fassent des IRM simple et améliorée dans les 72 heures et 3 mois après la chirurgie, afin d'évaluer la résection tumorale et d'avoir des références pour le suivi par imagerie. Il est recommandé d'évaluer le score de KPS, la fonction langagière, la fonction motrice et la qualité de vie du patient 2 semaines, 3 mois, 6 mois et 12 mois après l'opération. Encore, il est fortement recommandé aux patients de réexaminer l'IRM tous les 3 à 6 mois dans les 5 ans pour observer et juger si la tumeur récidive.

Cas 5 : épendymome du quatrième ventricule

[Historique médical établi par l'interne]

Le patient était un adolescent âgé de 12 ans et 8 mois, avec des antécédents de rhinite chronique et pendant une période subaiguë. Il a été admis à l'hôpital principalement en raison des « vertiges, nausées et vomissements depuis plus de 20 jours ». Il y a plus de 20 jours, l'adolescent a développé sans incitation évidente des étourdissements qui étaient persistants, et les symptômes se sont aggravés lorsque la position du corps a changé. C'était une forte sensation de « tournoyer ». Les vertiges étaient accompagnés de nausées et de vomissements (3 à 5 fois/jour), le vomi était une substance collante jaune, allant de 10 à 100 ml. Le patient a pris dans une clinique locale un traitement symptomatique du « coup de chaleur » (sans détails), mais les symptômes ne se sont pas améliorés de manière significative. L'adolescent a donc été transféré à un hôpital local. L'IRM de la tête a montré : une lésion irrégulière occupant de l'espace dans le quatrième ventricule, dont la taille était de 3,8 cm × 2,1 cm × 1,9 cm et qui se manifestait par des ombres de signal longue en T1 et en T2 ; le rehaussement était évident après l'injection de produit de contraste. La TDM de la tête a détecté : une lésion hyperdense occupant de l'espace dans le quatrième ventricule ; la ventriculomégalie n'était pas évidente, donc aucun traitement spécial n'a été administré.

Ensuite, le patient a été transféré dans un hôpital de niveau III et de grade A de Pékin, où il a reçu un traitement symptomatique au mannitol (100 ml/q12) et une thérapie liquidienne de routine, et les symptômes ont été légèrement atténués. Maintenant, il est venu à notre hôpital pour un diagnostic et un traitement plus approfondis, et a été admis en raison d' «une lésion intracrânienne occupant de l'espace (épendymome ? médulloblastome ? dans le quatrième ventricule) ». Depuis que l'adolescent est tombé malade, sa conscience est toujours claire, état mental mauvais, miction et défécation normales, appétit faible, sans changement de poids évident.

Examen physique : T 36,8 °C, R 18 fois /min, P 72 fois /min, PA 116/72 mmHg. L'état général assez bon, pas d'anomalies cardiaque, pulmonaire et hépatique, position latérale forcée, expression faciale douloureuse, mauvaise coopération à l'examen physique. Développement normal, nutrition modérée, conscience assez claire, capacités fondamentalement normales de répondre, de parler, de s'orienter, de calculer et de mémoriser. Tête normale sans déformations, pas de défaut du crâne ; pas de déformation de la colonne vertébrale, pas de corps étranger ou de poils sur la peau, pas de douleur à la pression ou à la percussion de la tête et de la colonne vertébrale. Résultat du test olfactif normal. La vision binoculaire et le champ visuel étaient normaux. Les pupilles étaient aussi rondes, aussi grandes, avec un diamètre de 3,0 mm. Elles étaient directement et indirectement sensibles à la lumière. Les globes oculaires se déplaçaient librement, pas de ptosis, pas d'œdème ; l'ouverture de la bouche sans déviation de la mâchoire inférieure, forte mastication, réflexe cornéen normal ; lignes frontales et sillons nasogéniens symétriques, expression faciale douloureuse ; cou dur et résistant, haussement d'épaules fort, pas d'atrophie du muscle sternocléidomastoïdien, pas de dérivation linguale, mouvements des membres selon les instructions, force musculaire de niveau IV ; aucune sensation anormale dans tout le corps ; manque de coopération dans le test doigt-nez, celui de rotation et celui de talon-genou-tibia, les réflexes physiologiques existaient, et les réflexes pathologiques n'étaient pas provoqués.

Examen auxiliaire : la TDM de la tête (Figure 2-45) a montré une lésion de haute densité occupant de l'espace dans le quatrième ventricule, et la ventriculomégalie n'était pas évidente.

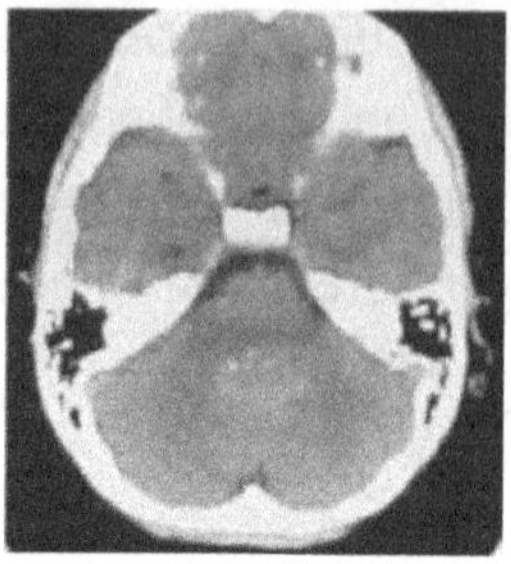

Figure 2-45 Lésion occupant de l'espace dans le quatrième ventricule imagée en TDM

L'IRM de la tête (Figure 2-46) a révélé une lésion irrégulière occupant de l'espace dans le quatrième ventricule, avec une taille de 3,8 cm × 2,1 cm × 1,9 cm, montrant de ombres de signal long en T1 et en T2, et après l'injection de produit de contraste, il y un rehaussement évident de la lésion.

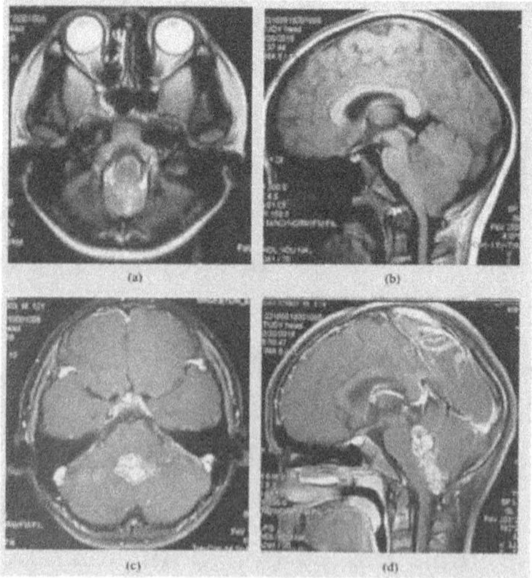

Figure 2-46 Lésion occupant de l'espace dans le quatrième ventricule imagée en IRM

Diagnostic : lésion occupant de l'espace dans le quatrième ventricule (épendymome ? médulloblastome ?)

Traitement : compléter les préparations pour la chirurgie, y compris les trois principales analyses de routine, la fonction de coagulation, les fonctions hépatique et rénale, le test d'électrolyte, l'électrocardiogramme, la radiographie thoracique, le test de dépistage du VIH et celui de l'hépatite C.

? Questions fréquemment posées par le médecin senior à l'interne

- **Quel est le diagnostic actuellement envisagé ?**

Réponse : il s'agit d'une lésion occupant de l'espace dans le quatrième ventricule. C'est probablement l'épendymome, mais le médulloblastome est à exclure.

- **Qu'est-ce qu'un épendymome du quatrième ventricule ?**

Réponse : la plupart des épendymomes du quatrième ventricule proviennent du plancher du quatrième ventricule. Ce type de tumeurs se développe d'abord dans le quatrième ventricule et puis remplit celui-ci. La TDM montre que les lésions sont isodenses, seule une partie d'elles est légèrement hypodense. Il y a du LCR à côté et en arrière des tumeurs. Le contour tumoral est clair, mais parfois la limite entre la tumeur et le tronc cérébral en avant n'est pas claire, car la plupart des épendymomes du quatrième ventricule proviennent du plancher du ventricule. Dans le cas présent, l'épendymome doit d'abord être pris en compte.

- **Qu'est-ce qu'un médulloblastome ?**

Réponse : le médulloblastome est la tumeur la plus fréquente chez les enfants. Il provient du vermis supérieur du cervelet, soit la ligne médiane du toit du quatrième ventricule. La tumeur se développe rapidement et pénètre dans le quatrième ventricule. La TDM montre une masse solide légèrement hyperdense ou isodense, avec des bords clairs, généralement homogènes, et il y a dans le cervelet environnant un anneau hypodense de niveaux différents. L'IRM montre un signal égal ou long en T1 et un hyper signal en T2, et la lésion se manifeste par un rehaussement homogène et évident après l'amélioration, plus évident que l'épendymome. Parfois, la tumeur se développe rapidement, il y a dans celle-ci une nécrose et des changements kystiques se passent. Donc, le médulloblastome ne peut être exclue dans le cas présent.

[Historique médical complété par le médecin résident ou le médecin traitant]

Les résultats de l'examen physique spécialisé était les mêmes qu'ceux d'auparavant. Il n'y rien à compléter. L'examen du fond d'œil : le disque optique avait des bords clairs, A : V= 2 : 3, et la couleur était orange. La fonction cardio-pulmonaire était normale et les fonctions hépatique et rénale ne présentaient aucune contre-indication évidente à la chirurgie.

? Questions fréquemment posées par le médecin senior au médecin résident / itinérant / traitant

- **Existe-t-il un désaccord sur le diagnostic du patient ?**

Réponse : Selon les antécédents médicaux et l'examen d'imagerie, l'épendymome doit être considéré en premier, mais le médulloblastome ne doit pas être exclu.

La lésion du patient remplissait le quatrième ventricule, la TDM a détecté une ombre légèrement hyperdense, l'IRM a montré un signal égal en T1 et un signal long en T2, un rehaussement évident, et la frontière antérieure avec le tronc cérébral n'était pas claire. D'après les résultats d'imagerie, la possibilité de la tumeur provenant du plancher du quatrième ventricule était élevée. De plus, les vomissements comme symptômes sont évidents chez ce patient, ce qui est étroitement lié à la compression du noyau dorsal du nerf vague. Donc, l'épendymome du quatrième ventricule doit être considéré en premier. Parfois, en imagerie, le médulloblastome n'est pas clairement différencié de l'épendymome, la possibilité du médulloblastome ne peut donc pas être exclue. Le diagnostic pathologique postopératoire était dans ce cas-là l'étalon-or.

- **Quelles sont les causes des vomissements de l'adolescent ?**

Réponse : Il y a deux causes principales des vomissements de l'adolescent. Premièrement, l'occupation du quatrième ventricule provoque une hydrocéphalie obstructive due à la compression de l'ouverture médiane du quatrième ventricule et de l'aqueduc du mésencéphale, ce qui entraîne une augmentation de la pression intracrânienne, des maux de tête, des nausées, des vomissements et un œdème du disque optique ; deuxièmement, la compression tumorale sur le noyau dorsal du nerf vague au plancher du ventricule fait vomir le patient.

- **De quelles maladies courantes faut-il différencier les lésions occupant de l'espace dans le quatrième ventricule ?**

Réponse : (1) l'épendymome : il provient de l'épendyme au plancher du quatrième ventricule. Au stade précoce, il stimule le noyau dorsal du nerf vague au plancher du quatrième ventricule et cause des vomissements. L'évolution de cette maladie est plus longue que celui du médulloblastome, et l'endommagement du cervelet par celle-ci est moins grave que le médulloblastome. Dans certains cas, il n'y a même pas de signes cérébelleux évidents.

(2) Le médulloblastome : il provient du velum médullaire supérieur du vermis supérieur du cervelet et son évolution est courte. L'occlusion tumorale du médulloblastome quatrième ventricule ou de l'aqueduc du mésencéphale cause l'hydrocéphalie obstructive et provoque ensuite une augmentation de la pression intracrânienne. Cela entraîne aussi des symptômes et des signes du vermis cérébelleux. La manifestation principale est l'ataxie du corps. Le médulloblastome est fragile, la tumeur à la surface est facile à tomber, ce qui entraîne une propagation dans l'espace sous-arachnoïdien et des métastases à la surface du cerveau et de la colonne vertébrale.

(3) L'astrocytome cérébelleux : il survient principalement dans l'hémisphère cérébelleux des enfants. Il est bénin, a une longue évolution et se manifeste principalement par l'augmentation de la pression intracrânienne et par l'ataxie des membres d'un même côté. La TDM peut détecter une masse solide ou kystique occupant de l'espace dans la fosse crânienne postérieure, qui est d'une iso-densité ou d'une densité légèrement élevée. L'IRM peut montrer un signal égal ou long en T1 et un signal long en T2, et la tumeur peut connaître à des degrés différents un rehaussement. Un astrocytome cérébelleux peut avoir des changements kystiques.

(4) Le papillome du plexus choroïde : il survient principalement dans le quatrième ventricule et dans le ventricule latéral. Son évolution peut être courte ou longue. Ses principaux symptômes sont l'augmentation de la pression intracrânienne, l'ataxie des membres, les tremblements oculaires et la position forcée de la tête. L'IRM peut montrer une masse hyperdense, dont les bords sont irréguliers, souvent avec une calcification et un rehaussement significatif.

[Historique médical recomplété par le médecin traitant]

Au cours de l'opération, nous avons vu que la tumeur entourait l'artère cérébelleuse postéro-inférieure (Figure 2-47), que son apport sanguin n'était pas très riche et qu'une partie de la tumeur adhérait au tronc cérébral. Une résection totale au microscope a été réalisée sous surveillance électrophysiologique du tronc cérébral. L'opération s'est bien déroulée et le patient a été transféré aux soins intensifs après la chirurgie.

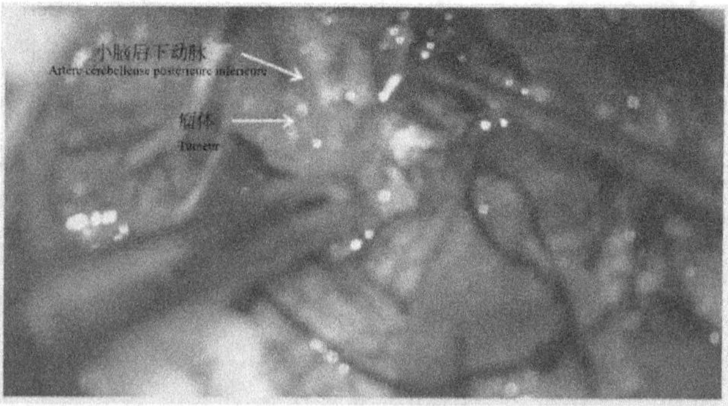

Figure 2-47 l'artère cérébelleuse postéro-inférieure entourée par la tumeur et observée pendant la chirurgie

? Questions fréquemment posées par le médecin senior au médecin résident / itinérant / traitant

● Selon l'examen d'imagerie préopératoire, comment choisir raisonnablement des méthodes de chirurgie individualisée et de traitement globale ?

Réponse : comme la lésion cause souvent une hydrocéphalie obstructive, le traitement chirurgical est la principale méthode de traitement de l'épendymome du quatrième ventricule. L'approche chirurgicale est : la résection tumorale par voie sous-occipitale médiane et postérieure. Si le patient a une hypertrophie ventriculaire avant l'intervention chirurgicale, la ponction et le drainage externe du ventricule latéral sont nécessaires avant l'opération. Au contraire, si le patient n'a pas d'hypertrophie ventriculaire avant la chirurgie, il convient d'effectuer seulement une résection tumorale par voie sous-occipitale médiane postérieure.

L'épendymome est l'une des tumeurs modérément radiosensibles, et la plupart des chercheurs pensent que la radiothérapie postopératoire peut aider à améliorer le pronostic des patients. En principe, la radiothérapie doit être pratiquée que la tumeur ait été complètement réséquée ou non. Actuellement, il n'y a pas de consensus sur le périmètre de la radiothérapie. Pour les tumeurs malignes de bas grade, la radiothérapie locale peut être choisie.

La chimiothérapie est l'une des méthodes adjuvantes des tumeurs intracrâniennes. Bien qu'elle ait été largement étudiée, son application reste encore au stade exploratoire et son efficacité est incertaine.

- **L'adhérence étroite de la tumeur aux vaisseaux sanguins est vue au cours de l'opération chirurgicale. Quels vaisseaux sanguins peuvent être entourés de lésions d'épendymome dans le quatrième ventricule ? Quelle est la fonction de ces vaisseaux sanguins ?**

Réponse : les lésions d'épendymome du quatrième ventricule peuvent entourer l'artère cérébelleuse postéro-inférieure et l'artère cérébelleuse antéro-inférieure.

(1) L'artère cérébelleuse postéro-inférieure : elle est la plus grande branche de l'artère vertébrale. Elle se ramifie près de l'extrémité inférieure du noyau olivaire et passe en arrière et latéralement à travers la partie postéro-latérale du bulbe rachidien pour alimenter le cervelet ventral et une partie de la moelle allongée.

(2) L'artère cérébelleuse antéro-inférieure : elle provient de l'artère basilaire, va du côté ventral du nerf abducens, du nerf facial

et du nerf vestibulocochléaire, arrive à la partie inférieure du cervelet et alimente cette partie.

- **L'épendymome du quatrième ventricule provient de l'épendyme au plancher du quatrième ventricule et adhère souvent au tronc cérébral. Où se trouve le site d'adhérence le plus courant ? Que faut-il faire pendant la chirurgie ?**

Réponse : la base des épendymomes du quatrième ventricule se situe généralement près de la strie médullaire près du foramen latéral, du nerf hypoglosse et du nerf vague, du triangle vagal et de son côté externe, et de l'obex médullaire, et certains épendymomes du genre proviennent de la surface du collicule facial.

Pour traiter la base tumorale provenant de l'obex médullaire, la fréquence cardiaque chute fortement pendant l'opération et le dysfonctionnement respiratoire peut être causé après l'opération. Par conséquent, si l'adhérence est étroite, il n'est pas nécessaire d'effectuer forcément une résection complète et une couche tumorale mince peut être laissée si nécessaire. Pour la base tumorale située ailleurs, le traitement est relativement plus radical. Différent à la résection du médulloblastome qui provient souvent du vermis supérieur, celle de l'épendymome peut être élargie pour obtenir de bons effets à long terme.

- **L'épendymome adhère étroitement à l'obex médullaire, que faire si la fréquence cardiaque chute fortement pendant la résection ?**

Réponse : la surveillance électrophysiologique du tronc cérébral pendant l'opération nous fournit des informations précises, lorsqu'il s'agit de tumeurs adhérant étroitement au tronc cérébral. Ce changement peropératoire de fréquence cardiaque est complètement réversible. Après l'arrêt temporaire de l'opération, la fréquence cardiaque reviendra en peu de temps à la normale. Il convient de séparer plus doucement la tumeur. Si nécessaire, une fine couche tumorale peut être laissée. Il est interdit de décoller de force, ce qui entraînerait des conséquences mortelles.

- **Comment arrêter le saignement lors de la résection chirurgicale d'un épendymome du quatrième ventricule ?**

Réponse : l'apport sanguin de l'épendymome est généralement modéré et la tumeur a une bordure relative. Pour le saignement tumoral contrôlable pendant la chirurgie, il n'est pas besoin d'y mettre trop de temps et de se précipiter pour l'arrêter par électrocoagulation. Il convient de comprimer avec une éponge de gélatine et d'enlever rapidement la tumeur. Le saignement s'arrête naturellement après la résection tumorale. Pendant l'opération, la tumeur entoure souvent des vaisseaux sanguins, il faut la décoller soigneusement. En particulier, lorsque le parcours de vaisseaux sanguins n'est pas clair, il ne faut pas trop dépendre de l'électrocoagulation ; d'ailleurs, pendant la chirurgie, il n'est pas nécessaire de se précipiter pour déboucher l'aqueduc.

- **Quels principes doivent être suivis dans la résection de l'épendymome du quatrième ventricule ?**

Réponse : généralement, c'est de suivre le principe d'« aller de bas en haut et d'avancer horizontalement ». Au cours de l'avancement, il convient de réduire d'abord le volume de la tumeur, de séparer ensuite les deux côtés et la base, et enfin de réséquer complètement la tumeur et de déboucher l'aqueduc. Un petit morceau de coton peut servir à bloquer l'aqueduc, pour éviter le refoulement du sang. Cela peut également empêcher la libération trop rapide du LCR, car la décompression intracrânienne trop rapide est susceptible de causer l'effondrement trop rapide du tissu cérébral, ce qui risque d'entraîner un hématome sous-dural, surtout chez les patients qui ont une hydrocéphalie préopératoire mais qui ne prennent pas de ventriculocentèse préopératoire.

[Historique médical recomplété par le médecin traitant]

Au 7ème jour après la chirurgie, l'état du patient était stable, les symptômes de vomissements ont disparu, et le patient mangeait lui-même. Examen physique : signes vitaux stables, coopération dans l'examen, l'acuité et le champ visuels des yeux étaient les mêmes qu'avant la chirurgie. Les pupilles étaient aussi rondes, aussi grandes, avec un diamètre de 3,0 mm. Elles étaient directement et indirectement sensibles à la lumière. Les globes oculaires se déplaçaient librement. Il existe un nystagmus horizontal des yeux, mais sans ptosis ni œdème ; l'ouverture de la bouche sans déviation de la mâchoire inférieure, forte mastication, réflexe cornéen normal ; lignes frontales et sillons nasogéniens symétriques, expression faciale douloureuse ; haussement d'épaules fort, pas d'atrophie du muscle sternocléidomastoïdien, pas de dérivation linguale, mouvements des membres selon les instructions, force musculaire de niveau V ; aucune sensation anormale dans tout le corps ; résultat négatif du tests doigt-nez, de rotation et de talon-genou-tibia. Résultats anatomopathologiques postopératoires : épendymome (grade II de l'OMS).

- **Pourquoi les symptômes de vomissements disparaissent-ils après la chirurgie ?**

Réponse : la tumeur comprime et stimule le noyau dorsal du nerf vague au plancher du quatrième ventricule, provoquant des vomissements. Une fois la lésion enlevée, l'effet de masse de la compression du noyau dorsal du nerf vague disparaît et les symptômes de vomissements disparaissent.

- **Quelle est la cause du nystagmus après l'intervention chirurgicale ?**

Réponse : le volume tumoral du patient est important. Afin d'exposer complètement la tumeur et de réduire la traction sur l'hémisphère cérébelleux pendant l'opération, une partie du vermis cérébelleux doit être réséquée si nécessaire. Il se peut que le patient présente un nystagmus postopératoire, mais généralement, ce symptôme disparaît à mesure que le patient se rétablit.

- **Quels sont les facteurs pertinents affectant la survie sans progression de l'épendymome ?**

Réponse : l'épendymome peut survenir dans le cerveau et dans la moelle épinière, en provenant des cellules épendymaires tapissant le canal central du ventricule et de la moelle épinière. C'est une maladie rare, qui ne représente que 2 % à 3 % des tumeurs du système nerveux central. Le Colaborative Dependymoma Research Network (la Fondation CERN) a établi en septembre 2009 une base de données cliniques issues de plusieurs centres. En étudiant l'évolution de la maladie et les marqueurs moléculaires des patients atteints d'épendymome, des chercheurs tels qu'Elizabeth Vera-Bolanos venant du Centre médical MD Anderson de l'Université du Texas ont trouvé dans cette base de données les facteurs pertinents de la survie sans progression (SSP) de l'épendymome chez les adultes (voir Figure 2-48 et Figure 2-50).

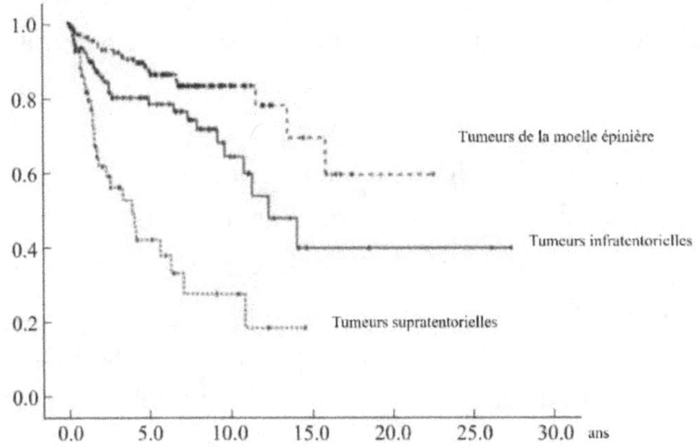

Figure 2-48 La courbe de la survie sans progression de différents sites tumoraux montrent que le pronostic des tumeurs de la moelle épinière est meilleur que celui des tumeurs infratentorielles, qui est meilleur que celui des tumeurs supratentorielles.

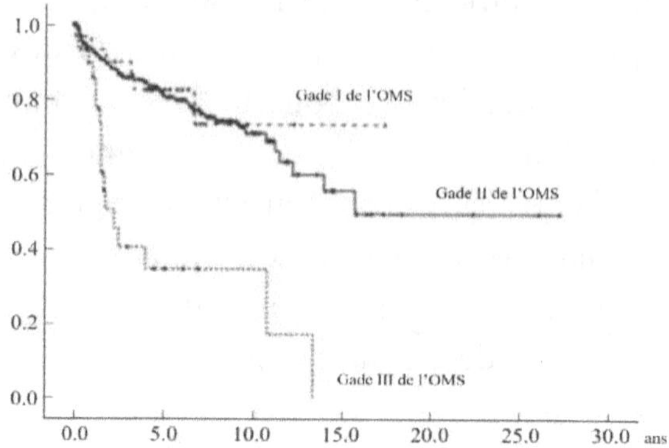

Figure 2-49 La courbe de la survie sans progression de différents grades montrent que le pronostic du grade I de l'OMS est similaire à celui du grade II, qui est meilleur que celui du grade III.

Les résultats ci-dessus montrent que la survie sans progression de l'épendymome est principalement affectée par le grade de la tumeur, sa localisation et le degré de résection chirurgicale. Pour les cliniciens, s'efforcer de réséquer complètement la tumeur constitue le seul objectif chirurgical et le seul espoir de guérison des patients. Après l'opération chirurgicale de l'épendymome supratentoriel, un suivi rapproché et un traitement approfondi sont nécessaires.

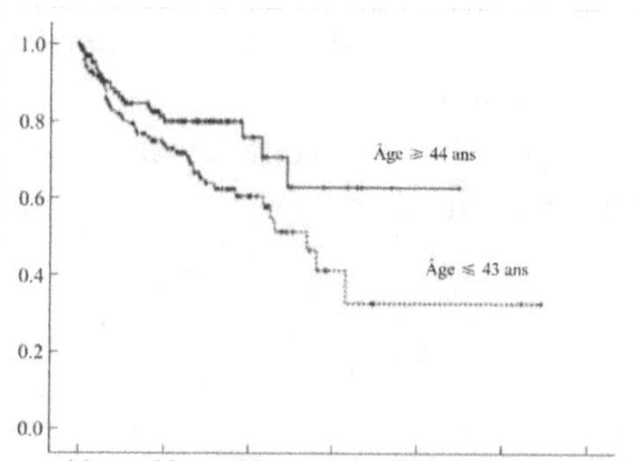

Figure 2-50 La courbe de la survie sans progression de différents âges montrent que le pronostic des patients de plus de 44 ans est meilleur que ceux de moins de 44 ans.

Conclusion du médecin senior

Généralement, 75 % des épendymomes sont supratentoriels, et seulement environ 25 % infratentoriels. Pour les patients présentant des lésions occupant de l'espace du quatrième ventricule avant la chirurgie, il faut être plus prudents. Si une hydrocéphalie obstructive n'est pas détectée avant l'opération, une hydrocéphalie peut survenir à tout moment et l'examen préopératoire doit être effectué dès que possible. Si le patient une hydrocéphalie obstructive préopératoire et que l'élargissement du ventriculaire soit assez évident, il convient d'effectuer d'abord un drainage ventriculaire externe, et puis une résection chirurgicale de la lésion après la diminution de la pression intracrânienne, afin d'éviter la survenue de l'hématome sous-dural postopératoire causé par une décompression peropératoire trop rapide.

Pour l'épendymome du quatrième ventricule, le traitement chirurgical est la méthode principale et il se fait par l'approche postéro-médiane sous-occipitale. Une surveillance électrophysiologique peropératoire du tronc cérébral est nécessaire. Pendant l'opération, le vermis inférieur du cervelet est incisé pour exposer la tumeur et l'enlever morceau par morceau, car la partie tumorale se développe à partir du plancher du quatrième ventricule. Si la tumeur adhère étroitement au tronc cérébral, une fine couche de la tumeur peut être laissée sur le tronc cérébral durant la résection tumorale, au moins l'obstruction du LCR doit être atténuée, car la dissection forcée risque d'entraîner de graves complications. S'il y a un symptôme d'augmentation de la pression intracrânienne avant l'opération, l'extrémité antérieure du quatrième ventricule doit être bloquée avec un ruban de coton pendant la résection tumorale, afin d'éviter la perte rapide de LCF après le soulagement de l'obstruction, qui provoque l'effondrement du tissu cérébral et puis l'hémorragie sous-durale. En outre, il faut empêcher pendant l'opération que l'écoulement du sang dans le système ventriculaire, qui causerait une hydrocéphalie obstructive postopératoire.

Cas 6 : adénome hypophysaire

[Historique médical établi par l'interne]

La patiente qui avait 61 ans, a été admise à l'hôpital en raison d'une « baisse progressive de l'acuité visuelle binoculaire depuis 4 mois ». Il y a 4 mois, elle a eu sans incidence évidente une perte de vision de l'œil droit, mais l'a pas pris au sérieux à ce moment-là. Il y a 2 mois, elle a eu une perte de vision de l'œil gauche, s'est rendue au service d'ophtalmologie d'un hôpital local et a reçu un diagnostic d'«opacité vitreuse des yeux ». Aucun traitement spécial n'a été administré. Récemment, comme son acuité visuelle binoculaire a progressivement diminué, la patiente s'est rendue à l'hôpital local pour un examen d'IRM et une « lésion occupant la zone sellaire » a été indiquée. Cette patiente est venue à notre hôpital pour un traitement et a été admise pour « une lésion occupant la zone sellaire, une tumeur hypophysaire ? ». Depuis l'apparition des symptômes, elle n'avait pas de maux de tête évidents, de vertiges, de nausées, de vomissements, de faiblesse des membres, de convulsions, de polydipsie, de polyurie ou de perte de poids.

Examen physique : T 36,7 °C, R 19 fois /min, P 80 fois /min, PA 135/85 mmHg. Examen spécialiste : conscience claire, réponse correcte et fluide aux questions. Odorat normal, vision binoculaire d'un mètre, pas de défaut du champ visuel. Les pupilles étaient aussi rondes, aussi grandes, directement et indirectement sensibles à la lumière. Les globes oculaires se déplaçaient librement, et il n'existait pas de ptosis. Forte mastication. Lignes frontales et sillons nasogéniens symétriques. Audition normale. Pas de dérivation linguale. Cou mou, sans résistance. Activité normale des membres.

Examen auxiliaire : la TDM de la tête (Figure 2-51) a montré que la selle était élargie et qu'une masse hétérogène et légèrement hyperdense pouvaient être observées dans les régions sellaire et suprasellaire, avec une taille d'environ 16 mm × 20 mm. L'IRM de la tête (Figure 2-52) a révélé un élargissement de la selle, un enfoncement léger du plancher sellaire et une ombre de signal quasi-ronde légèrement longue en T1 et en T2 dans les régions sellaire et suprasellaire. La tige pituitaire était déviée vers la droite et le chiasma optique était comprimé et surélevé. Une ombre de signal ronde et courte en T1 et longue en T2 a été détecté dans le sinus sphénoïde. Selon l'IRM améliorée, une ombre ronde rehaussée était observé dans les régions sellaire et suprasellaire, et le sinus caverneux gauche était aussi impliqué. La taille de la lésion était d'environ 23 mm × 25 mm × 16 mm.

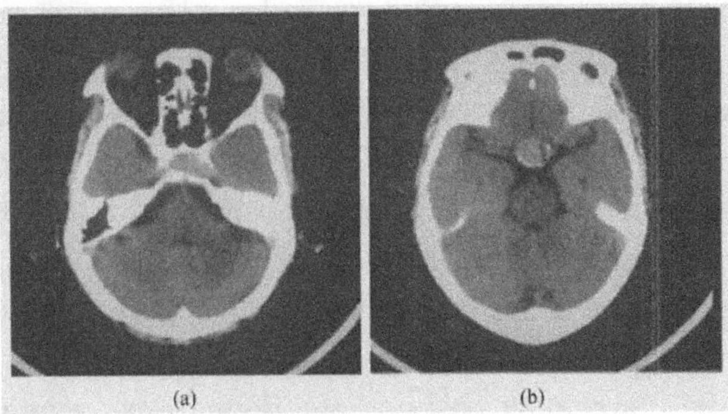

Figure 2-51 Lésion occupant la région sellaire imagée en TDM de la tête

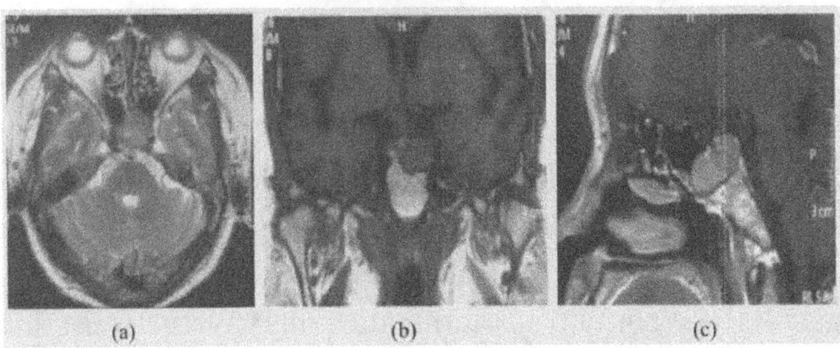

Figure 2-52 Lésion occupant la région sellaire imagée en IRM de la tête

Diagnostic : adénome hypophysaire (invasif)

Traitement : compléter les préparations pour la chirurgie, y compris l'analyse sanguine de routine, le test hormonal, la fonction de coagulation, les fonctions hépatique et rénale, l'électrocardiogramme, la TDM du thorax, etc. Le plan chirurgical consiste à réséquer la lésion occupant de l'espace dans la région sellaire par approche transsphédoïdale endonasale.

- **Quel est le diagnostic actuellement envisagé ?**

Réponse : selon les antécédents médicaux et les examens auxiliaires pertinents, l'adénome hypophysaire invasif est envisagé en premier.

- **Quelle est la classification des adénomes hypophysaires?**

Réponse : (1) selon le type de sécrétion d'hormones, il y a des adénomes hypophysaires fonctionnels (y compris le prolactinome, l'adénome somatotrope, l'adénome thyréotrope, l'adénome corticotrope, l'adénome gonadotrope et les adénomes hypophysaires mixtes) et les adénomes hypophysaires non fonctionnels.

(2) Selon la taille de la tumeur, les adénomes hypophysaires se divisent en microadénomes (diamètre <1 cm), macroadénomes (diamètre entre 1 et 3 cm) et adénomes géants (diamètre >3 cm).

(3) Selon les résultats d'imagerie, des résultats peropératoires et la pathologie, il y a des adénomes hypophysaires invasifs et ceux non invasifs. L'adénome hypophysaire atypique : Ki-67 > 3 %, coloration P53 largement positive, atypie nucléaire, cliniquement, si le patient a deux des trois points ci-dessus, le diagnostic de l'adénome hypophysaire atypique peut être posé.

- **Qu'est-ce que la classification de l'agressivité des adénomes hypophysaires - le classement de Knosp ?**

Réponse : la relation entre l'adénome hypophysaire et le sinus caverneux est jugée selon la ligne reliant l'adénome hypophysaire, le segment caverneux (C_4) et le segment supraclinoïde (C_2) de l'artère carotide interne dans l'IRM en coupe coronale du sinus caverneux.

Grade 0 (type normal) : la forme du sinus caverneux est normale, il y a un rehaussement du plexus veineux du sinus caverneux et la tumeur ne dépasse pas la tangente interne des segments $C_2 \sim C_4$.

Grade 1 : la tumeur dépasse la tangente interne des segments $C_2 \sim C_4$, mais ne dépasse pas la ligne centrale de ces segments, et le plexus veineux dans la partie médiale du sinus caverneux disparaît.

Grade 2 : la tumeur dépasse la ligne centrale des segments $C_2 \sim C_4$, mais ne dépasse pas la tangente externe de ces segments, ce qui peut entraîner la disparition du plexus veineux supérieur ou inférieur du sinus caverneux.

Grade 3 : la tumeur dépasse la tangente externe des segments $C_2 \sim C_4$, les plexus veineux internes, supérieurs et/ou inférieurs du sinus caverneux disparaissent, et ceux externes peuvent également disparaître.

Grade 4 : l'artère carotide interne dans le segment du sinus caverneux est complètement enveloppée, ce qui entraîne un rétrécissement du diamètre interne, les plexus veineux des parties différentes disparaissent, et les parois supérieure et externe du sinus caverneux se dilatent et se développement vers l'extérieur sous une forme sphérique.

[Historique médical complété par le médecin résident ou le médecin traitant]

Dans le cas présent, l'apparition de la maladie se manifeste cliniquement et principalement par une perte de vision, sans autres symptômes. Les taux d'hormones thyroïdiennes et sexuelles étaient dans la fourchette normale. Il en était de même pour le cortisol sérique et la corticotropine. En combinant les antécédents médicaux, les résultats d'examens d'imagerie et le bilan endocrinien, un adénome hypophysaire non fonctionnel doit être considéré en premier.

? Questions fréquemment posées par le médecin senior au médecin résident / itinérant / traitant

- **Quelles sont les méthodes de diagnostic de l'adénome hypophysaire ?**

Réponse : (1) Les manifestations cliniques correspondantes.

(2) Les examens en endocrinologie

① Prolactinome : la prolactine > 150 μg/L et les autres facteurs de l'hyperprolactinémie doivent être exclus.

② Adénome somatotrope : il n'est pas conseillé de poser le diagnostic en se référant seulement aux niveaux aléatoires d'hormone de croissance, et un test de freination de l'hormone de croissance au glucose doit être effectué. Si la valeur minimale de l'hormone de croissance sérique après la charge en glucose est inférieure à 1,0 μg/L, un adénome somatotrope peut être exclu. En même temps, le facteur de croissance analogue à l'insuline (IGF)-1 doit aussi être mesuré.

Lorsque le taux sérique d'IGF-1 du patient est supérieur à la plage normale correspondant à l'âge et au sexe, cela est jugé anormal.

③ Maladie de Cushing : le rythme circadien du cortisol sanguin disparaît, l'hormone adrénocorticotrope (ACTH) se montre normale ou légèrement élevée et le cortisol libre urinaire (UFC) sur 24 h est élevé. Chez les patients atteints de la maladie de Cushing, le test classique de freinage par la dexaméthasone à dose faible (LDDST) ne peut pas être freiné, mais le test de freinage par la dexaméthasone à forte dose (HDDST) peut l'être. Le prélèvement veineux au niveau des sinus pétreux dans des hôpitaux qualifiés pour doser l'ACTH permet d'améliorer le diagnostic différentiel de la maladie de Cushing et du syndrome de sécrétion ectopique d'ACTH.

④ Adénome thyréotrope : le niveau de l'hormone thyroïdienne plasmatique est élevé. Le niveau de l'hormone stimulant la thyroïde (TSH) est dans la plupart des cas élevé et il reste seulement dans quelques cas dans la plage normale.

(3) L'IRM améliorée avec l'injection de produit de contraste ou l'IRM dynamique de la région sellaire : des adénomes sont localisés dans la région sellaire. L'IRM peut être négative chez certains patients atteints de la maladie de Cushing.

- **De quelles maladies faut-il distinguer l'adénome hypophysaire ?**

Réponse : il est nécessaire de distinguer les adénomes hypophysaires des tumeurs, de l'inflammation, de l'hyperplasie et d'autres maladies.

(1) Tumeurs :

①Craniopharyngiome : le craniopharyngiome adamantinomateux survient principalement chez les enfants et les jeunes adultes, le craniopharyngiome papillaire est plus fréquent chez les patients d'âge moyen. Le début de cette maladie est lent. En plus de la baisse de l'acuité visuelle et des troubles du champ visuel, il existe des manifestations d'hypopituitarisme et d'atteinte hypothalamique telles que le retard de croissance, l'hypoplasie des organes génitaux, l'obésité et le diabète insipide. Les tumeurs grosses présentent des symptômes d'augmentation de la pression intracrânienne. En imagerie, les craniopharyngiomes adamantinomateux se présentent généralement sous la forme de lésions kystiques solides et avec une calcification comme manifestation caractéristique (Figure 2-53), et ils sont pour la plupart suprasellaires.

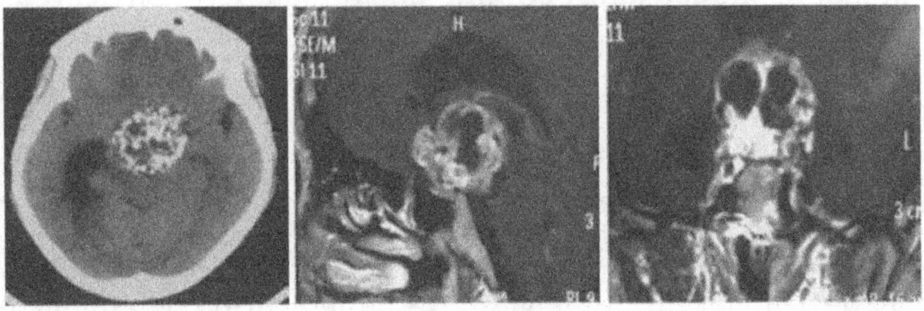

(a) (b) (c)

Figure 2-53 Manifestations du craniopharyngiome adamantinomateux en TDM et en IRM

② Méningiome du tubercule de la selle : il survient principalement chez les personnes d'âge moyen et la maladie progresse lentement. Les premiers symptômes sont une perte de vision progressive avec un déficit irrégulier du champ visuel irrégulier, mais sans maux de tête ni symptômes endocriniens évidents. Selon les résultats d'imagerie, la tumeur est de forme régulière et avec un effet de rehaussement évident, et elle se situe dans la région suprasellaire (Figure 2-54).

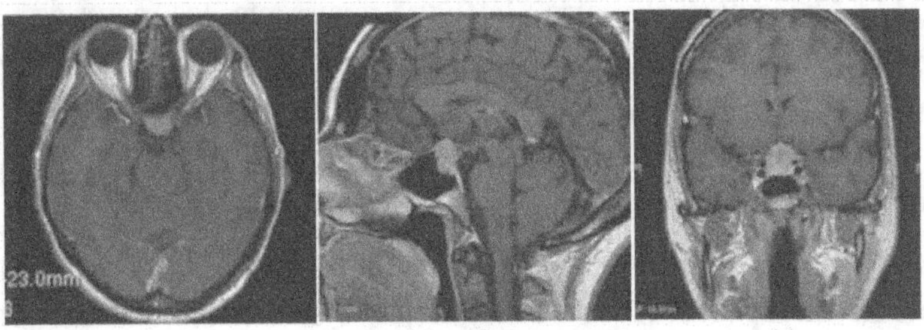

(a) (b) (c)

Figure 2-53 Manifestations du méningiome du tubercule de la selle en IRM

③ Kyste de Rathke : l'âge d'apparition de cette maladie est jeune, la plupart des patients n'ont pas de manifestations cliniques évidentes, et quelques-uns ont un dysfonctionnement endocrinien et une perte de vision. Radiographiquement, un petit kyste est vu entre les lobes antérieure et postérieure de l'hypophyse, et il ressemble à un « sandwich ». Quant à un gros kyste, le tissu pituitaire est poussé en dessous, devant et au-dessus de celui-ci. La maladie est le plus souvent diagnostiquée à tort comme une tumeur hypophysaire.

④ Tumeur germinale : également connue sous le nom de tumeur pinéale ectopique, elle survient principalement chez les enfants, avec une progression rapide de la maladie. Elle se caractérise par une polydipsie et une polyurie, une puberté précoce et une émaciation. Les symptômes cliniques sont évidents. Selon les résultats de l'imagerie, les lésions se situent principalement dans la région suprasellaire et leur effet de rehaussement se montre évident.

⑤ Gliome du chiasme optique : il survient principalement chez les enfants et les jeunes, avec des maux de tête et une perte de vision comme principales manifestations. Selon les résultats d'imagerie, les lésions sont principalement situées dans la région suprasellaire, avec des bords flous et des signaux mixtes, et l'effet de rehaussement n'est pas évident.

⑥ Kyste épithélioïde : il est plus fréquent chez les jeunes, avec un début lent et des troubles visuelles. Il se manifeste en imagerie par des lésions d'hyposignal.

(2) Inflammation :

① Abcès hypophysaire : la fièvre récurrente, les maux de tête et la perte évidente de la vision, accompagnés de lésions d'autres nerfs crâniens. Généralement, la maladie évolue rapidement. Les résultats d'imagerie montrent que la lésion est généralement peu volumineuse, ce qui ne correspond pas aux symptômes cliniques. Le tissu mou autour de la selle est significativement rehaussé (Figure 2-55). La stratégie thérapeutique de l'abcès hypophysaire consiste à combiner la chirurgie par approche transsphénoïdale et l'antibiothérapie. Pour préciser, l'approche transsphénoïdale a pour but d'éviter la propagation de l'infection.

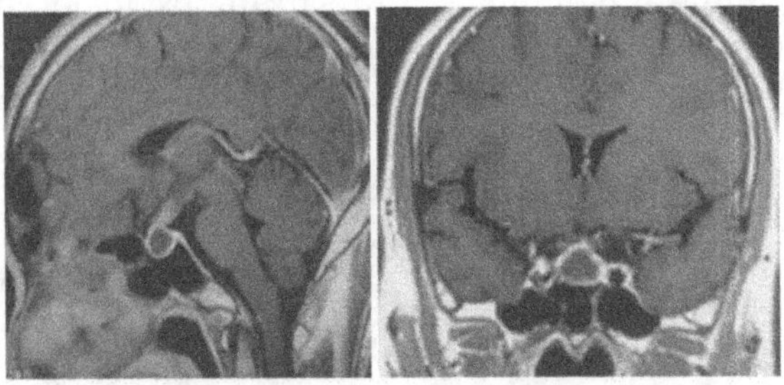

(a) (b)

Figure 2-55 L'IRM montre que la lésion présente un hyposignal, avec un anneau environnant rehaussé

② Hypophysite granulomateuse : il est généralement reconnu que l'hypophysite granulomateuse a le même processus pathologique que l'hypophysite lymphocytaire et qu'il s'agit d'un stade différent de la même maladie. La plupart des cas sont des femmes, et la plupart d'entre eux surviennent pendant la grossesse et la puerpéralité. Certains chercheurs doivent la cause de la maladie à une infection virale. Cette maladie se manifeste cliniquement par l'hypopituitarisme et par la compression de l'hypophyse. L'examen d'imagerie révèle une croissance le long de la tige pituitaire vers la région suprasellaire ou vers l'hypothalamus, et l'IRM montre un isosignal ou un hyposignal, avec un rehaussement homogène après l'amélioration (Figure 2-56). Sur le plan thérapeutique, la stratégie est de combiner la chirurgie par approche transsphénoïdale avec l'application des glucocorticoïdes.

③ Hypophysite lymphocytaire : le diabète insipide en est la principale manifestation clinique. Certains cas sont accompagnés d'hypopituitarisme. L'examen d'imagerie montre que la tige pituitaire est manifestement grossie et que le tissu pituitaire est élargi à des degrés différents.

④ Infection fongique : les symptômes de l'infection fongique sont similaires à ceux de l'abcès hypophysaire, et la plupart des cas ont des antécédents d'utilisation à long terme d'hormones et d'antibiotiques. Dans certains cas, il existe des dommages d'autres nerfs crâniens.

⑤ Méningite tuberculeuse : il est plus fréquent chez les jeunes ou les enfants, avec des maux de tête, la fièvre et des antécédents de méningite. L’examen d’imagerie montre une hydrocéphalie adhésive.

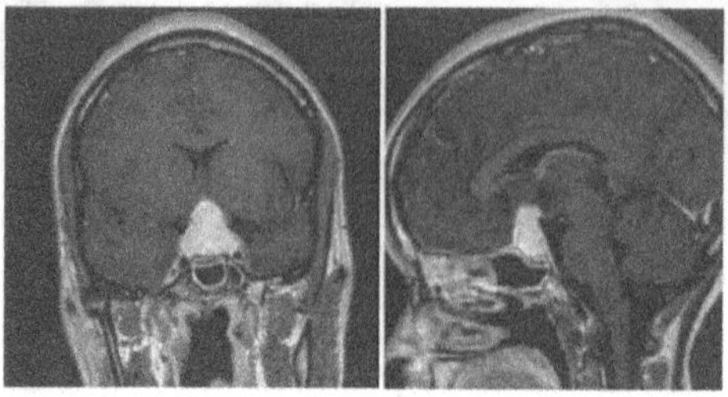

Figure 2-56 Lésion homogène et rehaussée en IRM

(3) Hyperplasie

① Hyperplasie physiologique : pendant la puberté, la sécrétion des cellules somatotropes est active et l’enfant a des lèvres temporairement épaissies, les mains et les pieds proportionnellement plus grands. Les athlètes qui s’entraînent beaucoup ont une forte sécrétion de corticostéroïdes et d’autres hormones, ce qui se manifeste par les poils épais, la peau rugueuse, etc. Chez les femmes enceintes et allaitantes, comme la sécrétion de prolactine (PRL) augmente et la PRL sérique s’élève, elles ont une lactation et une aménorrhée temporaires. Au cours de cette période, l’IRM montre que la glande pituitaire est hypertrophiée et que son volume grandit dans quelques cas de 2 à 3 fois. Ce qui est souvent diagnostiqué à tort comme des tumeurs hypophysaires et fait l’objet de divers traitements.

② Hyperplasie médicamenteuse : elle est le plus évidemment due à l’application des médicaments sédatifs et hypnotiques pour traiter des maladies mentales. Certains médicaments brevetés chinois tels que les pilules Liuwei Dihuang peuvent également provoquer une hyperplasie du tissu pituitaire et augmenter considérablement la PRL sérique.

③ Hyperplasie compensatoire : l’hypothyroïdie et l’insuffisance surrénalienne provoquent une hyperplasie hypophysaire. Surtout, en cas d’hyperplasie hypophysaire causée par l’hypothyroïdie, après avoir complétée de la thyroxine, l'hyperplasie hypophysaire disparaît rapidement.

④ Hyperplasie pathologique : la cause de cette hyperplasie du tissu hypophysaire est inconnue, et certains cas du genre se transforment en tumeurs.

(4) D'autres

① Anévrisme intrasellaire : il est plus fréquent chez les personnes d'âge moyen et les personnes âgées, avec des maux de tête, une apparition soudaine et rarement une déficience visuelle. La nature de la lésion peut être confirmée par angiographie.

② Kyste arachnoïdien : chez les personnes d'âge moyen et avec des maux de tête. Quelques-uns patients ont une perte de vision. La maladie progresse lentement. L'examen d'imagerie montre une faible densité dans la selle.

③ Selle turcique vide primaire : chez les personnes d'âge moyen, apparition lente, développement lent, maux de tête, perte de vision, déficit tubulaire du champ visuel. Au stade avancé, il y a une destruction osseuse du plancher sellaire et une fuite de LCR. L'examen d'imagerie montre que la selle est légèrement élargie et qu'il existe une ombre de LCR de faible densité dans la selle.

⑤ Névrite optique rétrobulbaire : avec une progression rapide, elle a comme principale manifestation une déficience visuelle.

- **À quels aspects faut-il prêter attention pendant la période périopératoire d'un adénome hypophysaire ?**

Réponse : (1) Les maladies cardiovasculaires compliquées, à savoir la cardiopathie acromégalique, l'insuffisance cardiaque, l'arythmie cardiaque, etc. Après la consultation avec le service cardiovasculaire, les diurétiques, les cardiotoniques, les inhibiteurs de l'enzyme de conversion de l'angiotensine et les béta-bloquants doivent être administrés avant et après la chirurgie. Si un patient avec l'adénome somatotrope s'est avéré avoir une maladie cardiaque certaine avant la chirurgie, même si sa fonction cardiaque lui permet de supporter la chirurgie, il convient d'appliquer des somatostatines à action moyenne et longue pour améliorer sa maladie cardiaque, avant d'effectuer une intervention chirurgicale. Pour les patients souffrant d'hypertension et de diabète, un traitement symptomatique correspondant doit être administré avant et après la chirurgie, et la pression artérielle et la glycémie doivent être activement contrôlées. Les patients atteints d'adénomes hypophysaires, en particulier ceux souffrant d'adénome somatotrope compliqué du syndrome d'apnée obstructive du sommeil (SAOS), ont un risque élevé d'anesthésie. Il est nécessaire de consulter les anesthésistes et les cardiologues avant la chirurgie, et la profondeur de l'anesthésie doit être ajustée dans le temps pendant la période périanesthésique. D'ailleurs, il faut appliquer selon la situation des médicaments vasoactifs, pour prévenir les grandes variations hémodynamiques et réduire le taux d'incidence des accidents cardiovasculaires pendant la période périanesthésique.

(2) Le traitement postopératoire des électrolytes aqueux et du diabète insipide : pour les patients présentant un adénome hypophysaire, l'apport liquidien et le débit urinaire sur 24 h doivent être systématiquement enregistrés après la chirurgie, et les électrolytes sanguins et la gravité spécifique de l'urine doivent être surveillés. Si des symptômes de diabète insipide apparaissent après l'opération chirurgicale, les traitements tels que l'application de l'hormone antidiurétique doivent être administrés si nécessaire en fonction de l'apport, du débit et du statut électrolytique.

(3) Le traitement hormonal substitutif dans la période périopératoire : pour les patients atteints d'adénome hypophysaire, il est nécessaire évaluer avant la chirurgie les fonctions de l'adénohypophyse, soit la détermination des niveaux d'hormones tels que l'axe thyroïdien, l'axe surrénalien, l'axe des gonades, l'hormone de croissance et l'IGF-I. En cas d'hypothyroïdie secondaire et d'insuffisance surrénalienne secondaire, un traitement de substitution physiologique nécessite. Les patients atteints d'adénome hypophysaire doivent être complétés par des glucocorticoïdes à dose de stress le jour de la chirurgie (sauf pour la maladie de Cushing), la dose de glucocorticoïdes doit être ajustée après la chirurgie pour maintenir les signes vitaux et l'équilibre hydro-électrolytique normaux du patient, et elle doit être progressivement réduite à la dose

de substitution physiologique. Les patients atteints d'adénome hypophysaire doivent être suivis pour une évaluation clinique et une évaluation de la fonction hypophysaire, ce qui permet d'ajuster la dose de traitement hormonal substitutif. Certains patients ont besoin d'un traitement hormonal substitutif hypophysaire à vie.

[Historique médical complété par le médecin résident ou le médecin traitant]

La patiente a reçu une résection tumorale par approche transsphénoïdale à travers la narine droite. Une incision en forme de croix a été pratiquée dans la dure-mère. Le corps principal de la tumeur était situé dans les régions sellaire et le suprasellaire. La tumeur mesurait environ 20 mm × 15 mm × 13 mm. Elle était blanc grisâtre, avec des bords clairs, une texture légèrement molle et un apport sanguin riche.

? Questions fréquemment posées par le médecin senior au médecin résident / itinérant / traitant

- **Quelles sont les indications de la chirurgie des adénomes hypophysaires ?**

Réponse : (1) La chirurgie par approche transsphénoïdale

① L'apoplexie hypophysaire symptomatique.

② L'effet de masse des adénomes hypophysaires provoque des symptômes de compression. Ce qui peut se manifester par des symptômes de compression des nerfs crâniens adjacents tels que le nerf optique et le nerf oculomoteur, et par un hypopituitarisme causé par une compression de l'hypophyse. Après l'exclusion du prolactinome, le traitement chirurgical doit être le premier choix.

③ Les prolactinomes et d'autres adénomes hypophysaires à haute fonction de sécrétion (principalement les adénomes corticotropes et somatotropes) qui sont difficiles à tolérer les effets indésirables des médicaments ou qui sont résistants au traitement médicamenteux.

④ La résection partielle de l'hypophyse et/ou la biopsie de la lésion. Pour les lésions qui proviennent de l'hypophyse et qui ont une fonction endocrinienne sévère (en particulier une augmentation significative de l'ACTH hypophysaire), une exploration ou une résection partielle de l'hypophyse peut être réalisée ; pour les lésions hypophysaires dont la nature ne peut être confirmée avant la chirurgie mais qui nécessitent un traitement, une biopsie peut être réalisée pour préciser leur nature.

⑤ Pour choisir l'approche transsphénoïdale, il faut tenir compte des facteurs suivants : hauteur de la tumeur ; forme de la lésion ; texture de la tumeur et apport sanguin ; vérifier si le septum sellaire est lisse et complet ; étendue de l'invasion dans le crâne et le sinus caverneux ; développement et pathologie de la cavité nasale ; état général du patient et volonté de chirurgie.

(2) La craniotomie pour la résection d'un adénome hypophysaire : elle convient aux patients qui ne peuvent pas subir de chirurgie par approche transsphénoïdale ; à ceux présentant une infection des fosses nasales.

(3) La chirurgie par approche combinée convient aux tumeurs dont le corps principal se situe dans les régions sellaire, suprasellaire et parasellaire et qui est en forme d' « haltère ».

● **Quelles sont les contre-indications à la chirurgie de l'adénome hypophysaire ?**

Réponse : (1) La chirurgie par approche transsphénoïdale : un dysfonctionnement systémique sévère causé par une hypersécrétion pathologique d'hormones hypophysaires ou un mauvais état général provoqué par un hypopituitarisme est une contre-indication relative à la chirurgie. Il faut effectuer une intervention chirurgicale après l'amélioration active de la condition physique du patient. ① En cas d'infection active dans le crâne ou la cavité nasale ou le sinus sphénoïde, le patient peut être opéré une fois l'infection contrôlée. ② Les patients qui sont en mauvais état général ne supportent pas la chirurgie. Les lésions sont majoritairement suprasellaires ou « en forme d'haltère ». ③ Les tumeurs résiduelles ou récurrentes sans symptômes évidents et difficiles à enlever complètement par chirurgie.

(2) Craniotomie pour la résection d'un adénome hypophysaire : microadénome hypophysaire ; pour les patients atteints

d'hypopituitarisme évident, il faut le corriger avant le traitement chirurgical.

- **Quels sont les sites de saignement et les méthodes de traitement dans l'opération chirurgicale de l'adénome hypophysaire ?**

Réponse : (1) Le saignement du sinus intercaverneux : s'il y a pendant l'opération un saignement des sinus intercaverneux, des matériaux hémostatiques peuvent être utilisés pour l'arrêter. Si le saignement est difficile à contrôler, les pinces en titane en forme de pistolet et spécialement conçues pour la chirurgie par approche transsphénoïdale peut être employées afin d'arrêter le saignement.

(2) Le saignement du sinus caverneux : il faut que l'aspirateur nettoie complètement pour maintenir le champ opératoire clair et que la tumeur soit réséquée dès que possible. Une quantité appropriée de matériau hémostatique et de tampons de coton doit être utilisée pour boucher et compresser localement l'hémorragie, mais il est nécessaire d'éviter l'endommagement du nerf sinusal et la formation de thrombus.

(3) Le saignement suprasellaire : si le macroadénome hypophysaire envahit la région suprasellaire et qu'il adhère au polygone de Wilis, ce qui risque de provoquer des saignements lors de la traction et du grattage de la tumeur pendant l'opération chirurgicale. Dans les cas graves, il faut comprimer le saignement, avant d'effectuer une thérapie interventionnelle ou une craniotomie pour le traitement.

(4) Le saignement de l'artère carotide interne et de ses branches : en raison de la variation anatomique de l'artère carotide interne ou de la tumeur qui se développe en entourant l'artère, cette dernière peut être endommagée, ce qui provoquerait des points de saignement massifs pendant l'opération, et même mettrait en danger la vie du patient. À ce moment-là, il est impératif d'utiliser immédiatement l'aspirateur grossier pour garder le champ opératoire clair et de trouver rapidement le site de saignement. Si ce dernier n'est pas grand, des matériaux hémostatiques, des méninges artificielles et des tampons en coton peuvent être utilisés pour arrêter le saignement.

Quant au site de saignement assez grand, il convient de boucher et compresser localement avant la thérapie interventionnelle. De plus, un examen d'angiographie est nécessaire chez les patients du genre pour exclure l'existence du pseudo-anévrisme après la chirurgie.

(5) L'hématome intracérébral : pendant la craniotomie, une traction excessive de la spatule cérébrale peut provoquer des lésions du lobe frontal et un hématome intracérébral ; un apoplexie hypophysaire par le résidu tumoral se produit facilement au cas où un macroadénome hypophysaire serait partiellement réséqué, donc les changements de la conscience et des pupilles du patient doit être surveillés après l'opération. Une fois que la situation du patient s'aggrave, un examen de TDM doit être effectué immédiatement pour détecter l'hématome et le traiter à temps. Si nécessaire, une craniotomie doit être réalisée pour enlever l'hématome et décompresser. De plus, lors de la craniotomie, il est conseillé de réaliser le traitement chirurgical sans spatule cérébrale.

- **Quels sont les points-clés pour réduire le taux de fuite du LCR pendant la chirurgie ?**

Réponse : (1) Pendant l'opération chirurgicale, la position de la fenestration sellaire ne doit pas être trop haute et le bord supérieur de l'incision de la dure-mère sellaire doit être à une certaine distance du bord du diaphragme sellaire.

(2) Lors du grattage de la tumeur, en particulier lors du grattage du résidu tumoral dans la région suprasellaire et dans les plis du diaphragme sellaire, il faut être aussi doux que possible.

(3) Au cours de la chirurgie, il faut faire attention à l'arachnoïde suprasellaire et à la citerne suprasellaire gris-bleu au fond de celle-ci.

- **Quelles sont les méthodes de réparation des fuites peropératoires de LCR ?**

Réponse : (1) Pour les patients qui ont une petite déchirure et seulement une exsudation de LCR pendant l'opération, il convient d'utiliser une éponge de gélatine pour remplir l'intérieur de la selle, et puis une dure-mère artificielle sèche ou une éponge de gélatine et un adhésif de fibrine pour fermer la dure-mère du plancher sellaire.

(2) Pour les patients qui ont une grande déchirure, le site de la fuite doit être bouché avec du fascia ou du muscle, puis la dure-mère artificielle sèche et l'adhésif de fibrine doivent être utilisés pour fermer la dure-mère du plancher sellaire. Après l'opération, il est impératif d'effectuer régulièrement le drainage lombaire.

- **Quel est le critère pour juger du succès de la réparation peropératoire d'une fuite de LCR ?**

Réponse : le critère pour juger du succès de la réparation est qu'avant la fermeture du plancher sellaire avec un adhésif de fibrine, aucune exsudation claire de LCR n'est trouvée sous un microscope de haute puissance ou un endoscope.

- **Quelles sont les complications postopératoires de l'adénome hypophysaire ? Comment les traiter ?**

Réponse : (1) L'hémorragie postopératoire : elle se manifeste par des maux de tête accompagnés d'une forte baisse de la vision quelques heures après l'opération, et même des troubles de la conscience, une forte fièvre, un diabète insipide et d'autres symptômes du désordre hypothalamique. Il faut refaire immédiatement un examen de TDM. Si une hémorragie est détectée dans le crâne ou dans la région sellaire, des mesures doivent être prises activement et, si nécessaire, une chirurgie par approche transsphénoïdale ou une craniotomie doit être réalisée pour enlever l'hématome.

(2) La perte de vision postopératoire : les causes courantes de la perte de vision postopératoire sont l'hémorragie dans la zone opérée ; le tamponnement trop serré dans la selle ; le syndrome de selle turcique vide aiguë ; l'ischémie aiguë du nerf optique causé par le vasospasme du nerf optique, etc. Il faut surveiller étroitement l'état du patient après la chirurgie. Une fois que le dysfonctionnement visuel se produit, un examen de TDM doit être effectué dès que possible. Si une hémorragie est détectée, un traitement chirurgical doit être effectué dès que possible.

(3) L'infection postopératoire : elle est principalement secondaire à des patients présentant une fuite de LCR. Les manifestations cliniques courantes incluent : la température

corporelle supérieure à 38 °C ou inférieure à 36 °C. Il existe des signes clairs d'irritation méningée, des symptômes associés d'augmentation de la pression intracrânienne ou des preuves d'imagerie médicale.

(4) Le diabète insipide central : si le diabète insipide ne survient pas jusqu'à la sortie de l'hôpital, il faut revérifier le taux de sodium dans le sang le 7e jour après la chirurgie. Si le diabète insipide n'est pas soulagé à la sortie de l'hôpital, des médicaments appropriés peuvent être appliqués jusqu'à la disparition des symptômes.

5) L'hypopituitarisme : une évaluation endocrinologique doit être effectuée 12 semaines après la chirurgie, et s'il y a une insuffisance de la glande hypophysaire, un traitement hormonal de substitution doit être administré.

● **Quelles sont les indications du traitement médicamenteux de l'adénome hypophysaire ?**

Réponse : (1) Le prolactinome ou l'adénome mixte dominé par la prolactine, qui est pathologiquement confirmé : si le taux de PRL postopératoire est toujours au-dessus du la normale et accompagné de symptômes correspondants, des agonistes des récepteurs de la dopamine doivent être reçus.

(2) Si le niveau d'hormone de croissance ou celui d'IGF-I n'est pas amélioré après la chirurgie de l'adénome somatotrope et que l'IRM indique que les résidus tumoraux (en particulier celui situé dans le sinus caverneux), il convient de prendre un traitement de somatostatine analogue. Pour traiter l'adénome mixte dont la prolactine est positif, il est possible d'appliquer des agonistes dopaminergiques.

(3) Pour les patients qui ne sont pas soulagé après la chirurgie de l'adénome de l'ACTH, il convient d'effectuer un traitement de somatostatine analogue ou d'appliquer des médicaments pour traiter l'hypercortisolisme.

[Historique médical complété par le médecin résident ou le médecin traitant]

Bilan pathologique postopératoire (Figure 2-57) : adénome chromophobe de l'hypophyse sous microscope. Des figures mitotiques (2 ~ 5/10 HP) sont observées. L'index de prolifération (Ki67) est assez élevé. Ce qui est considéré comme un adénome hypophysaire atypique.

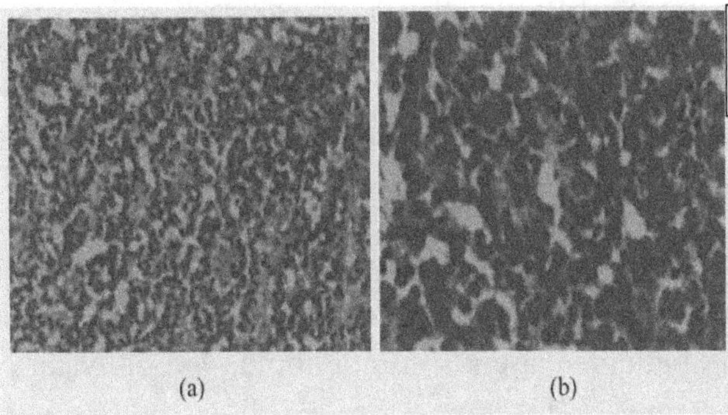

Illustration en couleurs :

Figure 2-57

Figure 2-57 Bilan pathologique postopératoire

? Questions fréquemment posées par le médecin senior au médecin résident / itinérant / traitant

- **Qu'est-ce qu'un adénome hypophysaire atypique ?**

Réponse : selon la nouvelle classification des tumeurs endocrines de l'OMS, il s'agit d'un adénome hypophysaire avec un certain comportement biologique invasif, qui se trouve entre l'adénome hypophysaire typique et le cancer de l'hypophyse.

- **Quels sont les critères du diagnostic de l'adénome hypophysaire atypique ?**

Réponse : Le diagnostic de l'adénome hypophysaire atypique implique les marqueurs tumoraux suivants.

(1) Le Ki-67 : assez élevé. Cela reflète une croissance tumorale plus rapide ou plus agressive, et même la possibilité de transformation maligne.

(2) La protéine p53 : il s'agit du produit du gène suppresseur de tumeur p53. Selon les études, la protéine p53 se lie à l'agressivité des adénomes hypophysaires et de nombreuses autres tumeurs.

(3) La mitose : la présence et le nombre de mitoses constituent des prédicteurs très importants. Ils indiquent que la tumeur se développe rapidement.

- **Quel est le traitement et le pronostic de l'adénome hypophysaire atypique ?**

Réponse : le traitement de l'adénome hypophysaire atypique reste cliniquement un point difficile et il n'existe pas de norme uniforme. Il est souvent besoin de combiner la chirurgie, la radiothérapie stéréotaxique et divers traitements médicamenteux. Si la chirurgie est possible, il faut chercher à réséquer complètement les tumeurs solides, ce qui peut réduire considérablement le taux de récidive. Il est à noter que le taux de récidive postopératoire des patients atteints d'adénome hypophysaire atypique est beaucoup plus élevé que celui des patients atteints d'adénome hypophysaire ordinaire. Selon les rapports, le temps de récidive moyen est d'environ 36 à 48 mois.

- **Quels sont les critères de guérison et les points de suivi de l'adénome hypophysaire ?**

Réponse : (1) L'adénome somatotrope : le niveau d'hormone de croissance aléatoire <1 μg/L et le niveau d'IGF-I tombant dans la plage normale selon le sexe et l'âge sont la norme de guérison.

(2) Le prolactinome : en l'absence des traitements tels que celui des agonistes des récepteurs de la dopamine, PRL chez la femme $<$ 20 μg/L, PRL chez l'homme $<$ 15 μg/L et PRL $<$ 10 μg/L le premier jour après la chirurgie indiquent un bon pronostic.

(3) L'adénome corticotrope : dans les 2 jours après la chirurgie, le cortisol sanguin $<$ 20 μg/L, le cortisol libre urinaire sur 24 h et le taux d'ACTH sont dans la plage normale ou inférieurs à la normale. Dans les 3 à 6 mois après la chirurgie, le cortisol sanguin, le cortisol libre urinaire sur 24h et l'ACTH sont dans la plage normale ou inférieurs à la normal, et les symptômes cliniques disparaissent ou sont atténués.

(4) L'adénome thyréotrope : dans les 2 jours après la chirurgie, les taux de TSH, de T3 libre et de T4 libre reviennent à la normale.

(5) L'adénome gonadotrope : dans les 2 jours après la chirurgie, les niveaux d'hormone folliculo-stimulante (FSH) et d'hormone lutéinisante (LH) baissent jusqu'à la normale.

(6) L'adénome non fonctionnel : dans les 3 à 6 mois après la chirurgie, il n'y a pas de résidu tumoral à l'examen d'IRM. Pour les adénomes fonctionnels, le retour des taux hormonaux à la normale pendant plus de 6 mois après la chirurgie indique la guérison du patient ; le premier examen d'IRM doit être réalisé 3 à 4 mois après la chirurgie, puis un réexamen est nécessaire dans 3 à 6 mois selon les niveaux hormonaux et l'état du patient. Lorsque le critère de guérison est satisfait, il convient de refaire un examen d'IRM une fois par an.

- **En ce qui concerne la radiothérapie conventionnelle et la radiochirurgie stéréotaxique / radiothérapie stéréotaxique, quelles sont les indications du traitement des adénomes hypophysaires ?**

Réponse : ①La tumeur résiduelle ou récurrente après la chirurgie ; ② La croissance invasive ou maligne ; ③ Les médicaments contre le prolactinome sont inefficaces, ou les patients ne peuvent pas tolérer les effets indésirables et sont incapables ou refusent d'accepter un traitement chirurgical ; ④ La radiochirurgie stéréotaxique est le premier choix pour les petits adénomes non fonctionnels qui tendent à croître ou qui impliquent le sinus caverneux ; ⑤ La chirurgie ou le traitement médicamenteux n'est pas convenable en raison de la coexistence d'autres maladies chez un patient ; pour les grands adénomes hypophysaires invasifs, récurrents après la chirurgie ou malins, il convient d'adopter la radiothérapie conventionnelle, y compris la radiothérapie à modulation d'intensité (IMRT), la radiothérapie guidée par l'image (IGRT), etc. Quant aux petits adénomes hypophysaires séparés du nerf optique ou impliquant le sinus caverneux, la radiochirurgie stéréotaxique est convenable. Pour les lésions entre les deux ci-dessus, la radiothérapie stéréotaxique peut être envisagée. S'il est besoin de soulager la compression tumorale dès que possible et de remédier aux symptômes cliniques graves causés par des niveaux hormonaux anormaux, aucune forme de radiothérapie n'est pas le premier choix.

- **Quelles sont les méthodes de traitement médicamenteux des prolactinomes ?**

Réponse : les agonistes dopaminergiques sont le traitement de premier choix pour les patients atteints de prolactinomes. Actuellement, il y a principalement la bromocriptine et la cabergoline, parmi lesquelles la bromocriptine est le médicament de premier choix recommandé en Chine pour le traitement des prolactinomes. Ces médicaments permettent de normaliser le niveau de PRL et de réduire considérablement le volume de la tumeur chez la plupart des patients, et ce traitement médicamenteux convient aux tumeurs de différentes tailles.

(1) La bromocriptine : mode d'emploi : d'abord, la dose thérapeutique initiale de bromocriptine (2,5 mg/comprimé) est de 0,625 à 1,25 mg par jour. Il est recommandé de la prendre avec des collations avant de se coucher le soir. Ensuite, c'est d'augmenter de 1,25 mg toutes les semaines jusqu'à atteindre 2 comprimés par jour ou 3 comprimés par jour. L'augmentation lente de la dose et la prise de médicament avec une collation au coucher permettent de réduire l'inconfort gastro-intestinal et les effets indésirables de l'hypotension orthostatique. 7,5 mg par jour est la dose thérapeutique efficace. Si le volume tumoral et la PRL ne sont pas bien contrôlés, la dose peut être augmentée progressivement jusqu'à 15 mg par jour. En effet, continuer à augmenter la dose ne peut pas améliorer davantage l'effet thérapeutique. Il n'est donc pas recommandé d'utiliser une dose importante de plus de 15 mg, mais de passer au traitement de la cabergoline.

(2) La cabergoline : mode d'emploi : la dose thérapeutique initiale de la cabergoline (0,5 mg/comprimé) est de 0,25 à 0,5 mg par semaine, et la dose doit être augmentée de 0,25 à 0,5 mg tous les mois jusqu'à ce que le niveau de PRL soit normal. Rarement, la dose dépasse 3 mg par semaine. Par rapport à la bromocriptine, la cabergoline est plus pratique à prendre et mieux tolérée par les patients. Pour les patients résistants à la bromocriptine, ils peuvent choisir la cabergoline pour le traitement.

- **Quels sont les effets secondaires de la bromocriptine et de la cabergoline ?**

Réponse : (1) Les effets indésirables de la bromocriptine comprennent les symptômes gastro-intestinaux tels que maux de tête, étourdissements, nausées, vomissements, ulcère peptique, la congestion nasale, la constipation, l'hypotension orthostatique, et les patients sévères peuvent même avoir un choc ; fatigue, anxiété, dépression, intolérance à l'alcool ; apoplexie hypophysaire causée par ce médicament.

(2) Quant à la cabergoline, ses effets indésirables sont les mêmes que ceux de la bromocriptine, et ses effets indésirables du tractus gastro-intestinal sont plus légers que ceux de la bromocriptine. D'ailleurs, il y a d'autres effets secondaires tels que les maladies mentales et les maladies latentes des valves cardiaques.

- **Quelles sont les caractéristiques de la pharmacothérapie des microadénomes à prolactine ?**

Réponse : cliniquement, l'objectif principal du traitement des microadénomes à PRL est de préserver les fonctions gonadique et reproductrice. La pharmacothérapie permet d'atteindre cet objectif de manière significative et efficace, c'est-à-dire que les médicaments peuvent contrôler efficacement le niveau de PRL, et après un traitement de agoniste dopaminergique à long terme et efficace, les microadénomes rétrécissent souvent et même disparaissent parfois. Étant donné que seulement 5 à 10 % des microadénomes se transforment en macroadénomes, le contrôle du volume tumoral n'est pas l'objectif principal du traitement médicamenteux, et les femmes qui ne souhaitent pas avoir d'enfants peuvent ne pas recevoir de traitement d'agoniste dopaminergique. Pour les femmes ménopausées, il est possible de recevoir une œstrogénothérapie, mais l'évaluation régulière du niveau de PRL, y compris le réexamen de l'IRM dynamique et améliorée pour observer la taille de la tumeur, est indispensable.

- **Quelles sont les caractéristiques de la pharmacothérapie des macroprolactinomes et des adénomes géants à prolactine ?**

Réponse : pour traiter les patients atteints de macroprolactinome ou d'adénomes géants à prolactine, en plus de contrôler le taux de PRL et de préserver la fonction hypophysaire, le volume tumoral doit être réduit afin d'améliorer les symptômes cliniques. Les agonistes dopaminergiques restent le traitement de choix pour la grande majorité des patients atteints de macroprolactinome ou d'adénomes géants à prolactine, sauf dans le cas où la perte de vision aiguë causée par l'apoplexie tumorale aigu nécessiterait une décompression chirurgicale d'urgence. Pour les cas sensibles, le taux de PRL baisse rapidement en 1 ou 2 semaines après le début du traitement médicamenteux, et en même temps la tumeur se réduit considérablement et la vision s'améliore. Le traitement par agoniste de la dopamine est généralement efficace pour restaurer la fonction visuelle, avec des résultats comparables à la décompression chirurgicale du chiasma. Donc, les patients atteints de macroadénomes avec perte du champ visuel ne sont plus considérés comme des cas d'urgence en neurochirurgie. Cependant, dans certains cas résistants aux médicaments, le volume de la tumeur ne se réduit pas significativement après plusieurs mois de traitement médicamenteux. Il faut des mois voire des années pour que la tumeur rétrécisse et disparaisse. Suite au traitement médicamenteux, un réexamen régulier par IRM se montre nécessaire. Après le commencement du traitement, il se fait une fois tous les 3 mois, ensuite une fois tous les six mois, et l'intervalle peut être plus long à l'avenir. Le but du traitement est de contrôler autant que possible le niveau de PRL dans la plage normale. Afin de minimiser le volume tumoral et même de promouvoir la disparition de la tumeur, il est préférable de réduire le taux de PRL à la valeur la plus basse possible. Même si le taux de PRL revient à la normale, il est toujours nécessaire de prendre des doses suffisantes d'agonistes dopaminergiques pour réduire davantage le volume de la tumeur. La réduction progressive des agonistes dopaminergiques ne doit être envisagée que lorsque le taux de PRL reste normal pendant au moins deux ans et que le volume de la tumeur diminue de plus de 50 %, car à ce stade, de faibles doses peuvent maintenir un taux de PRL et une taille de tumeur stables. Pourtant, l'arrêt du traitement risque d'entraîner une croissance tumorale et une récidive de l'hyperprolactinémie. Pour cette raison, les patients présentant des adénomes grands ou géants doivent être étroitement suivis après la réduction de dose ou l'arrêt du traitement.

- **Quelles sont les indications et contre-indications chirurgicales du prolactinome ?**

Réponse : (1) Les indications chirurgicales : elles comprennent ① L'effet curatif des microadénomes hypophysaires insatisfaisant ou inefficace après 3 à 6 mois de traitement médicamenteux. ② Les patients qui ne tolèrent pas le traitement médicamenteux. ③ La voie optique est comprimée et le traitement médicamenteux n'arrive pas à contrôler la prolactine sanguine et à réduire le volume de la tumeur. Ou après 3 à 12 mois de traitement médicamenteux, si le taux sanguin de prolactine redescend à la normale et que le volume tumoral reste inchangé, la possibilité d'un adénome hypophysaire non fonctionnel doit être envisagée. ④ L'adénome hypophysaire agressif est accompagné de rhinorrhée du LCR, ou la rhinorrhée du LCR apparaît après le traitement médicamenteux. ⑤ Les patients ont une capacité psychologique insuffisante pour survivre avec la tumeur ou ils refusent de prendre un traitement médicamenteux à long terme. ⑥ Les patients sont atteints d'apoplexie tumorale hypophysaire causée par un traitement médicamenteux ou d'autres raisons, et ils présentent des maux de tête sévères et une perte de vision aiguë. ⑦ Pour le macroadénome hypophysaire avec une dégénérescence kystique, le traitement médicamenteux ne peut généralement pas réduire le volume de la tumeur. ⑧ Les chirurgiens expérimentés pensent qu'il existe une forte attente de résection chirurgicale totale et ils tiennent pleinement compte de la volonté du patient de subir une intervention chirurgicale.

(2) Les contre-indications : il n'y a presque pas de contre-indications absolues à la chirurgie. La plupart des contre-indications relatives sont liées à un mauvais état général et à des dysfonctionnements organiques des patients. Pour ces derniers, il faut améliorer leur état général avant le traitement chirurgical.

- **Quels sont les principes du traitement liée à la grossesse des patientes atteintes de prolactinome ?**

Réponse : le principe de base consiste à raccourcir autant que possible la durée d'exposition du fœtus au médicament. Comme la bromocriptine est relativement sûre pour le fœtus, elle peut être appliquée chez les femmes atteintes de prolactinomes. Pour ces femmes, les taux d'incidence d'avortement spontané, de mort fœtale in utero et de malformations fœtales sont similaires à ceux des femmes ordinaires présentant des anomalies de la grossesse ; les microadénomes à prolactine des patientes se développent moins après leur grossesse.

Chez les patientes atteintes de microadénomes avant la grossesse, si le taux de prolactine descend à la normale, la grossesse est possible après la reprise des menstruations régulières. Cependant, en raison de la nécessité de maintenir la fonction du corps jaune, le médicament doit être arrêté après 12 semaines de grossesse ; pour les femmes atteintes de macroadénomes qui souhaitent avoir des enfants, la grossesse ne peut être autorisée qu'après que l'adénome s'est réduit à travers le traitement de la bromocriptine. Et il est recommandé de prendre le médicament tout au long de la grossesse.

Le niveau de PRL des gens ordinaires s'élève progressivement après la grossesse, mais il ne dépasse pas 300 à 400 μg/L. Chez les patientes atteintes d'un prolactinome avant la grossesse, une attention particulière doit être portée aux manifestations cliniques telles que le déficit du champ visuel, les maux de tête, la perte de vision, en particulier le déficit du champ visuel ou le syndrome du sinus caverneux. En cas d'apoplexie tumorale, la bromocriptine doit être ajoutée immédiatement. S'il n'y a pas d'amélioration dans une semaine, un traitement chirurgical doit être envisagé et la grossesse doit être interrompue dès que possible (lorsque la grossesse est proche du terme).

- **Qu'est-ce qu'une apoplexie hypophysaire ?**

Réponse : l'apoplexie hypophysaire désigne un infarctus hémorragique hypophysaire aigu qui survient soudainement et qui a de graves conséquences. Ses manifestations cliniques comprennent des céphalées aiguës, une pseudoméningite, une déficience visuelle, une ophtalmoplégie et une diminution de la conscience. En peu de temps, le patient est décédé d'une hémorragie sous-arachnoïdienne, d'une hypertension intracrânienne aiguë et d'un hypopituitarisme menaçant le pronostic vital. L'infarctus hémorragique aigu des tumeurs hypophysaires est une indication absolue de la neurochirurgie. Un diagnostic rapide et une thérapie de substitution des glucocorticoïdes sont les premières et les plus importantes étapes du traitement (Figure 2-58, Figure 2-59).

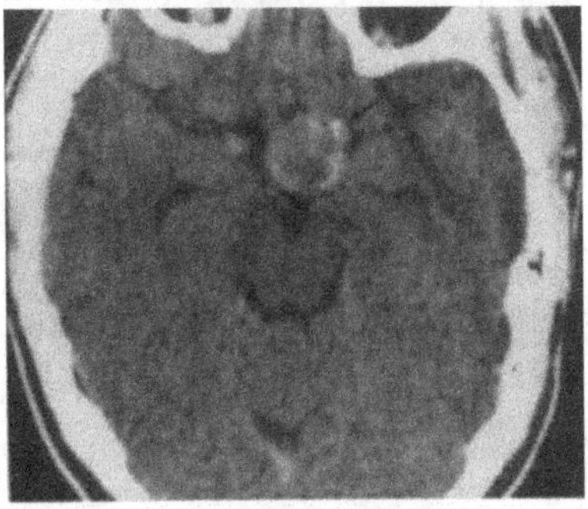

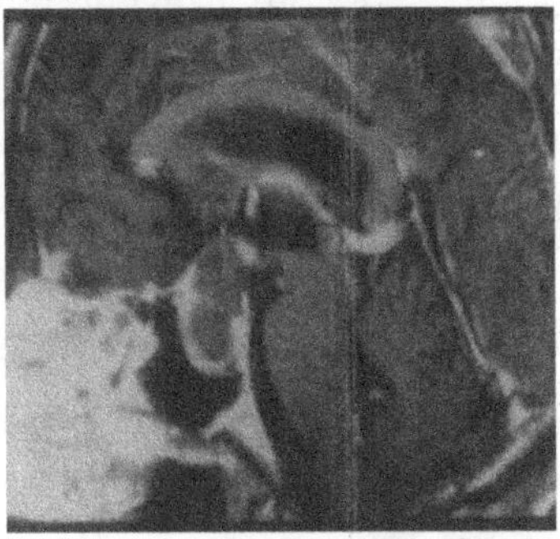

Figure 2-58 La TDM montre une ombre hyperdense s'étendant dans la région suprasellaire.

Figure 2-59 L'IRM montre un hyposignal au centre la lésion et un rehaussement périphérique, ce qui correspond aux manifestations de l'infractus.

Conclusion du médecin senior

Avec le développement de la technologie médicale et l'élévation du niveau de vie des gens, le « taux de détection » des adénomes hypophysaires se montre de plus en plus élevé. Pourtant, de nombreux problèmes ont été rencontrés dans le traitement de ces tumeurs, par exemple, les patients atteints d'hyperplasie hypophysaire sont traités à tort comme un adénome hypophysaire ; les méthodes de traitement de l'adénome hypophysaire invasif ne sont pas nombreuses et l'effet curatifs en n'est pas idéal ; il y aurait également des récidives après la guérison, etc. En raison de la fonction complexe de l'hypophyse et des manifestations différentes chez les patients, il est particulièrement important de choisir un plan de traitement approprié.

Les manifestations cliniques, les examens d'imagerie et les tests d'endocrinologie sont indispensables pour le diagnostic correct des adénomes hypophysaires. Le plan de traitement correct est choisi sur la base de la classification de ces tumeurs. L'hyperplasie physiologique ne nécessite aucun traitement, mais pour l'hyperplasie pathologique, l'hypophyse ne se rétablit naturellement qu'en traitant la glande cible. Quant aux microadénomes hypophysaires non fonctionnels découverts par hasard, il est nécessaire de suivre leur évolution. De nombreux patients atteints d'adénomes hypophysaires restent asymptomatiques tout au long de leur vie. Certaines cellules tumorales se développent dans une certaine mesure et ne continuent plus à se développer. Elles forment ce que l'on appelle cliniquement la « tumeur silencieuse » et ne nécessite aucune intervention clinique. S'il y a des symptômes clairs liés à l'adénome hypophysaire, ou qu'une croissance tumorale soit découverte au cours du suivi, le traitement s'impose.

Du fait de la diversité des manifestations cliniques, de la complexité du diagnostic et des multiples options de méthodes de traitement, les patients atteints d'adénomes hypophysaires ou les patients suspects doivent se rendre dans un centre médical regroupant des équipes professionnelles en neurochirurgie, en endocrinologie et en radiologie, pour assurer un diagnostic précis et le traitement le plus approprié.

Les objectifs idéaux du traitement des adénomes hypophysaires sont : de contrôler la croissance tumorale, d'éliminer ou de réduire l'effet de masse et de prévenir sa récurrence ; de contrôler les niveaux d'hormones dans la plage normale ; d'atténuer les complications causées par les troubles de la sécrétion hormonale.

Cas 7: chordome

[Historique médical établi par l'interne]

Le patient qui avait 32 ans, a été admis à l'hôpital, en raison de la plainte principale « des étourdissements depuis deux mois, aggravés par une faiblesse du membre supérieur droit depuis un mois ». Il a ressenti des étourdissements sans cause évidente il y a 2 mois, qui étaient persistants, comme une sensation d' « ivresse », et les symptômes ne pouvaient être soulagés au repos ou en position couchée. Au cours du mois dernier, les symptômes de vertiges se sont aggravés et accompagnés d'une faiblesse du membre supérieur droit, ce patient s'est donc rendu à l'hôpital local. Les examens de TDM et d'IRM de la tête ont montré : une lésion occupant de l'espace dans le clivus et dans la région sellaire ; un élargissement asymétrique du troisième ventricule et des ventricules latéraux. Un traitement de déshydratation avec du mannitol a été administré et les symptômes se sont légèrement améliorés. Aujourd'hui, le patient est venu à notre hôpital pour un traitement approfondi et a été admis à l'hôpital en raison des « lésions occupant de l'espace dans le clivus et dans la région sellaire ». Depuis le début de la maladie, il n'a pas de maux de tête évidents, pas de nausées, pas de vomissements, pas de vision floue et pas de diplopie. L'état d'esprit, l'appétit, le sommeil, la miction et la défécation sont normaux.

Examen physique : T 36,8 °C, R 19 fois /min, P 78 fois /min, PA 117/81 mmHg. Les fonctions cardiaque et pulmonaire étaient normales. Examen spécialiste : conscience claire, discours fluide, odorat normal, vision binoculaire de 0,8, pas de défaut du champ visuel. Les pupilles étaient aussi rondes, aussi grandes et sensibles à la lumière. Les globes oculaires se déplaçaient librement, et il n'existait pas de ptosis. Pas d'anomalie de la sensation faciale. Forte mastication, visage symétrique, audition des deux oreilles normale, pas de toux d'irritation, pas de voix rauque. La force musculaire du membre supérieur droit était de grade 4 et la force musculaire des membres restants de grade 5. Les réflexes physiologiques existaient et les réflexes pathologiques n'ont pas été déclenchés.

Examen auxiliaire : la TDM a détecté une lésion occupant de l'espace dans le clivus et dans la région sellaire étaient isodenses (Figure 2-60), avec des ombres hyperdenses éparses à l'intérieur. L'IRM a montré un iso/hypersignal mixte en T1 [Figure 2-61 (a)], un iso/hypersignal en T2 [Figure 2-61 (b)], et un élargissement asymétrique du troisième ventricule et des ventricules latéraux [Figure 2-61 (c), (d)], l'IRM améliorée a montré un rehaussement hétérogène de la lésion [Figure 2-61 (e)~(g)], et une compression du tissu hypophysaire (flèche) vers le haut.

Diagnostic : lésion intracrânienne occupant de l'espace (clival et sellaire), chordome ; hydrocéphalie.

Traitement : compléter les préparations pour la chirurgie, y compris les trois principales analyses de routine, la fonction de coagulation, les fonctions hépatique et rénale, le test d'électrolyte, l'électrocardiogramme, la radiographie thoracique, etc. Il faut encore un examen de TDM de la tête et une reconstruction tridimensionnelle du crâne, pour évaluer la destruction osseuse environnante. Le plan chirurgical est la résection microchirurgicale par approche transsphénoïdale du chordome.

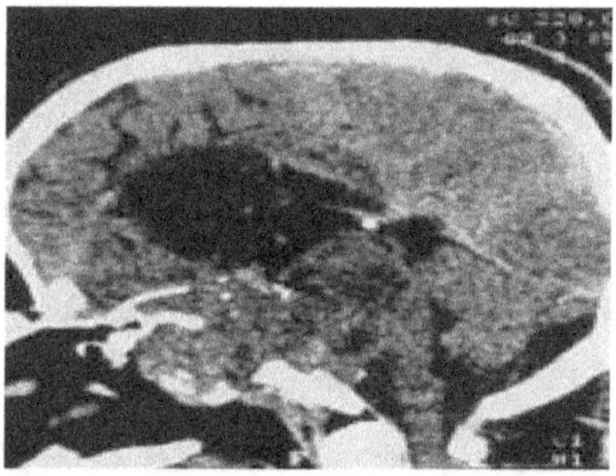

Figure 2-60 Lésion occupant de l'espace dans la région sellaire et le clivus, imagée en TDM

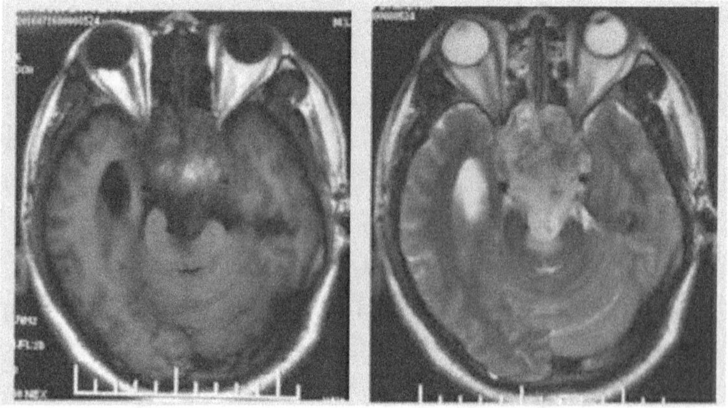

(a) Signal en T1 (b) Signal en T2

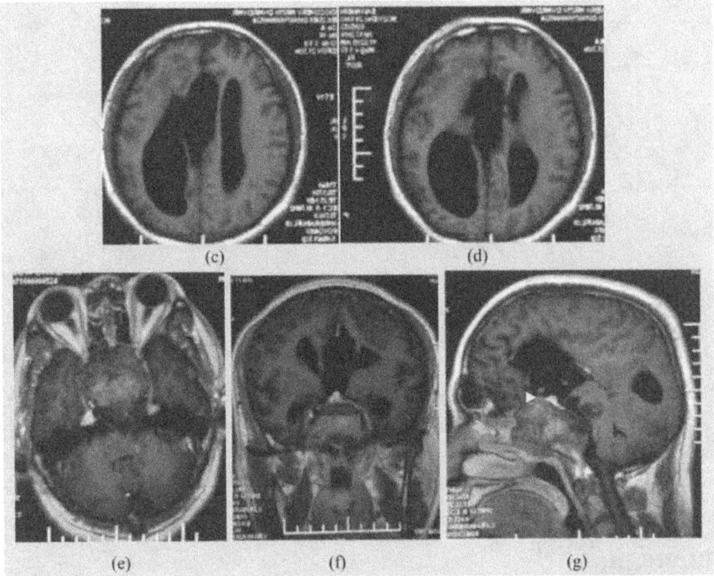

Figure 2-60 Lésion occupant de l'espace dans la région sellaire et le clivus, imagée en IRM

? Questions fréquemment posées par le médecin senior au médecin résident / itinérant / traitant

- **Qu'est-ce que la chorde ?**

Réponse : chez les embryons humains à la troisième semaine de gestation, sous l'induction du processus notochordal et de la chorde, une plaque neurale composée de neuroectoderme apparaît, et en même temps le tissu basique de l'os axial se produit. Ainsi, la chorde qui peut être différenciée en axe nerveux et en axe spinal, va de la base du crâne jusqu'au dos de la selle. La chorde monte du sacrum le long de la colonne vertébrale, traverse le corps vertébral pour atteindre le processus odontoïde et le clivus inférieur, pénètre dans le pharynx par le canal basal médial et puis dans les tissus mous du pharynx et arrive au dos de la selle (voir Figure 2-62). A la 11e semaine, le tissu de la chorde est remplacé par de l'eau, du collagène de type II, de l'aggrécane du nucleus pulposus. Il disparaît généralement et complètement un an après la naissance. La dernière chorde restante forme le nucleus pulposus du disque intervertébral, mais elle n'est actuellement pas considérée comme une origine potentielle du chordome.

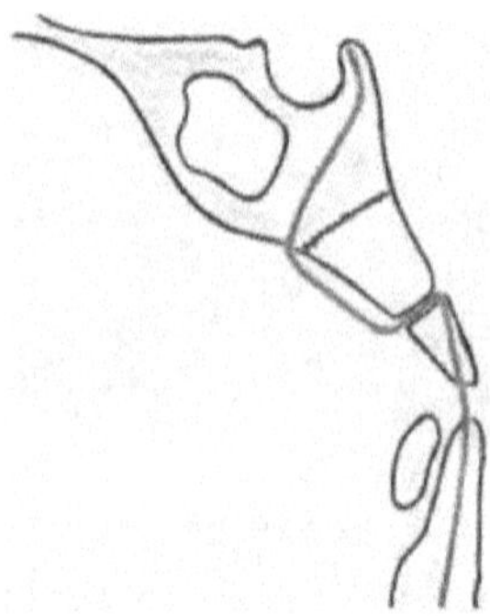

Figure 2-62 La trajectoire de l'extrémité supérieure de la chorde (B George , D Breson, P Herman, etal. Chordomas: A Review. Neurosurgery Clinics of North America, 2015, 26 (3) : 437-452.)

- **Qu'est-ce qu'un chordome ? Quels sont les sites courants de cette tumeur ? Quelles sont ses caractéristiques épidémiologiques ?**

Réponse : originaire du tissu résiduel de la chorde de l'embryon, le chordome est souvent gélatineux gris-blanc, avec ou sans capsule, et il présente fréquemment une croissance infiltrante, principalement dans l'os axial. C'est une tumeur maligne faible à modérée. Environ 35% des chordomes sont situés à la jonction des os sphénoïde et occipital, 55% dans le sacrum et les 10% restants dans d'autres parties de la colonne vertébrale. Le chordome représente 1 % à 4 % des tumeurs osseuses primitives, avec un taux d'incidence de (0,51-8)/million. Le rapport hommes/femmes est de 1,8 : 1. Le chordome peut survenir à tout âge, y compris chez les enfants et les adolescents, souvent chez les gens de plus de 30 ans et le plus fréquemment chez les personnes âgées de 50 à 60 ans (30 %). Bien que le chordome soit faiblement à modérément malin, 8 % à 43 % des patients développent encore des métastases à distance (les métastases pulmonaires sont les plus fréquentes, suivies des métastases des os, des ganglions lymphatiques, des tissus mous, du foie, de la peau, etc).

- **Quelles sont les manifestations cliniques du chordome de la base du crâne ?**

Réponse : les manifestations cliniques sont principalement les maux de tête, qui sont liés à l'invasion tumorale et à la destruction de l'os de la base du crâne et de la dure-mère, et qui peuvent également être causés par une hydrocéphalie secondaire ; la perte de vision et l'anomalie du champ visuel ; la diplopie et le ptôsis provoqués par la paralysie du nerf abducens et du nerf oculomoteur ; la toux d'irritation et la dysphagie entraînées par la compression des nerfs crâniens inférieurs ; l'épistaxis ; la diminution ou la disparition de l'odorat. Après que la tumeur s'est développée vers l'arrière et comprime le tronc cérébral, des troubles du mouvement des membres, des troubles sensoriels et même un coma apparaissent.

- **Quelles sont les manifestations cliniques du chordome sacro-coccygien ?**

Réponse : les manifestations cliniques sont le plus souvent les douleurs sacro-coccygiennes qui sont souvent des douleurs de distension ou des douleurs sourdes et qui peuvent irradier vers les fesses et les membres inférieurs, suivies du dysfonctionnement de la vessie et des intestins, et puis d'un engourdissement des membres inférieurs et de la région sellaire.

- **Quelles sont les caractéristiques du chordome en imagerie ?**

Réponse : l'examen de TDM montre souvent une destruction osseuse ostéolytique ou expansive, l'ostéosclérose réactive est parfois observée, la zone de destruction osseuse est remplacée par une masse de tissu mou et la limite entre la masse et l'os normal ne se montre pas claire, et au lieu de la calcification, des fragments osseux résiduels de la destruction peuvent être vus dans la lésion. Parce qu'il peut y avoir une hémorragie, un changement kystique et du tissu osseux dans la tumeur, les chordomes montrent généralement un signal hétérogène sur l'IRM, et ils montrent généralement un signal égal ou légèrement faible en IPT1, avec un hypersignal moucheté à l'intérieur, qui est lié à une hémorragie ancienne ou à un mucus riche en protéines. Les chordomes présentent généralement un hypersignal évident en IPT2, qui reflète leurs caractéristiques histologiques. Leur tissu est principalement composé de stroma mucineux avec un temps de relaxation T2 long et de cellules néoplasiques en forme de gouttelettes sécrétant du mucus. Des hyposignaux dispersés sont parfois observés en IPT2, ce qui montre une ostéonécrose ou des septa fibreux. L'IRM améliorée montre souvent un rehaussement du contraste anormal d'intensité moyenne, mais la forme est irrégulière et avec un rehaussement hétérogène en forme de « ruche » ou du « type granuleux ». Les caractéristiques de rehaussement reflètent les caractéristiques biologiques des chordomes. Un rehaussement lent indique que l'apport sanguin n'est pas riche, et un rehaussement continu peut être dû à l'adsorption et à l'accumulation de Gd-DTPA par les cellules tumorales ou les protéines du mucus.

- **De quelles lésions faut-il distinguer du chordome de la base du crâne ?**

Réponse : (1) Les tumeurs surviennent aussi principalement à la base du crâne, en particulier au sphénoïde et au clivus. La TDM détecte généralement des ombres isodenses ou légèrement hyperdenses dans le clivus ou dans la région parasellaire, une calcification dans la tumeur, un rehaussement faible ou nul après l'amélioration, une atteinte de sinus paranasaux ou de la cavité nasale et une érosion de l'os adjacent. L'IRM montre un hyposignal en IPT1 et un hypersignal en IPT2. Il est à noter que les tumeurs cartilagineuses se développent souvent latéralement, ce qui est également le point clé de leur identification.

Un cas de chondrosarcome de la base du crâne. Le patient qui avait 45 ans s'est plaint d'enrouement et de toux d'irritation durant 1 an ; de maux de tête et de vertiges aggravés depuis six mois et accompagnés de vomissements. Il a été hospitalisé pendant 1 semaine. La TDM de la tête a montré une énorme lésion hypodense occupant de l'espace dans la fosse crânienne moyenne droite, dans la fosse crânienne postérieure et dans le clivus et avec une calcification [Figure 2-63 (a)]. La destruction osseuse de la base du crâne s'avérait évidente [Figure 2- 63(b)]. L'IRM cérébrale a montré que la tumeur présentait un T1 long et un T2 long [Figure 2-64(a), (b)], et l'IRM améliorée a montré un rehaussement hétérogène de la lésion [Figure 2-64(c), (d), (e)].

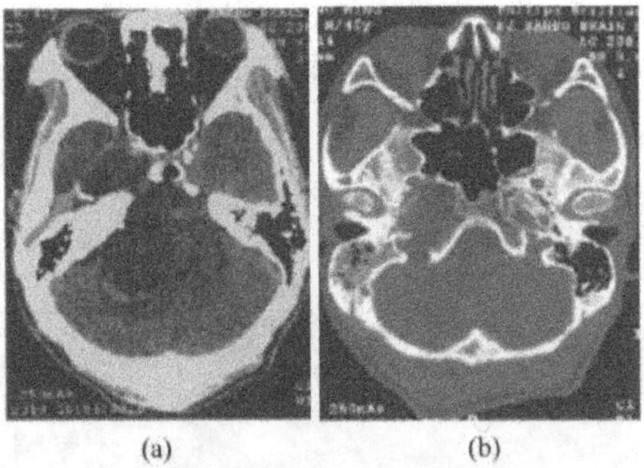

Figure 2-63 Chondrosarcome de la base du crâne selon la TDM

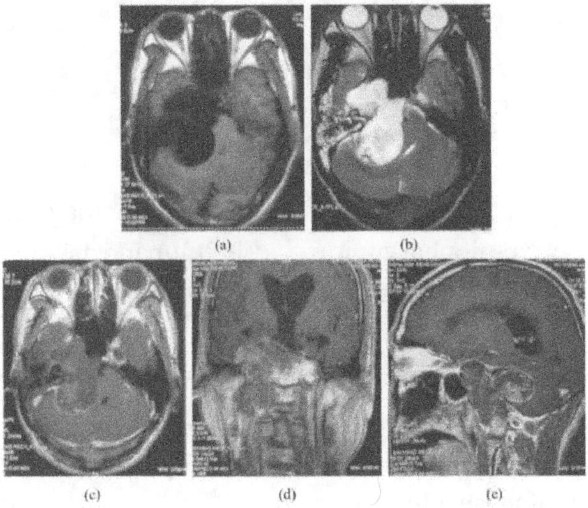

Figure 2-64 Chondrosarcome de la base du crâne selon l'IRM

(2) La tumeur hypophysaire : les lésions tumorales hypophysaires se situent principalement dans la région sellaire. Lorsque la tumeur se développe évidemment vers la région suprasellaire, le signe de sablier peut être observé. La TDM (fenêtre osseuse) montre que la selle turcique est impliquée et élargie, le plancher sellaire enfoncé, et du tissu osseux résorbé.

Un cas d'adénome somatotrope de la région sellaire. Le patient qui avait 21 ans s'est plaint de maux de tête accompagnés de modifications faciales et d'une hypertrophie des mains et des pieds pendant 3 ans. Il a été admis à l'hôpital. L'IRM de la tête (Figure 2-65) : une lésion occupant de l'espace dans la région sellaire, avec T1 égal et T2 légèrement long [Figure 2-65 (a) ~ (b)]. Cette lésion était rehaussée de manière homogène sur l'IRM améliorée [Figure 2-65 (c)~(e)] . La TDM de la tête (Figure 2-66) : la selle était manifestement élargie.

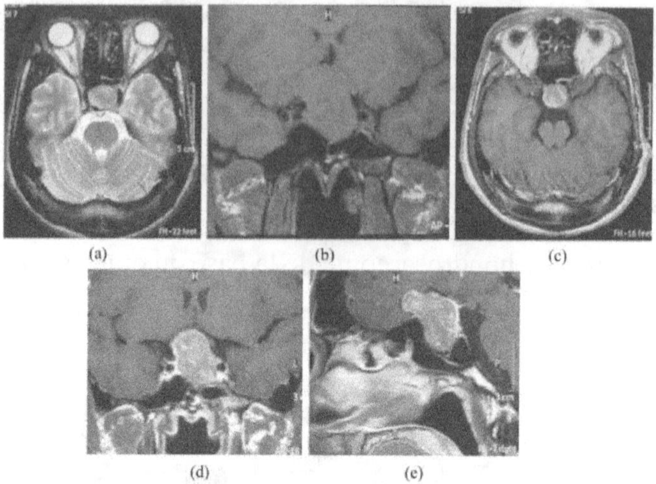

Figure 2-65 Adénome somatotrope imagé en IRM

(3) Le craniopharyngiome : la plupart des lésions sont des masses kystiques suprasellaires. Le signal d'IRM dépend des propriétés du contenu du kyste, la paroi du kyste est rehaussée après l'amélioration, et les bords de la lésion sont claires. La paroi du kyste peut être vue comme une calcification en forme d'arc ou de la coquille d'œuf, mais elle ne provoque généralement pas de destruction osseuse adjacente.

Un cas de craniopharyngiome suprasellaire et du troisième ventricule. Le patient qui avait 25 ans s'est plaint d'une perte de vision, de céphalées et de nausées pendant 1 an. Après son hospitalisation, la TDM de la tête (Figure 2-67) a montré une lésion occupant de l'espace dans la région sellaire avec des calcifications évidentes. L'IRM de la tête a montré une lésion occupant de l'espace dans la région suprasellaire, dans le troisième ventricule et la citerne interpédonculaire, qui se manifestait en T1 long et en T2 long (Figure 2-68). L'IRM améliorée (Figure 2-69) a révélé que la paroi kystique et la partie solide inférieure étaient significativement rehaussées.

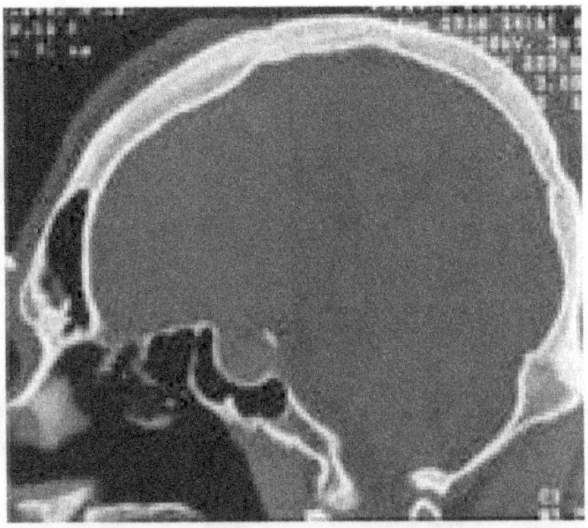

Figure 2-66 Adénome somatotrope selon la TDM

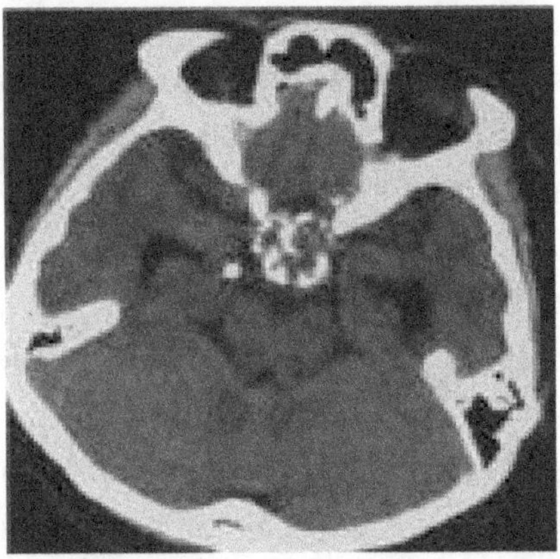

Figure 2-67 Lésion occupant de l'espace dans la région sellaire selon la TDM

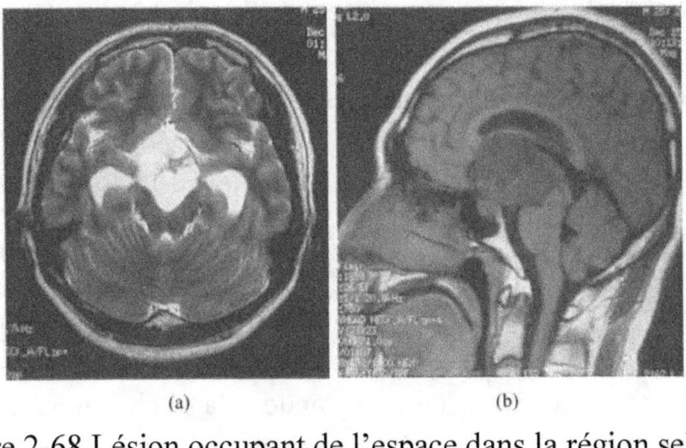

(a) (b)

Figure 2-68 Lésion occupant de l'espace dans la région sellaire selon l'IRM

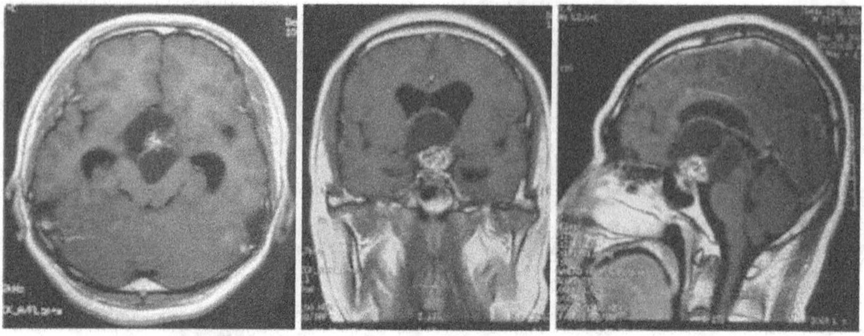

(a) (b) (c)

Figure 2-69 Lésion occupant de l'espace dans la région sellaire selon l'IRM améliorée

[Historique médical complété par le médecin traitant]

Les ventricules du patient se sont élargis de manière inégale. En plus des malformations congénitales, il y avait aussi la possibilité d'une hydrocéphalie secondaire. Un examen du fond d'œil et une ponction lombaire supplémentaires ont été effectués pour évaluer la pression intracrânienne. Le test de pression par ponction lombaire a montré : > 330 mm H_2O ; l'examen du fond d'œil a révélé un œdème du disque optique. Après l'analyse de la cause, nous considérons que la lésion compressant la citerne interpédonculaire et la citerne prépontine perturbe le retour du LCR.

Ce patient a subi une microchirurgie par approche transsphénoïdale et pour la résection du chordome. Au cours de l'opération, la tumeur était vue dans le sinus sphénoïde, le sinus ethmoïde, les régions intrasellaire et suprasellaire et le clivus. Elle était blanc grisâtre, de texture moyenne, riche en apport sanguin, avec des bords assez clairs. Des tissus osseux détruits pouvaient être vus à l'intérieur de la tumeur. En particulier, la destruction osseuse du clivus et de la paroi antérieure du sinus sphénoïdal était manifeste. Au microscope, la plupart de la tumeur a été réséquée. Après la résection, la dure-mère au niveau du clivus était visible et il n'y avait pas de fuite de LCR. Compte tenu de la grande plaie chirurgicale pendant l'opération, un cathéter a été placé dans la cavité tumorale pour le drainage.

? Questions fréquemment posées par le médecin senior au médecin traitant

● Quelles sont les méthodes de traitement chirurgical du chordome de la base du crâne ?

Réponse : quel que soit le site des chordomes, le degré de résection chirurgicale est un facteur clé affectant le pronostic des patients. La plupart des chordomes de la ligne médiane de la base du crâne peuvent être traités par chirurgie des fosses nasales ou de la cavité buccale en utilisant des techniques de neuroendoscopie ou de microscopie. De plus, avec le développement de nouvelles technologies et l'introduction de nouveaux équipements, le degré de résection s'élève continuellement. Les tumeurs peuvent également être traitées avec plusieurs chirurgies nasales ou avec la combination de la chirurgie et de la craniotomie. Les approches médianes de la base du crâne comprennent : les approches transnasale et transorale, et les approches latérales concernent diverses approches de craniotomie. Les approche médianes conviennent à la plupart des chordomes médians et à certains chordomes qui se développent latéralement ; les approches latérales (telle que l'approche transpétreuse, l'approche extrême latérale) sont appropriées aux chordomes qui se développent de manière significative latéralement.

Vidéo : la crâniotomie temporo-occipitale droite et la résection de la lésion par approche sous-temporale

● Quels sont les points clés du traitement chirurgical du chordome sacro-coccygien ?

Réponse : (1) L'embolisation préopératoire : la vascularisation du sacrum et de ses environs est riche et principalement alimentée par la branche postérieure de l'artère iliaque interne. L'artère sacrale médiane dérivée de l'aorte abdominale participe également à la vascularisation du sacrum. Elle forme avec l'artère sacrale latérale une anastomose et participe à l'alimentation du sacrum. L'artère sacrale médiane forme une circulation collatérale avec l'aorte abdominale et l'artère iliaque externe, et forme de vastes branches anastomotiques avec l'artère glutéale supérieure, tandis que ses veines qui l'accompagnent forment le plexus veineux présacral. Au moment de la consultation, les patients atteints de chordome sacro-coccygien ont souvent déjà d'énormes tumeurs, les nerfs sont complètement entourés et les os sont gravement endommagés. De plus, la distance entre la tumeur et les gros vaisseaux sanguins est si proche que la vitesse de saignement est rapide et que le volume de saignement est important. Par conséquent, l'embolisation vasculaire tumorale préopératoire se montre particulièrement importante, car elle permet de réduire l'apport sanguin de la tumeur, de contrôler la croissance tumorale dans la zone marginale, de révéler clairement le champ opératoire pendant la chirurgie et d'élever le taux de résection totale.

(2) Les approches chirurgicales : elles comprennent principalement l'approche antérieure simple, l'approche postérieure, l'approche antéro-postérieure, etc. Il est généralement reconnu que l'approche antérieure convient aux tumeurs hautes au-dessus du segment 3 et qui se développent vers la région présacrale. L'approche postérieure est convenable aux lésions situées au-dessous du segment 3. Pour les patients présentant des lésions impliquant des vertèbres sacrales supérieures, il convient de choisir l'approche antéro-postérieure.

(3) La protection des fonctions nerveuses : si le nerf est retiré pendant l'opération, ce qui entraînera des difficultés à marcher et une incontinence après la chirurgie. Selon les études, il est nécessaire de préserver pendant la chirurgie les nerfs des segments 1 et 2 et au moins un côté des nerfs du segment 3. Ainsi, la plupart des patients peuvent avoir des fonctions vésicales et intestinales normales.

(4) La stabilisation et la reconstruction pelviennes postopératoires : la résection sacrale causerait la séparation et la déstabilisation du le bassin et de la colonne vertébrale, ce qui

entraînerait une instabilité verticale et rotationnelle. D'où l'importance particulière de la reconstruction pelvienne.

[Historique médical recomplété par le médecin traitant]

Le diagnostic anatomopathologique de ce patient était : chordome classique, avec des cellules tumorales disposées en cordons et séparées par une importante quantité de stroma myxoïde (Figure 2-70).

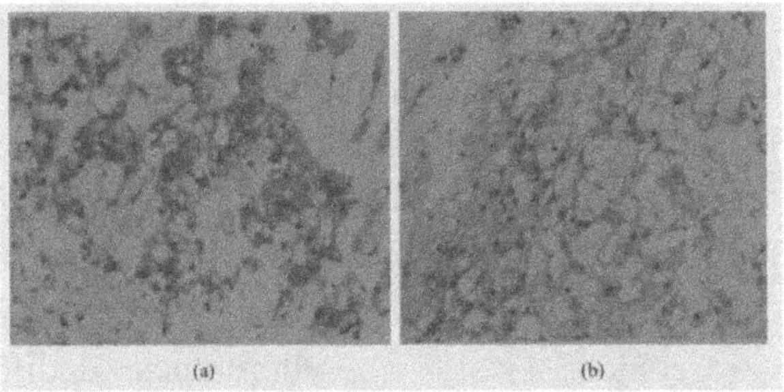

Figure 2-70 Images pathologiques

- **Quels sont les types pathologiques de chordome ?**

Réponse : (1) Le chordome classique : étant assez fréquent, le chordome classique ressemble à des cellules notochordales à différents stades de développement au microscope optique. La tumeur est lobulée, les cellules tumorales disposées en cordons et séparées à divers degrés par le stroma myxoïde qui est souvent d'une quantité considérable.

(2) Le chordome chondroïde : il s'agit d'un type particulier de chordome, qui a en même temps la structure de chordome classique et une différenciation vers le cartilage. Il existe de nombreuses zones chondroïdes ou des calcifications.

(3) Le chordome dédifférencié : la plupart des tumeurs du genre sont situés dans le sacrum, qui est très agressif et de mauvais pronostic. Ce type de tumeur est constitué d'un composant du chordome classique ou chondroïde, des histiocytes fusiformes malins ou fibreux malin et des zones de transition entre les différents composants. Sa composante sarcoïde est facilement diagnostiquée à tort comme d'autres sarcomes à cellules fusiformes ou pléomorphes de haut grade, tels que l'histiocytome fibreux malin, l'ostéosarcome extra-squelettique, le schwannome malin et le léiomyosarcome.

(4) Le chordome sarcomatoïde : la 4e édition de la classification pathologique de l'OMS pour les tumeurs des tissus mous et des os (publiée en 2013) a répertorié le chordome sarcomatoïde comme quatrième sous-type. Les points clés pour distinguer le chordome sarcomatoïde du chordome classique sont la présence de composants sarcomatoïdes dans le premier et la cytokératine positive dans les composants sarcomatoïdes. De plus, pathologiquement, le chordome dédifférencié se manifeste par la présence d'une structure typique de chordome et d'une structure sarcomatoïde (c'est-à-dire des noyaux en forme de fuseau indifférenciés, similaires aux cellules d'ostéosarcome) dans le tissu tumoral, mais les limites entre ces deux composants sont claires et sans zone de transition, et la cytokératine est négative dans la composante sarcoïde. Ainsi, les chordomes dédifférenciés et sarcomatoïdes peuvent être distingués par l'examen pathologique et par la méthode de coloration immunohistochimique.

- **Quelle est l'importance de la radiothérapie dans le traitement du chordome ?**

Réponse : le chordome n'est pas sensible aux radiations et l'effet curatif de la dose de radiothérapie conventionnelle de 50 Gy est loin d'être idéal. Actuellement, il est généralement reconnu que la dose de radiothérapie du chordome doit être supérieure à 60 Gy. Bien que des doses thérapeutiques plus élevées puissent avoir une meilleure efficacité, il faut bien limiter le dosage pour protéger les structures importantes environnantes telles que le tronc cérébral et le nerf optique. Il est généralement reconnu que le nerf optique et le tronc cérébral peuvent tolérer au maximum 60 Gy. Si cette dose est dépassée, des complications telles qu'une perte de vision se produiront. Selon le consensus de la Fondation du chordome, tous les chordomes de la base du crâne doivent bénéficier d'une radiothérapie adjuvante après la chirurgie. Par ailleurs, pour les patients inopérables, la radiothérapie seule peut être envisagée. La Fondation du chordome considère unanimement la radiothérapie après la biopsie comme une recommandation de grade B. Les directives du NCCN suggèrent que les patients non résécables peuvent être directement traités par radiothérapie. L'application de la radiothérapie chez les patients ayant une résection tumorale totale reste encore controversée. La radiothérapie comme traitement adjuvant du résidu tumoral après la chirurgie ou comme traitement palliatif destinés aux patients inopérables fait l'unanimité. De nouvelles techniques de radiothérapie, telles que les faisceaux de protons, permettent d'appliquer une dose locale plus importante (jusqu'à 80 Gy) pour contrôler la tumeur, tandis que la dose autour de la tumeur se réduit rapidement, ce qui contribue à mieux protéger les structures importantes environnantes.

- **L'expression du gène Brachyury est-elle corrélée au pronostic du chordome ?**

Réponse : le gène Brachyury est le produit de transcription du gène T-box. Abondamment exprimé dans le tissu de la chorde de l'embryon, il régule la transcription des gènes de formation embryonnaire et de différenciation cellulaire. Il est extrêmement important pour la prolifération et la différenciation des cellules de la chorde, et son expression est régulée par la voie de signalisation Wnt. Étant donné que le chordome est considéré comme une tumeur osseuse maligne dérivée du reste tissulaire de la chorde de l'embryon et que le Brachyurie est fortement exprimée dans le tissu de chordome, ce gène est toujours considéré comme un marqueur spécifique pour le diagnostic du chordome et il s'applique donc souvent dans l'identification et le diagnostic du diagnostic de chordome. Pourtant, des études de ces dernières années ont montré que le gène Brachyurie n'est pas spécifiquement exprimée dans le chordome, mais aussi dans une variété de tumeurs malignes (telles que le cancer du poumon, le cancer colorectal, etc.) et dans les tissus normaux (tels que les reins, les poumons, le cerveau, la moelle osseuse, etc). Selon des études, l'expression de Brachyury n'a rien à voir avec l'état de la maladie ou avec la durée de survie des patients atteints de chordome, mais uniquement avec le siège du chordome. Certains chercheurs pensent également que la faible expression de Brachyury indique que la tumeur a tendance à être dédifférenciée, avec une forte agressivité, un taux de récidive élevé et un mauvais pronostic.

Conclusion du médecin senior

Le chordome provient du tissu résiduel de la chorde de l'embryon et se trouve principalement dans l'os axial. Pour le traitement du chordome, la chirurgie associée à la radiothérapie est généralement préconisée, mais l'effet curatif n'est pas satisfaisant. Le taux de survie n'est que de 50,8 % et la durée médiane de survie est de 6,29 ans. Concernant la chirurgie du chordome de la base du crâne, bien que des techniques neuroendoscopiques aient été utilisées pour augmenter l'étendue de la résection chirurgicale, la résection totale présente encore de grands défis en raison de la croissance agressive de la tumeur. Pendant l'opération, une attention particulière doit être prêtée à la protection des structures tissulaires concernées, telles que le nerf optique, le segment du sinus caverneux de l'artère carotide interne, les nerfs liés au tronc cérébral et à la base du crâne, afin de prévenir la rhinorrhée du LCR. Si des dommages duraux sont découverts durant la chirurgie, il est nécessaire de les réparer avec des matériaux comme le muscle autologue, la graisse, le lambeau muqueux pédiculé de la cavité nasale et la dure-mère artificielle, etc. La chirurgie du chordome sacro-coccygien se concentre sur la prévention des saignements, sur la protection du nerf sacral et sur la reconstruction pelvienne. Comme cette dernière constitue un problème mondial, la stabilité de l'articulation sacro-iliaque doit être assurée si les conditions le permettent. Les chimiothérapies traditionnelles sont inefficaces contre le chordome. Cependant, avec la compréhension approfondie du mécanisme du chordome, les médicaments ciblés pour les voies de transduction de signal peuvent devenir de nouvelles cibles pour le traitement. Les cellules tumorales se forment en raison de l'activation de facteurs en tandem qui se lient à la surface cellulaire (transduction), avant de pénétrer dans le noyau (transcription). Les facteurs de surface cellulaire les plus importants sont les récepteurs à activité tyrosine kinase (RTK), actuellement connus sous 58 types. L'activation des RTK nécessite des ligands différents, dont la plupart sont des facteurs de croissance. Les plus importants facteurs de croissance sont le facteur de croissance dérivé des plaquettes (PDGF), le facteur de croissance épidermique (EGF) et le facteur de croissance transformant

(TGF). Ils activent les RTK qui activent à leur tour différents facteurs de transduction (principalement PI3K, ATK, mTOR), le système rénine-angiotensine-aldostérone, la transformation du signal, l'activation de la transcription 3. L'activation de ces voies de signalisation se lie à la croissance et à la prolifération tumorale. Plusieurs mécanismes tels que la mutation génétique (gène TSC), la surexpression des ligands RTK, peuvent conduire à une dérégulation des voies de signalisation. Actuellement, certains inhibiteurs de ces facteurs sont appliqués dans le traitement du chordome, ce sont par exemple les inhibiteurs des récepteurs PDGF (imatinib), les inhibiteurs des récepteurs EGF (cetuximab, gefitinib, erlotinib), les inhibiteurs mTOR (rapamycine). Jusqu'à présent, ces traitements médicamenteux ciblés sont encore limités. Il y en a deux raisons : premièrement, un type de RTK est inhibé par un inhibiteur, alors que d'autres RTK sont activés ; deuxièmement, l'inhibition de mTOR est une sorte de rétroaction négative, qui active les facteurs en amont et qui les transforme en une autre voie de signalisation. Des tests in vitro sur la cible de Brachyury ont montré de bons résultats, et des essais cliniques de phase I sont actuellement en cours. Avec le développement et la recherche d'une thérapie ciblée, l'effet curatif sur le chordome continuera de s'améliorer dans un proche avenir.

Cas 8 : craniopharyngiome

[Historique médical établi par l'interne]

Le patient âgé de 7 ans, dont la principale plainte était « des maux de tête depuis six mois, une perte de vision progressive depuis plus d'un mois », a été admis à l'hôpital. Les membres de la famille se sont plaints que l'enfant avait des maux de tête intermittents sans incitation évidente il y a six mois, qui pouvaient être soulagés par eux-mêmes sans nausées ni vomissements, et les parents ne s'en sont pas soucié au début. Il y a un mois, les parents ont constaté que l'acuité visuelle de l'enfant avait diminué en regardant la télévision. L'enfant s'est donc rendu au service d'ophtalmologie d'un hôpital local, mais n'a pris aucun traitement particulier. Son acuité visuelle a montré une diminution progressive, et un examen de TDM a révélé «une énorme lésion occupant de l'espace dans le crâne ». Afin de rechercher un diagnostic et un traitement plus approfondis, l'enfant est venu à notre hôpital et a été hospitalisé pour un « craniopharyngiome ». Au cours de la maladie, l'enfant n'était pas en forme, ses parole et ses activités n'étaient pas beaucoup, pas de polydipsie ni de polyurie, la croissance et le développement étaient normaux et son corps était mince.

Examen neurologique : conscience claire, mais pas en forme. Les pupilles dont le diamètre était de 3 mm, étaient aussi rondes, aussi grandes et sensibles à la lumière. la vision binoculaire était de 20 cm. Il manquait de coopération dans l'examen du champ visuel. Les globes oculaires se déplaçaient librement. Le test auditif des deux oreilles était normal. Pas d'anomalie de la sensation faciale. Lignes faciales symétriques. Pas de dérivation linguale. Réflexe nauséeux normal. Force musculaire des membres de grade 4, tonus musculaire normal, réflexe biceps, réflexe tendineux du genou et réflexe de la cheville normaux, signe de Babinski bilatéral (-). Pour vérifier s'il est possible de fermer les yeux et de se tenir debout, l'enfant n'a pas coopéré.

Examen auxiliaire : l'examen de TDM de la tête (Figure 2-78) a détecté : une énorme lésion de haute densité occupant de l'espace dans la région sellaire, le troisième ventricule et la région de l'angle ponto-cérébelleux droit, associée à une hydrocéphalie.

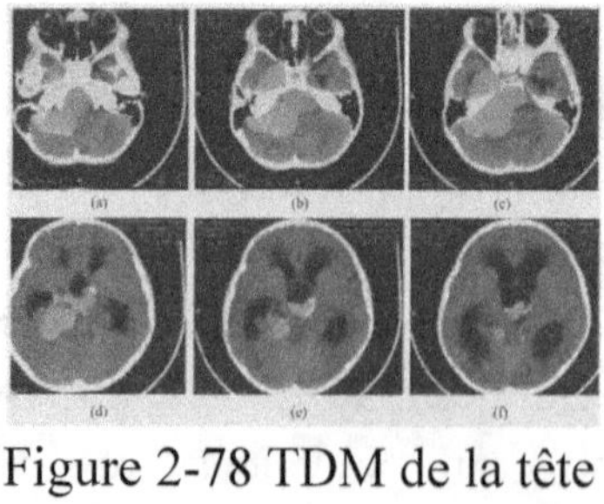

Figure 2-78 TDM de la tête

Une énorme lésion de haute densité occupant de l'espace dans la région suprasellaire, la fosse interpédonculaire, le troisième ventricule, la région parasellaire droit,e la citerne ambiante droite et la région de l'angle ponto-cérébelleux droit. Une calcification en forme de feuille et une calcification ponctuée dispersée dans la région suprasellaire et dans le troisième ventricule. Une compression importante du tronc cérébral, un élargissement évident du ventricule latéral et du troisième ventricule.

L'IRM de la tête (Figure 2-79) a montré : une énorme lésion kystique occupant de l'espace dans la région suprasellaire, la fosse interpédonculaire, le troisième ventricule, la région parasellaire droite, la citerne ambiante droite, la région de l'angle ponto-cérébelleux droit. Un rehaussement en forme de rosette de bord et un rehaussement nodulaire suprasellaire peuvent être observés. Il s'agirait d'un énorme craniopharyngiome associé à une hydrocéphalie supratentorielle.

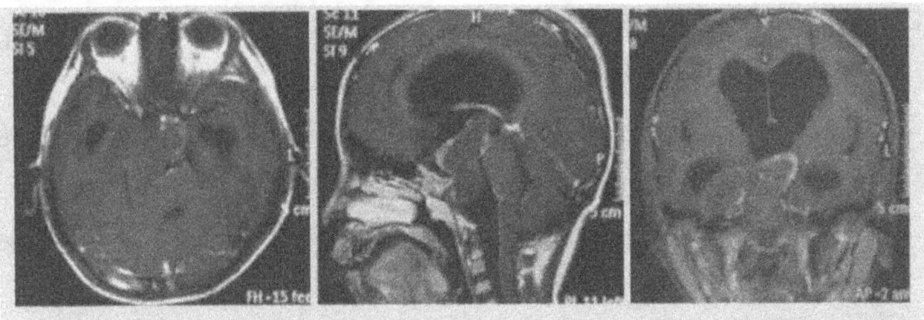
(a) (b) (c)

Figure 2-79 IRM de la tête

Il s'agit d'une énorme lésion kystique occupant de l'espace dans la région suprasellaire, la fosse interpédonculaire, le troisième ventricule, la région parasellaire droite, la citerne ambiante droite et la région de l'angle ponto-cérébelleux droit, qui se manifeste par un iso-signal en T1 et un long signal en T2. Un rehaussement en forme de rosette de bord et un rehaussement nodulaire suprasellaire peuvent être observés. Le tronc cérébral est comprimé et déplacé, la forme de l'hypophyse dans la selle est intacte et le ventricule supratentoriel se dilate.

Diagnostic : ① énorme craniopharyngiome ; ② hydrocéphalie supratentorielle.

(1) Compléter les tests et examens avant la chirurgie, y compris l'analyse sanguine de routine, l'analyse urinaire de routine, la fonction de coagulation, les fonctions hépatique et rénale, le test d'électrolyte, l'électrocardiogramme et la radiographie thoracique.

(2) Examen spécialisé : l'IRM de la tête et l'examen du fond d'œil.

(3) Après avoir terminé les examens préopératoires, il convient de déterminer la date de chirurgie.

? Questions fréquemment posées par le médecin senior à l'interne

- **Quel est le diagnostic actuellement envisagé ?**

Réponse : selon les antécédents médicaux, l'examen physique et les résultats d'imagerie, un craniopharyngiome associé à une hydrocéphalie supratentorielle est d'abord envisagé.

[Historique médical complété par le médecin résident ou le médecin traitant]

L'examen du fond d'œil après l'admission à notre hôpital a révélé un œdème de disque optique bilatéral. Le réexamen de TDM de la tête a montré une hydrocéphalie évidente et l'enfant avait des troubles de la conscience. Un drainage par ponction ventriculaire d'urgence était prévu afin de soulager l'hydrocéphalie, d'améliorer l'état général de l'enfant et de bien préparer pour la chirurgie.

? Questions fréquemment posées par le médecin senior au médecin résident / itinérant / traitant

- **Quelle est la base du diagnostic du patient ?**

Réponse : cet enfant présente une lésion kystique et solide dans la région sellaire et avec des calcifications, un craniopharyngiome doit être envisagé en premier. La taille de la tumeur est énorme et le trouble de la circulation du LCR provoque une hydrocéphalie obstructive.

- **Dans le cas présent, l'enfant atteint d'hydrocéphalie a-t-il besoin d'une dérivation ventriculo-péritonéale ?**

Réponse : l'hydrocéphalie chez cet enfant est secondaire, et elle doit être soulagée après la résection tumorale. Parfois, un épanchement épidural se produit en raison de l'effondrement du tissu cérébral. Il n'est pas nécessaire d'effectuer une dérivation ventriculo-péritonéale, même une dérivation excessive sera contre-productif. Porter toute la vie un cathéter augmente le fardeau du patient. De plus, il existe dans la dérivation chirurgicale des risques et des complications.

- **Pourquoi faut-il résoudre avant tout le problème de l'hydrocéphalie ?**

Réponse : pour le moment, l'enfant présente une hydrocéphalie évidente. Celle-ci a déjà entraîné une perte progressive de la vision et risque de causer la cécité, voire des troubles soudains de la conscience et le coma, si elle continue à se développer. Donc, il est maintenant urgent de traiter l'hydrocéphalie, au lieu de réséquer la tumeur. De plus, en cas d'hydrocéphalie si grave, la résection tumorale se montre extrêmement risquée.

- **De quelles lésions courantes de la région sellaire chez l'enfant faut-il différencier ?**

Réponse : (1) Tumeur des cellules germinales : il s'agit d'une maladie courante dans la région sellaire des enfants, qui est plus fréquente chez les filles et qui se manifeste au début par une polydipsie et par une polyurie. Les kystes des tumeurs germinales sont pour la plupart petits, avec un rehaussement nodulaire modéré. La tumeur peut être vue se propager le long du LRC, montrant de multiples lésions. Voilà les traits typiques pour l'identifier. Voir Figure 2-80.

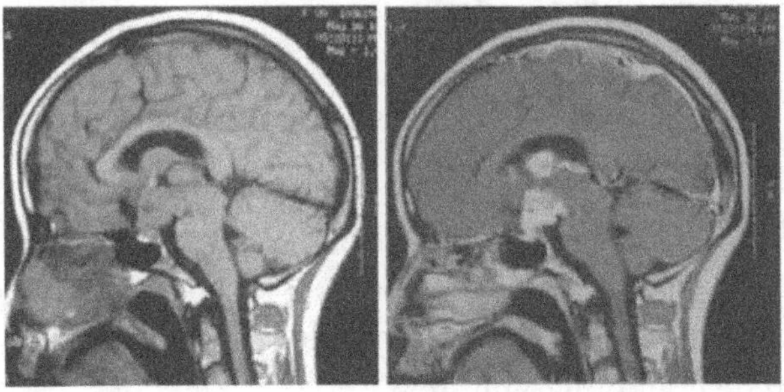

(a) (b)

Figure 2-80 IRM de la tête (plan sagittal)

Du fait des multiples lésions occupant de l'espace dans la région sellaire et le troisième ventricule, avec rehaussement évidente, il s'agirait d'une tumeur des cellules germinales avec des métastases intracrâniennes.

(2) Astrocytome pilocytique hypothalamique : provenant de l'hypothalamus, il peut être kystique ou calcifié. Son rehaussement après l'amélioration est généralement évident, en forme d'anneau plutôt qu'en forme de coquille d'œuf. Voir Figure 2-81.

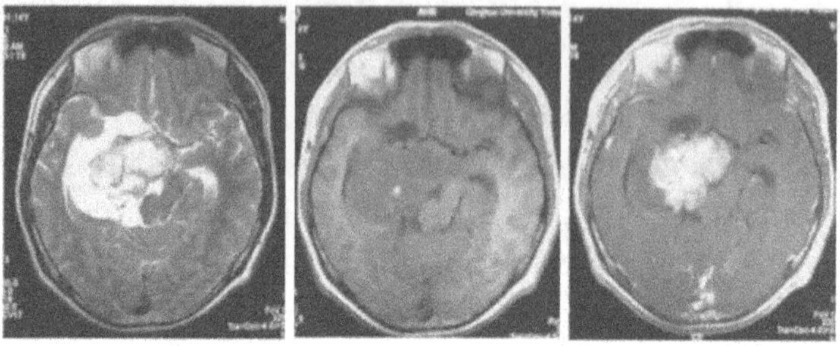

(a) (b) (c)

Figure 2-81 IRM de la tête (plan axial)

Il s'agit des lésions occupant de l'espace dans la région parasellaire, qui montrent des signaux mixtes anormaux (signal long en T1 et iso-signal en T2), avec un rehaussement hétérogène et des bords peu clairs. Il y a à l'intérieur de la tumeur un signal d'apoplexie. Un glioblastome est envisagé.

(3) D'autres maladies : les lésions courantes de la région sellaire chez les adultes, telles que les tumeurs hypophysaires, les méningiomes, les chordomes, etc, sont très rares chez les enfants.

- **Quelles sont les approches chirurgicales du craniopharyngiome ?**

Réponse : il existe plusieurs approches chirurgicales pour le craniopharyngiome, comme suit.

(1) La résection endoscopique du craniopharyngiome par approche transsphénoïdale.

(2) La crâniotomie frontotemporale par approche ptérionale pour la résection de craniopharyngiome.

(3) La crâniotomie frontale unilatérale par approche sous-frontale pour la résection du craniopharyngiome.

(4) La crâniotomie frontale unilatérale par approche de fissure interhémisphérique antérieure - lame terminale pour la résection du craniopharyngiome.

(5) La crâniotomie frontale unilatérale avec la combinaison de l'approche sous-frontale et l'approche de lame terminale pour la résection du craniopharyngiome.

(6) La crâniotomie frontale à travers le foramen interventriculaire ou à travers la fissure choroïdienne ou par approche transcalleuse-interfornicienne pour la résection du craniopharyngiome.

(7) La crâniotomie frontotemporale étendue avec la combinaison de l'approche ptérionale et l'approche transventriculaire pour la résection du craniopharyngiome.

- **Comment choisir l'approche chirurgicale du craniopharyngiome ?**

Réponse : Le craniopharyngiome est une tumeur de la ligne médiane, avec une croissance expansive ou lobulée dans l'espace sous-arachnoïdien et le long de la tige pituitaire et de l'infundibulum. Le mode de croissance du craniopharyngiome détermine que la chirurgie se fait principalement par des approches de la ligne médiane. Voici les quatre approches.

(1) L'approche transsphénoïdale étendue sous endoscopie : avec le développement technologique en endoscopie, cette approche deviendrait l'approche principale pour la résection du craniopharyngiome.

(2) L'approche sous-frontale : elle convient aux tumeurs qui se développent en avant de la base du crâne. En ce moment, le chiasma optique se trouve en arrière. L'opération chirurgicale se réalise principalement dans le premier ventricule. Le plancher de la fosse crânienne antérieure doit être suffisamment bas pendant la craniotomie.

(3) L'approche interhémisphérique antérieure : elle convient aux tumeurs qui se développent vers le haut sans pénétrer dans le troisième ventricule, mais qui poussent en rehaussant le plancher du troisième ventricule. C'est une méthode chirurgicale courante pour la résection des craniopharyngiomes. La crâniotomie doit passer la ligne médiane, c'est-à-dire exposer complètement le sinus sagittal supérieur. Si la combinaison avec l'approche sous-frontale est prévue,

le plancher de la fosse crânienne antérieure doit être suffisamment bas. Durant la chirurgie, il faut réséquer d'abord la tumeur dans le quatrième ventricule, et puis celle dans le premier ventricule après la réduction du volume tumoral (Figure 2-82).

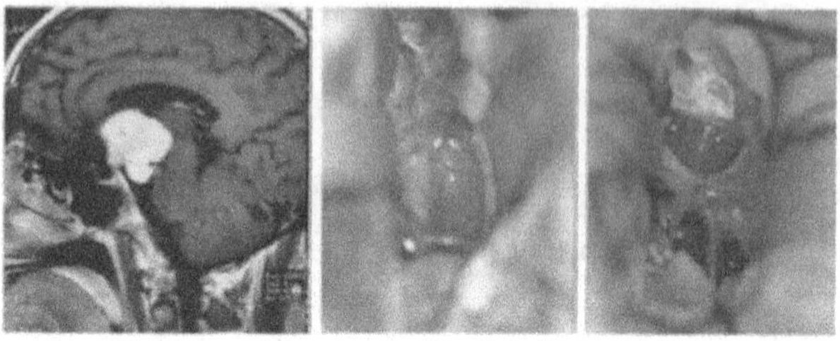

(a) (b) (c)

Figure 2-82 La résection du craniopharyngiome par approche interhémisphérique antérieure, l'incision de la lame terminale et la résection des lésions dans le quatrième ventricule, associée à une résection tumorale dans le premier ventricule. Il faut veiller à la protection des vaisseaux perforants pendant la chirurgie.

Vidéo : crâniotomie frontale droite par approche interhémisphérique pour la résection des lésions.

(4) Les approches à travers le troisième ventricule comprennent l'approche à travers le foramen interventriculaire, l'approche à travers la fissure choroïdienne ou l'approche transcalleuse-interfornicienne. Ces approches conviennent aux tumeurs qui se développent vers le haut et qui pénètrent dans le troisième ventricule. Ces tumeurs bloquent généralement le foramen interventriculaire et provoquent une hydrocéphalie. Il est particulièrement convenable d'effectuer en même temps une ventriculostomie au plancher du troisième ventricule, afin d'éviter la survenue d'une hydrocéphalie à long terme (Figure 2-83).

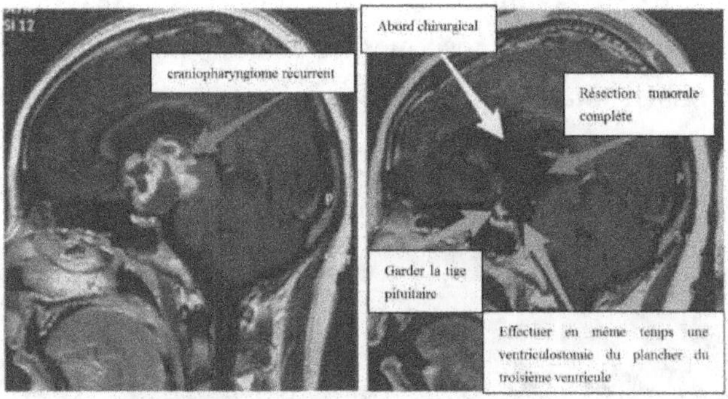

Figure 2-83 La résection du craniopharyngiome par approche transcalleuse-interfornicienne. Il est possible d'effectuer en même temps une ventriculostomie au plancher du troisième ventricule. Ce qui convient aux patients associés à une hydrocéphalie préopératoire.

- **Quels sont les avantages et les inconvénients de l'approche ptérionale classique pour la résection du craniopharyngiome ?**

Réponse : (1) Avantages : il existe de nombreuses lacunes qui peuvent être utilisées et il n'y a pas d'angle mort pour l'exposition à la tumeur.

(2) Inconvénients : du fait que l'opération est réalisée dans l'espace entre les vaisseaux sanguins et les nerfs, le risque de blessure est élevé et celle de perte de vision postopératoire et d'hémiplégie augmente. En outre, pour les tumeurs situées derrière les nerfs et les vaisseaux sanguins normaux, il faut les séparer en tractant. Si l'adhésion tumorale est étroite, la possibilité de résidus augmente.

- **Quelle approche chirurgicale convient au patient du cas présent ?**

Réponse : pour ce patient, une craniotomie frontale droite associée à l'approche interhémisphérique antérieure est convenable. Bien que la tumeur soit énorme, elle fait saillie vers le haut dans le troisième ventricule, envahit latéralement la fosse crânienne moyenne et implique profondément la fosse crânienne postérieure. Comme la plupart de la paroi tumorale est facile à séparer, il convient de réséquer les lésions de la région suprasellaire, du troisième ventricule et de la fosse crânienne postérieure à travers la fissure interhémisphérique, et de réséquer les lésions parasellaires droites par approche sous-frontale (Figure 2-84).

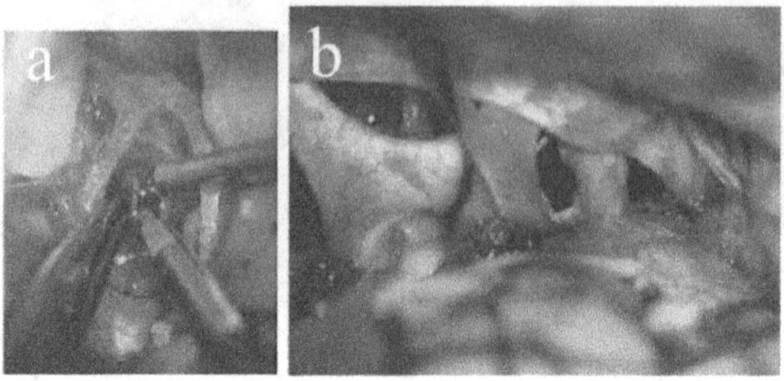

Figure 2-84 En cas de combinaison de l'approche sous-frontale avec l'approche interhémisphérique antérieure, une même incision chirurgicale est permise.

Illustration en couleurs : Figure 2-84

(a) L'exposition du champ opératoire de la fissure interhémisphérique antérieure et la résection tumorale dans le quatrième ventricule. (b) L'abord sous-frontal permet d'exposer plus de champ opératoire latéral

- **Quels sont les points clés pour la crâniotomie frontale droite à travers la combinaison de l'approche interhémisphérique antérieur avec l'approche sous-frontale ?**

Réponse : les points clés pour la crâniotomie frontale droite à travers la combinaison de l'approche interhémisphérique antérieur avec l'approche sous-frontale sont les suivants.

(1) Le patient est placé en position latérale. Sa tête est fixée avec l'appui-tête, inclinée vers l'arrière et abaissée de 10°. Une incision semi-coronaire est pratiquée derrière la racine des cheveux [Figure 2-85(a)].

(2) Le sinus sagittal supérieur doit être exposé à travers le trou percé sur la ligne médiane ; le deuxième trou est situé légèrement en dessous du premier trou, pour être au même niveau du plancher de la fosse crânienne antérieure [Figure 2-85(b)].

(3) La portée de la fenêtre osseuse - le sinus sagittal supérieur est exposé à la ligne médiane et le saignement du sinus doit être

comprimé avec une éponge. La crête sphénoïdale est exposée au côté latéral, ce qui facilite la libération du LCR de la fissure sylvienne. Une fois le lambeau osseux dissocié, il faut continuer à abraser le plancher de la fosse crânienne antérieure avec une fraise, et la fenêtre osseuse doit être suffisamment basse [Fig. 2-85(c)].

(4) Il faut stériliser le sinus frontal ouvert, avant de le renfermer avec de la cire osseuse.

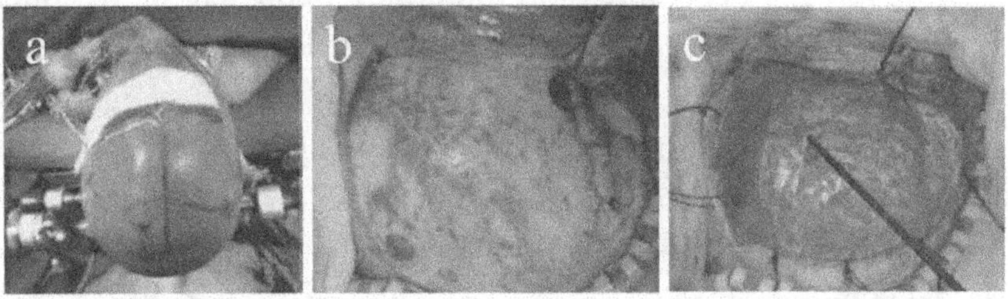

Figure 2-85 La crâniotomie frontale droite à travers la combinaison de l'approche interhémisphérique antérieur avec l'approche sous-frontale

(a) Concernant la position du patient et l'incision chirurgicale, il faut abaisser légèrement la tête pour que le lobe frontal s'abaisse naturellement en raison de la gravité, et ce qui réduit ainsi la traction du tissu cérébral. (b) Percer deux trous dans le crâne. (c) L'ouverture de la fenêtre osseuse doit répondre aux deux critères suivants : premièrement, le sinus sagittal est exposé à la ligne médiane ; deuxièmement, le deuxième trou doit être au même niveau du plancher de la fosse crânienne antérieure.

● **Quels sont les points clés de la résection du craniopharyngiome à travers la crâniotomie frontale droite par approche interhémisphérique ?**

Réponse : les points clés de la résection du craniopharyngiome à travers la crâniotomie frontale droite par approche interhémisphérique sont les suivants.

(1) Après avoir coupé la dure-mère, il faut libérer le LCR dans la citerne sylvienne pour réduire la pression intracrânienne à un niveau satisfaisant.

(2) Séparez soigneusement la fissure interhémisphérique antérieure en veillant à protéger l'artère cérébrale antérieure qui est parfois située d'un côté.

(3) La lame terminale doit être exposée derrière le chiasma optique. Après l'incision de celle-ci, la tumeur peut être exposée.

(4) Coupez la paroi kystique de la tumeur, aspirez le liquide du kyste et faites attention à éviter tout débordement.

(5) Après la décompression tumorale, il convient de réséquer la tumeur dans la capsule. La tumeur solide et la calcification peuvent être observées, et il faut les séparer et réséquer soigneusement.

(6) Ensuite, séparez la tumeur le long de la capsule. Les structures importantes autour de la tumeur, telles que le nerf optique, l'artère carotide interne, l'artère communicante antérieure et l'artère perforante, doivent être séparées par dissection tranchante et être soigneusement protégées.

(7) Enfin, c'est de réséquer en combinaison avec le premier ventricule la tumeur restante sous le chiasma optique et la tige pituitaire. Il faut prêter une grande attention à la protection de l'hypothalamus et de la tige pituitaire, et utiliser moins l'électrocoagulation et la dissection tranchante. Ce qui est l'objectif et la difficulté de l'opération chirurgicale. Du reste, il faut être patient, essayer d'enlever complètement la tumeur et d'éviter les résidus.

- **Pourquoi le craniopharyngiome doit-il être complètement réséqué lors de la première intervention chirurgicale ?**

Réponse : le craniopharyngiome est une tumeur bénigne avec une croissance agressive et des caractéristiques biologiques de tumeur maligne. La tumeur provient de la tige pituitaire et de l'hypothalamus, ce qui est très nocif pour le patient. La première opération est le meilleur moment pour la chirurgie. Une fois que la tumeur se reproduit ou après la radiothérapie, la résection complète se montre très difficile et le risque est considérablement augmenté. Donc, la première opération pour un craniopharyngiome doit viser une résection complète.

● **Quelles sont les complications postopératoires du craniopharyngiome ?**

Réponse : les complications postopératoires du craniopharyngiome sont les suivantes.

(1) La perturbation de l'équilibre hydro-électrolytique : les perturbations postopératoires de l'équilibre hydro-électrolytique, telles que le diabète insipide, le sodium sanguin et le potassium sanguin anormaux, doivent être étroitement surveillées et des médicaments doivent être utilisés pour stabiliser l'environnement interne.

(2) L'hypopituitarisme : la sécrétion d'hormones dépend de la récupération des fonctions hypophysaires et hypothalamiques. Pendant la période postopératoire des dommages, une hormonothérapie substitutive doit être administrée.

(3) Les troubles de la conscience et le coma : une fonction hypothalamique gravement altérée peut provoquer une perturbation postopératoire de la conscience chez les patients, qui est généralement causée par une traction excessive de l'hypothalamus pendant la dissection chirurgicale ou par des lésions ischémiques de l'hypothalamus.

(4) L'hyperthermie centrale : elle est causée par le trouble du centre thermorégulateur hypothalamique, et elle est cliniquement fréquente. La plupart des patients peuvent progressivement rétablir une régulation normale de la température corporelle, et un petit nombre de patients peuvent connaître une élévation à long terme de la température basale du corps.

(5) L'hyperglycémie et le coma hyperosmolaire : ils sont causés par un dysfonctionnement hypothalamique postopératoire. Une surveillance active de la glycémie et un traitement symptomatique immédiat sont nécessaires pour éviter le coma hyperosmolaire.

(6) La thrombose veineuse profonde du membre inférieur et l'embolie pulmonaire : les perturbations postopératoires de l'équilibre hydro-électrolytique, l'hyperosmolarité, l'alitement, l'âge avancé, l'obésité et le cathétérisme veineux profond... chez les patients atteints de craniopharyngiome sont tous des facteurs de

risque de thrombose veineuse profonde du membre inférieur, qui doivent être activement prévenu pour éviter la complication dangereuse de l'embolie pulmonaire.

(7) La rhinorrhée du LCR : elle est généralement rare.

(8) L'hémiplégie et l'aphasie : elles sont dues à l'ischémie cérébrale et à l'infarctus cérébral provoqués par des dommages peropératoires aux vaisseaux sanguins.

(9) L'hématome intracrânien : elle est causée par l'hémostase peropératoire incomplète ou par la suspension durale insatisfaisante lors de la fermeture crânienne.

- **Quels sont les traitements après une chirurgie du craniopharyngiome ?**

Réponse : les patients atteints de craniopharyngiome postopératoire doivent être traités comme suit.

(1) La surveillance des signes vitaux comme la pression artérielle, la fréquence cardiaque, la respiration et la température corporelle.

(2) L'observation de la conscience du patient et des changements pupillaires. Pour les patients dans le coma et incapables de manger pendant un court laps de temps, il est besoin de poser une sonde gastrique dès que possible.

(3) La surveillance post-opératoire du débit urinaire, de l'équilibre hydro-électrolytique, de la température corporelle, du niveau d'hormones et la glycémie du patient ; au stade précoce, les patients ont souvent un taux élevé de sodium et un diabète insipide, ils doivent donc prendre des liquides moins salés.

(4) Les patients en état hyperosmolaire sont sujets à la thrombose. Pour prévenir celle-ci, la surveillance de la fonction de coagulation, le port des bas élastiques, les activités passives des membres inférieurs sont nécessaires, et l'injection intramusculaire d'héparine calcique de bas poids moléculaire doit être effectuée si nécessaire.

(5) Les patients doit recevoir une complémentation hormonale de routine après la chirurgie, sinon l'hypopituitarisme peut entraîner une mort subite.

(6) La forte fièvre postopératoire est généralement une hyperthermie centrale et un refroidissement physique doit être administré.

(7) Les patients atteints de diabète insipide peuvent être traités avec de l'acétate de desmopressine (MINIRIN) par voie orale ou avec de la vasopressine par injection intramusculaire, pour un traitement symptomatique.

- **Quelles sont les causes de la rhinorrhée du LCR après la chirurgie du craniopharyngiome ? Comment le gérer et le traiter ?**

Réponse : la rhinorrhée du LCR peut survenir au début de la période postopératoire ou il peut s'agir d'une fuite postopératoire tardive. Il y en a deux causes possibles : premièrement, le sinus frontal n'est pas complètement renfermé pendant l'opération ; deuxièmement, la rhinorrhée du LCR est due à la fermeture incomplète après avoir abrasé le tubercule sellaire pendant l'opération.

Méthode de traitement : le patient doit rester en décubitus dorsal et un drainage lombaire doit être effectué durant environ 10 jours. Si ne l'état du patient ne s'améliore toujours pas, la réparation de la fuite de LCR est nécessaire. La méthode chirurgicale principale est celle du « sandwich ». Pour préciser, elle consiste à réparer par approche transnasale, à travers le lambeau muqueux pédiculé et sous endoscopie. Par ailleurs, la réparation par craniotomie peut aussi être un choix, mais elle paraît plus traumatisante.

- **Quels sont les types de diabète insipide après la chirurgie du craniopharyngiome ? Comment le gérer et le traiter ?**

Réponse : (1) Le diabète insipide après la chirurgie du craniopharyngiome est central, et il se divise en 3 types selon l'évolution clinique.

① Type temporaire : c'est le type le plus courant, qui dure 1 à 7 jours. Il peut être causé par un dysfonctionnement hypothalamique temporaire et s'améliore avec la disparition de l'œdème cérébral local.

② Type triphasique : la polyurie dure d'abord 1 à 7 jours, s'atténue ensuite pendant 1 ou plusieurs jours, et après le diabète insipide continue. Le type triphasique est fréquent en cas de dommages ou de coupure de la tige pituitaire. L'écoulement d'urine relativement normal d'entre-temps est dû à la libération d'hormone antidiurétique (ADH) stockée dans l'hypophyse postérieure.

③ Type continu : il existe souvent en cas de lésions étendues de l'hypothalamus et de la tige pituitaire.

(2) Le traitement du diabète insipide après une chirurgie du craniopharyngiome : pour les cas bénins, il convient d'appliquer une petite dose d'hormone hypophysaire (5 à 10 U) ou de prendre de l'hydrochlorothiazide, 25 mg par fois et 1 à 2 fois par jour. Pour le diabète insipide qui dure longtemps, l'injection intramusculaire du tannate de vasopressine peut être effectuée 0,3 à 0,5 mg par fois et une fois tous les 5 à 7 jours. L'application des comprimés de MINIRIN de 0,1 mg ou de 0,2 mg : dosage adulte : 0,1 à 0,2 mg, 3 fois par jour ; dosage pédiatrique : 0,01 à 0,1 mg par fois, 3 fois par jour.

- **Quels conseils doivent être donnés aux patients atteints de craniopharyngiome qui vont sortir de l'hôpital ?**

Réponse : les analyses d'endocrinologie sont nécessaires un mois après la chirurgie, ce sont les tests du cortisol sérique, des hormones thyroïdiennes (cinq éléments), des hormones sécrétées par l'hypophyse (six éléments d'hormones sexuelles), de l'hormone de croissance et de l'hormone corticotrope. Trois mois après l'opération chirurgicale, il faut refaire des tests d'hormones, les examens d'IRM simple et améliorée de la tête. Il est impératif de refaire ces tests et examen ci-dessus 6 mois après, ensuite 1 an après, et puis tous les 2 ans. Si l'état du patient change entre-temps, un réexamen doit être effectué immédiatement.

Conclusion du médecin senior

Dans le cas présent, le patient est un enfant de sexe masculin avec un début lent et une évolution aiguë de la maladie. Lors de l'admission à l'hôpital, il était déprimé. L'acuité visuelle des deux yeux était de 20 cm. L'examen d'imagerie a révélé une lésion kystique dans la région sellaire, qui est rehaussé en forme d'anneau de la coquille d'œuf. Le craniopharyngiome était en premier lieu envisagé. Comme les symptômes de l'hydrocéphalie étaient évidents, le drainage ventriculaire externe par la ponction de la corne frontale gauche a été pratiqué en urgence pour améliorer l'état général du patient. Une fois les tests et examens préopératoires terminés, une craniotomie frontale droite et une résection tumorale par l'approche sous-frontale associée à l'approche interhémisphérique ont été effectuées. Pendant l'opération, une attention particulière a été accordée à la protection de la tige pituitaire et de l'hypothalamus. Après la chirurgie, une attention particulière a été accordée à l'observation de l'état de conscience, à la surveillance du débit urinaire, de l'équilibre hydro-électrolytique, de la température corporelle, des niveaux d'hormones et de la glycémie, et à la prévention de la thrombose veineuse profonde.

Le craniopharyngiome est une tumeur intracrânienne rare, représentant 2,5 % à 4 % de toutes les tumeurs intracrâniennes. Son taux d'incidence est relativement élevé chez les enfants. Le craniopharyngiome représente environ 9 % des tumeurs intracrâniennes et plus de la moitié des tumeurs de la région sellaire des enfants. Cette tumeur a deux pics d'incidence, dont le premier est de 5 à 10 ans, le deuxième 30 à 45 ans. De plus, les taux d'incidence des hommes et des femmes sont à peu près les mêmes.

Il existe deux théories principales sur l'origine des craniopharyngiomes : l'une est que ces tumeurs proviennent du reste embryonnaire du canal cranio-pharyngien ; l'autre est que les craniopharyngiomes sont issus de la crête épithéliale squameuse de l'hypophyse antérieure. Les craniopharyngiomes sont principalement situés dans la région suprasellaire et ils peuvent également se produire dans le troisième ventricule. Presque toutes ces tumeurs ont des composants solides et kystiques, et il peut y avoir divers liquides dans le kyste, qui contiennent généralement des cristaux de cholestérol. Les craniopharyngiomes doivent être différenciés du kyste de Rathke (Tableau 2-4), environ 85 % de ces tumeurs chez les enfants ont des calcifications et 40 % chez les adultes ont des calcifications.

Tableau 2-4 Points clés pour différencier le kyste de Rathke du craniopharyngiome

Caractéristiques	Kyste de Rathke	Craniopharyngiome
Origine	Partie médiane de l'hypophyse	Bord antéro-supérieur de l'hypophyse
Disposition des cellules	Epithélium cylindrique simple	Epithélium pavimenteux multicouche ou disposition des cellules comme une ruche
Contenu du kyste	Liquide semblable à de l'huile moteur	Cristaux de cholestérol

La croissance tumorale se lie étroitement au nerf optique, au chiasma optique, à la tige pituitaire, à l'infundibulum, au plancher du troisième ventricule et à d'autres structures hypothalamiques, ce qui entraîne des symptômes de compression de ces parties, tels que la déficience visuelle, l'anomalie du champ visuel, l'hydrocéphalie et les modifications neuroendocriniennes. Bien que les craniopharyngiomes soient en histologie des lésions bénignes, la résection chirurgicale est difficile en raison de la relation étroite entre la tumeur et les nerfs et les vaisseaux sanguins de l'hypothalamus, et un dysfonctionnement hypothalamique sévère peut survenir après la chirurgie. Il en ressort que l'opération chirurgicale est d'une grande difficulté et d'un risque élevé.

Actuellement, la résection chirurgicale reste le principal traitement du craniopharyngiome et son effet curatif est certain. Pour les médecins compétents en microneurochirurgie, le taux de résection chirurgicale total peut atteindre 70% à 90%, le taux de mortalité chirurgicale est de 2 % à 3 % et le taux d'invalidité postopératoire d'environ 10 %. Pendant l'intervention chirurgicale, il faut veiller à protéger le chiasma optique, la petite artère perforante sous les bandelettes optiques, la tige pituitaire et la structure hypothalamique. Pendant l'opération, les structures de myéline s'étend longitudinalement sur la tige pituitaire peuvent être vues. S'il est facile de séparer pendant l'opération la tumeur de ces structures, la résection tumorale est possible ; pour la tumeur dont l'adhérence est étroite, il n'est pas forcé de la réséquer, de crainte d'endommager la structure hypothalamique. La récidive tumorale survient principalement environ 5 ans après la chirurgie, et selon les rapports, la récidive la plus longue s'est produite 20 ans après l'opération. Par conséquent, après la résection totale de la tumeur, le temps de suivi ne doit pas être inférieur à 10 ans. Même si la tumeur récidive après la résection complète, le taux de survie à 10 ans est toujours supérieur à 85%, ce qui montre que les résultats de la résection totale du craniopharyngiome sont satisfaisants, et c'est donc le premier choix pour le traitement du craniopharyngiome.

Pour les patients ayant reçu une résection tumorale subtotale, la radiothérapie postopératoire permet de réduire considérablement le taux de récidive tumorale et le taux de survie à 10 ans est de 75 % à 80 %. Au contraire, si aucune radiothérapie n'est effectuée, le taux de récidive est extrêmement élevé, celui à 5 ans atteint 75 % et le taux de survie à 10 ans n'est que de 25 %. La résection subtotale de la tumeur associée à la radiothérapie contribue seulement à retarder la récidive tumorale, mais n'arrive pas à éradiquer la tumeur. Il convient de noter que la méthode de combiner la résection tumorale subtotale et la radiothérapie ne convient ni aux enfants ni aux jeunes patients, et qu'elle ne s'adapte qu'aux personnes âgées et aux patients présentant une résection tumorale difficile et un risque chirurgical assez élevé.

Cas 9 : lymphome primaire du système nerveux central

[Historique médical établi par l'interne]

La patiente avait 53 ans, elle a été admise à l'hôpital en raison d'une « faiblesse des membres droits pendant plus de six mois, qui s'est aggravée pendant 10 jours ». Il y a six mois, une faiblesse des membres droits sans incitation évidente est survenue. Cette patiente tombait souvent en marchant, mais elle n'y prêtait pas attention et ne recevait aucun traitement ; il y a 10 jours, la faiblesse des membres droits s'est aggravée, le membre supérieur droit ne pouvait pas être levé, la poignée de main était possible et le membre inférieur droit ne pouvait pas bouger ; pas de maux de tête, de vertiges, pas de nausées, pas de vomissements, pas de convulsions des membres ou pas d'incontinence. La patiente est donc allée à l'hôpital local pour un traitement. L'examen IRM de la tête a montré de multiples lésions intracrâniennes occupant de l'espace. Le mannitol et les glucocorticoïdes ont été administrés pour un traitement symptomatique (la dose spécifique était inconnue), mais la patiente ne s'est pas améliorée. Pour un diagnostic et un traitement précis, cette dernière s'est rendue dans notre hôpital et le service de consultation l'a admise en raison des « lésions intracrâniennes occupant de l'espace (lymphome ? Frontal gauche, pariétal gauche, du gyrus orbitaire, du gyrus rectus, des ganglions de la base). La miction et la défécation étaient normales, et le poids changeait récemment de façon évidente.

Examen physique : T 36,4 °C, R 18 fois /min, P 78 fois /min, PA 100/68 mmHg.

Conscience claire, capacités fondamentalement normales de répondre, de parler, de s'orienter, de calculer et de mémoriser. Résultat du test olfactif normal. La vision binoculaire et le champ visuel étaient normaux. Les pupilles étaient aussi rondes, aussi grandes, avec un diamètre de 3,0 mm. Elles étaient directement et indirectement sensibles à la lumière. Les globes oculaires se déplaçaient librement, pas de ptosis, pas d'œdème ; l'ouverture de la bouche sans déviation de la mâchoire inférieure, forte mastication, réflexe cornéen normal ; lignes frontales et sillons nasogéniens symétriques, expression faciale normale ; haussement de l'épaule droite un peu faible, pas d'atrophie du muscle sternocléidomastoïdien, pas de dérivation linguale, force musculaire gauche de niveau IV et celle de la droite de niveau 0 ; aucune sensation anormale dans tout le corps ; les tests doigt-nez, de rotation et de talon-genou-tibia étaient normaux du côté gauche, mais sans résultats du côté droit. Les réflexes physiologiques existaient, et les signes pathologiques étaient positifs du côté droit.

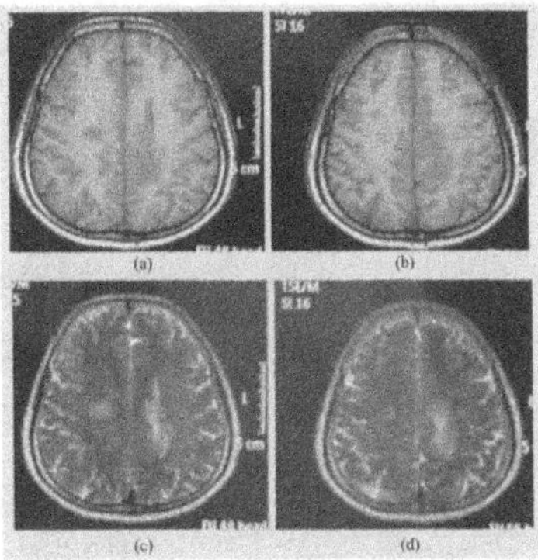

Figure 2-114 Résultats de l'examen standard de l'IRM de la tête

Examen auxiliaire : l'IRM de la tête a montré des lésions multifocales et irrégulières occupant de l'espace dans la région frontale gauche, la région pariétale gauche, le gyrus orbitaire, le gyrus rectus et les ganglions de la base. Ces lésions se manifestaient par des signaux longs en T1 et en T2 (Figure 2-114) et par un rehaussement évident après l'injection du produit de contraste (Figure 2-115). Elles se sont manifestaient par des signaux isodenses dans l'examen TDM (Figure 2-116).

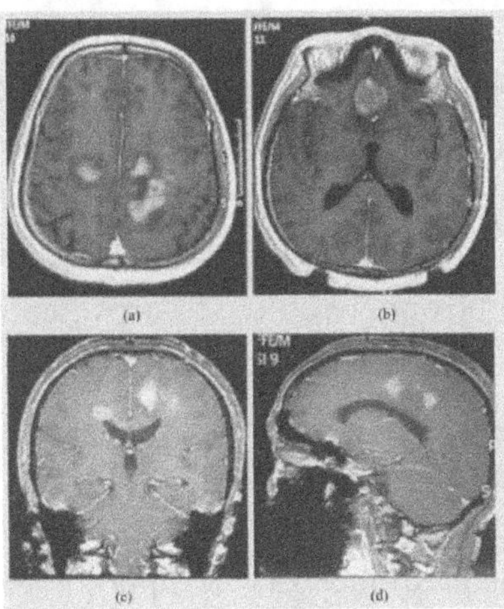

Figure 2-115 Aspect de l'IRM de la tête à contraste amélioré

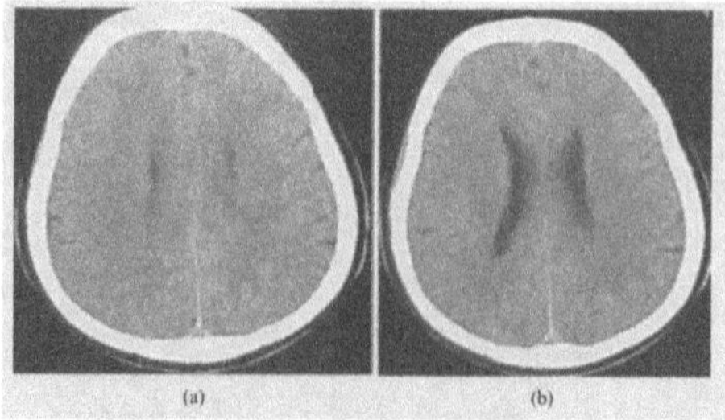

Figure 2-116 Résultats de la TDM de la tête

Diagnostic : lymphome primaire du système nerveux central (la région frontale gauche, la région pariétale gauche, le gyrus orbitaire, le gyrus rectus et les ganglions de la base).

Traitement : les préparations préopératoires, y compris les trois principales analyses de routine, la fonction de coagulation, les fonctions hépatique et rénale, l'examen cytologique de la moelle osseuse, l'IRM médullaire complète, l'ophtalmoscopie, le test d'électrolyte, l'électrocardiogramme, la radiographie thoracique, la TDM abdominale, le VHB, le VIH, le VHC, etc.

? Questions fréquemment posées par le médecin senior à l'interne

- **Quel est le diagnostic actuellement envisagé ?**

Réponse : le diagnostic actuellement envisagé est le lymphome primitif du système nerveux central.

Les sites courants du lymphome primaire du système nerveux central (LPSNC) sont les ganglions de la base, le corps calleux, la substance blanche périventriculaire et le vermis cérébelleux, et ce type de tumeur implique souvent la pie-mère, le plexus choroïde et le septum pellucida ; la frontière entre le corps tumoral du lymphome et la zone de l'œdème est assez évidente en IPT2, avec le « signe de cible », alors que la limite entre le corps tumoral du glioblastome et la zone de l'œdème n'est pas claire ; après l'amélioration, il y a une masse ou un rehaussement nodulaire évident, ce qui est une manifestation caractéristique du lymphome ; certaines lésions rehaussées peuvent être localement déprimée, ce qui donne une forme sellaire à toutes les lésions.

- **Quelles sont les principales manifestations cliniques du lymphome primitif du système nerveux central ?**

Réponse : l'évolution du lymphome primitif du système nerveux central est relativement courte, généralement en l'espace de six mois, et ses principaux symptômes et signes sont causés par des lésions pathologiques occupant de l'espace ou par l'œdème péritumoral diffus. Le symptôme principal au stade précoce est l'hypertension intracrânienne, souvent accompagnée de changements mentaux tels que des changements de personnalité et une léthargie. Les signes locaux dépendent du site et de l'étendue de la tumeur. Ils peuvent se manifester par l'engourdissement des membres, la paralysie, l'aphasie et l'ataxie, mais l'épilepsie est rare.

Hochberg et Miuer ont divisé les manifestations cliniques principales dans les quatre groupes suivants.

(1) Symptômes d'atteinte cérébrale : ils se manifestent principalement par des maux de tête, une vision floue et des modifications de la personnalité. De plus, des manifestations cliniques correspondantes peuvent apparaître en fonction de l'emplacement de la lésion.

(2) Symptômes d'atteinte de la pie-mère : chez les patients du genre, le nombre de protéines et celui de lymphocytes s'élèvent significativement dans les tests de LCR.

(3) Symptômes d'atteinte oculaire : comme environ 20 % des patients atteints d'un lymphome primitif ont une atteinte oculaire, les patients suspectés de cette maladie doivent subir un examen du fond d'œil.

(4) Les symptômes d'atteinte de la moelle épinière sont rares.

- **Quelles sont les caractéristiques d'imagerie du lymphome primitif du système nerveux central ? Quel est son mécanisme ?**

Réponse : (1) Le lymphome primitif du système nerveux central provient souvent du système phagocytaire mononucléaire dans l'espace périvasculaire. Parce que l'espace périvasculaire près de la surface du cerveau et celui à côté des ventricules sont assez évidents, la tumeur se produit dans le tissu cérébral profond près de la ligne médiane et elle est souvent relié d'un côté à l'épendyme, ou elle est proche de la surface du cerveau. Les tumeurs ont également tendance à impliquer le corps calleux et à envahir l'hémisphère controlatéral.

(2) Les cellules tumorales sont étroitement disposées, avec moins d'eau dans l'espace intercellulaire, une proportion noyau/plasma élevé et une densité relativement uniforme. La TDM montre souvent une densité élevée ou isodense, qui est relativement uniforme. Un petit nombre de lymphomes se manifestent par une basse densité dans l'examen TDM.

(3) Les marges de la tumeur sont souvent floues et de forme irrégulière, donc le rehaussement central est souvent évident sur l'IRM, tandis que la périphérie de la tumeur est « floue ». Cela peut être lié à l'infiltration et à la croissance des cellules tumorales le long de l'espace périvasculaire.

(4) L'œdème autour de la tumeur et l'effet de masse sont généralement légers, c'est-à-dire que l'effet de masse n'est pas proportionnel à la taille de la tumeur. Surtout, en cas de croissance infiltrante et diffuse, la lésion est étendue, tandis que l'effet de masse est assez léger.

(5) L'IRM montre un iso- ou un léger hypo-signal en T1 et un iso-signal similaire à celui de la substance grise ou un léger hypersignal inférieur à celui de l'œdème environnant en T2. L'apport sanguin du lymphome primitif du système nerveux central n'est généralement pas riche. Pourtant, comme la tumeur centrée sur l'espace périvasculaire se développe de manière infiltrante vers l'extérieur, il est facile d'endommager la barrière hémato-encéphalique et de provoquer la fuite du produit de contraste. Par conséquent, la lésion présente un rehaussement homogène et évident en IRM améliorée.

[Historique médical complété par le médecin résident ou le médecin traitant]

La patiente de 53 ans avait une évolution chronique de la maladie. Sa plainte principale était « une faiblesse des membres droits pendant plus de six mois, qui s'est aggravée pendant 10 jours ». Il n'y avait pas de informations complémentaires sur les antécédents médicaux ou sur l'examen physique. Après l'admission, l'ophtalmoscopie a montré que la limite du nerf optique était floue, A : V=2 : 3, couleur pâle.

L'analyse sanguin de routine : nombre de globules blancs normal, lymphocytes : 2,99 x 109/L ; pourcentage de lymphocytes : 29,4 %.

Résultats de l'IRM de la moelle épinière et de la TDM thoracique : aucune lésion occupant de l'espace évidente n'a été trouvée dans l'ensemble de la moelle épinière, des poumons et du médiastin (Figure 2-117).

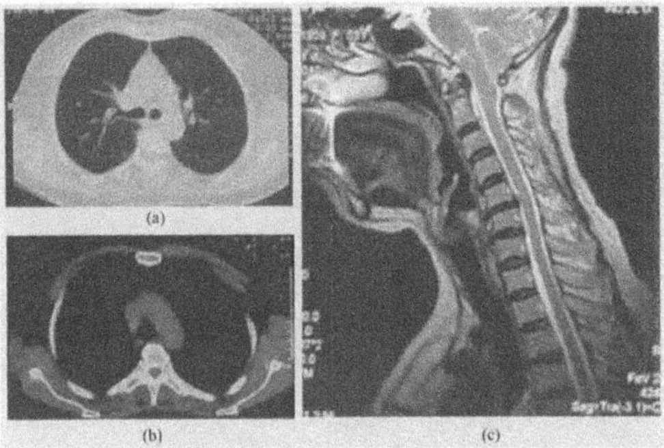

Figure 2-117 L'aspect IRM de la moelle épinière et les résultats de la TDM thoracique

Les caractéristiques de la ponction de moelle osseuse : ① La moelle osseuse a été prélevée, étalée et bien colorée ; ② L'hyperplasie myéloïde n'était pas active ; ③Les lymphocytes représentaient 13 %.

? Questions fréquemment posées par le médecin senior au médecin résident / itinérant / traitant

- **Existe-t-il un désaccord sur le diagnostic de cette patiente ?**

Réponse : la patiente était d'âge moyen avec une apparition de maladie lente et de multiples lésions situées dans la partie profonde du tissu cérébral (région frontale gauche, région pariétale gauche, gyrus orbital, gyrus rectus, ganglions de la base). L'IRM améliorée a montré que le centre de la tumeur était significativement rehaussé, alors que sa périphérie était « floue », ce qui est lié à l'infiltration et à la croissance des cellules de lymphome le long de l'espace périvasculaire. L'œdème péritumoral n'est pas évident. Sur cette base, le diagnostic de lymphome primaire du système nerveux central est d'abord considéré.

- **Pourquoi le diagnostic préopératoire du lymphome primaire du système nerveux central est-il particulièrement important ?**

Réponse : le lymphome primaire du système nerveux central représente environ 4 % des tumeurs intracrâniennes, tandis que le gliome malin représente 50 % de celles-ci. D'une part, ces deux types de tumeurs sont similaires en croissance diffuse et infiltrante, ce qui rend souvent difficile la distinction entre eux. D'autre part, le traitement et le pronostic des deux types de tumeurs sont assez différents. Le gliome nécessite généralement une résection chirurgicale, tandis que le lymphome primaire du système nerveux central ne nécessite qu'une chimio-radiothérapie pour obtenir un pronostic relativement optimiste. Donc le diagnostic préopératoire exact est crucial pour le choix du plan chirurgical et de la méthode de traitement.

- **De quelles maladies faut-il différencier le lymphome primaire du système nerveux central ?**

(1) Les métastases : l'œdème péritumoral et l'effet de masse des métastases cérébrales sont assez évident, tandis que l'effet de masse du lymphome est plus léger. Les métastases forment principalement un rehaussement en anneau, alors que le lymphome se manifeste principalement par un rehaussement homogène ; les métastases sont plus susceptibles de se produire à la jonction corticomédullaire, tandis que les lymphomes surviennent souvent dans les structures périventriculaires ou à la surface du cerveau près de la ligne médiane.

(2) L'encéphalite virale : lorsqu'elle se développe de manière diffuse, l'atteinte de la substance grise assez grave ou l'invasion du gyrus en constitue les principales manifestations. Dans l'examen IRM, elle se caractérise par un hypersignal de gyrus diffus en T2, tandis que le lymphome n'apparaît pas en hypersignal de gyrus. Dans l'examen TDM, le lymphome montre généralement une ombre isodense ou légèrement hyperdense sur la tomodensitométrie, tandis

que l'encéphalite virale montre généralement une faible densité. Quant à l'IRM améliorée, le lymphome montre un rehaussement homogène évident, tandis que l'encéphalite virale n'a généralement pas de rehaussement, ou il n'existe qu'un faible rehaussement autour de la lésion.

(3) Le glioblastome : quant à la densité dans l'examen TDM et au signal dans l'IRM, ceux du lymphome sont relativement homogènes, tandis que ceux du glioblastome sont hétérogènes ; le lymphome se manifeste par un rehaussement homogène évident, tandis que le glioblastome se manifeste généralement par un rehaussement hétérogène et en forme d'anneau irrégulier ; lorsqu'il est difficile de distinguer le lymphome du glioblastome, la spectroscopie RMN du proton peut fournir des informations d'identification importantes, et la présence de l'onde des lipides évidente dans le parenchyme tumoral suggère que la possibilité d'un lymphome est élevée.

- **Quel est le rôle de l'examen du liquide céphalo-rachidien dans le diagnostic du lymphome primaire du système nerveux central ?**

Réponse : tous les neurochirurgiens souhaitent que le lymphome primaire du système nerveux central (LPSNC) puisse être diagnostiqué par un examen non invasif. La valeur de l'examen du LCR dans le diagnostic de LPSNC n'a pas été prise en compte jusqu'à récemment. La plupart des patients atteints de LPSNC ont dans l'examen biochimique du LCR un taux de protéines légèrement élevé. L'obtention de preuves cytologiques directes dans le LCR favorise le diagnostic des cas impliquant les méninges, mais le taux de détection des cellules malignes n'est pas élevé, soit seulement 10 % à 30 %. Selon les rapports récents, l'antigène de surface ou la chaîne lourde d'immunoglobuline dans le liquide céphalo-rachidien peut être détecté par cytométrie en flux ou par réaction en chaîne par polymérase (PCR en anglais), ce qui aide à améliorer le taux de détection, mais il n'existe pas de norme uniforme à l'heure actuelle, et l'application clinique reste limitée.

- **Comment traiter le lymphome primaire du système nerveux central associé à des symptômes oculaires ?**

Réponse : selon les statistiques cliniques, environ 20 % des patients atteints de LPSNC ont des symptômes oculaires qui sont la vision floue, la déficience visuelle et les corps flottants. D'où la nécessité de l'ophtalmoscopie avant le diagnostic de LPSNC. Cependant, il n'y a pas de plan de traitement uniforme pour les patients présentant des symptômes oculaires. Selon un grand nombre de documents académiques, généralement, grâce à l'administration systématique de médicaments, des concentrations efficaces de médicaments dans le sang peuvent être atteintes dans la chambre postérieure du globe oculaire. Les traitements de lésions locales de l'œil comme la radiothérapie locale et l'injection intravitréenne des agents chimiothérapeutiques sont faisables.

[Historique médical recomplété par le médecin traitant]

Rapport anatomopathologique postopératoire : lymphome (lymphome diffus à grandes cellules B).

? Questions fréquemment posées par le médecin senior au médecin résident / itinérant / traitant

- **Quelle est la méthode principale pour diagnostiquer le lymphome primaire du système nerveux central ?**

Réponse : comme le traitement et le pronostic du LPSNC, du gliome et d'autres lésions intracrâniennes sont très différents, le diagnostic préopératoire joue un rôle vital. Pourtant, quelles que soient les méthodes conventionnelles d'IRM ou d'imagerie métabolique, elles présentent toutes certains inconvénients. La biopsie stéréotaxique est donc recommandée pour confirmer la pathologie et le diagnostic ainsi que pour établir le meilleur plan pour le prochain traitement du patient. Actuellement, la plupart des auteurs recommandent l'application de la biopsie stéréotaxique comme norme de diagnostic. Parce que des études ont révélé que par rapport aux patients qui n'avaient subi qu'une biopsie stéréotaxique, ceux qui avaient subi une résection complète ou d'une grande partie de la tumeur n'avaient aucun avantage évident dans l'effet du traitement.

La résection subtotale entraîne également un risque accru de troubles neurologiques.

● **À quoi faut-il faire attention pendant la période périopératoire de la biopsie d'un lymphome primaire du système nerveux central ?**

Réponse : avant le traitement, le LPSNC doit être confirmé par histopathologie et sa biopsie par ponction doit être effectuée sous guidage stéréotaxique ou avec la navigation. Cliniquement, il est généralement déconseillé d'appliquer des stéroïdes avant la biopsie. Bien que les stéroïdes puissent rapidement rétrécir les tumeurs et atténuer les symptômes, ils risquent de dissimuler les caractéristiques pathologiques et de perturber le diagnostic. Pour préciser, ces médicaments ont pour effet de lyser les cellules, ils peuvent non seulement réduire de manière significative le signal rehaussé et le volume tumoral sur la TDM et l'IRM. Si les patients ont déjà utilisé des stéroïdes avant la biopsie et qu'ils soient soulagés au moment de la biopsie ou que la biopsie montre une inflammation non spécifique, il est recommandé de re-biopsier lorsque la surveillance d'IRM continue montre le grossissement de la tumeur. La TDM cérébrale de routine doit être effectuée 6 heures après l'opération pour exclure un saignement postopératoire dans le foyer de ponction et guider le prochain plan de traitement.

[Historique médical recomplété par le médecin traitant]

Au 5ème jour après la chirurgie, l'état du patient était stable et aucun inconfort particulier n'a été signalé. L'examen physique était le même qu'avant l'opération et il lui était conseillé de poursuivre la chimio-radiothérapie.

? Questions fréquemment posées par le médecin senior au médecin résident / itinérant / traitant

● **Quels sont actuellement les méthodes de traitement du lymphome primaire du système nerveux central ?**

Réponse : (1) La chirurgie

①Afin de réduire rapidement la pression intracrânienne, les patients dont la tumeur intracrânienne est grosse ou qui présentent des symptômes aigus de hernie cérébrale, peuvent être traités chirurgicalement.

② Pour les patients suspectés d'un LPSNC de lésion unique et résécable, les experts ne sont pas unanimes si une intervention chirurgicale ou une biopsie tissulaire est recommandée, car les études montrent que par rapport aux patients n'ayant subi qu'une biopsie stéréotaxique, ceux ayant subi une résection totale et subtotale de la tumeur majeure n'avaient aucun avantage évident en matière d'effet curatif. La résection subtotale entraîne également un risque accru de troubles neurologiques.

(2) La chimiothérapie : il est à noter que le régime de traitement CHOP traditionnel et d'autres régimes similaires à celui-ci ne sont pas recommandés pour traiter le LPSNC.

Le méthotrexate est le médicament le plus efficace dans le traitement du LPSNC. Il est généralement utilisé en association avec la vincristine, la procarbazine, la cytarabine, le rituximab et l'ifosfamide. Du fait des effets toxiques, il est aussi possible d'effectuer une monothérapie. Pour que le médicament traverse la barrière hémato-encéphalique, le méthotrexate intraveineux doit être utilisé à des concentrations élevées (3,5 g/m2). L'ajout prophylactique de méthotrexate intrathécal au méthotrexate intraveineux n'est pas recommandé, sauf si des cellules néoplasiques sont identifiées dans le LCR. Le méthotrexate risque de provoquer une insuffisance rénale mortelle, ce qui entraînerait un retard d'excrétion du méthotrexate et renforcerait sa toxicité. L'application de la glucarpidase pour une intervention précoce permet de renforcer la clairance du méthotrexate, d'abaisser sa concentration plasmatique et de prévenir l'apparition d'une toxicité sévère.

(3) La radiothérapie : historiquement, pour surmonter cette maladie multifocale, la radiothérapie du cerveau entier (RTCE) en a été le traitement standard. De nombreuses études montrent que la radiothérapie à forte dose a des effets limités sur cette maladie. Donc, la radiothérapie fractionnée est actuellement recommandée. Bien que la radiothérapie seule puisse montrer un bon effet curatif dans le traitement initial, les récidives répétées raccourcit la durée de survie

des patients à seulement 12 - 17 mois. En raison de ce résultat lamentable, les études ultérieures se concentrent sur l'administration d'une chimiothérapie à base de méthotrexate avant la radiothérapie. Ce régime augmente le taux de réponse au traitement à 94% et prolonge la durée de survie à 33 - 60 mois. Pourtant, de nombreuses toxicités hématologiques de grade 3 et 4 (au maximum 78 %) et des effets neurotoxiques retardés induits par la radiothérapie causent parfois la mort, mais les patients jeunes (< 60 ans) répondent généralement bien, et la proportion d'effets neurotoxiques chez les patients âgés est élevée.

Après la chimiothérapie, une radiothérapie de consolidation est généralement administrée comme traitement initial pour améliorer la réponse au traitement et le pronostic. La chimiothérapie avant la radiothérapie est considérée comme un plan plus raisonnable que la chimiothérapie après la radiothérapie. Ce point de vue repose sur la base théorique suivante : la chimiothérapie est moins toxique avant la radiothérapie qu'après celle-ci ; la chimiothérapie avant la radiothérapie permet au médicament d'atteindre plus facilement le tissu local, car la tumeur peut évidemment détruire la barrière hémato-encéphalique, et cette dernière peut être réparée et fermée après la radiothérapie ; la chimiothérapie avant la radiothérapie permet aux médecins de mieux et simplement évaluer l'effet de la chimiothérapie.

En raison des effets toxiques potentiellement mortels chez les patients de plus de 60 ans recevant une radiothérapie consolidante, certaines études actuelles préconisent de retarder la radiothérapie après la chimiothérapie. Le taux de réponse complète à la chimiothérapie varie de 42 % à 61 %, et la durée de survie varie de 14 à 55 mois. Cependant, un grand nombre de patients abandonnent la première radiothérapie en raison de leur âge avancé ou de conditions physiques. Ils ne seraient pas en mesure d'obtenir une réponse complète à la chimiothérapie, et une radiothérapie du cerveau entier est de plus nécessaire.

- **Quelles sont les indications et les contre-indications de la biopsie stéréotaxique ?**

Réponse : (1) Les indications

① Les lésions cérébrales profondes difficilement accessibles par craniotomie conventionnelle, ou les patients qui ne tolèrent pas la craniotomie pour diverses raisons et dont la nature de la lésion doit être précisée.

② Pour les lésions multiples et diffuses, la prochaine étape du traitement doit être guidée par un résultat pathologique clair.

③ La lésion est située dans une zone fonctionnelle importante du cerveau, et elle provoquerait un déficit neurologique sévère après la craniotomie.

④ Les lésions intracrâniennes suspectées d'être causées par des lésions inflammatoires, des tumeurs germinales, des lymphomes, des lésions chroniques du tissu de granulation ou des maladies systémiques.

⑤ Le diagnostic différentiel de la récidive tumorale et de la radionécrose.

⑥ Pour les patients qui vont recevoir une radiothérapie interstitielle, une radiothérapie stéréotaxique ou une chimiothérapie, un diagnostic pathologique est nécessaire.

⑦ Les lésions invasives sans effet de masse évident ni symptômes neurologiques clairs, la craniotomie peut aggraver les symptômes.

⑧ Les patients dont la nature de la lésion ne peut être clarifiée après divers examens d'imagerie.

(2) Les contre-indications

① Les lésions facilement résécables par craniotomie.

② Les lésions intraventriculaires.

③ Les lésions du tronc cérébral à croissance diffuse.

④ Les patients suspectés d'avoir une maladie vasculaire.

⑤ Les patients présentant des troubles de la coagulation.

- **À quoi faut-il faire attention lors du choix d'une cible pour la biopsie stéréotaxique ?**

Réponse : la cible de la biopsie stéréotaxique est généralement choisie au bord de la lésion ou au bord de la partie présentant un rehaussement évident, car cette partie est la zone active de différenciation et de croissance des cellules du tissu lésionnel, alors que le centre de la lésion est majoritairement zone nécrotique et le taux de biopsies positives y est faible. Cependant, le rehaussement le plus évident se trouve dans une région multivasculaire et la biopsie peut facilement entraîner des saignements (Figure 2-118).

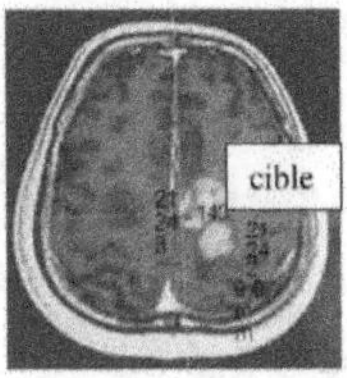

Figure 2-118 Cible de la biopsie stéréotaxique

- **La complication grave de la biopsie stéréotaxique est l'hémorragie dans la zone opérée. Quelles sont les causes de l'hémorragie ? Quelles sont les mesures de traitement de celle-ci ?**

Réponse : les principales causes de l'hémorragie sont les suivantes.

(1) L'aiguille de ponction endommage les vaisseaux sanguins du cortex ou du cerveau au cours de la ponction biopsique.

(2) La plupart des tumeurs intracrâniennes ont un apport sanguin riche. Il y a dans la tumeur un réseau capillaire riche et une structure vasculaire anormale avec une paroi vasculaire sous-développée, ce qui peut facilement entraîner des saignements lors de la biopsie.

Une fois que l'hémorragie se produit, il faut placer l'aiguille de biopsie dans le site cible et retirer lentement le noyau de l'aiguille. Généralement, le saignement peut s'arrêter naturellement. Si nécessaire, une longue et fine éponge de gélatine peut être poussée vers le site cible à travers la canule externe pour arrêter le saignement. Si la quantité de saignement est importante et que des symptômes de compression cérébrale apparaissent, une craniotomie doit être pratiquée pour retirer l'hématome.

- **Comment traiter les faux positifs de la biopsie stéréotaxique ?**

Réponse : le taux de positivité de la biopsie stéréotaxique est très élevé, et il existe plusieurs raisons possibles pour les faux positifs : la lésion est proche du système ventriculaire ; la texture dure du tissu empêche l'aiguille de biopsie de pénétrer dans la lésion ; mais nous devons être clairs sur un problème : le prélèvement de la biopsie stéréotaxique ne concerne qu'une petite partie de la lésion. Bien que nous ayons prélevé en plusieurs points sur le tracé de ponction, il existe encore très peu de cas dans lesquels des prélèvements locaux ne peuvent représenter les résultats pathologiques de l'ensemble de la lésion. Par exemple, la biopsie montre qu'il s'agit d'une tumeur germinale pure. Mais, compte tenu des caractéristiques biologiques des tumeurs germinales, nous ne pouvons pas complètement exclure la possibilité que le corps principal de la tumeur soit une tumeur germinale mixte.

Conclusion du médecin senior

Le lymphome primaire du système nerveux central est un lymphome non hodgkinien extranodal, et la lésion peut impliquer le tissu cérébral, la pie-mère, la moelle épinière et le nerf optique. Cependant, le diagnostic de cette maladie reste encore un grand défi. Comme les résultats de l'IRM manquent de spécificité, le diagnostic se confirme principalement par un examen neuropathologique.

Le LPSNC est une maladie très agressive. Il implique principalement le cerveau, la moelle épinière, les yeux, les méninges et les nerfs crâniens, mais a rarement une atteinte systémique. La plupart (> 90 %) des LPSNC sont histologiquement identiques aux lymphomes diffus à grandes cellules B.

Le taux d'incidence du LPSNC est plus élevée chez les patients âgés. Ceux-ci représentent également la majorité des LPSNC des sujets immunocompétents.

Bien que le pronostic du LPSNC soit encore mauvais, il s'est bien amélioré au cours des deux dernières décennies en raison de l'émergence de nouvelles méthodes de traitement. Le LPSNC est très sensible à la chimiothérapie et à la radiothérapie, mais la durée de rémission est généralement courte et la barrière hémato-encéphalique empêche de nombreux agents chimiothérapeutiques de pénétrer dans le système nerveux central. De plus, les patients âgés présentent un risque élevé d'effets neurotoxiques et d'effets secondaires graves liés au traitement, ce qui constitue donc un grand défi pour le traitement.

Cas 10 : angiome caverneux du tronc cérébral

[Historique médical établi par l'interne]

Le patient qui avait 41 ans a été hospitalisé en raison « d'un engourdissement des membres droits depuis plus de 3 mois, aggravé et accompagné d'une diplopie depuis 20 jours ». Plus de 3 mois avant l'hospitalisation, il a eu un engourdissement des membres droits sans incitation évidente, qui se manifeste par un engourdissement du membre supérieur droit, de la moitié radiale de la main droite, de la fesse droite et du côté externe du mollet doit, sans troubles de mouvements ni hyperalgésie. Les symptômes d'engourdissement étaient persistants, mais tolérables. Ce patient s'est rendu une fois dans un hôpital local pour un traitement symptomatique et nutritionnel des nerfs, en prenant des médicaments comme la méthylcobalamine et la vitamine B6, mais les symptômes ci-dessus n'ont pas été soulagés. Il y a 20 jours, le patient a senti que l'engourdissement des membre droits était aggravé sans incitation évidente, accompagné de la diplopie qui se montrait évident lors de regarder vers la gauche, non pas dans d'autres directions. Comme cela influençait la conduite, il s'est rendu à l'hôpital local et l'examen d'imagerie cérébrale a montré une lésion occupant de l'espace dans le tronc cérébral. Au cours de la maladie, il n'a pas eu de maux de tête évidents, pas de nausées, pas de vomissements, pas de fièvre évidente. L'appétit et la miction et la défécation étaient normaux.

Examen physique : les pupilles étaient aussi rondes, aussi grandes et sensibles à la lumière, mais l'abduction de l'œil gauche était limitée ; les lignes faciales bilatérales étaient symétriques ; les membres droits présentaient une hypoesthésie superficielle et manquaient de sensibilité ; la sensation profonde était symétrique, et la force et le tonus musculaires de tous les membres étaient normaux.

Examen auxiliaire : la TDM de la tête (Figure 2-119) a montré une ombre légèrement hyperdense sur la face dorsale du tronc cérébral, dont la taille était d'environ 16 mm × 17 mm. Le quatrième ventricule était comprimé et rétréci. L'IRM cérébrale a montré (Figure 2-120) qu'une ombre ronde sur le côté gauche et dorsal du pont, qui se manifestait par un signal court et irrégulier en T1 et par un signal mixte en T2. Le bord antérieur du quatrième ventricule était légèrement compressé. L'IRM améliorée (Figure 2-121) n'a montré aucun rehaussement évident du signal anormal sur la face dorsale du tronc cérébral. Des bandes d'ombres vasculaires rehaussées dans le pont suggèrent qu'il s'agit d'un angiome caverneux.

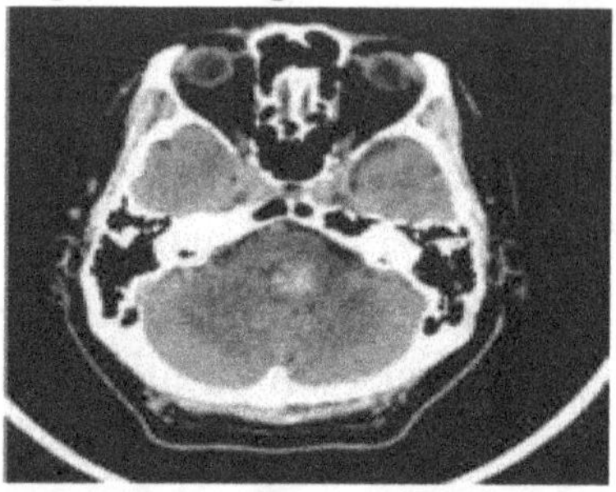

Figure 2-119 Manifestations de la lésion occupant de l'espace du tronc cérébral dans l'examen TDM

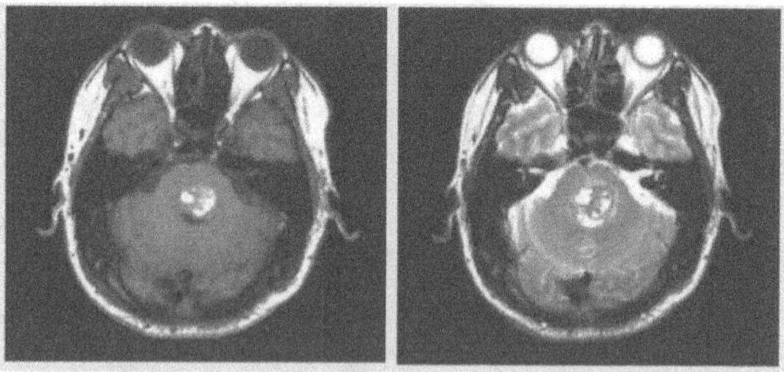

(a) IPT1 (b) IPT2

Figure 2-120 Aspects IRM de la lésion occupant de l'espace dans le tronc cérébral

Diagnostic : lésion intracrânienne occupant de l'espace (pont, plutôt à gauche) : angiome caverneux.

Traitement : (1) compléter les tests et examens de routine préopératoires, à savoir l'analyse sanguine de routine, l'analyse urinaire de routine, les quatre éléments de la fonction de coagulation, les fonctions hépatique et rénale, l'immunité aux infections, la biochimie, l'électrocardiogramme et la radiographie thoracique.

(2) Examen spécialisé ; l'examen du champ visuel, le test de tonalité pure, les potentiels évoqués du tronc cérébral, la vitesse de conduction du nerf facial, la TDM et l'IRM de la tête.

(3) Une fois l'examen préopératoire terminé, la date de chirurgie sera déterminée en fonction des résultats d'imagerie.

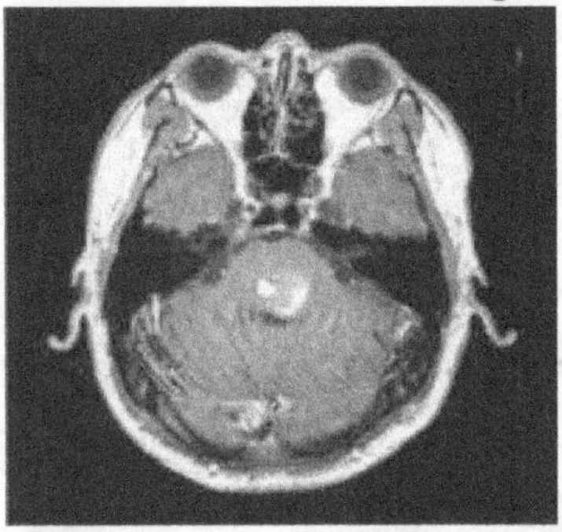

Figure 2-121 Lésion occupant de l'espace du tronc cérébral imagée en IRM améliorée

? Questions fréquemment posées par le médecin senior à l'interne

- **Quel est le diagnostic actuellement envisagé ?**

Réponse : selon les antécédents médicaux, l'examen physique et les résultats d'imagerie, il s'agirait d'un angiome caverneux.

- **Où est la lésion du patient ? Quelles sont les structures anatomiques locales importantes ? Comment expliquer les symptômes actuels du patient ?**

Réponse : chez ce patient, la lésion se situait dans le tronc cérébral, au pont dorsal.

Les principales structures anatomiques de cette zone comprennent les faisceaux nerveux dans le collicule facial et le pont. Le noyau du nerf abducens et celui du nerf facial se trouvent au côté profond.

Selon les symptômes du patient, la diplopie était principalement liée à l'atteinte du noyau du nerf abducens ; l'engourdissement des membres droits du patient serait influencé par les faisceaux nerveux sensorielle superficielle, ce qui correspondait aux caractéristiques de la paralysie croisée de lésions du tronc cérébral.

[Historique médical complété par le médecin résident ou le médecin traitant]

Le patient était d'âge moyen. Il s'est rendu à l'hôpital en raison d'« un engourdissement des membres droits depuis plus de 3 mois, aggravé par une diplopie depuis 20 jours ». Ce patient était auparavant en bonne santé et a nié tout antécédent d'hypertension ou de diabète. Depuis le début de cette maladie, il n'a pas eu de maux de tête soudains, de perte de conscience, de convulsions ou de troubles du mouvement des membres. Examen physique : la limitation complète de l'abduction de l'œil gauche. L'hypoesthésie superficielle de la moitié droite du tronc et des membres droits. Les fonctions sensorielles et motrices profondes étaient normales. La TDM de la tête a montré une ombre quasi-ronde de haute densité sur la face dorsale du pont et une hémorragie locale a été envisagée. L'IRM a montré une ombre de signal court hétérogène en T1 et de signal mixte en T2. Une ombre en forme d'anneau de signal court en T2 a été observée au bord de la lésion, ce qui était considéré comme un anneau d'hémosidérine. Aucune autre anomalie évidente n'a été trouvée.

? Questions fréquemment posées par le médecin senior au médecin résident / itinérant / traitant

- **Existe-t-il un désaccord sur le diagnostic du patient ?**

Réponse : le patient était et d'âge moyen avec un début de maladie subaigu. Il avait comme premier symptôme un dysfonctionnement neurologique persistant. L'examen TDM a détecté une lésion de signal mixte de haute densité. L'IRM a montré une ombre de signal mixte et hétérogène à l'intérieur de la lésion et un anneau d'hémosidérine de signal hypodense autour de la lésion. Des ombres de vaisseaux sanguins en forme de bandes étaient rehaussées après l'amélioration. Un angiome caverneux avec malformation veineuse a d'abord été considéré.

- **De quelles maladies courantes faut-il distinguer l'angiome caverneux ?**

Réponse : (1) Le gliome du tronc cérébral : la plupart des tumeurs du genre sont d'apparition chronique, observés chez les enfants et les adolescents. Elles peuvent survenir dans n'importe quelle partie du tronc cérébral, se développer dans toutes les directions. Seulement certaines d'entre elles ont une croissance assez limitée. Il peut y avoir une hémorragie ou un changement kystique à l'intérieur de certaines tumeurs, mais la zone d'hémorragie est plus petite que la taille de la tumeur elle-même. La principale manifestation clinique est le dysfonctionnement local des nerfs crâniens. L'IRM montre généralement des signaux légèrement plus longs en T1 et en T2, avec un rehaussement partiel après l'amélioration. Il est généralement reconnu que plus le degré de malignité de la tumeur est élevé, plus le rehaussement est évident. Voir Figure 2-122.

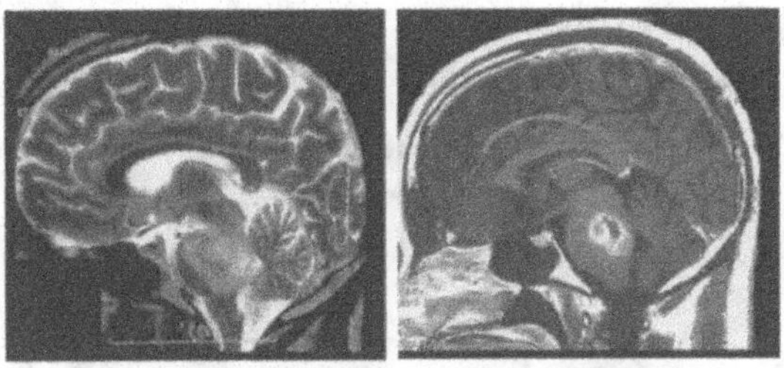

(a) (b)

Figure 2-122 Gliome du tronc cérébral en IPT2 et en IRM améliorée,le gliome malin présente un rehaussement évident.

(2) L'hémangioblastome du tronc cérébral : étant plus fréquent chez les jeunes adultes, il se produit dans la face dorsale du tronc cérébral, plus fréquent dans le bulbe rachidien. La plupart des patients présentent des symptômes non spécifiques tels que maux de tête, nausées et vomissements. L'IRM montre un rehaussement évident après l'amélioration et un effet de vidange vasculaire. De plus, la périphérie de la tumeur peut présenter une ou de multiples modifications kystiques. Voir Figure 2-123.

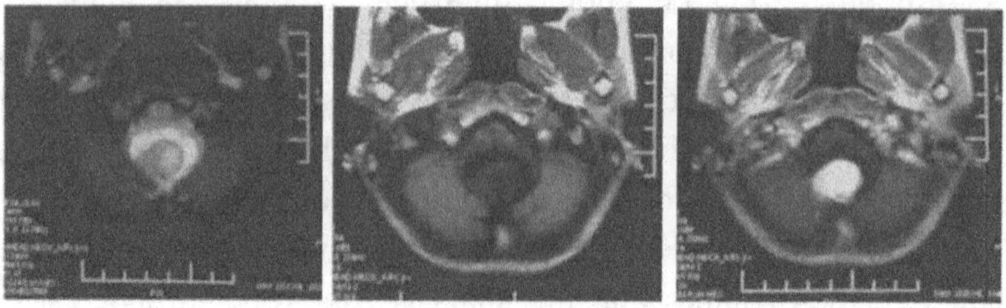

(a) (b) (c)

Figure 2-123 Hémangioblastome du tronc cérébral dorsal en IPT1, IPT2 et en IRM améliorée

(3) Le granulome du tronc cérébral : il est causé par une inflammation spécifique ou non spécifique. L'évolution de cette maladie est courte. Généralement, il y a d'abord des antécédents d'infection, suivis de symptômes ou de signes du tronc cérébral. L'IRM montre que les lésions se manifestent principalement par un rehaussement annulaire avec des bords clairs. Voir Figure 2-124.

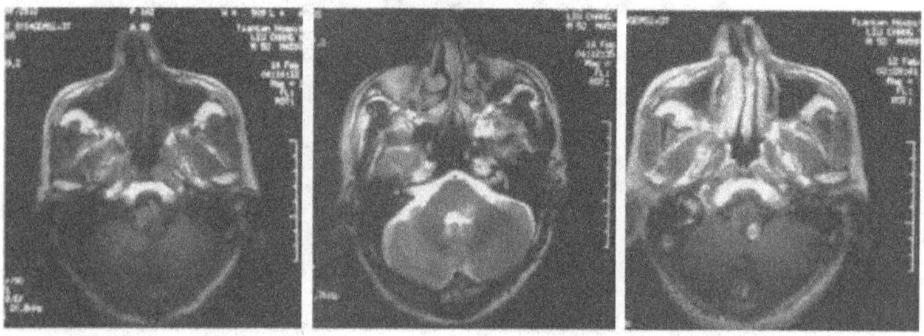

(a) (b) (c)

Figure 2-124 Granulome tuberculeux du tronc cérébral dorsal en IPT1, IPT2 et en IRM améliorée

- **Quels sont les types d'angiomes caverneux intracrâniens ? Quelles sont les caractéristiques de la maladie ?**

Réponse : selon l'emplacement, les angiomes caverneux intracrâniens se divisent principalement en ceux supratentoriels, en ceux de la fosse crânienne postérieure (principalement du tronc cérébral) et en ceux extracérébraux intracrâniens (principalement de la fosse crânienne moyenne). 80% des angiomes caverneux intracrâniens sont supratentoriels, 15 % infra-tentoriels et 5 % dans la moelle épinière. Ce genre d'angiomes peuvent apparaître dans toutes les tranches d'âge, et il est plus fréquent chez les personnes âgées de 20 à 50 ans. Le taux d'incidence est similaire chez les hommes et les femmes. Les cas du plancher de la fosse crânienne moyenne sont plus fréquents chez les femmes.

- **Quelles sont les caractéristiques pathologiques de l'angiome caverneux ?**

Réponse : Les angiomes caverneux cérébraux peuvent être uniques ou multiples, et les patients présentant des lésions multiples ont souvent des antécédents familiaux. Il s'agit d'un hamartome vasculaire bénin dont les bords sont clairs et qui est constitué de lumières vasculaires sinusoïdales irrégulièrement épaisses et fines. Cet hamartome est généralement en forme de mûre, sans artères nourricières à haut débit ou dilatées ni veines drainantes. Sa texture peut être molle ou dure, ce qui dépende des vaisseaux sanguins, du thrombus, de la calcification et de l'ossification qu'elle contient. La gliose et l'hémosidérose apparaissent souvent dans le tissu cérébral périphérique. Au microscope optique, un angiome caverneux est composé de sinusoïdes caverneuses de différentes tailles dépourvus de couche musculaire et de fibres élastiques. Il y a dans celui-ci une petite quantité de tissu conjonctif entre les vaisseaux sanguins, mais sans aucun tissu cérébral. Les lumières vasculaires varient en taille et la paroi interne est une couche de cellules endothéliales plates sans membrane basale. La coloration du facteur VWF est positive et la couche musculaire lisse est absente ; au microscope électronique, il y a des fissures anormales dans les jonctions serrées entre les cellules endothéliales.

- **Quelles sont les principales manifestations cliniques de l'angiome caverneux intracrânien ?**

Réponse : les principales manifestations cliniques des patients comprennent des convulsions, des déficits neurologiques progressifs et des hémorragies, et il existe également des découvertes fortuites chez les patients asymptomatiques.

(1) Les convulsions : elles représentent 40 % à 100 % des cas et sont observées dans les angiomes caverneux supratentoriels, Elles peuvent se manifester par diverses formes d'épilepsie, dont 40% sont

des épilepsies réfractaires. Le taux d'incidence des nouvelles épilepsies est de 2,4 % par an.

(2) Le dysfonctionnement neurologique progressif : il représente 15,4 % à 46,6% des cas. Les déficits neurologiques locaux aigus ou progressifs sont souvent secondaires à une hémorragie focale. Les symptômes dépendent de la localisation et du volume de la lésion et ils peuvent se manifester sous forme statique, progressive ou mixte. Dans le cas présent, la lésion est située dans le pont, et sa manifestation clinique est principalement le dysfonctionnement du nerf abducens.

(3) L'hémorragie : le taux d'incidence de l'hémorragie est de 2,6% à 3,1%. Il peut y avoir différents stades de saignement au sein de la lésion. L'hémorragie se produit dans le tissu cérébral autour de la lésion et pénètre rarement dans l'espace sous-arachnoïdien ou dans le ventricule. De petites hémorragies récurrentes apparaissent souvent, cela conduit à un élargissement des lésions, qui menace rarement la vie. Les facteurs influençant les saignements n'ont pas encore été déterminés. Il est cliniquement constaté que la probabilité de re-saignement après la première hémorragie est plus élevée ; les patientes, en particulier celles pendant la grossesse, ont un taux de saignement plus élevé.

(4) Les patients asymptomatiques : ils représentent 11 % à 44 % des cas. Les lésions sont par hasard découvertes à travers l'examen physique et l'imagerie, ou il y a seulement des manifestations non spécifiques telles que des vertiges.

- **Quelles sont les caractéristiques d'imagerie de l'angiome caverneux intracrânien ?**

Réponse : (1) La TDM : elle montre une ou des lésions nodulaires avec des bords clairs, d'une densité homogène légèrement élevée ou élevée ou une densité mixte, mais rarement une faible densité. Il peut y avoir un léger rehaussement ou non après l'amélioration. La TDM n'est pas sensible aux lésions, elle peut manquer de petites, voire de grandes lésions. Même s'il existe des cas présentant une hémorragie, il manque de spécificité, ce qui rend l'angiome caverneux semblable à un gliome de bas grade, à une hémorragie, à un granulome, etc. Voir Figure 2-125.

(2) L'IRM : l'imagerie de susceptibilité magnétique a une spécificité élevée et elle peut améliorer la sensibilité diagnostique pour les petites lésions intracrâniennes. En IPT2, la lésion se manifeste par un noyau de signal mixte réticulaire, qui est entouré d'un anneau d'hyposignal. Il y a un léger rehaussement ou non après l'amélioration. Si plusieurs lésions présentant les mêmes caractéristiques sont découvertes, le diagnostic est étayé. Une malformation veineuse (dans 8 % à 33 % des cas) peut être observée à côté d'un angiome caverneux solide, mais pas avec des lésions multiples. Les angiomes caverneux cérébraux sont souvent des lésions kystiques chez les enfants. Quant à l'angiome caverneux parasellaire, il se manifeste généralement par un long signal en IPT2, et son rehaussement est évident après l'amélioration. Voir Figure 2-126 et Figure 2-127.

(3) l'angiographie : elle n'arrive pas à afficher la lésion. Mais il convient de l'appliquer dans les cas où le diagnostic n'est pas clair et pour exclure d'autres maladies. Voir Figure 2-128.

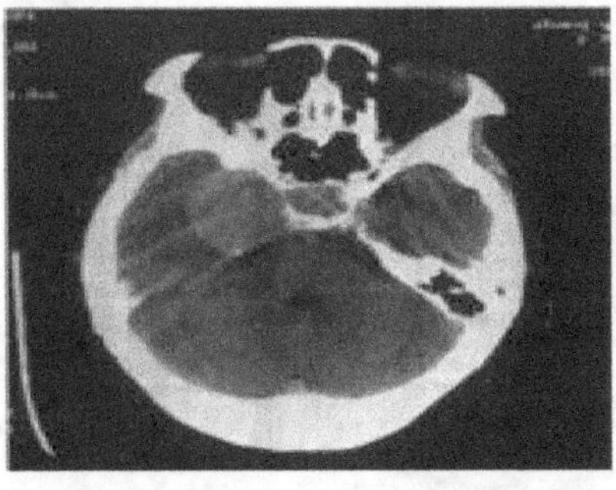

Figure 2-125 TDM d'un angiome caverneux parasellaire

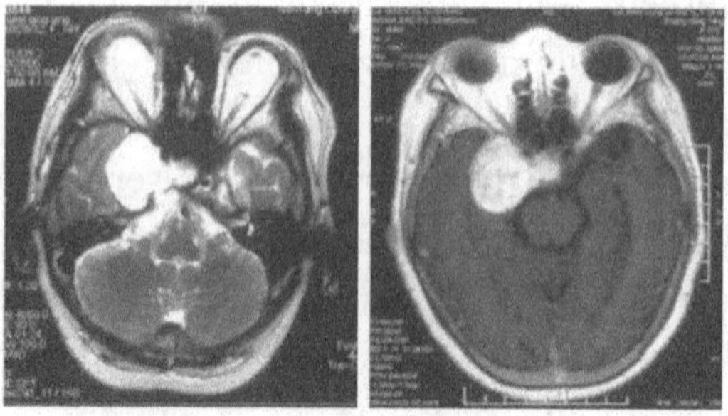

(a) IPT2 (b) IRM améliorée

Figure 2-126 IRM d'un angiome caverneux parasellaire

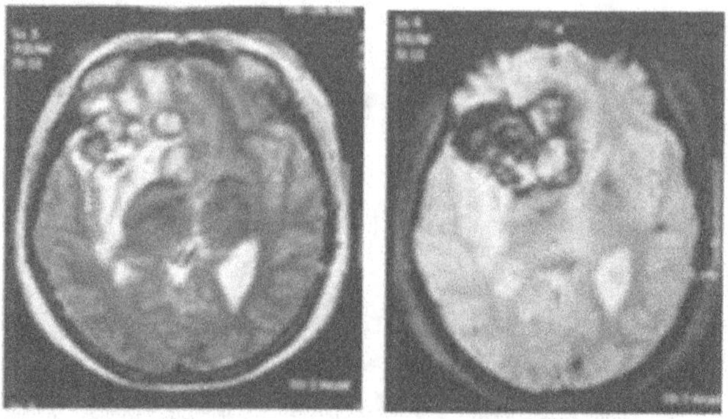

(a) (b)

Figure 2-127 Les angiomes caverneux multiples supratentoriels en IPT2 et la séquence d'imagerie de susceptibilité magnétique

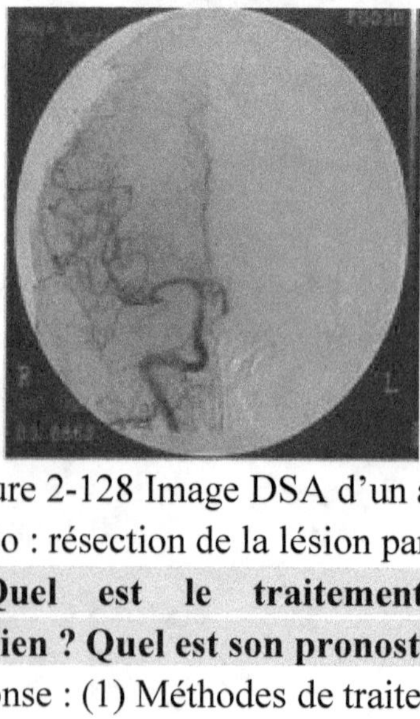

Figure 2-128 Image DSA d'un angiome caverneux parasellaire

Vidéo : résection de la lésion par craniotomie pariétale gauche

- **Quel est le traitement de l'angiome caverneux intracrânien ? Quel est son pronostic ?**

Réponse : (1) Méthodes de traitement

① Observation : des lésions asymptomatiques qui sont découvertes par hasard peuvent être observées, des examens d'imagerie doivent être réalisés tous les 2 à 3 ans, et la réalisation des autres examens dépend des manifestations cliniques du patient. Il n'est pas conseillé d'effectuer une biopsie ou une intervention chirurgical des lésions dont la nature est précisée.

② Indications chirurgicales

a) Lésion accessible : déficit neurologique focal, hémorragie symptomatique, crise d'épilepsie (nouvelle apparition, épilepsie réfractaire).

b. Si la lésion n'est pas facile à atteindre, qu'elle présente des saignements répétés et une détérioration neurologique progressive, une résection chirurgicale doit être envisagée.

Le choix de l'approche chirurgicale dépend de l'emplacement de la lésion, et l'approche la plus proche de la surface cérébrale est généralement sélectionnée. Pour l'angiome caverneux parasellaire, la craniotomie frontotemporale est généralement réalisée par voie ptérionale, et l'arc zygomatique peut être divisé pour une exposition élargie si nécessaire.

③ Radiothérapie stéréotaxique : certaines études mentionnent que la radiothérapie peut réduire le taux d'incidence des saignements répétés, mais les complications de celle-ci sont aggravées ; certaines études ne montrent aucun effet de la radiothérapie. Donc, la radiothérapie n'est pas recommandée comme méthode de traitement.

(2) Pronostic : après la résection totale de l'angiome caverneux, le risque de récidive et celle d'hémorragie sont complètement éliminés. Dans les angiomes caverneux traités chirurgicalement, en particulier dans ceux de la fosse crânienne moyenne et du tronc cérébral, la détérioration neurologique postopératoire est fréquente. Cette dernière peut être transitoire et se rétablir après quelques mois. Le taux d'incidence des complications transitoires après la chirurgie de l'angiome caverneux du tronc cérébral est de 25 % à 70 %, et celui des complications permanentes de 25 %. La dysfonction du nerf abducens postopératoire de ce patient s'est aggravée, et celle du nerf facial gauche est apparue en même temps (fonction du nerf facial de

grade II). La récupération du dysfonctionnement neurologique doit être suivie après l'opération chirurgicale.

[Historique médical recomplété par le médecin traitant]

Le patient a eu un examen préopératoire complet après son admission à l'hôpital, et il n'y avait pas de contre-indication évidente à la chirurgie. L'existence des symptômes dépassait 3 semaines et l'IPT2 de l'IRM a montré qu'un anneau d'hémosidérine s'était formé autour de la lésion, avec une limite relative. L'approche sous-occipitale médiane postérieure a donc été adoptée pour la résection de la lésion du tronc cérébral. Au cours de l'opération chirurgicale, un gonflement local de la face dorsale du tronc cérébral a été observé, et la lésion avait traversé partiellement le tronc cérébral et étaient localement de couleur violette. Donc, la lésion a été soigneusement séparée le long de sa capsule et complètement réséquée. La surveillance électrophysiologique tout au long de la chirurgie n'a montré aucun changement dans les potentiels évoqués du tronc cérébral. Le patient s'est éveillé normalement après l'opération, et il n'y avait pas de nouveau déficit neurologique.

? Questions fréquemment posées par le médecin senior au médecin résident / itinérant / traitant

- **Quelles sont les précautions à prendre dans la chirurgie de l'angiome caverneux intracrânien ?**

Réponse : (1) L'échographie stéréotaxique ou peropératoire favorise la localisation.

(2) Le but de l'opération chirurgicale consiste à enlever complètement les vaisseaux sanguins malformés, qui peuvent être réséqués en morceaux.

(3) Après la résection d'un angiome caverneux hémorragique, une cavité tumorale dans laquelle se trouvent l'angiome caverneux et des produits de dégradation hémorragiques sont souvent observés.

(4) Il faut séparer d'abord la lésion du tissu cérébral environnant ; une fois l'apport sanguin complètement coupé, la lésion peut être réséquée en morceaux pour réduire les dommages au tissu cérébral.

(5) L'angiome caverneux supratentoriel est souvent accompagné de crises d'épilepsie et le dépôt d'hémosidérine autour de la lésion doit être réséqué.

(6) Il est nécessaire de faire attention à la relation entre les angiomes caverneux veineux. Il s'agit souvent de la veine de drainage dans cette zone, qui doit être préservée.

- **Quels sont les traitements nécessaires après la chirurgie d'un angiome caverneux intracrânien ?**

Réponse : Voir le traitement postopératoire du neurinome de l'acoustique.

- **Quelles sont les complications postopératoires courantes de l'angiome caverneux du tronc cérébral ?**

Réponse : selon l'emplacement de la lésion, les complications postopératoires ont des manifestations différentes. Voir les complications postopératoires des lésions du tronc cérébral.

- **Quelles sont les précautions pour les soins postopératoires des patients ?**

Réponse : voir les précautions pour les soins postopératoires du neurinome de l'acoustique.

Conclusion du médecin senior

Le patient était d'âge moyen avec un début de maladie subaigu. Il avait comme premiers symptômes l'engourdissement des membres et la diplopie. Sa lésion du tronc cérébral se manifeste par une paralysie croisée. Ses symptômes correspondent aux signes localisés de la lésion. Au cours de l'évolution de la maladie, le patient n'a présenté aucun mal de tête évident et aucun symptôme d'hypertension intracrânienne tels que nausées et vomissements. La TDM a détecté une lésion hyperdense dans le tronc cérébral, ce qui était considéré comme une hémorragie interne de la tumeur et se liait à l'engourdissement de membres et aux symptômes de limitation de l'abduction ; l'IRM a montré une ombre de signal mixte hétérogène en T1 et en T2, entourée d'une ombre en forme d'anneau et de signal court en T2. Il n'y avait aucun rehaussement après l'amélioration. Selon les caractéristiques d'imagerie ci-dessus et l'histoire de saignement focal, l'angiome caverneux est considéré en premier. Il faut remarquer que les cas atypiques doivent être différenciés des autres lésions courantes. Des examens concernés doivent être réalisés avant l'opération chirurgicale, tels que l'examen neuro-ophtalmologique, la fonction du nerf facial, les potentiels évoqués du tronc cérébral, l'examen TDM et celui d'IRM de la tête, etc. La chirurgie est le traitement de premier choix des angiomes caverneux. Il est très important de saisir le moment de la chirurgie. Au stade précoce de l'hémorragie de la lésion, la chirurgie endommage assez gravement le tissu cérébral. Généralement, elle se fait environ 3 semaines après la chirurgie. Une fois que la limite de la lésion est claire (l'anneau d'hémosidérine est formé), les dommages chirurgicaux sont faibles. Le choix de l'approche chirurgicale se lie à la localisation de la lésion, et les structures nerveuses adjacentes à la lésion doivent être prises en considération, afin de minimiser autant que possible l'impact sur les structures nerveuses importantes. Dans le cas présent, la lésion se situait sur la face dorsale du pont, et l'approche sous-occipitale médiane postérieure a été choisie pour la résection tumorale. D'ailleurs, les approches sous-temporale et sous-occipitale rétro-sigmoïdienne peuvent souvent être adoptées. Pendant l'opération, la fonction nerveuse du tronc cérébral doit être surveillée et le chirurgien doit agir en prenant étroitement en compte cet indice. Le but de la chirurgie consiste à enlever complètement la tumeur, à éviter les saignements répétés et à préserver la fonction neurologique. Après la chirurgie, les patients risquent d'avoir des complications comme paralysie faciale, diplopie, toux d'irritation, enrouement, troubles du mouvements des membres, troubles sensoriels, etc. Selon les observations cliniques, si le moment de la chirurgie est bien choisi et que l'opération peropératoire est standardisée, les symptômes postopératoires des patients seront pour la plupart soulagés en raison de la décompression locale de la lésion.

Cas 11 : Le médulloblastome

[Historique médical établi par l'interne]

Le patient était un homme de 21 ans, qui s'est admis à l'hôpital en raison de « mal à la tête (céphalalgie) depuis 1 mois avec aggravations depuis 1 semaine ». Il a eu surtout dans la partie postérieure de l'occipital, il y 480a un mois, une céphalalgie lancinante avec des crises paroxystiques pouvant durer chaque fois 1 à 2s et 1 à 2 fois par jour. Aucun moyen de soulagement spécifique ou traitement spécial n'a été effectué. Une exacerbation de céphalalgie a été constatée depuis la semaine dernière, faisant l'objet d'une douleur migrante en constance surtout dans la partie postérieure de l'occipital. Il souffrait ces 3 derniers jours de nausées et de vomissements, dont les symptômes se manifestaient notamment au réveil le matin, pour quelle raison il s'est rendu à un hôpital local, où l'IRM crânienne a mis en évidence des lésions rondes occupant de l'espace (Grade I) au sein du 4ème ventricule cérébral et du cervelet, caractérisées par des signaux T1 (MT), T2 (ML). Avec injection de contraste, les lésions se sont considérablement intensifiées ; la TDM crânienne a indiqué la présence d'une ombre irrégulière et légèrement dense au sein du 4ème ventricule cérébral et du cervelet, tandis qu'aucun traitement particulier ne s'est réalisé sur l'hypertrophie bi-ventriculaire. Le patient est venu donc chez nous pour un diagnostic / soin plus précis. Il s'est hospitalisé par la consultation externe en raison de « lésions ayant une occupation intracrânienne (médulloblastome ? épendymome ?) et l'hydrocéphalie communicante ». Le patient était, depuis le début de ses crises, visiblement conscient, ayant une bonne élocution et des fonctions normales en termes de psychologie, digestion et excrétion. Aucun affaiblissement d'appétit ou changement de poids n'a été constaté au cours de ces derniers jours.

Examen physique :

Température (T) : 37,1°C ; Fréquence respiratoire (R) : 19 / min ; Pouls (P) : 82 / min ; Tension artérielle (PA) : 125 / 88 mmHg. Le patient était nettement conscient, ayant une élocution / orientation et la capacité de calcul / mémoire pratiquement en ordre. Son acuité visuelle était de 1,0 (gauche) / 1,0 (droite), sans anomalie de vision, avec ses pupilles de taille égale en forme ronde et d'un ratio (gauche / droite) de 3,0cm. La sensibilité de la réaction directe / indirecte à la lumière a été constatée. Ses globes oculaires étaient librement mobiles en deux sens. Des paupières tombantes ou des œdémateuses n'ont pas été observées ; ni de distorsion de la mâchoire avec bouche ouverte. Il a eu une bonne capacité de mastication et ses réflexes cornéens étaient sains. Ses lignes frontales et des sillons naso-labiaux étaient en bonne symétrie. Ses expressions faciales étaient naturelles. Aucune anomalie majeure de ses oreilles n'a été remarquée lors du test auditif général. Il n'a pas manifesté de difficulté d'ingestion, ni d'étouffement pendant les repas ou lorsqu'il buvait de l'eau. Ses deux épaules étaient visiblement robustes, sans signe d'atrophie des muscles sternocléidomastoïdiens. Sa langue était bien tendue et centrée. Ses membres étaient aptes à bouger librement, dont la force musculaire était du 4e niveau. Aucune anomalie de l'ensemble du corps ne se présentait. Les résultats des tests doigt-nez / alternatif / talon-genou-tibia étaient tous négatifs. Des réflexes physiologiques étaient présents, tandis que des réflexes pathologiques n'étaient pas déclenchés.

Examen auxiliaire :

L'IRM crânienne a mis en évidence des lésions rondes occupant de l'espace de la catégorie I au sein du 4ème ventricule cérébral et du cervelet, caractérisées par des signaux T1 (MT), T2 (ML) (Figure 2-134). Avec injection de contraste, les lésions se sont considérablement intensifiées (Figure 2-135). La TDM crânienne a indiqué la présence d'une ombre irrégulière et légèrement dense au sein du 4ème ventricule cérébral et du cervelet et l'hypertrophie bi-ventriculaire (Figure 2-136)

Traitement :

Il s'agit de la mise au point des travaux préparatoires, comportant les trois analyses routines (de sang, d'urine et de selle), l'examen de la coagulation, l'examen de la fonction hépatorénale, les tests électrolytiques, ainsi que les évaluations préopératoires telles que l'électrocardiogramme, la radiographie thoracique et le test immunitaire contre les infections etc.

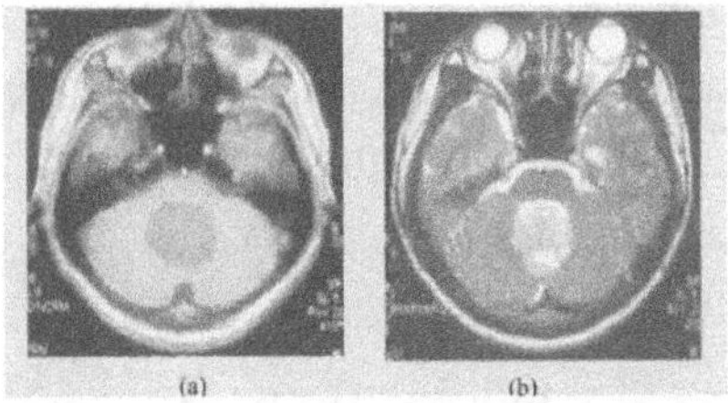

Figure 2-134 L'IRM crânienne

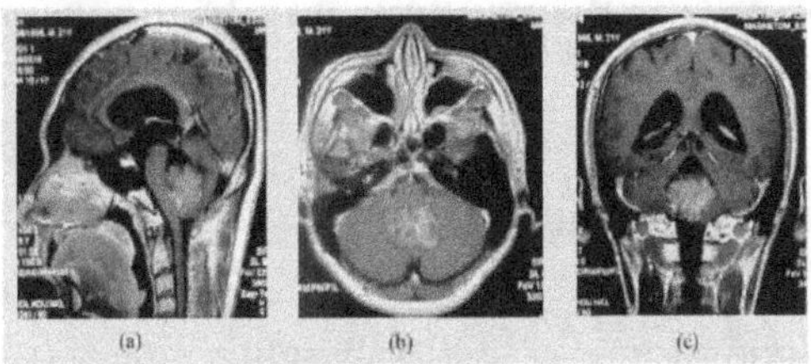

Figure 2-135 L'IRM crânienne améliorée

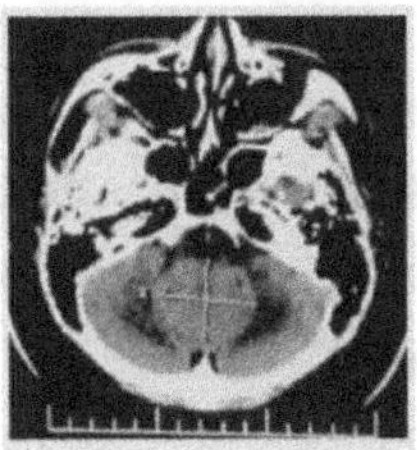

Figure 2-136 La TDM crânienn

? Questions fréquemment posées par le médecin senior à l'interne

- **Quelle est la nature du diagnostic actuellement retenu et sur quoi repose-t-il ?**

Réponse : Le patient est apparemment jeune et présente une évolution courte de la maladie ; son IRM a mis en évidence une lésion d'occupation arrondie dans le 4ème ventricule cérébral et le cervelet avec des signaux T1 (MT), T2 (ML). Avec d'ailleurs le rehaussement significatif, le diagnostic de médulloblastome s'est donc établi.

- **A quel endroit le médulloblastome provient-il ?**

Réponse : L'une des tumeurs neuro-épithéliales les plus malignes du système nerveux central, le médulloblastome constitue une tumeur neuro-ectodermique primitive, dont les cellules de l'ectoderme neural primitif sont susceptibles de différentiation multilingue en se transformant en : neurones, astrocytes, canaux ventriculaires, etc. Le médulloblastome est issu de reliquats embryonnaires, qui pourraient provenir, d'une part, de la couche externe de cellules granulaires d'embryon cérébelleux, disparaissant graduellement 6 mois environ après leur naissance, et d'autre part, de cellules primitives provenant des centres germinatifs de l'épendyme du vélum médullaire supérieur.

[Historique médical complété par le médecin résident ou le médecin traitant]

Examen physique par un médecin spécialiste : idem. Aucun avis supplémentaire n'est requis. Examen ophthalmoscopique : bordure floue de la papille optique, A : V = 2 : 3, couleur en blanche pâle. Examens en laboratoire : test tuberculinique (-) ; sédimentation sanguine normale ; absence d'anomalies de la fonction hépatorénale et de la coagulation.

? Questions fréquemment posées par le médecin senior au médecin résident, au médecin itinérant ou au médecin traitant

- **Avez-vous un avis différent sur le diagnostic de ce patient ?**

Réponse : Compte tenu des antécédents médicaux et des examens TDM, il convient de privilégier le diagnostic du médulloblastome, sans toutefois exclure la possibilité de l'épendymome.

- **Comment devez-vous l'identifier par rapport aux autres lésions courantes lors du diagnostic ?**

Réponse : Il faut se référer à l'identification et au diagnostic des maladies associées aux lésions d'occupation au sein du 4ème ventricule cérébral dans les cas de l'épendymome au sein du 4ème ventricule cérébral.

- **Comment le médulloblastome est-il classé ?**

Réponse : Voir le tableau 2-5.

Tableau 2-5 Classement du médulloblastome

T : Critère de classement	M : Critère de classement
T1 : Tumeur d'un diamètre de <3cm qui est restreinte au vermis, au toit du 4ème ventricule ou envahissant partiellement l'hémisphère cérébelleux ; T2 : Tumeur d'un diamètre de ≥3cm qui envahit davantage l'une des structures attenantes ou infiltre de manière partielle le 4ème ventricule ; T3 : Tumeur qui envahit plus de deux structures attenantes ou infiltre de manière complète le 4ème ventricule (extension jusqu'à l'aqueduc, au foramen médian postérieur du 4ème ventricule ou à ses deux côtés), associé à une hydrocéphalie importante ; T4 : Tumeur en extension continue jusqu'au 3ème ventricule ou en prolongement vers le bas jusqu'à la moelle cervicale supérieure.	M0 : Absence d'évidence de métastase arachnoïdienne ; M1 : Présence de cellules tumorales à l'examen cytologique du liquide céphalorachidien ; M2 : Présence de métastases nodulaires au sein de l'espace sous-arachnoïdien cérébral ou des ventricules latéraux / du 3ème ventricule ; M3 : Présence de métastases nodulaires au sein de l'espace sous-arachnoïdien ; M4 : Présence de métastases hors du système nerveux central.

- **Comment classifier le risque clinique du médulloblastome ?**

Réponse : Voir le tableau 2-6.

Tableau 2-6 Classement de risque clinique du médulloblastome

Facteurs de risque majeur	Facteurs de risque mineur
Age < 3 ans ; Ablation en grande partie de la / des tumeur(s) ; Présence de tumeur(s) avec envahissement au tronc	Age > 3 ans ; Ablation totale ou quasi-totale de la / des tumeur(s) ; Absence de tumeur avec envahissement au tronc cérébral

cérébral et métastases.	ou métastases.

[[[[istorique médical recomplété par le médecin traitant]

La partie principale de la tumeur a été observée lors de l'opération avec son point d'origine au niveau du cervelet, remplissant le 4ème ventricule. La tumeur était de couleur grise-rouge avec une texture cassante et son apport sanguin était modéré.

? Questions fréquemment posées par le médecin senior au médecin résident, au médecin itinérant ou au médecin traitant

- **Comment peut-on raisonnablement déterminer les modalités individuelles de l'intervention à partir des données de l'imagerie préopératoire ?**

Réponse : Le choix de drainage externe par ponction ventriculaire et de la résection sous-occipitale par l'approche médiane postérieure est pris. Avant l'opération, la ventriculomégalie bilatérale et la diminution de la vision dans les deux yeux chez le patient ont indiqué une hausse de pression intracrânienne depuis longtemps, faisant l'objet de la ponction et du drainage de ventricules latéraux afin de faire baisser progressivement la pression intracrânienne antérieur à toute intervention. Il est nécessaire de prendre des mesures préventives pour éliminer tout risque de l'hématome intracrânien ou même la hernie cérébrale susceptible de causer la mort si la / les lésion(s) soi(en)t retirée(s) pendant l'intervention, en dégageant la compression et l'aqueduc de mésencéphale, causant une baisse de pression à une vitesse trop importante et l'affaissement substantiel des tissus cérébraux

- **Quel espace anatomique du corps humain est-il utilisé par l'approche médiane postérieure sous-occipitale ?**

Réponse : L'espace anatomique le plus utilisé par l'approche médiane postérieure sous-occipitale est bien la scissure cérébelleuse-médullaire, c'est-à-dire la fissure entre le côté ventral de l'amygdale cérébelleuse et le côté dorsal du bulbe rachidien (Voir la figure 2-137). Grâce à cette scissure, l'accès au 4ème ventricule se fait avec facilité par l'ouverture en choroïde fine sur le vélum médullaire inférieur à partir du foramen diagonal de l'approche médiane. Le vaisseau circulant dans cette scissure est appelé artère cérébelleuse postéro-inférieure (PICA, « *posterior inferior cerebellar artery* »). La tumeur peut, dans certains cas, obstruer cette artère, pour quelle raison une attention particulière doit être portée pendant l'intervention tout en évitant l'emploi abusif de l'électrocoagulation. En cas de problème de visualisation d'imagerie dans cette approche, la résection de l'amygdale cérébelleuse est applicable, tandis que la résection du vermis cérébelleux l'est si nécessaire, tout en adhérant au principe de conserver toute partie du corps en faisant de notre mieux. Il est indispensable de privilégier le premier s'il faut choisir entre l'incision du vélum médullaire inférieur et la résection de l'uvula dans certains cas, étant donnés le nystagmus du regard horizontal et l'ataxie somatique après l'intervention de la résection de l'uvula.

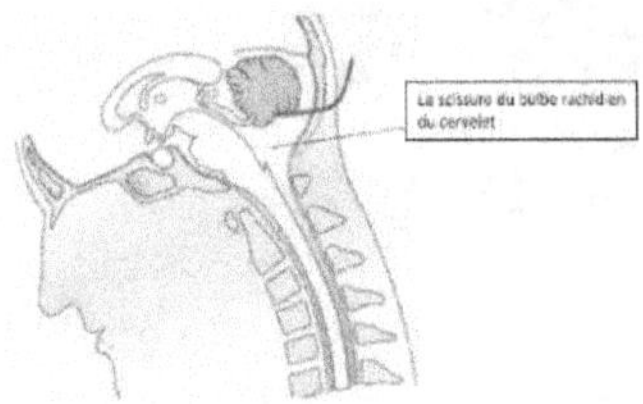

Figure 2-137 Schéma de la scissure du bulbe rachidien du cervel

Quelle est la posture générale pour l'approche médiane postérieure sous-occipitale ?

Réponse : La posture générale pour l'approche médiane postérieure sous-occipitale est extrêmement importante, et notamment en posture couchée et en posture latérale couchée. La posture couchée implique de plier la tête autant que possible (avec la mâchoire inférieure à proximité des fosses supra-claviculaires) et de la maintenir en place à l'aide d'un appui-tête. Ceci est bien le cas lorsqu'il s'agit de tumeur(s) au niveau du 4ème ventricule, parce que cela favorise la visualisation pendant l'intervention et l'accès au(x) cathéter(s). Pourtant, cette posture nécessite un niveau de soins particulièrement rigoureux et complique considérablement la gestion des voies respiratoires, accroissant également la distance du bras durant la chirurgie céphalique. C'est pourquoi qu'on privilégie de recommander la posture latérale couchée, bien que la chirurgie latérale fasse augmenter la distance du champ opératoire à cause du blocage de l'épaule.

Placer le corps du patient en posture latérale couchée à proximité de la bordure du lit peut réduire la distance au champ opératoire ; la posture latérale couchée (Figure 2-138) se réfère, au lieu d'une simple inclinaison latérale de la tête, à une mise en position « axiale » de la tête et des épaules en même temps. Cela permet de minimiser la déviation de la ligne médiane par le chirurgien lors de la séparation des couches musculaires, réduisant ainsi les saignements et les traumatismes.

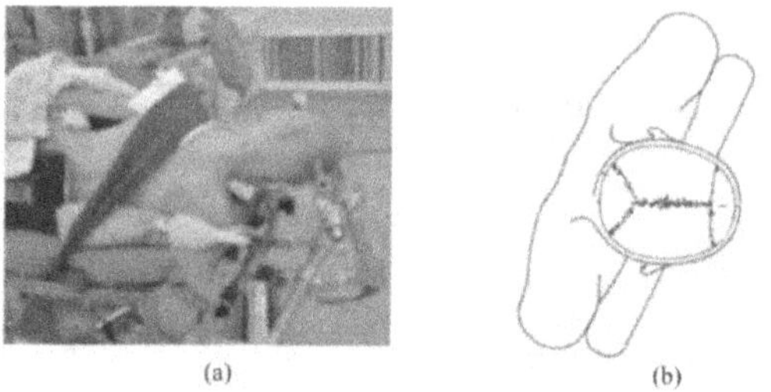

Figure 2-138 Posture latérale couchée et illustration

La position de la tête de cette posture est identique avec celle couchée. Il est primordial de placer la mâchoire inférieure à proximité des fosses supra-claviculaires (en flexion) (Figure 2-139). Cela permet non seulement à disposer un espace plus grand au(x) utilisateur(s) et à son / ses / leurs assistant(s), mais aussi à faciliter la visualisation de la partie proximale de l'aqueduc pendant l'intervention.

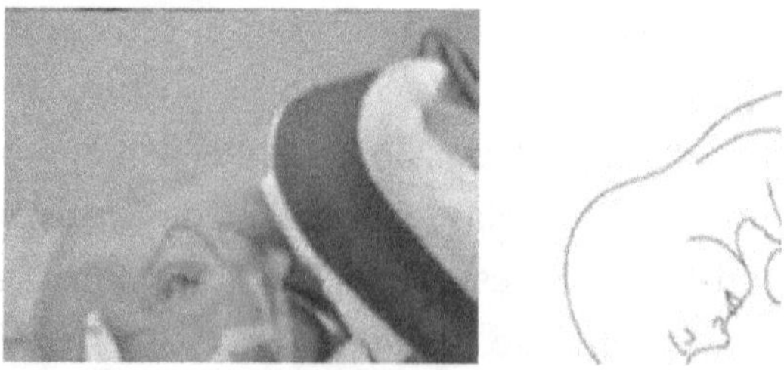

Figure 2-139 Posture couchée et illustration

- **Quelle est la taille de l'incision chirurgicale pour l'approche médiane postérieure sous-occipitale ?**

Réponse : L'approche médiane postérieure sous-occipitale est la solution standard où l'incision (Figure 2-140) est effectuée à partir de 2 cm au-dessus de la protubérance occipitale externe jusqu'au niveau

C4, avec l'ablation de l'arc postérieur C1 <1,5 cm. Compte tenu de la localisation et de la taille spécifiques de certaines lésions, il est parfois déconseillé de mener de telles craniectomies standardisées. Dans le cas où la bordure supérieure d'un lambeau osseux n'atteint que la ligne nucale inférieure, l'ablation de l'arc postérieur de l'atlas ou le sectionnement du sinus occipital dural n'est pas donc imposé.

- **Comment peut-on procéder à l'incision de la dure-mère par l'approche médiane postérieure sous-occipitale ?**

Réponse : Il faut procéder à l'incision en « Y » de la dure-mère, veiller à ce que le sinus occipital soit sectionné de l'endroit d'au moins 2cm du sinus transverse afin d'éviter de blesser accidentellement ce dernier ou ses veines de drainage qui l'irriguent lors du clampage. Il existe parfois un lac veineux bien développé dans la dure-mère près du trou occipital, c'est donc la suture doit être se faite antérieur à l'incision. Voir la figure 2-141

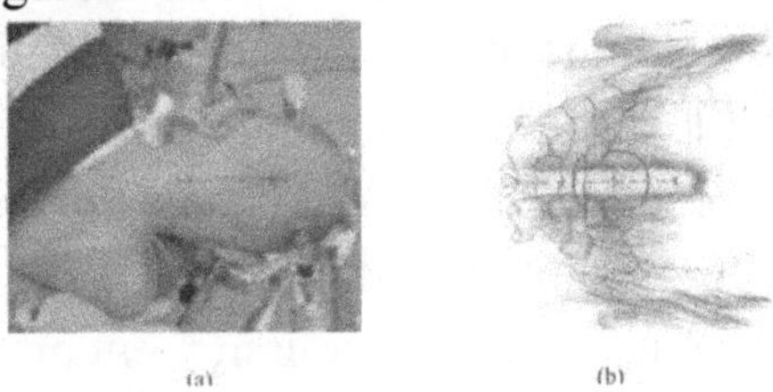

Figure 2-140 Approche médiane postérieure sous-occipitale et illustration

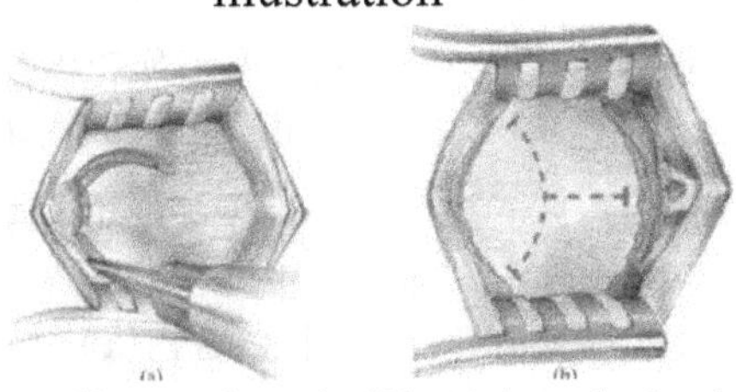

Figure 2-144 Illustration de l'incision de la dure-mère par l'approche médiane postérieure sous-occipitale et illustration

- **Quels sont les éléments à prendre en compte lors de l'ablation d'une tumeur au niveau du 4ème ventricule ?**

Réponse : Chez les patients atteints de tumeur qui présentent une hydrocéphalie obstructive et une ventriculomégalie au sein du 4ème ventricule, il faut procéder au drainage externe en permanence des ventricules latéraux 2 jours avant l'intervention dans le but de diminuer graduellement la pression intracrânienne avant la résection de tumeur par l'approche médiane postérieure sous-occipitale. Il est nécessaire de surveiller l'électrophysiologie du tronc cérébral lors de l'intervention, et de bouche la partie avant du 4ème ventricule avec un tampon durant l'opération de la résection de tumeur, dans le but d'éviter tout risque d'hémorragie sous-durale liée à l'effondrement des tissus cérébraux suite à la décompression accélérée du liquide céphalorachidien une fois l'obstruction retirée. Il convient également de prévenir la survenue de l'hydrocéphalie obstructive suite à l'inversion du flux sanguin dans la zone d'intervention pendant l'opération.

- **Quels sont les éléments à prendre en compte lors de la fermeture crânienne ?**

Réponse : L'élément clé et critique de l'approche médiane postérieure sous-occipitale est la fermeture crânienne, c'est-à-dire qu'il est essentiel de suturer étroitement la dure-mère. Il n'est pas obligatoire de disposer le drainage à la cavité tumorale ou à celle épidurale. La ponction lombaire postopératoire ou, le cas échéant, le drainage de la citerne lombaire, est couramment pratiqué pour faciliter la guérison rapide.

[Historique médical recomplété par le médecin traitant]

Le patient s'est bien remis de son opération. Selon le rapport pathologique postopératoire, le médulloblastome (grade IV, l'OMS) était confirmé. Suite à l'examen physique 10 jours après l'opération, ses signes vitaux étaient stables, nettement conscient, ayant une bonne élocution. Ses pupilles étaient de taille égale en forme ronde et d'un diamètre de 3mm. La sensibilité de la réaction directe / indirecte à la lumière a été constatée. Ses globes oculaires étaient librement mobiles en deux sens. La diplopie ou la perte de vision n'a pas été remarquée. Un nystagmus léger a été constaté lorsque les deux yeux regardaient vers le gauche. Des paupières tombantes ou des œdémateuses n'ont pas été observées ; ni de distorsion de la mâchoire avec bouche ouverte. Il n'a pas manifesté de difficulté d'ingestion, ni d'étouffement pendant les repas ou lorsqu'il buvait de l'eau. La force musculaire et la tonicité musculaire étaient normales.

? Questions fréquemment posées par le médecin senior au médecin résident, au médecin itinérant ou au médecin traitant

- **Quelle(s) intervention(s) faut-il intégrer après l'opération du médulloblastome ?**

Réponse : La radiothérapie postopératoire est un traitement indispensable pour guérir le médulloblastome, ayant pour but de prolonger effectivement la survie du patient. Le médulloblastome est une tumeur d'une sensibilité faible à modérée, qui nécessite donc des doses de rayonnement plus élevées que les autres tumeurs embryonnaires. La zone visée par l'irradiation doit comprendre l'ensemble du cerveau + la zone tumorale + l'ensemble de la moelle épinière.

Chimiothérapie : Le médulloblastome est susceptible de réagir aux médicaments chimiothérapiques, dont la chimiothérapie se pratique généralement dans les 4 semaines suivant la radiothérapie.

- **Quels sont les sous-types pathologiques du médulloblastome ?**

Réponse : Les différents groupes pathologiques du médulloblastome peuvent être subdivisés en quatre types au niveau moléculaire, soit « Wnt », « SHH », « Group3 » et « Group4 ».

Chaque type présente des caractéristiques épidémiologiques et cliniques distinctes, avec le « Wnt » ayant le meilleur pronostic et les « Group3 » et « Group4 » les plus défavorables. Autrement dit, le médulloblastome peut être considéré comme 4 maladies au niveau moléculaire, entraînant un choix dissemblable de la stratégie de traitement.

Conclusion du médecin senior

Le médulloblastome se trouve dans le cervelet qui implique le 4ème ventricule et les hémisphères cérébraux, rendant très probable l'apparition d'une hydrocéphalie obstructive. En conséquence, une intervention chirurgicale pour enlever la lésion est essentielle afin de non seulement retirer la partie tumorale, mais aussi de dégager les « voies de circulation ». Des précautions doivent être prises chez un patient présentant un médulloblastome diagnostiqué préalablement à l'intervention. Même s'il ne présente pas d'hydrocéphalie obstructive avant la chirurgie, le risque de l'hydrocéphalie peut surgir à tout moment.

Il est donc nécessaire d'accomplir au plus tôt possible les examens préopératoires afin de procéder au traitement chirurgical. En cas d'hydrocéphalie obstructive chez le patient avant l'intervention et que ventriculomégalie est manifeste, un drainage externe ventriculaire peut être réalisé en premier lieu, en attendant de la diminution graduelle de la pression intracrânienne avant la résection chirurgicale de la lésion. Il faut veiller à ne pas évacuer trop rapidement l'hydrocéphalie pendant la résection tumorale, de manière à prévenir la possibilité d'un hématome sous-dural postopératoire dû à une décompression accélérée pendant l'intervention, tout en évitant l'hydrocéphalie obstructive postopératoire causée par le retour du sang dans l'aqueduc.

Caractérisé par sa « fragilité », lé médulloblastome est hautement sensible aux métastases d'implantation et de dissémination, pour quelle raison l'IRM préopératoire / postopératoire de l'ensemble du cervelet et de l'ensemble de la moelle épinière demeure indispensable.

Etant donnée une possibilité importante d'exacerbation du médulloblastome, la chirurgie n'est pas suffisante pour traiter le patient. Il est donc nécessaire d'intégrer la radiothérapie et la chimiothérapie après l'opération. Les différents groupes pathologiques du médulloblastome peuvent être subdivisés en quatre types au niveau moléculaire, soit « Wnt », « SHH », « Group3 » et « Group4 ». Chaque type présente des caractéristiques épidémiologiques et cliniques distinctes, avec le « Wnt » ayant le meilleur pronostic et les « Group3 » et « Group4 » les plus défavorables. Avec désormais l'évolution importante orientée vers une "médecine de précision" dans le monde professionnel, le traitement de différentes pathologies moléculaires d'une même maladie doit à ce titre faire l'objet d'un point de pénétration individualisé. Beaucoup de chercheurs chinois et étrangers sont en train de mener des essais cliniques, de tenter divers schémas de radiothérapie pour améliorer la survie des patients atteints de médulloblastome récurrent. Toutefois, ces études reposent sur l'idée de « caractériser tous types de médulloblastome en une maladie identique ». Cela relève l'absence de rigueur de telles recherches, parce que les pronostics des 4 sous-types moléculaires de médulloblastome ne sont pas tout à fait les mêmes. Si une étude regroupe une majorité de patients atteints du sous-type « Wnt », elle indiquerait trompeusement que tel schéma soit effectif ; et si elle regroupe plus de patients atteints des sous-types « Group3 » et « Group4 » ayant les pronostics plus défavorables, elle indiquerait un résultat plus désavantageux. Etant donnée une possibilité importante d'exacerbation du médulloblastome, les caractéristiques des métastases précoces et les schémas de radiothérapie / chimiothérapie ne sont pas uniformisés. Par conséquence, le choix de différentes radiothérapies / chimiothérapies postopératoires en fonction de différents types pathologique moléculaire du médulloblastome constitue l'axe des dernières études ayant pour but de prolonger la survie des patients.

CHAPITRE III

LES TUMEURS INTRAMÉDULLAIRES

Cas 1 : Le neurofibrome spinal

[Historique médical établi par l'interne]

Le patient était une femme de 57 ans, qui s'est admise à l'hôpital en raison de « la sensation d'engourdissement et de faiblesse (l'asthénie) des membres gauches depuis 10 ans, avec l'engourdissement des membres droites depuis 6 mois ». Elle manifestait il y a 10 ans, sans cause apparente, la sensation d'engourdissement et de faiblesse (l'asthénie) des membres gauches. Elle s'est déplacée de manière instable, sans convulsion ni d'incontinence d'urines et de selles, pour quelle raison elle s'était admise dans un hôpital local, d'où elle avait diagnostiqué des tumeurs intramédullaires au 3ème / 4ème du rachis cervical.

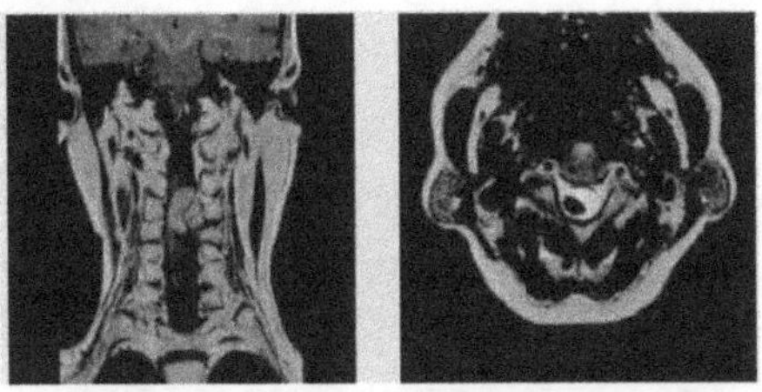

(a) Vue coronaire (b) Position axiale

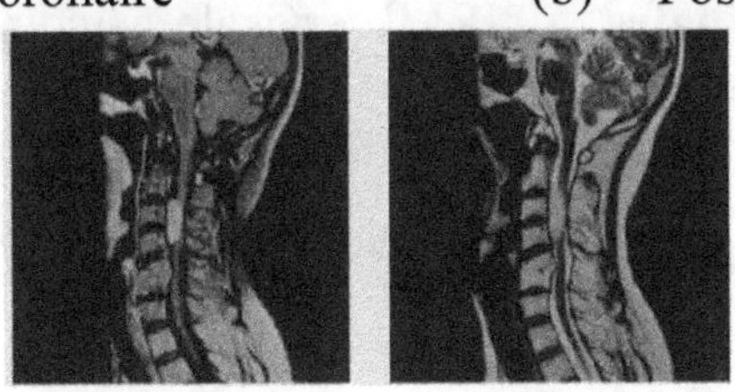

(c) Vue sagittale (i) (d) Vue sagittale (ii)

Figure 3-1 IRM

Le patient ne subissait aucune intervention chirurgicale, mais sa maladie s'était progressivement aggravée au cours de ces deux dernières années. L'engourdissement et la faiblesse des membres droites se sont manifestés avec aggravation progressive. Selon les manifestations d'IRM cervicale, l'expansion des lésions intramédullaires au 3ème / 4ème du rachis cervical a été constatée.

Examen physique :

Température (T) : 36,5°C ; Fréquence respiratoire (R) : 20 / min ; Pouls (P) : 63 / min ; Tension artérielle (PA) : 136 / 66 mmHg. Le patient était nettement conscient, bien coopératif au cours de l'examen, ayant une mémoire / orientation normale et une bonne élocution. Le résultat initial du test olfactif était positif. Les pupilles étaient de taille égale en forme ronde, avec un diamètre d'environ 3mm. Sa sensibilité à la lumière a été constatée. Ses globes oculaires étaient librement mobiles en tous les sens. Ses expressions faciales étaient symétriques, avec des muscles massétérin / temporaux forts. Ses lignes frontales et des sillons naso-labiaux étaient en bonne symétrie. Aucune anomalie auditive majeure ne s'était manifestée au test initial des deux oreilles. Ses deux épaules étaient bilatéralement symétriques et robustes. Sa langue était bien tendue et centrée. Son cou était tendre. Il existait une cicatrice d'opération d'une longueur environ 30cm sur la poitrine et l'abdomen. La force musculaire de ses membres était du 4e niveau avec une tonicité musculaire saine, alors que le sens d'engourdissement dans les membres inférieurs s'est manifesté. L'hyperréflexie des genoux-chevilles et des réflexes retardés de la paroi abdominale ont été constatée. Les signes « Hoffman » bilatéraux étaient positifs, tandis que les signes « Babinski » négatifs.

Examen auxiliaire : L'IRM cervicale a indiqué une occupation intracervicale aux 3ème / 4ème du rachis cervical, l'estimation du neurofibrome spinal était de ce fait retenue.

Diagnostic : Le neurofibrome intramédullaire au 3ème / 4ème du rachis cervical.

Traitement :

(1) Il s'agit de la mise au point des travaux préparatoires, comportant les trois analyses routines (de sang, d'urine et de selle),

l'examen de la coagulation, l'examen de la fonction hépatorénale, l'examen du groupe sanguin, ainsi que les évaluations préopératoires de routine telles que l'électrocardiogramme et la radiographie thoracique etc.

(2) Date de l'intervention chirurgicale à définir ultérieurement.

? Questions fréquemment posées par le médecin senior à l'interne

● **Sur quoi repose le diagnostic actuel ?**

Réponse :

(1) Le diagnostic actuel met en évidence le neurofibrome intramédullaire au 3ème / 4ème du rachis cervical

(2) Fondement du diagnostic

1. Le patient était une femme de 57 ans, qui s'est admise à l'hôpital en raison de « la sensation d'engourdissement et de faiblesse (l'asthénie) des membres gauches depuis 10 ans, avec l'engourdissement des membres droites depuis 6 mois ».

2. Examen physique : La force musculaire de ses membres était du 4e niveau avec une tonicité musculaire saine, alors que le sens d'engourdissement dans les membres inférieurs s'est manifesté. L'hyperréflexie des genoux-chevilles et des réflexes retardés de la paroi abdominale ont été constatée. Les signes « Hoffman » bilatéraux étaient positifs, tandis que les signes « Babinski » négatifs.

(3) L'IRM cervicale a indiqué une occupation intracervicale aux 3ème / 4ème du rachis cervical, l'estimation du neurofibrome spinal était de ce fait retenue.

(4) [Historique médical recomplété par le médecin résident ou le médecin traitant]

Le patient était une femme de 57 ans, ayant présenté il y a 10 ans l'engourdissement et l'asthénie des membres gauches, dont les manifestations cliniques suivantes sont observées : la faible force musculaire des membres, l'engourdissement significatif des membres inférieurs ; tandis que selon les caractéristiques d'imagerie, l'intensification non homogène dans les segments 3 et 4 du rachis cervical, située dans l'espace extramédullaire sub-dural. Les images pondérées T1 présentent des lésions tumorales à signaux faibles, tandis que celles T2 des lésions tumorales à signaux élevés. Selon la TDM avec injection de contraste, la tumeur solide se traduit par une intensification non homogène.

Etant données une longue histoire de la maladie du patient et une progression ralentie de la tumeur située dans la dure-mère extramédullaire, il est estimé, à base du résultat d'imagerie, qu'il s'agit du neurofibrome spinal.

? Questions fréquemment posées par le médecin senior au médecin résident

● **Est-il nécessaire de considérer la possibilité d'autres maladies ?**

Réponse : Le patient est une femme séniore présentant l'engourdissement et l'asthénie des membres. L'examen d'imagerie au niveau C3 / C4 du rachis cervical est effectué pour vérifier la / les lésion(s) extramédullaire(s). Avec injection de contraste, la / les lésion(s) intramédullaire(s) présente une intensification non homogène qui se trouve(nt) au côté ventral latéral de la moelle épinière. Compte tenu de l'âge du patient, du positionnement potentiel du neurofibrome et des caractéristiques des manifestations d'imagerie, il est actuellement estimé qu'il s'agit du neurofibrome spinal.

● **Quelles sont les maladies courantes à s'identifier lors du diagnostic ?**

Réponse :

(1) Le méningiome vertébral se trouve fréquemment dans la vertèbre thoracique, dont l'incidence est affirmativement plus élevée chez les femmes que chez les hommes. Cette tumeur s'implante rarement au foramen neural, mais elle prend la forme d'une masse paravertébrale. Pour les lésions ayant un centre tumoral dans le foramen neural ou les tissus mous paravertébraux, il faut procéder à l'identification et au diagnostic dans le but de vérifier la possibilité du gangliocytome provenant de la chaîne sympathique et des ganglions de la racine dorsale, su neuroblastome, du paragangliome, ainsi que des lésions telles que l'expansion concentrique provenant du cancer / sarcome localisé.

(2) La tumeur intrarachidienne se traduisent fréquemment par des troubles sensoriels, à savoir l'engourdissement et l'asthénie des membres, qui peuvent se développer ultérieurement aux tremblements musculaires, ou même à l'amyotrophie.

(3) La tumeur extramédullaire se traduisent fréquemment par la compression vertébrale, l'incontinence d'urines et de selles, ou les douleurs vertébrales etc.

(4) Le neurinome peut être divisé en deux catégories : le schwannome et le neurofibrome. Bien que les études (de culture tissulaire, microscopie électronique et immunohistochimie) dévoilent l'origine des cellules schwanniennes ordinaires du neurinome et du neurofibrome, ce dernier contient ainsi d'autres éléments cellulaires tels que les cellules des faisceaux nerveux et les fibroblastes. En raison des caractéristiques différents en termes de morphologie, histoire et biologie, le neurinome et le neurofibrome sont respectivement définis comme des tumeurs distinctes.

- **Quelles sont les maladies courantes à s'identifier lors du diagnostic ?**

Réponse : Un grand nombre de personnes pensent que la formation et la croissance des tumeurs se reposent avant tout sur des modifications moléculaires au niveau génétique. Les deux types de neurofibromatose ont été intensivement étudiés. Certaines études génétiques préconisent que les gènes NF1 et NF2 se situent respectivement sur les bras longs des chromosomes 17 et 22. Les deux types de neurofibromatose sont tous d'une hérédité dominante au niveau d'autosome avec une pénétrance élevée.

Les manifestations cliniques du NF1 englobent les maladies suivantes : les taches « café-au-lait », nodules cutanés, anomalies squelettiques, neurofibrome sous-cutané, neurinome plexiforme périphérique, compliqués par certaines tumeurs courantes chez les enfants telles que le glioblastome de nerf optique, le glioblastome thalamique, l'épendymome etc. Le neurofibrome intramédullaire est considérablement plus rare que celui extraspinal.

Le NF2 a été reconnue comme une tumeur distincte à partir de 1970, dont l'incidence est comparable à 10% de celle du NF1. Le neurinome acoustique bilatéral en est un type typique, pourtant, d'autres schwannomes crâniens / spinaux / périphériques sont aussi fréquents. Les manifestations cutanées sont relativement rares. Par rapport aux « caractéristiques périphériques » du NF1, il paraît que le NF2 est doté de la « nature centrale ». La protéine encodée par le NF2 semble intervenir dans l'interaction entre la matrice extracellulaire et l'architecture intracellulaire, favorisant la régulation de la distribution et de la migration des cellules. Dans une étude récente, *Lothe* indique que la formation de certains neurinomes périphériques malignes est associée avec l'inactivation du gène suppresseur de tumeurs « TP53 » sur le bras court du chromosome 17.

- **Quelle est la pathogenèse du neurofibrome spinal ?**

Réponse : Le neurinome peut être divisé en deux catégories : le schwannome et le neurofibrome. Bien que les études (de culture tissulaire, microscopie électronique et immunohistochimie) dévoilent l'origine identique du neurofibrome et du schwannome, l'hétéromorphisme morphologique du neurofibrome suggère la présence d'autres cellules, à savoir les cellules périphériques neuronales et les fibrocytes etc. Le neurofibrome et le schwannome sont considérés comme deux groupes distincts en raison de leurs différences morphologiques, histologiques et biologiques. Le neurofibrome se caractérise par l'abondance des tissus fibreux et la présence de fibres nerveuses sporadiques au sein de la tumeur. Généralement parlant, la tumeur fait naître l'intumescence fusiforme produite par les nerfs coincés, ce qui rend presque impossible de définir la frontière entre la tumeur et les tissus nerveux. Le neurofibrome multiple est fréquemment confondu avec la neurofibromatose multiple. Le schwannome est généralement de forme sphérique, qui ne fait pas naître l'intumescence des nerfs coincés. Toutefois, lorsqu'il manifeste une croissance excentrique avec très visiblement des points d'attache, l'identification et le diagnostic deviendraient plus difficiles. Ses caractéristiques histologiques se traduisent par des cellules nerveuses bipolaires en forme de losange allongé, dont le noyau cellulaire soit hyperchromatique et finement disposé, tandis que les cellules stellaires éparsement disposées sont peu fréquentes.

- **Quelles sont les manifestations cliniques du neurofibrome spinal ?**

Réponse : Le neurofibrome spinal a souvent une évolution longue, dont la plus courte est celle thoracique, et la plus longue celle cervicale/lombaire, avec parfois une durée plus de 5 ans. L'évolution se raccourcit soudainement lorsque la tumeur se transforme en kyste ou hémorragie.

Les premiers symptômes du neurofibrome spinal sont généralement la radiculalgie, suivies par des anomalies sensorielles et de la dyskinésie. Les tumeurs situées dans la région cervicale supérieure présentent essentiellement les douleurs nucales, ou parfois vers les épaules et les bras supérieurs. Les tumeurs cervico-thoraciques manifestent majoritairement les douleurs nucales dans la partie postérieure ou supérieure, et vers un côté ou deux côtés des épaules, les membres supérieurs et la poitrine. Les tumeurs thoraciques supérieures se produisent fréquemment des douleurs dorsales, vers les épaules et la poitrine. Les tumeurs thoraciques se traduisent principalement les douleurs situées dans la zone thoraco-lombaire, vers l'abdomen, l'aine et les membres inférieurs.

Les douleurs tumorales thoraco-lombaires se trouvent dans la zone lombaire, vers l'aine, les bras, les cuisses et les jambes, tandis que celles lombo-sacrés se localisent dans la partie lombo-sacré, les fesses, le périnée et les membres inférieurs.

Les patients ayant les premiers symptômes des anomalies sensorielles représentent 20% du nombre total, dont leurs sensations manifestées peuvent être divisées en deux catégories : de l'hyperalgésie et de l'hypesthésie, cette première se traduit par la sensation convulsive, l'engourdissement, la sensation de froid, la courbature et l'enflure, ainsi que la brûlure ; alors que cette dernière est surtout la conjonction d'hypoalgésie, de thermohypesthésie et d'hypopsélaphésie.

Les patients ayant les premiers symptômes de la dyskinésie se classent à la 3ème place de l'ensemble des patients. En fonction de différentes localisations tumorales, la radiculalgie et les dommages à faisceaux peuvent provoquer éventuellement de la dyskinésie. Au fur et à mesure que les symptômes s'évoluent, des troubles fonctionnels dus aux faisceaux pyramidaux, aboutissant à diverses étendues et à divers niveaux de paralysie.

Les principales manifestations cliniques du neurofibrome spinal se traduisent par des douleurs, des anomalies sensorielles, la dyskinésie et un dysfonctionnement sphinctérien. L'incidence des anomalies sensorielles est d'environ 85 %, tandis que celle des douleurs de près de 80 %.

Les troubles sensoriels commencent généralement en position distale et progressent vers le haut. Lorsqu'un patient manifeste des anomalies sensorielles subjectives mais aucun dysfonctionnement spécifique n'est constaté à l'examen, il souffre ensuite de l'hypesthésie, suivie d'une perte de l'ensemble des sensations et des fonctions motrices. Il n'y existe plus de masse vertébrale dans la queue-de-cheval et le cône terminal (*cône médullaire*), ce qui fait que les anomalies sensorielles sont d'une distribution périphérique, parmi lesquelles l'engourdissement dans la zone de type selle dans la peau de l'anus et du périnée soit un symptôme typique.

La plupart des patients atteints de neurofibrome spinal hospitalisés présentent plus ou moins des problèmes de mobilité, dont la moitié souffrent déjà de paralysie. Le temps d'apparition de la dyskinésie se varie en fonction de la localisation tumorale. Pour les tumeurs dans la queue-de-cheval ou le cône terminal (*cône médullaires*), la dyskinésie significative n'apparaît que dans une phase tardive, alors que pour celles thoraciques, des symptômes se manifestent dans un stade précoce.

Le dysfonctionnement sphinctérien est souvent un symptôme tardif, indiquant une compression partielle ou complète au niveau spinal.

- **Quels sont les moyens de diagnostic du neurofibrome spinal ?**

Réponse : Lorsque la radiculalgie intense se présente, en parallèle avec la dyskinésie et les troubles sensoriels progressant de bas en haut. Il existe une zone d'hypersensibilité cutanée au niveau tumoral, notamment la présence du « Syndrome de Brown-Séquard », c'est-à-dire la paralysie du neurone moteur supérieur homolatéral, l'hypopsélaphésie et la déficience de bathyesthésie au-dessous du niveau de la lésion, ainsi que l'anodynie / la thermanesthésie controlatéral. D'ailleurs, en cas d'altération de la dynamique du liquide céphalorachidien et de douleurs fréquemment accrues, la possibilité du neurinome extramédullaire sera notifiée, requérant des examens auxiliaires au cas nécessaire pour reconfirmer le diagnostic.

- **A quoi sert la surveillance électrophysiologique peropératoire ?**

Réponse : La surveillance électrophysiologique peropératoire sert à minimiser les impacts chirurgicaux sur la moelle épinière grâce à l'observation dynamique des modifications des formes d'onde des potentiels au déclenchement somatosensoriel.

- **Quels sont les éléments à prendre en compte au cours de l'intervention ?**

Réponse : Le neurinome n'est pas sensible à la radiothérapie / chimiothérapie, ce qui rend donc la résection chirurgicale le seul choix efficace. A l'heure actuelle, de divers moyens d'intervention avec chacun les avantages et les désavantages, ainsi les indications pertinentes y sont présentes. La grande majorité des patients peuvent bénéficier d'une résection complète tumorale, aboutissant à la guérison, par une approche standard de la lame vertébrale postérieure.

En cas d'une ablation complète de la tumeur, la récidive est très rarement constatée. La grande majorité des neurinomes se trouvent au côté dorsal ou latéro-dorsal de la moelle épinière, qui soient bien visibles après l'incision de la dure-mère. Il est probablement nécessaire de sectionner le ligament dentelé des tumeurs ventrales afin d'avoir une exposition totale. Les tumeurs lombaires peuvent être recouvertes par la queue-de-cheval ou le cône terminal (*cône médullaire*). Dans les cas susmentionnés, il faut séparer les racines nerveuses afin de se réserver une bonne exposition, c'est-à-dire que la tumeur s'appuie sur la queue-de-cheval ou le cône terminal (*cône médullaires*) et presse cette dernière / ce dernier sur un côté. Une fois une bonne visibilité retenue, les frontières entre la tumeur et la queue-de-cheval / moelle épinière devient reconnaissable. Il existe généralement une couche arachnoïdienne attenante par rapport à la tumeur, qui est une structure poreuse enveloppant séparément les racines nerveuses dorsales et ventrales. Au cours de l'intervention, la dissection tranchante aux fins d'amputer et de séparer la tumeur est effectuée, et l'électrocoagulation est appliquée en surface de la capsule kystique a pour but de réduire la dimension de la tumeur. Il est nécessaire d'amputer les racines nerveuses proximales et distales de la tumeur, permettant donc son ablation complète. En cas d'une grande tumeur, il est possible d'effectuer au préalable une résection intracapsulaire, une décompression intracapsulaire, ayant pour but d'enlever les racines nerveuses générant la tumeur. Il peut parfois en préserver quelques petites branches, surtout dans le cas de tumeurs d'une taille limitée. L'excision de telles racines nerveuses provoque rarement la déficience neurofonctionnelle sévère même si au niveau de l'intumescence cervicale/lombaire, puisque les fonctions de ces racines nerveuses ont été compensées par celles attenantes. Etant donnée l'insertion de certains tissus tumoraux dans les tissus membranaires spinaux avec la compression sur la moelle épinière, les frontières entre telles tumeurs et la moelle épinière sont souvent difficiles à séparer. La résection totale peut être réalisée par l'intermédiaire d'une ablation partielle des tissus membranaires de certain(s) segment(s).

- **Quelles sont les complications d'intervention du neurofibrome spinal ?**

Réponse : En cas d'intervention chirurgicale du neurofibrome spinal, les complications suivantes peuvent s'apparaître.

(1) Hématome épidural spinal : En cas d'hémostase incomplète des muscles paravertébraux, des vertèbres et des plexus veineux spinaux, des hématomes, ayant lieu principalement dans les 72h après l'intervention, peuvent se former ultérieurement à l'intervention, susceptibles d'aggraver la paralysie des membres, même si un tube de drainage se soit mis en place. Dans ce cas-là, il est nécessaire de prendre l'initiative de faire une enquête dans le but d'éliminer les hématomes et de réaliser l'hémostase.

(2) Œdème dans la moelle épinière : En raison des blessures causées par la manipulation chirurgicale, les manifestations cliniques, par exemple l'hématome, se présentent, dont le traitement s'appuie essentiellement sur les déshydratants et les hormones, avec la possibilité de réeffectuer une autre intervention d'incision de la dure-mère dans les cas sévères.

(3) Fuite de liquide céphalorachidien : Cela est souvent le cas lorsque les sutures entre la dure-mère et les couches musculaires sont mal faites, il est indispensable, au cas échéant, d'enlever préalablement le tube de drainage. En cas d'une fuite limitée, il suffit de changer le bandage et de garder les patients sous observation ; tandis qu'il faut procéder à la suture d'orifice fistulaire pour les patients ayant une fuite continue ou importante.

(4) Plaies / déhiscences relatives à une incision : Cela a lieu généralement lorsque la situation s'aggrave, et les patients sont dotés d'une mauvaise cicatrisation d'incision ou qu'ils souffrent de multiple fuite de liquide céphalorachidien. Il faut de ce fait procéder à une intervention aseptique peropératoire. En plus d'une thérapie antibiotique postopératoire, il est essentiel de prendre une part active d'améliorer l'état général des patients, tout en apportant une attention particulière à absorber des protéines et de multiples vitamines.

Concusion du médecin senior

Les neurofibromes chez les adultes représentent environ 25 % de toutes les tumeurs intradurales de la moelle épinière. La plupart des tumeurs sont solitaires et peuvent se produire dans l'ensemble des segments du canal rachidien. L'âge entre 40 et 60 ans demeure le groupe le plus touché ayant une incidence la plus importante, avec aucune indifférence chez les femmes et les hommes.

La grande majorité des neurinomes proviennent des racines nerveuses spinales dorsales, tandis que la grande majorité des neurofibromes se développent dans les racines nerveuses ventrales. Pour la grande majorité des neurinomes, ils se situent intégralement au sein de la dure-mère, parmi lesquels 10% à 15% des tumeurs s'expandent par l'intermédiaire de la manche de racine nerveuse dorsale vers l'extérieur pour former une forme d'haltère, c'est pourquoi qu'il existe des tumeurs à la fois à l'intérieur et à l'extérieur de la dure-mère. Il y a environ 10% des neurinomes qui se trouvent à l'extérieur de la dure-mère ou sont d'une croissance paravertébrale, tandis qu'environ 1% des neurinomes sont d'une croissance intramédullaire. Ceci nous fait penser à une croissance au long des vaisseaux sanguins aux alentours de la gaine nerveuse.

Lorsqu'une tumeur envahit significativement par l'intermédiaire du foramen intervertébral les structures paravertébrales, un traitement particulier peropératoire sera exigé. L'extension attenante de la tumeur sous-durale doit être minutieusement analysée antérieur à la chirurgie afin de renforcer la précision de l'approche chirurgicale. L'IRM permet généralement d'observer de manière plus précise les structures adjacentes de la tumeur. Toutefois, lorsqu'il s'agit d'une tumeur en forme d'haltère, la TDM devient plus sensible après la myélographie, favorisant la visualisation du canal rachidien et des structures paravertébrales.

L'approche cervicale antérieure pour opérer les tumeurs cervico-paravertébrales rend une grande difficulté lors de l'intervention à cause des structures vasculaires et neurologiques abondantes telles que le plexus brachial, les nerfs crâniens inférieurs et leur artère vertébrale etc. La mandibule et ses structures accessoires musculosquelettiques de la base crânienne renforcent davantage la délimitation de l'exposition de la colonne cervicale supérieure. La grande majorité des tumeurs en forme d'haltère peuvent heureusement être amputées en élargissant l'exposition crânienne postérieure. La combinaison de l'incision médiane et de la laminectomie standard permet d'amputer en toute sécurité les tumeurs situées à l'intérieur et à l'extérieur de la dure-mère du canal rachidien. Une ablation complète en surface articulaire latéral jusqu'à 3cm (à partir des bordures durales à la zone paravertébrale) peut éventuellement améliorer l'exposition paravertébrale. Lorsque l'artère vertébrale se déplace souvent de manière antéro-médiale, la séparation de l'artère vertébrale et de la tumeur qui se fasse de façon sous-périostée peut protéger proprement cette première. Bien qu'il soit difficile à déduire les impacts sur la stabilité après l'ablation latérale en surface articulaire de la colonne cervicale, une simple laminectomie latérale peut ainsi réduire remarquablement les effets négatifs contre la stabilité de la colonne cervicale. En cas d'inattention de remettre la stabilité de la colonne vertébrale, sa déformation chez les patients dans les cas moins sévères peut être provoquée, affectant la qualité de leur vie ; tandis que pour ceux dans les cas sévères, cela peut entraîner la luxation vertébrale en causant de graves complications. Un autre moyen de maintenir la stabilité de la colonne vertébrale consiste à procéder à l'ablation tumorale par l'approche hémi-laminaire préconisée par beaucoup d'experts. Les ligaments épineux / supra-épineux / interépineux sont à préserver durant l'intervention, tout en amputant uniquement une lamelle vertébrale latérale, conservant les apophyses articulaires au(x) côté(s) latéral / aux, dans le but de maximiser l'intégralité de la colonne vertébrale. Cependant, cela exige des compétences microchirurgicales beaucoup plus sophistiquées.

L'expansion paravertébrale des tumeurs thoraciques peuvent souvent former de masses d'une grande taille envahissant la cavité thoracique. Il est difficile pour l'approche postérieure standard d'avoir une visualité suffisante pour traiter les lésions paravertébrales antérieures ; tandis que l'approche antérieure transthoracique ou extrapleurale peut préserver une bonne exposition des structures paravertébrales antérieures. Lorsque l'exposition sub-durale s'exige, il se peut que la fuite de liquide céphalorachidien après l'intervention. Cela est essentiellement dû à une pression négative intrathoracique et son drainage fermé postopératoire qui peut éventuellement aggraver la fuite de liquide céphalorachidien. C'est donc l'approche combinée antérieure et postérieure s'applique afin d'avoir une visibilité renforcée qui peut se réaliser par étape. L'approche extrathoracique latérale est particulièrement utile lorsque l'exposition intradurale et paravertébrale doit être renforcée en même temps. L'incision est, dans ce cas-là, souvent en forme de bâton de hockey pour assurer la traction des muscles paravertébraux. Les muscles scapulaires acromio-thoracique en superficie sont à séparer au niveau de la ligne médiane, et puis à tourner latéralement au long du lambeau de peau afin d'exposer dans le sens longitudinal les muscles paravertébraux. Ces muscles doivent être dégagés les structures accessoires spinales postérieures avec les côtes. La costectomie et la décompression thoracique peuvent améliorer l'exposition paravertébrale extrapleurale. Pour obtenir une visibilité intramédullaire, il convient d'inciser les muscles paravertébraux pour pourvoir réaliser une laminectomie standard intramusculaire. A l'absence d'accès à la cavité thoracique, la fuite de liquide céphalorachidien se produit très rarement.

Les tumeurs de l'haltère peuvent également être obtenues par une approche latérale, d'où la possibilité d'inciser le fascia thoraco-dorsale tout au long de l'incision cutanée en le tirant latéralement. Les muscles paravertébraux lombaires sont assez vigoureux et les tumeurs se trouvent souvent enfouies dans le muscle psoas. L'ablation complète de la tumeur demeure extrêmement difficile par l'approche rétropéritonéale uniquement, compte tenu de difficulté d'identification entre les fibres du muscle psoas et les tissus conjonctifs tumoraux. Lorsque les racines nerveuses du plexus lombaire et ses branches (y compris le nerf crural) passent par la surface du muscle psoas, elles deviennent difficiles à identifier, et qu'elles soient hautement vulnérables lors de la séparation rétropéritonéale. L'approche extra-abdominale latérale fait en sorte que la tumeur et le muscle psoas puissent être tracés via le foramen intervertébral. L'ensemble de l'intervention de séparation se fait en surface de la tumeur, permettant ainsi d'identifier le nerf à partir de la région proximale, et donc réduisant davantage les lésions nerveuses. Il est facile d'amputer les tumeurs intramédullaires-subdurales dans le canal rachidien par une laminectomie. Pour les tumeurs sacrales en forme d'haltère imposant souvent une exposition antérieure et postérieure, il en faut garder une position latérale. L'intervention peut être réalisée par étapes, ou en parallèle avec l'approche antérieure et celle postérieure.

Cas 2 : L'épendymome cervical

[Historique médical établi par l'interne]

Le patient était un homme de 35 ans, qui s'est admis à l'hôpital en raison « des douleurs cervicales et l'engourdissement et la faiblesse (l'asthénie) des membres supérieurs depuis plus 1 ans ». A cause des douleurs cervicales récurrentes sans cause apparente il y a plus d'un an et des douleurs sourdes soudaines qui ne pouvaient pas être soulagées au repos et après le changement de posture, même avec aggravation progressive, il s'était donc hospitalisé.

L'engourdissement des membres supérieurs et le malaise se sont apparus au bout d'un mois, passant des petits-doigts au début, graduellement jusqu'aux pouces et vers le haut. Les douleurs cervicales étaient légèrement atténuées après l'apparition des symptômes susmentionnés. L'asthénie des membres supérieurs et l'atrophie musculaire progressive se sont manifestées au bout de 3 mois, mais aucun(e) céphalalgie / vertige / étourdissement / nausée / vomissement / difficulté à la marche / incontinence d'urines et de selles n'a été constaté(e). Le patient a été pris en charge dans un hôpital local où il était traité avec des médicaments par voie orale, mais ses conditions sont restées inchangées et ses symptômes continuaient de progresser lentement. Selon l'IRM du rachis cervical au scan simple + avec injection de contraste déjà effectuée, une lésion intramédullaire des segments vertébraux C4-T1 s'est manifestée, indiquant une possibilité importante de l'épendymome.

Examen physique :

Température (T) : 36,8°C ; Fréquence respiratoire (R) : 16 / min ; Pouls (P) : 78 / min ; Tension artérielle (PA) : 118 / 76 mmHg. Le patient était nettement conscient, sans jaunissement cutanéomuqueux. Il a eu une maturité normale et un niveau alimentaire modéré. L'examen cardiopulmonaire et celui abdominal n'ont révélé aucune anomalie. Selon les examens spécialisés, ses pupilles étaient de taille égale en forme ronde, avec une sensibilité à la lumière. La force musculaire de ses membres supérieurs était relativement faible (du niveau 5-), avec la tonalité musculaire normale ; tandis que la force musculaire et la tonalité musculaire des membres inférieurs étaient également normales. La déficience de la sensibilité superficielle des membres supérieurs a été constatée, tandis que la bathyesthésie demeure normale, c'est donc les symptômes ne s'exige pas l'élaboration du rapport pathologique.

Examen auxiliaire :

D'après le résultat de l'IRM cervical (scan simple + avec injection de contraste), des signaux anormaux d'irrégularité de la moelle cervicale au niveau de la colonne cervicale (C4-T1) ont été remarqués, avec une intensification partielle des lésions intramédullaires avec injection de contraste qui soient irrégulières. Des transformations kystiques intramédullaires au-dessus et au-dessous des lésions ont été observées. Il faut donc considérer la possibilité de l'épendymome.

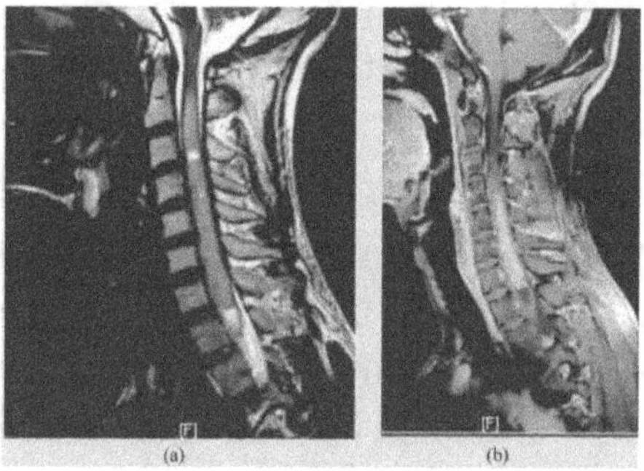

Figure 3-2 Manifestations d'IRM de l'épendymome cervical

Diagnostic : L'épendymome cervical au niveau C4-T1

Traitement :

(1) Il s'agit de la mise au point des travaux préparatoires, comportant les trois analyses routines (de sang, d'urine et de selle), l'examen de la coagulation, l'examen de la fonction hépatorénale, l'examen du groupe sanguin, ainsi que les évaluations préopératoires de routine telles que l'électrocardiogramme et la radiographie thoracique etc.

(2) Date de l'intervention chirurgicale à définir ultérieurement.

? Questions fréquemment posées par le médecin senior à l'interne

- **Sur quoi repose le diagnostic actuel ?**

Réponse : Il faut considérer actuellement la possibilité de l'épendymome cervical au niveau C4-T1.

- **Quels sont les fondements du diagnostic ?**

Réponse :

(1) Le patient est un homme de 35 ans, qui a souffert des douleurs cervicales avec l'engourdissement et l'asthénie des membres supérieurs il y a plus d'un an.

(2) Examen physique : Ses pupilles étaient de taille égale en forme ronde, avec une sensibilité à la lumière. La force musculaire de ses membres supérieurs était relativement faible (du niveau 5-), avec la tonalité musculaire normale ; tandis que la force musculaire et la tonalité musculaire des membres inférieurs étaient également normales. La déficience de la sensibilité superficielle des membres supérieurs a été constatée, tandis que la bathyesthésie demeure normale, c'est donc les symptômes ne s'exige pas l'élaboration du rapport pathologique.

(3) D'après le résultat de l'IRM cervical (scan simple + avec injection de contraste), des signaux anormaux d'irrégularité de la moelle cervicale au niveau de la colonne cervicale (C4-T1) ont été remarqués, avec une intensification partielle des lésions intramédullaires avec injection de contraste qui soient irrégulières. Des transformations kystiques intramédullaires au-dessus et au-dessous des lésions ont été observées. Il faut donc considérer la possibilité de l'épendymome.

(4) [Historique médical recomplété par le médecin résident ou le médecin traitant]

Selon les manifestations cliniques et celles d'imagerie du patient, il faut considérer la possibilité de l'épendymome. Aucune contre-indication opératoire n'a été constatée aux examens préopératoires de routine après l'admission à l'hôpital. Il est indispensable de procéder proprement à la radiographie cervicale antéro-postérieure et latérale et à la reconstruction 3D osseuse de la TDM cervicale afin de facilité le positionnement peropératoire. Le patient et ses proches ont été pleinement informés de l'avancement actuel des traitements des tumeurs intramédullaires en Chine et à l'étranger, de la nécessité d'intervention chirurgicale et de ses risques. Le consentement et la requête d'intervention auprès du patient et de ses proches ont été obtenus.

? Questions fréquemment posées par le médecin senior au médecin résident

- **S'il existe d'autres éléments du diagnostic à prendre en compte ?**

Réponse : Le patient était un homme adulte, manifestant des douleurs cervicales, l'engourdissement et l'asthénie des membres supérieurs. D'après le résultat de l'IRM cervical, des signaux anormaux d'irrégularité de la moelle cervicale au niveau de la colonne cervicale (C4-T1) ont été remarqués, avec une intensification partielle des lésions intramédullaires avec injection de contraste qui soient irrégulières. Des transformations kystiques intramédullaires au-dessus et au-dessous des lésions ont été observées. En fonction d'âge du patient, la localisation fréquente de l'épendymome et les caractéristiques des manifestations de l'IRM, il faut actuellement considérer la possibilité de l'épendymome.

- **Comment devez-vous l'identifier par rapport aux autres lésions courantes lors du diagnostic ?**

Réponse : Les signes cliniques initiaux de l'épendymome cervical ne se limitent pas à lui-même, il faut donc l'identifier des maladies suivantes.

(1) Astrocytome : L'astrocytome est la tumeur intrarachidienne la plus courante chez les enfants, étant la deuxième tumeur la plus fréquente, après l'épendymome. Ses manifestations cliniques ne sont pas évidentes et non spécifiques, ce qui ne facilite pas sa distinction avec l'épendymome, toutefois que l'IRM de l'astrocytome est souvent d'une intensification irrégulière ou sans intensification, avec des frontières peu marquées. La transformation kystique de la tumeur est très rare, et la syringomyélie associée est peu fréquente, ce qui se dispose d'une croissance excentrique (Figure 3-3).

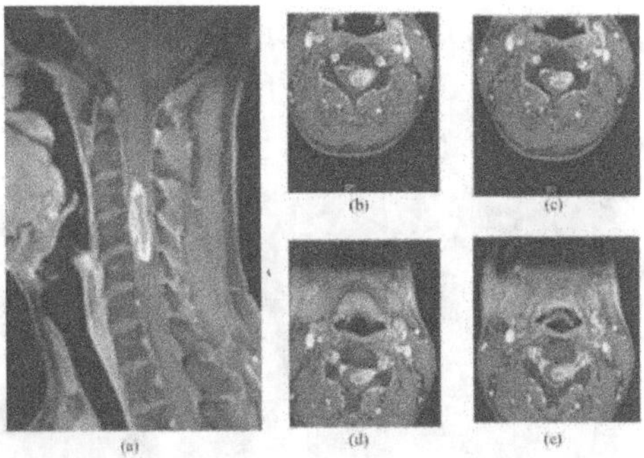

Figure 3-3 Manifestations d'imagerie de l'astrocytome cervical

(2) Hémangioblastome solide : Il est fréquent dans le bulbe rachidien (la moelle allongée), mais celui dans le bulbe cervical (la moelle cervicale) est également remarqué dans quelques cas. Environ 30% des patients atteints de l'hémangioblastome dans la moelle épinière souffrent ainsi du symptôme « von Hippel-Lindau ». Les patients avec un hémangioblastome médullaire n'ont pas de manifestations cliniques spécifiques, ce qui fait qu'ils sont très facilement d'être faussement confondus avec l'épendymome à cause de leur intensification régulière, leurs bordures claires et leur transformation kystique au scan d'IRM. Pourtant, des vides de flux vasculaires sont souvent observés dans les images pondérées T2, ce qui exige donc plus d'examens tels que l'angiographie tomographique (CTA[1]) et l'angiographie par soustraction numérique (DSA[2]) pour clarifier leur diagnostic (Figure 3-4).

(3) Tumeur métastatique intramédullaire : Ces patients présentent des symptômes aigus avec une progression accélérée, dont les douleurs irradiées issue de la radiculalgie étant une manifestation principale. Il existe aussi d'autres manifestations cliniques fréquentes telles que faiblesse de la force musculaire, paralysie partielle, dysfonctionnement rectal et vésical. La progression accélérée des symptômes est une caractéristique majeure de cette maladie, dont une grande partie des patients développeraient la paraplégie complète dans les 2 mois suivant son apparition. Selon le scan d'IRM, l'épaissement de la moelle épinière dû à un œdème peut être observé, tandis que

[1] Abbréviation de *Computed tomographic angiography* (EN).
[2] Abbréviation de *Digital subtraction angiography* (EN).

l'œdème d'une partie de la moelle épinière aux alentours des ganglions tumoraux peut être observé, avec la tumeur régulièrement intensifiée avec injection de contraste (Figure 3-5).

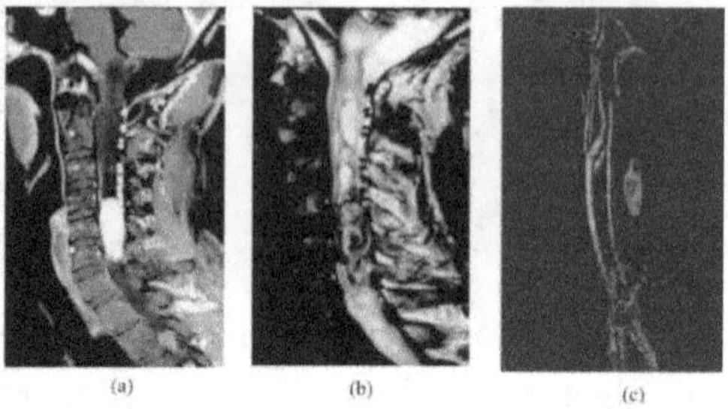

Figure 3-4 Manifestations d'imagerie de l'hémangioblastome cervical

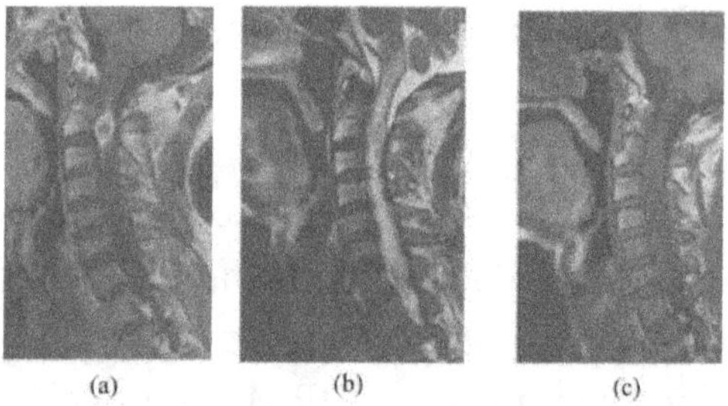

Figure 3-5 Manifestations d'imagerie de la tumeur métastatique cervicale

(4) Hémangiome caverneux : L'hémangiome caverneux intramédullaire est susceptible de provoquer des hémorragies récurrentes ayant une manifestation aiguë. Lorsqu'elles s'absorbent simultanément avec l'hématome, les symptômes cliniques des patients s'amélioraient localement. Mais lorsque les hémorragies tumorales s'apparaissent de nouveau, les symptômes neurologiques s'aggravent encore davantage. C'est donc cliniquement parlant, l'aggravation neurologique progressive à l'intermittence demeure une manifestation typique de cette maladie. Une boucle à faibles signaux aux alentours de la / des lésion(s) peut être observée en IRM, tandis que le scan avec injection de contraste indique l'absence d'intensification tumorale visible. L'absence de cavité secondaire péritumorale dans la moelle épinière est également fréquente.

- **L'épendymome et l'astrocytome sont des tumeurs intramédullaires fréquentes dans la moelle épinière cervicale, quelles sont les différences de leur origine ?**

Réponse : Les deux maladies partagent des incidences quasiment pareilles du sexe et de l'âge d'apparition de patients, mais elles se différencient en termes de mode de croissance. L'épendymome prend naissance dans les cellules épendymaires du canal central de la moelle épinière ou des résidus épendymaires, qui est souvent doté d'une croissance centrique/expansive, avec des bordures bien définies par rapport aux tissus normaux de la moelle épinière ; tandis que l'astrocytome provient des astrocytes médullaires, qui dispose généralement une croissance infiltrante / excentrique, ayant des bordures peu distinctives avec la moelle épinière elle-même.

- **Comment peut-on distinguer l'épendymome de l'astrocytome en imagerie ?**

Réponse : Avec le scan d'IRM étant la meilleure méthodologie d'imagerie en termes d'examen de lésions intramédullaires, son introduction a énormément amélioré la capacité d'identification des lésions dans la moelle épinière. Au bout de nombreuses années de développement de l'imagerie, la qualité des images d'IRM s'est considérablement améliorée, permettant d'illustrer plus minutieusement les transformations subtiles des signaux tissulaires. Toutefois, il existe plus ou moins des croisements entre l'épendymome et l'astrocytome de la moelle épinière en termes d'imagerie. Par exemple, ils se traduisent au scan simple d'IRM dans la plupart des cas, par des équisignaux ou des faibles signaux T1WI, ainsi que par des signaux (relativement) élevés T2WI. Au scan avec injection de contraste, ceux-ci peuvent manifester tous les deux l'intensification irrégulière tumorale. Mais compte tenu de leur origine / mode de croissance différent(e), l'astrocytome se traduit en IRM par une tumeur située dans un endroit excentrique de la moelle épinière avec des bordures irrégulières et des frontières floues par rapport aux tissus de cette dernière ; alors que l'épendymome se trouve fréquemment au plein milieu de la moelle épinière, enveloppé par le(s) pseudo-kyste(s), ayant des bordures bien définies par rapport aux tissus médullaires avec souvent la transformation kystique sur ses marges supérieures et inférieures.

- **Quelles sont les types cliniques de l'épendymome ?**

Réponse : En 2007, l'OMS a classifié les tumeurs épendymaires en les types suivants : le subépendymome, l'épendymome myxopapillaire, l'épendymome et l'épendymome anaplasique. Du point de vue pathologique, elles peuvent être catégorisées en différents sous-groupes tels que les cellules épithéliales, les myxopapilles, et des fusions cellulaires etc.

- **Comment McCormick évalue-t-il les fonctions médullaires ? A quel grade ce patient appartient-il ?**

Réponse :

(1) La classification de l'évaluation McCormick des fonctions médullaires est comme suit :

a) Grade I : Absence d'anomalie neurologique ; lésion(s) légère(s) sans impact fonctionnel significatif sur le(s) membre(s) affecté(s) ; spasme léger ou absence d'anomalie en radiographie ; démarche normale.

b) Grade II : Atteinte sensorimotrice traduisant par certains dysfonctionnements sur le(s) membre(s) affecté(s) ; démarche exigeant des efforts légers ou modérés ; douleurs sévères ou affaiblissement sensoriel affectant la qualité de vie du patient ; possibilité de démarche autonome.

c) Grade III : Atteinte neurologique assez intense ; démarche nécessitant l'aide d'une canne, ou atteint fonctionnelle significatif sur les membres supérieurs ; avec ou sans les habiletés liées à la vie quotidienne.

d) Grade IV : Atteinte neurologique très sévère ; déplacement au fauteuil roulant ou démarche nécessitant l'aide d'une canne, avec dysfonctionnement(s) sévère(s) sur les membres supérieurs ; sans les habiletés liées à la vie quotidienne dans la plupart des cas.

(2) Le patient de ce cas-là appartient est du grande II.

[Historique médical recomplété par le médecin traitant]

Ce patient a été traité par l'approche laminaire complète. Lors de l'intervention, le gonflement de la dure-mère a été observé, pour quelle raison l'incision durale et la fixation durale sous le microscope ont été effectuées, et la séparation arachnoïdienne a été réalisée pour l'attacher sur la dure-mère suturée.

Selon la répartition des racines postérieures des nerfs rachidiens bilatéraux et des vaisseaux dorsaux de la moelle épinière, on a procédé soigneusement à l'identification sous la lentille de puissance le sillon médian postérieur de la moelle épinière. Les vaisseaux sanguins en sont électrocoagulés sous une faible tension bipolaire, en incisant le long du sillon médian postérieur la membrane spinale par l'approche médiane. Pendant l'intervention, une tumeur de couleur rougeâtre et de texture fragile avec une abondance d'influx sanguins a été retrouvée. Elle avait une frontière plus ou moins définie par rapport aux tissus spinaux, avec transformation kystique aux deux extrémités au-dessus et au-dessous de la tumeur. On a commencé donc sa séparation à partir du côté distal jusqu' au côté proximal, traversant la tumeur à l'aide de plusieurs fils épais pour tirer cette dernière, afin de l'amputer entièrement. Une électrocoagulation peropératoire dans le but de traiter les petites hémorragies au sein de la cavité tumorale a été effectuée, tandis que d'autres saignements aux autres endroits ont été traités par la compression avec des gazes hémostatiques. Les traitements postopératoires tels que la réduction de la lamine, la fixation par les chaînes / clous en titane pour maintenir l'intégrité du canal rachidien et la stabilité mécanique de la colonne (Figure 3-6). Le rapport pathologique postopératoire a mis en	Vidéo : Ablation intrarachidienne des lésions par l'approche médiane cervicale postérieure

évidence l'épendymome anaplasique et la nécrose (du grade III, OMS).	

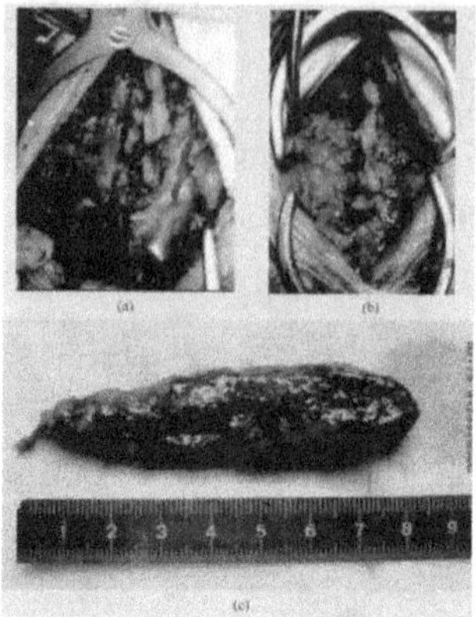

Figure 3-6 Ablation complète peropératoire de la tumeur, réduction de la lamine et aspect tumoral après l'intervention

- **Comment rationaliser le choix d'un mode d'intervention en fonction des résultats d'examen d'imagerie préopératoire ?**

Réponse : L'épendymome intramédullaire en est la tumeur intrarachidienne la plus fréquente chez les adultes. Ses caractéristiques biologiques sont plutôt bénignes, ayant une croissance ralentie et des bordures tumorales bien définies, ce qui en résultent un pronostic favorable après une ablation complète.

La majorité des épendymomes disposent des bordures claires. Lors de l'intervention, on commence pendant l'intervention par des kystes au côté distal de la tumeur et procède à une séparation minutieuse le long de la frontière entre la tumeur et la moelle épinière afin d'amputer entièrement cette première. A l'heure actuelle, il n'y existe pas d'avis standardisé sur la nécessité de la réduction de la lamine après l'intervention de la tumeur intrarachidienne. Puisque ce patient était relativement jeune, l'intervention de l'ablation complète de la tumeur en plus de la réduction postopératoire de la lamine et la fixation par les chaînes / clous en titane ont été choisies.

Le choix de l'administration routine de la radiothérapie après l'intervention de la tumeur intrarachidienne ou non reste controversé jusqu'à ce jour. Pour les patients atteints d'épendymome susceptible à une résection complète / subtotale, la radiothérapie n'est pas imposée. Même si en cas de récurrence, on pourrait procéder de nouveau à l'intervention.

- **A quoi sert la surveillance électrophysiologique peropératoire ?**

Réponse : La surveillance électrophysiologique peropératoire sert à minimiser les impacts chirurgicaux sur la moelle épinière grâce à l'observation dynamique des modifications des formes d'onde des potentiels au déclenchement somatosensoriel (Figure 3-7).

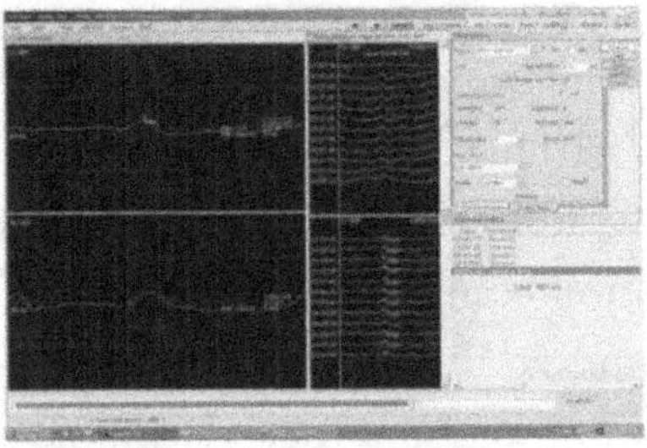

Figure 3-7 Manifestations électrophysiologiques peropératoires

- **Quelles sont les mesures postopératoires à prendre pour parer aux complications éventuelles ?**

Réponse :

(1) Soins posturaux : Immobilisation cervicale postopératoire par minerve pour prévenir le déplacement / virage afin de pouvoir maintenir la cohérence et l'alignement de l'axe longitudinal de la tête, du cou et du corps du patient, et d'éviter la rotation ou la vibration.

(2) L'utilisation d'un ventilateur après une intervention de la tumeur intrarachidienne dans la partie supérieure des cervicales peut en entraîner éventuellement un œdème, ce qui augmente le niveau sensoriel et affecte les muscles respiratoires du patient, causant sa détresse respiratoire. Il convient donc d'apporter une attention particulière après l'intervention si les symptômes susmentionnés persistent ou que le niveau sensoriel se change. Il est nécessaire, au cas échéant, de l'assister la respiration avec un ventilateur, en l'administrant en même temps à dose importante la stossthérapie hormonale. Le ventilateur peut être mis en arrêt graduellement après la disparition de l'œdème et la remise à l'état de la respiration spontanée.

(3) Prévention des brûlures et des engelures : Puisque les tumeurs intramédullaires sont susceptibles de présenter du dysfonctionnement au niveau sensoriel après l'intervention, l'utilisation de bouillotte ou de sac à glace lors des soins est donc strictement prohibée.

Conclusion du médecin senior

L'épendymome intramédullaire est une tumeur intrarachidienne la plus fréquente chez les adultes, touchant 40% à 60% du nombre total des patients en question. Il se progresse généralement le long du canal central de la moelle épinière, compressant cette dernière vers les zones périphériques, avec ses deux extrémités présentant souvent des symptômes de la syringomyélie et ses bordures bien définies. Etant donnés ses caractéristiques biologiques plutôt bégnines de cette tumeur, sa croissance ralentie et ses bordures claires, le prognostique au bout d'une résection complète est bien positif. Cependant, lorsque la tumeur d'une grande taille envahit le bulbe rachidien et la moelle cervical supérieure en causant des symptômes sévères tels que l'acroparalysie et la détresse respiratoire etc., l'intervention chirurgicale devient beaucoup plus risquée. C'est pourquoi un bon pronostic repose primordialement sur un diagnostic précoce et une intervention au plus tôt possible.

Puisque la grande majorité des épendymomes intramédullaires se développent lentement, leurs premiers symptômes sont souvent assez légers, d'une progression ralentie et sans spécificité. Cliniquement parlant, ils sont souvent faussement diagnostiqués comme une spondylose cervicale. Un petit nombre d'épendymomes intramédullaire ont une crise aiguë à cause des hémorragies tumorales.

Les tumeurs intramédullaires, notamment celles cervicales supérieures, entraîneraient après l'intervention chirurgicale des manifestations et des complications éventuellement mortelles, par exemple la paralysie et la détresse respiratoire etc. Comment minimiser la possibilité des complications postopératoires reste jusqu'à ce jour, un des sujets difficiles de la neurochirurgie. Le dépistage et le diagnostic précoces, une bonne maîtrise de l'anatomie locale, les aptitudes d'intervention chirurgicale et les soins postopératoires sont les éléments clés pour améliorer le pronostic.

Éléments à prendre en compte lors de l'intervention : (i) S'efforcer à réaliser une incision médullaire à partir du sillon médian postérieur afin d'éviter l'anesthésie postopératoire grave. (ii) Minimiser le tiraillement de la moelle épinière afin d'en éviter des nouvelles blessures. (iii) Il existe des influx abondants du sang des épendymomes intramédullaires qui proviennent principalement des branches d'artères antérieures de la moelle épinière, et celles-ci participent également à l'approvisionnement sanguin. L'influx sanguins du / des segment(s) compressé(s) de la moelle épinière s'affaiblissent à cause de la compression de la tumeur, et le côté ventral de la moelle épinière est parfois pénétré par la tumeur. Par conséquent, les hémorragies artérielles peuvent être arrêtées par une électrocoagulation bipolaire à faible puissance. En cas de petits saignements veineux, la compression avec une gaze hémostatique peut être mise en place pour éviter les dommages médullaires causés par l'électrocoagulation à plusieurs reprises. (iv) S'efforcer à réaliser une résection complète de la tumeur, qui est majoritairement dotée d'une frontière bien définie. La séparation entière est généralement applicable. En cas d'ablation par segment, la difficulté opératoire augmente en raison d'une visualisation peu précisée du champ d'opération, en provoquant très facilement le dégagement des cellules tumorales et des métastases. Il est indispensable donc d'employer des feuilles en coton pour protéger les deux extrémités médullaires, ayant pour but d'éviter les métastases des cellules tumorales causées par le rinçage peropératoire. Les adhérences médullaires sont l'une des causes principales des anomalies sensorielles postopératoires. Après la résection tumorale, la suture interlinéaire des segments « 7-0 » sur la membrane spinale, l'arachnoïde, la dure-mère et la réduction de la lamine a été effectuée. Les mesures susmentionnées favorisent la prévention contre les adhérences médullaires après l'intervention et la diminution d'incidence des anomalies sensorielles.

La découverte de la tumeur dans une phase précoce peut accélérer les procédures de traitement chirurgical au plus tôt possible, disposant généralement un pronostic favorable postopératoire. Cependant, pour les épendymomes d'une taille importante développant entre la moelle cervicale et la moelle épinière supérieure avant l'intervention, et les patients ayant du dysfonctionnement neurologique considérablement aggravé après l'intervention, il faut prioriser l'emploi (1 à 2 fois) de la stossthérapie hormonale avec l'administration de la méthylprednisolone à dose important.

L'utilisation de médicaments pour améliorer la microcirculation et d'autres traitements tels que l'oxygène hyperbare peuvent contribuer à faciliter la récupération neurologique. En cas de tétraplégie postopératoire associée à l'asthénie des muscles respiratoires, une trachéotomie doit être pratiquée au plus tôt possible, et la fonction respiratoire doit être améliorée à l'aide d'un ventilateur. La résection totale ne doit pas être imposée pour les tumeurs profondément adhérentes. Quant aux patients présentant après l'intervention des résidus tumoraux, du fait que la radiothérapie provoque très facilement des dommages radioactifs et les glioses locales de la moelle épinière, générant les bordures floues de la tumeur et augmentant la difficulté d'une nouvelle intervention, la radiothérapie n'est pas recommandée pour le moment, mais le suivi régulier est conseillé dans le but de définir ultérieurement la date pour une nouvelle intervention chirurgicale.

CHAPITRE IV

LES MALADIES CÉRÉBRO-VASCULAIRES

Cas 1 : L'anévrisme intracrânien

[Historique médical établi par l'interne]

Le patient était un homme senior de 61 ans, qui s'est admis à l'hôpital en raison de « mal à la tête (céphalalgie) brutale durant plus de 9h ». Le patient s'est levé à 3h du matin pour aller uriner, et une céphalalgie soudaine s'est apparue, avec des douleurs de distension persistantes et intenses, ainsi que des nausées. Toutefois, les symptômes tels que vomissement, instabilité de démarche, asthénie des membres, engourdissement des membres, convulsion des membres, convulsion de la bouche, inconscience, trouble d'audition, vision trouble ou vision double, ne sont pas manifestés. Il a été donc transmis à un hôpital local en urgence. La TDM crânienne effectuée a démontré l'hémorragie sous-arachnoïdienne, et les proches du patient ont demandé son transfert chez nous, pour quelle raison il était hospitalisé par le service de consultation externe en raison de « l'hémorragie sous-arachnoïdienne ». Depuis le début de la maladie, le patient était en condition mentale modérée, et sa force physique était également modéré. Son appétit et son apport alimentaire étaient ordinaires. La qualité du sommeil était de niveau moyen. Il n'y existait pas de changement significatif du poids, et la défécation et l'urination étaient normales.

Examen physique :

Température (T) : 37,3°C ; Pouls (P) : 79 / min ; Fréquence respiratoire (R) : 18 / min ; Tension artérielle (PA) : 125 / 81 mmHg. Les bruits respiratoires des poumons étaient clairs. Aucun râle sec / humide n'était observé au niveau des poumons. Son rythme cardiaque était régulier, et son abdomen était aplat et souple, sans signification de douleur à la compression.

Examen spécialisé :

Le patient était nettement conscient, ayant une bonne élocution. Ses pupilles étaient de taille égale en forme ronde, d'un diamètre environ de 3mm, avec une sensibilité à la lumière. La tonalité musculaire de ses membres supérieurs était normale, et toutes ses membres pouvaient se mobiliser normalement. Les signes « Babinski » bilatéraux étaient positifs, présentant une rigidité au niveau cervical. Selon la classification « Hunt-Hess », il appartenait du grade 1 à 2.

Examen auxiliaire :

D'après le résultat de la TDM crânienne chez un autre hôpital, l'hémorragie sous-arachnoïdienne a été mise en évidence.

Diagnostic :

(i) L'hémorragie sous-arachnoïdienne spontanée ;

(ii) L'hémorragie provoquée par la rupture de l'anévrisme intracrânien à vérifier ?

Traitement :

Il s'agit de la mise au point des travaux préparatoires après l'admission à l'hôpital, comportant les trois analyses routines (de sang, d'urine et de selle), l'examen de la fonction hépatorénale, les tests électrolytiques, l'examen de la coagulation, ainsi que les tests sur l'urine et les selles retenues, l'électrocardiogramme (ECG) complémentaire et la radiographie thoracique etc. Quant aux soins du patient, les traitements contre les hémorragies et le vasospasme, la dépression crânienne, la sédation, l'administration de purgatif et le repos au lit doivent être appliqués. Compte tenu de la possibilité de l'hémorragie provoquée par la rupture de l'anévrisme intracrânien, il est nécessaire d'effectuer l'angiographie par soustraction numérique (DSA) pour localiser la / les cause(s) d'hémorragie et procéder, au cas échéant, à la thérapie d'embolisation endovasculaire (EVET).

? Questions fréquemment posées par le médecin senior à l'interne

- **Sur quoi repose le diagnostic actuel ?**

Réponse : Il s'agit de l'hémorragie provoquée par la rupture de l'anévrisme intracrânien avec les fondements suivants : (a) Le patient est un homme senior ; (b) Ses symptômes aigus ;

(c) Absence d'antécédents avérés de l'hypertension ; (d) Signes d'irritation méningée positifs ; (e) Indication de l'hémorragie sous-arachnoïdienne spontanée au scan simple

- **Qu'est-ce que c'est l'anévrisme intracrânien ?**

Réponse : On l'appelle l'anévrisme intracrânien parce qu'il s'agit de la protubérance en forme d'angiome encéphalique provoquée par des anomalies d'un système vasculaire local. C'est pourquoi l'anévrisme intracrânien n'est pas du tout une tumeur par définition générale.

- **Quelles sont les causes de la formation d'anévrisme intracrânien ?**

Réponse : Les principales causes de la formation d'anévrisme peuvent être résumées comme suit.

(1) Facteurs congénitaux : Dépourvu de fibres élastiques dans sa couche moyenne de la paroi, l'anévrisme contient peu de muscles lisses. Pour des raisons hémodynamiques, la bifurcation est la partie la plus sensible, ce qui explique pourquoi la majorité d'anévrismes s'y trouvent.

(2) Athérosclérose : L'athérosclérose entraîne la rupture et la disparition d'élasticité fibreuse, affaiblissant la paroi artérielle et rendant incapable de résister à une pression importante.

(3) Infection : Les anévrismes de nature infectieuse représentent 4% du nombre total des anévrismes.

(4) Traumatisme : Puisque les traumatismes crâniens fermés / ouverts ou les plaies chirurgicales peuvent blesser directement la paroi artérielle avec des objets étrangers, des lamines et des équipements médicaux, ce qui en résultent donc le pseudo-anévrisme.

(5) Divers : Les anévrismes associés notamment à la malformation artérioveineuse, la maladie de « Moyamoya » etc.

- **Quelles sont les principales manifestations cliniques de l'anévrisme intracrânien ?**

Réponse :

(1) Hémorragie intracrânienne : Elle est la manifestation clinique la plus fréquente de l'anévrisme intracrânien.

(2) Symptôme focal : Environ 1 / 3 des patients atteints d'hémorragie sous-arachnoïdienne présentent du dysfonctionnement neurologique ischémique de nature focal.

(3) Ischémie cérébrale et vasospasme cérébral : Les décès causés par la première hémorragie de l'anévrisme touchent 60% des cas de patients souffrant de l'ischémie cérébrale et du vasospasme cérébral.

(4) Symptômes de pression provoqués par effets occupationnels : Pour les anévrismes d'une grande taille, les symptômes de pression se produisent éventuellement.

- **Quels sont les principaux sites de l'anévrisme intracrânien ?**

Réponse : Les anévrismes intracrâniens se produisent majoritairement dans l'artère carotide interne, l'artère communicante antérieure, l'artère cérébrale moyenne, l'artère cérébrale antérieure et l'artère vertébrobasilaire, parmi lesquelles l'artère carotide interne étant la plus fréquente.

- **Quels sont les principaux examens nécessaires pour diagnostiquer l'anévrisme intracrânien ? Quelles sont leurs caractéristiques en imagerie ?**

Réponse :

(1) TDM et angiographie (CTA) : Une hémorragie d'anévrisme intracrânien est 100% détectable avec la TDM dans les 5 jours suivant son apparition, qui se traduit par une ombre à haute densité dans l'affichage en TDM. Les anneaux concentriques à densités différentes (voire les « signes de panneau-cible ») sur le scanner (TDM) sont en effet les manifestations spécifiques de l'anévrisme géant. L'examen d'angiographie (CTA) est apte à découvrir les anévrismes au-delà de 5mm. Voir la figure 4-1.

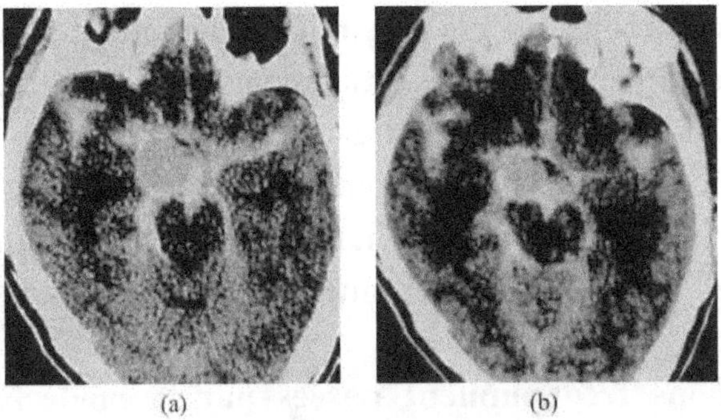

Figure 4-1 Scan simple (TDM)

(2) IRM+ARM : L'IRM plus l'angiographie par résonance magnétique (ARM) est un examen non invasif capable à identifier le vortex à l'intérieur de l'anévrisme.

(3) Angiographie par soustraction numérique (DSA) (Figure 4-2) : Il s'agit de l'examen décisif du diagnostic de l'anévrisme, qui est capable d'afficher plusieurs éléments tels que localisation, taille, forme, quantité, thrombose intracapsulaire, athérosclérose et spasme vasculaire. Il est également apte, au cas échéant, à la thérapie d'embolisation endovasculaire.

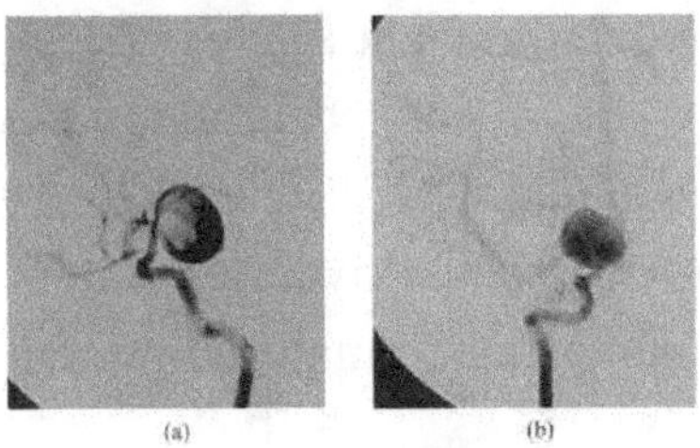

Figure 4-2 Imagerie angiographique

(5) [Historique médical recomplété par le médecin résident ou le médecin traitant]

Le patient était un homme senior avec un début aigu de sa maladie. Il n'avait pas d'antécédents avérés de l'hypertension. Selon les résultats d'examen physique, il était nettement conscient, avec ses pupilles de taille égale en forme ronde, d'un diamètre de 3,0mm. La tonalité musculaire de tous ses membres était normale. Ses signes d'irritation méningée étaient positifs. La TDM crânienne réalisée dans un autre hôpital a suggéré l'hémorragie sous-arachnoïdienne spontanée.

Il fallait donc considérer la possibilité d'hémorragie due à la rupture d'anévrisme intracrânien. Les traitements tels que l'hémostase, la sédation, l'administration de purgatif, la dépression crânienne et la prévention contre le vasospasme ont été effectués après son admission. L'angiographie par soustraction numérique (DSA) est à appliquer au futur proche dans le but de déterminer plus précisément la / les cause(s) d'hémorragie.

? Questions fréquemment posées par le médecin senior au médecin résident, au médecin itinérant ou au médecin traitant

- **S'il existe d'autres avis sur le diagnostic ?**

Réponse : Le patient était un homme senior avec un début aigu de sa maladie, avec ses signes d'irritation méningée étaient positifs. La TDM crânienne réalisée a suggéré l'hémorragie sous-arachnoïdienne spontanée. Il n'avait pas d'antécédents définitifs de traumatisme, ni d'antécédents avérés de l'hypertension. Il faut donc considérer s'il existe l'hémorragie due à la rupture d'anévrisme intracrânien. Toutefois, la possibilité de l'hémorragie intracérébrale hypertensive ne peut pas être exclue.

Les raisons en sont comme suit :

(i) Patient âgé : Une incidence importante généralement chez les patients d'âge moyen et âgé.

(ii) Antécédents avérés de l'hypertension.

(iii) Endroit d'hémorragie majoritairement dans la zone de ganglions de la base.

(iv) Association fréquente avec les dysfonctionnements neurologiques tels que l'hémiplégie etc.

L'identification entre les deux maladies exige l'angiographie par soustraction numérique (DSA).

- **S'il faut l'identifier avec d'autres maladies ?**

Réponse :

(1) Hémangiome caverneux : Les lésions se situent généralement dans la zone sus-tentorielle, notamment dans les zones corticales et sous-corticales des hémisphères cérébraux et dans la zone paraventriculaire, ce qui sont majoritairement solitaires. Celui-ci ne se relève pas souvent à l'angiographie ou à l'IRM, tandis qu'en TDM, il

s'affiche en forme ronde ou quasi-circulaire avec des bordures bien définies, d'une densité d'altitude égale ou d'une densité importante. La plupart des lésions sont hétérogènes, associées avec l'hémorragie. Les lésions peuvent s'agrandir pendant une très courte durée. En cas d'hémorragie récente, la / les lésion(s) a / ont généralement des ombres réguliers à haute densité. Il est possible que l'hémorragie puisse pénétrer dans le parenchyme cérébral, avec ou sans intensification (légère) aux alentours. L'IRM peut montrer clairement les transformations de signaux de la composition d'hémorragie dans différentes phases, dont les signaux élevés se génèrent par les méthémoglobines libérées après une hémorragie. Avec les images pondérés T1 étant les plus claires, l'hémosidérine durant la période de marbrure se traduit par des faibles signaux, sans aucun signal de calcification. Une cavité tumorale à signaux élevés sans œdème cérébral associée à un anneau à faibles signaux aux alentours représente une manifestation en IRM la plus typique de l'hémangiome caverneux intracérébral.

(2) Malformation artérioveineuse cérébrale : Elle touche dans la plupart des cas les adolescents, ayant un début de maladie aigu, dont les premiers symptômes sont généralement l'hémorragie intracrânienne et l'épilepsie. Elle est souvent associée à une hypertension intracrânienne et au dysfonctionnement des membres. L'hématome intracrânien se manifeste majoritairement en TDM crânienne, l'IRM peut facilite le diagnostic, tandis que l'angiographie par soustraction numérique (DSA) en soit l'examen décisif.

(3) Angiopathie amyloïde cérébrale : Il s'agit d'une maladie d'une faible incidence, liée au dépôt de bêta-amyloïde dans les couches intermédiaires et les membranes externes des petites / moyennes artères du cortex cérébral, avec les caractéristiques cliniques comme suit : probabilité d'hémorragie cérébral chez les patients âgés, hémorragie cérébrale provenant du lobe, site d'hémorragie superficielle, hémorragie fréquemment lobulée, multiple site et récurrence d'hémorragie dans la plupart des cas. La TDM et l'IRM peuvent faciliter son diagnostic, mais celui-ci exige ultérieurement les résultats d'examen pathologiques.

- **Comment peut-on classifier les anévrismes intracrâniens en fonction de leur forme et leur diamètre ?**

Réponse :

(1) Classification en fonction de forme :

a) Sacculaire (y compris les formes sphériques, piriformes et infundibuliformes) ;

b) Fusiforme ;

c) Anévrisme disséquant (*Shekelton*).

(2) Classification en fonction de diamètre d'anévrisme :

a) Anévrisme miniature d'un diamètre inférieur à 5mm ;

b) Anévrisme ordinaire d'un diamètre entre 0,5cm (inclut) et 1,5cm (non inclut) ;

c) Anévrisme de grande taille d'un diamètre entre 1,5cm (inclut) et 2,5cm (non inclut) ;

d) Anévrisme géant d'un diamètre égal ou supérieur à 2,5cm.

- **Quels sont les principaux traitements de l'anévrisme intracrânien ?**

Réponse :

(1) Clippage chirurgical de l'anévrisme : Cette intervention a pour but de bloquer les apports sanguins vers l'anévrisme afin d'éviter une nouvelle hémorragie, de maintenir une circulation aisée de l'artère porteuse et de celles d'alimentation tout en permettant un approvisionnement sanguin normal des tissus cérébraux. Une fois que le clippage soit terminé, il est possible de vérifier les résultats chirurgicaux au cours de l'intervention.

(2) Clippage chirurgical de l'artère porteuse et isolation chirurgicale de l'anévrisme : Le clippage de l'artère porteuse sert à diminuer ou à transformer la densité et la direction du flux sanguin, en réalisant la dépression au sein de l'anévrisme et facilitant la formation du thrombus intra-anévrismal dans le but de remédier l'anévrisme.

(3) Enrobage de l'anévrisme : Il sert principalement au traitement d'anévrismes ressemblants à des cloques sanguines (*BBAs, blood blister-like aneurysm*) où le clippage ne soit pas adéquat ou chez un patient ligaturé, ou que le blocage de l'artère porteuse de l'anévrisme ne soit pas recommandé.

(4) Embolisation endovasculaire de l'anévrisme intracrânien : Ceci est le traitement préféré des anévrismes intracrâniens recommandé par le Guide, qui emploie notamment le ressort à spires, le ballonnet, la gomme et l'endoprothèse pour assister l'embolisation de l'anévrisme, entraînant la formation d'une thrombose vasculaire intra-anévrismal dans le but de le remédier. Actuellement, des matériaux reconnaissant un développement rapide, par exemple, l'utilisation d'endoprothèse à maillage dense « pipeline », préservant une méthodologie supplémentaire pour traiter les anévrismes complexes.

'Historique médical recomplété par le médecin traitant]

Ayant des indications chirurgicales, le patient ne présentait aucune contre-indication significative, une intervention d'angiographie cérébrale a été donc effectuée au 23 novembre 2016. Selon l'indication angiographique, une hémorragie due à la rupture de l'anévrisme dans la partie communicante de l'artère carotide interne à droit, d'une taille de 1,2cm * 1,5cm, a été observée. Il s'agissait d'un anévrisme sacculaire avec son col assez large et doté d'une croissance orientée vers l'arrière, pouvant préserver une vue partielle du colliculus. Après avoir réalisé une angiographie, on a fait traverser le col anévrismal à l'aide d'un micro-cathéter d'endoprothèse, avec l'extrémité de ce dernier au sein de l'artère cérébrale moyenne. Ensuite, on a fait entrer le micro-cathéter à ressort de manière supersélective dans la masse de l'anévrisme, et y mettre des ressorts à spires. Une fois satisfaisant des procédures de remplissage intra-anévrismal, on a placé le long du micro-cathéter une endoprothèse intracrânienne pour recouvrir son col. D'après l'angiographie immédiate postopératoire, l'embolisation anévrismale était intégrale, avec l'endoprothèse dans une bonne position et la circulation aisée de l'artère porteuse (Figure 4-3).

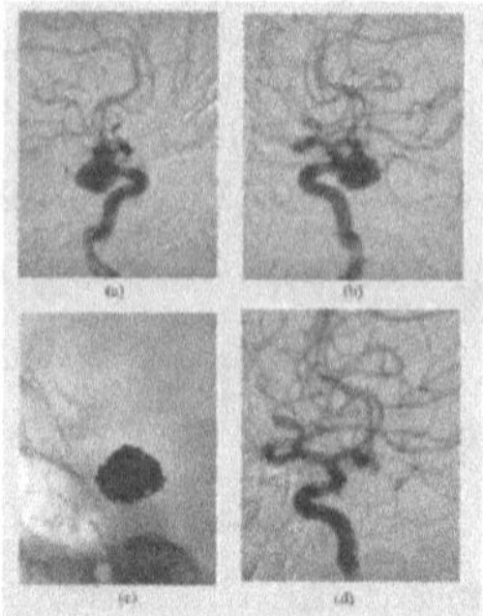

Figure 3-4 Angiographie avant et après l'embolisation anévrismale dans la partie communicante de l'artère carotide interne à droit

? Questions fréquemment posées par le médecin senior au médecin résident, au médecin itinéraire ou à l'interne

- **Quel est l'objectif du traitement de l'anévrisme intracrânien ?**

Réponse : L'incidence des hémorragies dues à un anévrisme intracrânien peut atteindre jusqu'à 70% du nombre total, et le taux d'incapacité permanente et le taux de mortalité après la survenue d'hémorragie restent élevés. En traitant proactivement l'anévrisme intracrânien et prévenant les hémorragies, cela aide à diminuer le taux d'incapacité permanente et le taux de mortalité des patients en question.

- **Quelle est la méthode la plus courante pour évaluer le risque chirurgical et le pronostic des patients touchés par une rupture d'anévrisme intracrânien ?**

Réponse : La méthode la plus courante pour évaluer le risque chirurgical et le pronostic des patients touchés par une rupture d'anévrisme intracrânien est bien la classification « Hunt-Hess ».

Grade I : Absence de symptômes, ou ayant une céphalalgie / rigidité de la nuque légère ;

Grade II : Ayant une céphalalgie modérée ou sévère, une rigidité de la nuque, absence de déficiences neurofonctionnelles autre que la paralysie crânienne ;

Grade III : Ayant la somnolence et l'inconscience, ou légère déficience neurofonctionnelle focale ;

Grade IV : Manifestant la stupeur, l'hémiparalysie incomplète modérée ou sévère, avec éventuellement rigidité de décérébration et dysfonctionnement neurologique spontané dans une phase précoce ;

Grade V : Dans un coma profond, avec rigidité de décérébration et entrant en agonie.

En cas de maladies systémiques sévères telles que l'hypertension, le diabète, l'athérosclérose sévère, les maladies pulmonaires chroniques, ainsi que le vasospasme sévère indiquées à l'artériographie, la classification doit être dégradée au grade inférieur.

- **Comment déterminer le timing de l'intervention de l'anévrisme intracrânien ?**

Réponse : Pour les patients présentant déjà une rupture anévrismale, l'intervention au plus tôt possible pour traiter l'anévrisme soit recommandée si leurs signes physiques sont dans un état stable ; quant aux patients atteints d'anévrisme sans rupture, d'un diamètre supérieur à 5mm et d'une forme irrégulière, il est recommandé de choisir une date ultérieure pour procéder à une opération chirurgicale ; tandis que les patients atteints d'anévrisme d'une petite taille peuvent choisir la visite régulière chez leur médecin (au lieu d'un traitement chirurgical).

Il existe actuellement deux modes d'intervention chirurgicale les plus fréquents pour traiter l'anévrisme intracrânien : (i) Procéder au clippage d'anévrisme par une craniectomie. Il s'agit d'entrer dans l'espacement entre les fissures et y retrouver l'anévrisme, et de clipper le col anévrismal avec un clampage de sorte que le flux sanguin en provenance de l'artère porteuse n'y entre plus. (ii) L'embolisation endovasculaire de l'anévrisme ne nécessite pas de craniectomie, parce qu'elle fait entrer à la proximité de l'anévrisme intracrânien par un cathéter d'intubation dans l'artère fémorale ; une bobine à ressort d'alliage titanique est introduite par la suite au sein de l'anévrisme pour remplir ce dernier, faisant disparaitre l'influx sanguin intra-anévrismal, ce qui en résulte de ce fait l'élimination de risque d'une hémorragie causée par une nouvelle rupture.

Le traitement d'hémorragie sous-arachnoïdienne est assujetti à des thérapies intégrées, parmi lesquelles le clippage par craniectomie et l'embolisation invasive faisant partie intégrante mais sans s'y limiter.

Pour les patients se trouvant dans une phase aiguë de l'hémorragie, la prise en charge chirurgicale de l'anévrisme au service d'urgence permet d'éviter sa nouvelle hémorragie, mais cela nécessite quand même des thérapies internes systémiques à long terme, comportant notamment la dépression crânienne par déshydratation, la spasmolyse, la dilatation, l'infusion de liquide, la réadaptation fonctionnelle etc.

- **Quelles sont les modalités et les indications de l'embolisation endovasculaire de l'anévrisme intracrânien ?**

Réponse :

(1) L'embolisation simple par bobine (*coil*) sert particulièrement à traiter des anévrismes sacculaires dotés d'un col étroit, ce qui se devient en effet une embolisation complète anévrismale.

(2) L'embolisation assistée par endoprothèse est apte à traiter les cols anévrismaux d'une largeur assez importante et d'une forme assez irrégulière, permettant de former une embolie anévrismale.

(3) L'embolisation assistée par ballonnet convient à traiter les cols anévrismaux légèrement large qui sont difficile à réaliser une embolisation simple, et dans les cas où le patient ne veut pas mettre l'endoprothèse ou que la libération de l'endoprothèse se rend très difficile.

(4) L'obturation de l'artère porteuse et l'isolation de l'anévrisme servent à intervenir les pseudo-anévrismes périphériques intracrâniens et les anévrismes de dissection. En plaçant une bobine à ressort ou un ballonnet dans l'artère porteuse, le traitement de l'anévrisme peut être effectué.

(5) L'insertion du dispositif guide-flux sanguin se permet de traiter les grands anévrismes et ceux géants. Pour une embolisation généralement assistée par endoprothèse ordinaire, le taux de récurrence lors des visites au médecin demeure très élevé. Grâce à l'insertion du dispositif guide-flux sanguin ou celle associée à des bobines à ressort, on peut obtenir un bon pronostic aux traitements des anévrismes compliqués.

- **Comment se déroulent les traitements après une embolisation endovasculaire ?**

Réponse :

(1) Surveillance d'électrocardiogramme de routine ;

(2) Infusion de liquide et dilatation appropriées pour prévenir l'ischémie cérébrale, la thérapie contre le vasospasme, la nutrition nerveuse, la déshydratation pour la dépression intracrânienne ;

(3) Administration d'anticoagulation avec l'aspirine et le chlorhydrate de clopidogrel en cas de mise en place d'une endoprothèse ;

(4) Observation rigoureuse des fonctions neurologiques, des signes physiques et des manifestations cliniques ;

(5) Pour les hémorragies dues à la rupture d'anévrisme, réalisation au plus tôt possible de la ponction lombaire ou du drainage de la citerne lombaire pour délibérer le liquide céphalorachidien hématogène et diminuer l'irritation sanguine aux tissus cérébraux ;

(6) Examens réguliers de la TDM crânienne, notamment pour les patients atteints d'une céphalalgie aggravée, de l'approfondissement de conscience, ayant pour but d'éliminer la possibilité d'hémorragie intracrânienne, d'hydrocéphalie et d'infarctus cérébral ;

(7) Improvisation de traitements.

● **Quelles sont les complications fréquentes ?**

Réponse : Les complications pertinentes à l'embolisation anévrismale sont principalement comme suit : nouvelle hémorragie due à la rupture d'anévrisme, infarctus cérébral, œdème cérébral, formation de thrombose artérielle, rupture du fil-guide / cathéter, anévrisme de dissection, sténose de l'artère porteuse etc., parmi lesquelles l'hémorragie due à la rupture d'anévrisme aurait lieu dans une semaine suivant l'intervention chirurgicale. Quant à l'infarctus cérébral, le déversement de bobine à ressort bloquant l'approvisionnement sanguin des artères ne peut pas être exclut. La thrombose artérielle se produit souvent pendant l'intervention, ce qui est due essentiellement à une longue durée de manipulation peropératoire, causant les lésions intravasculaires. La plupart des anévrismes de dissection se causent par des blessures vasculaires engendrées par le fil-guide ou le cathéter lors de l'intervention.

● **Comment détermine-t-on la stratégie des visites médicales chez le médecin ?**

Réponse : Les durées de visites médicales de l'embolisation de l'anévrisme intracrânien sont généralement de 3 mois, 6 mois, 1 an, 3 ans, 5 ans et 10 ans après l'intervention chirurgicale, lors desquelles les thérapies d'embolisation complémentaire peuvent être considérées en cas de son récurrence pendant les visites médicales chez le médecin.

- **Quelles sont les causes et les traitements des anévrismes intracrâniens récurrents ?**

Réponse :

(1) Les causes des anévrismes intracrâniens récurrents sont les suivantes :

a) Irritation répétée du flux sanguin, entraînant la récurrence de l'anévrisme ;

b) Remplissage incomplet de la cavité anévrismale ;

c) Déversement de la bobine à ressort ;

d) Remplissage incomplet du col anévrismal ;

e) Anévrismes d'une taille grande ou géante ;

f) Déformation de l'artère porteuse, facilitant l'irritation sanguine à cette partie de l'embolisation.

(2) Les modalités de traitement sont généralement identiques avec celles de l'anévrisme. En cas de récurrence d'un anévrisme, il faut poursuivre le remplissage de la partie où a lieu la récurrence et, au cas échéant, insérer l'endoprothèse pour améliorer la forme vasculaire et l'hémodynamique.

Conclusion du médecin senio

L'une des maladies dangereuses les plus fatales et les plus préjudiciables, il est recommandé pour les patients atteints d'anévrisme intracrânien de prendre l'initiative d'accepter les traitements. A l'heure actuelle, il existe principalement deux méthodes de traitement, l'une est le clippage de l'anévrisme intracrânien sous microscopie, l'autre est l'embolisation endovasculaire. Pour les anévrismes dans l'artère cérébrale moyenne, le clippage par craniectomie sous microscopie reste le choix préféré, tandis que pour ceux compliqués, l'isolation anévrismale par bipasse vasculaire demeure un mode thérapeutique effective. La deuxième méthode susmentionnée est la thérapie privilégiée recommandée par le Guide, surtout lorsque l'utilisation de nouvelles endoprothèses au fur de à mesure du développement de matériaux d'embolisation, le traitement d'anévrismes intracrâniens compliqués avec l'embolisation peut obtenir également un bon pronostic, par exemple, l'endoprothèse « pipeline » vastement employée pour le moment.

Dans le cas où l'embolisation endovasculaire s'effectue pour traiter l'anévrisme, il faut s'efforcer à assurer un remplissage dense et complet dans le but de diminuer la possibilité de récurrence d'anévrisme et, au cas échéant, à employer l'endoprothèse ou le ballonnet pour l'assister. Un remplissage dense du col anévrismal peut favoriser la réduction de récurrence d'anévrisme. Pour réaliser l'embolisation d'un anévrisme compliqué, il est nécessaire d'en considérer multiples éléments dans l'ensemble, d'en choisir les matériaux et la méthode d'embolisation appropriés afin d'effectuer une embolisation totale. Quant au traitement de l'artère porteuse par embolisation, il en faut procéder aux essais d'embolisation avec ballonnet, afin de vérifier si le patient en soit tolérant avant de poursuivre l'embolisation.

Après que l'embolisation d'anévrisme est complète, il est indispensable d'élaborer une stratégie effective de visites médicales, dont les durées sont généralement de 3 mois, 6 mois, 1 an, 3 ans, 5 ans et 10 ans. Une fois que la récurrence de l'anévrisme soit remarquée pendant une visite médicale chez le médecin, il est nécessaire d'accepter les traitements de manière proactive.

Cas 2 : La malformation artérioveineuse cérébrale

[Historique médical établi par l'interne]

Le patient était un jeune homme de 19 ans, qui s'est admis à l'hôpital en raison de « mal à la tête (céphalalgie) soudaine, vomissement et coma durant environ 16 jours ». Il a subi une brusque apparition de céphalalgies et de vomissements sans cause apparente, il y a 16 jours, après lesquels il a perdu conscience à l'immédiat. Il a été donc transféré au service d'urgence d'un hôpital local.

Après avoir réalisé une TDM crânienne, une hémorragie intraventriculaire (HIV) s'est fait constater, pour quelle raison un traitement par trépanation + drainages intraventriculaires a été effectué par le service d'urgence. Après l'intervention, il a été transféré à un hôpital à Guangzhou pour des examens supplémentaires, par exemple, l'angiographie par soustraction numérique (DSA). Selon les résultats, la malformation artérioveineuse cérébrale du splenium du corps calleux et de la région pinéale, associée à un pseudo-anévrisme, a été signalée. D'ailleurs, une infection intracrânienne et une autre pulmonaire ont été observées en même temps, pour quelle raison qu'il a reçu des traitements de nutrition du nerf crânien et d'anti-infection conformément. Un drainage de la citerne lombaire et une trachéotomie sont en outre réalisés. La condition du patient ne s'est pas améliorée de manière significative après les traitements, ni sa malformation artérioveineuse cérébrale ait traité. Par conséquence, le patient s'était référé à notre hôpital pour des thérapies ultérieures.

Examen physique :

Température (T) : 37,0°C ; Pouls (P) : 88 / min ; Fréquence respiratoire (R) : 20 / min ; Tension artérielle (PA) : 134 / 82 mmHg. Ses membres étaient minces. Une trachéotomie a été antérieurement réalisée. Les bruits respiratoires des poumons étaient clairs. Aucun râle sec / humide n'était observé au niveau des poumons. Son rythme cardiaque était régulier, et son abdomen était aplat et souple.

Examen spécialisé :

Le patient était dans le coma, avec ses yeux spontanément ouverts. Ses pupilles étaient de taille égale en forme ronde, d'un diamètre environ de 2,5mm, avec une sensibilité ralentie à la lumière et une tonalité musculaire élevée de ses membres aux deux côtés. Et ses forces musculaires étaient comme suit : membre supérieur gauche de grade 3, membre inférieur gauche de grade 3, membre supérieur droit de grade 3, membre inférieur droit de grade 2. Les signes « Babinski » bilatéraux étaient positifs, présentant une rigidité au niveau cervical.

Examen auxiliaire :

D'après le résultat de la TDM crânienne avant son admission (Figure 4-4), l'hémorragie intraventriculaire a été mise en évidence.

Une infection pulmonaire a été indiquée à la radiographie simple pulmonaire (Figure 4-5). L'angiographie par soustraction numérique (DSA) réalisée par un autre hôpital a fait signaler la malformation artérioveineuse cérébrale du splenium du corps calleux et de la région pinéale, associée à un pseudo-anévrisme.

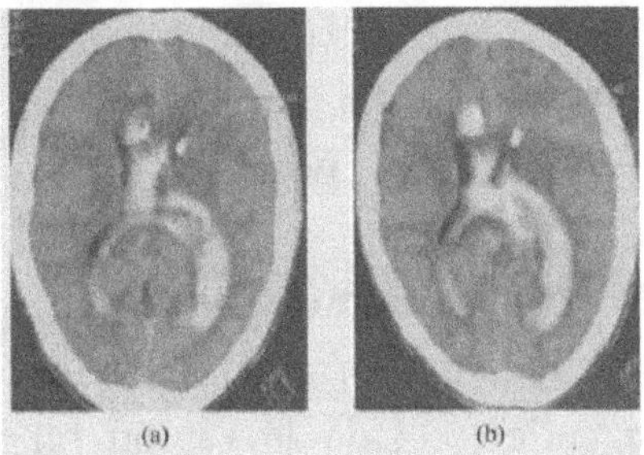

Figure 4-4 TDM crânienne avant l'admission

Diagnostic : (i) Drainage d'hémorragie intraventriculaire antérieurement réalisé (postopératoire) ; (ii) Malformation artérioveineuse cérébrale du splenium du corps calleux et de la région pinéale ; (iii) Infection intracrânienne ; (iv) Infection pulmonaire ; (v) Trachéotomie antérieurement réalisée (postopératoire) ; (vi) Drainage de la citerne lombaire antérieurement réalisé (postopératoire).

Traitement :

Il s'agit de la mise au point des travaux préparatoires après l'admission à l'hôpital, comportant les trois analyses routines (de sang, d'urine et de selle), l'examen de la fonction hépatorénale, les tests électrolytiques, l'examen de la coagulation, ainsi que les tests sur l'urine et les selles retenues, l'électrocardiogramme (ECG) complémentaire et la radiographie thoracique etc.

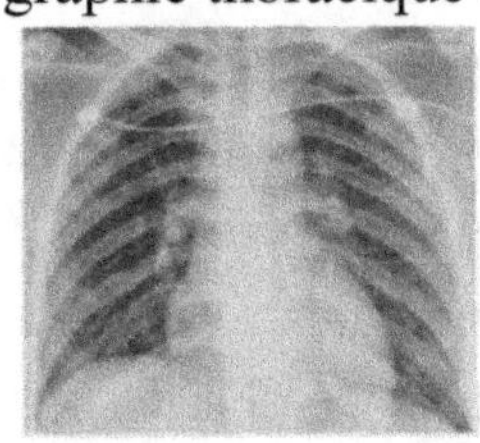

Figure 4-5 Radiographie simple pulmonaire avant l'admission

Compte tenu de sa malformation artérioveineuse cérébrale du splenium du corps calleux et de la région pinéale associée à un pseudo-anévrisme, l'hémorragie causée par la rupture anévrismale ou la malformation peut se survenir à tout moment. Par conséquence, une embolisation supplémentaire pour traiter ultérieurement la malformation artérioveineuse cérébrale et le pseudo-anévrisme demeure indispensable. Il est particulièrement nécessaire de traiter ce dernier, dans le but de prévenir l'hémorragie éventuellement provoquée par celui-ci, et d'effectuer en parallèle les traitements d'anti-infection.

? Questions fréquemment posées par le médecin senior à l'interne

- **Sur quoi repose le diagnostic actuel ?**

Réponse : Il s'agit de la malformation artérioveineuse cérébrale du splenium du corps calleux et de la région pinéale, associée à un pseudo-anévrisme. Fondements du diagnostic : (a) Le patient était un jeune homme avec un début aigu de maladie ; (b) Absence d'antécédents avérés de traumatisme ; (c) Hémorragie intraventriculaire suggérée en TDM réalisée dans un autre hôpital ; (d) Malformation artérioveineuse cérébrale du splenium du corps calleux et de la région pinéale associée à un pseudo-anévrisme suggérée à l'angiographie par soustraction numérique (DSA) réalisé dans un autre hôpital.

- **Qu'est-ce qu'une malformation artérioveineuse cérébrale ?**

Réponse : La malformation artérioveineuse cérébrale est une maladie congénitale due à l'intercommunication directe artérioveineuse provoquée par un développement entravé des vaisseaux cérébraux au cours de la 3ème / 4ème semaine de vie des embryons.

- **Quelles sont les principales manifestations cliniques de la malformation artérioveineuse cérébrale ?**

Réponse : Les principales manifestations cliniques de la malformation artérioveineuse cérébrale sont comme suit :

(1) Hémorragie : Elle est le symptôme le plus fréquent de la malformation artérioveineuse intracrânienne, représentant généralement 52% à 77% du nombre total des patients, et la majorité d'entre eux auraient une crise entre 16 et 35 ans.

(2) Epilepsie : Elle peut être associée à une hémorragie intracrânienne, ou s'apparaître solitairement, ce qui représente 15% à 47% des cas totaux.

(3) Céphalalgie : Elle est majoritairement le résultat d'une hémorragie intracrânienne. Environ 43% des patients atteints d'hémorragie auraient par conséquence, une céphalalgie continue ou récurrente, ce dont souvent la céphalalgie réfractaire.

(4) Symptôme focal : Les symptômes se déterminent par le positionnement de la malformation artérioveineuse, la compression de l'hématome, le trouble de la circulation sanguine cérébrale et la localisation de l'atrophie cérébrale.

(5) Divers symptômes pertinents : Par exemple, des symptômes psychiatriques, souffle vasculaire etc.

- **Quelle est la cause de la malformation artérioveineuse cérébrale ?**

Réponse : La cause de la malformation artérioveineuse cérébrale reste toujours inconnue, mais la plupart des spécialistes affirment qu'il s'agit d'une maladie congénitale issue essentiellement d'une phase précoce des embryons. Les artères et les veines primitives étaient communicantes. Et à cause d'anomalie(s) locale(s) du développement capillaire, elles restent directement communicantes de manière primitive. Puisque la résistance capillaire normale soit absente, le sang passe directement depuis les artères vers les veines, promouvant une hausse d'influx sanguin et élargissant progressivement les artères en raison d'un approvisionnement abondant. Cela génère donc la formation et l'expansion des vaisseaux collatéraux, d'où fait naître des masses de vaisseaux malformées bien tordues, à nœuds et des épaisseurs variables. En cas d'élargissement de la paroi veineuse, elle deviendrait sacculaire.

- **Quels sont les examens nécessaires pour diagnostiquer la malformation artérioveineuse cérébrale pour la plupart des cas ? Quelles sont ses caractéristiques en imagerie ?**

Réponse :

(1) TDM crânienne simple et avec injection de contraste : La TDM a une haute valeur diagnostique pour des cas de malformation

artérioveineuse cérébrale, dans le but de vérifier l'étendue d'hémorragie, la taille de l'hématome, l'infarctus de thrombose, l'hémorragie intraventriculaire et l'hydrocéphalie, dont l'hémorragie se traduit par une ombre à haute densité, et l'injection de contraste aide à profiler la lésion. Pour la malformation artérioveineuse cérébrale sans hémorragie, la TDM simple peut démontrer l'ombre intensifiée en forme tordue ou ponctiforme des groupes de masses ou d'une répartition diffusée. Son espacement est d'une densité normale cérébrale ou des petits ballonnets à faible densité. Avec injection de contraste, les images légèrement améliorées de la densité susmentionnée deviennent plus proéminentes.

(2) IRM + ARM : Elles servent à déterminer les relations entre les artères alimentant la malformation artérioveineuse, la masse vasculaire, les veines de drainage, l'hémorragie, l'effet d'occupation, la lésion et la zone fonctionnelle. Ses caractéristiques principales en imagerie se traduisent par l'ombre à faibles signaux de vide de flux favéolée ou botryoïde.

(3) DSA : L'angiographie par soustraction numérique est l'examen décisif du diagnostic de la malformation artérioveineuse cérébrale, pouvant comprendre entièrement l'artère d'alimentation, la veine de drainage et le phénomène de vol artériel, et observer de manière dynamique, au cas échéant, pour procéder à l'embolisation en temps opportun.

(4) Doppler transcrânien (DTC) : Il sert à assister la détermination de l'artère d'alimentation et de la veine de drainage pendant l'intervention en fonction du volume et de la vitesse du flux sanguin.

(5) Radiographie crânienne : Elle sert à déterminer l'état de la calcification de lésion et celui du sillon vasculaire crânien.

(6) [Historique médical recomplété par le médecin résident ou le médecin traitant]

Le patient était un jeune homme avec un début aigu de sa maladie, qui s'est admis à l'hôpital en raison de « mal à la tête (céphalalgie) soudaine, vomissement et coma durant environ 16 jours ». Selon les résultats d'examen physique, il était dans le coma, avec ses yeux spontanément ouverts.

Ses pupilles étaient de taille égale en forme ronde, d'un diamètre environ de 2,5mm, avec une sensibilité ralentie à la lumière et une tonalité musculaire élevée de ses membres aux deux côtés. Et ses forces musculaires étaient comme suit : membre supérieur gauche de grade 3, membre inférieur gauche de grade 3, membre supérieur droit de grade 3, membre inférieur droit de grade 2. Les signes « Babinski » bilatéraux étaient positifs, présentant une rigidité au niveau cervical. La TDM réalisée dans un autre hôpital a suggéré l'hémorragie intraventriculaire, tandis que l'angiographie par soustraction numérique a fait signaler la malformation artérioveineuse cérébrale du splenium du corps calleux et de la région pinéale, associée à un pseudo-anévrisme. Il fallait donc prendre en considération la possibilité de l'hémorragie due à la rupture de la malformation artérioveineuse cérébrale.

? Questions fréquemment posées par le médecin senior au médecin résident, au médecin itinéraire ou au médecin traitant

- **S'il existe d'autre avis sur ce diagnostic en cas d'absence d'angiographie par soustraction numérique (DSA) réalisée par un autre hôpital ?**

Réponse : Le patient était un jeune homme avec un début aigu de sa maladie. Il n'avait pas d'antécédents définitifs de traumatisme, ni d'antécédents avérés des maladies hématologiques. La TDM crânienne a suggéré l'hémorragie intraventriculaire, c'est donc la possibilité d'hémorragie due à la rupture de la malformation artérioveineuse se prioritise, mais la possibilité d'hémorragie causée par la rupture de l'anévrisme intracrânien.

Les causes sont les suivantes : (1) Crise aiguë de la maladie, céphalalgie, vomissement et l'état de coma ; (2) Absence d'antécédents définitifs de traumatisme / maladies hématologiques ; (3) La TDM crânienne a suggéré l'hémorragie intraventriculaire. Bien que l'hémorragie causée par la rupture de l'anévrisme se traduit généralement par l'hémorragie sous-arachnoïdienne, celle d'une circulation postérieure se présent souvent comme une hémorragie intraventriculaire. Cependant, l'identification des deux maladies exige une angiographie par soustraction numérique (DSA).

- **S'il est nécessaire de l'identifier ultérieurement avec d'autres maladies ?**

Réponse :

(1) Hémangiome caverneux : Voir les diagnostics et leur identification des anévrismes intracrâniens.

(2) Hémorragie intracérébrale hypertensive : Pour les patients d'âge moyen et les patients âgés avec des antécédents d'hypertension, celle-ci se produit le plus souvent dans la région des ganglions de la base lorsqu'ils soient pendant une activité ou présentent un stress émotionnel, ce qui est associée généralement l'hémiplégie ou l'engourdissement des membres du côté touché par l'hémorragie. La TDM crânienne convient à faciliter le diagnostic.

(3) Angiopathie amyloïde cérébrale : Il s'agit d'une maladie d'une faible incidence, liée au dépôt de bêta-amyloïde dans les couches intermédiaires et les membranes externes des petites / moyennes artères du cortex cérébral, avec les caractéristiques cliniques comme suit : probabilité d'hémorragie cérébral chez les patients âgés, hémorragie cérébrale provenant du lobe, site d'hémorragie superficielle, hémorragie fréquemment lobulée, multiple site et récurrence d'hémorragie dans la plupart des cas. La TDM et l'IRM peuvent faciliter son diagnostic, mais celui-ci exige ultérieurement les résultats d'examen pathologiques.

- **Quelles sont les méthodes les plus utilisées pour évaluer les malformations artérioveineuses cérébrales ?**

Réponse : La méthodologie la plus utilisée pour évaluer les malformations artérioveineuses cérébrales est la méthode « *Spetzler & Martin* », couvrant les diamètres, les zones fonctionnelles et les veines de drainage des malformations, parmi lesquelles la grille d'évaluation de diamètre de la malformation est comme suit : 1 note pour un diamètre < 3cm, 2 notes pour un diamètre entre 3 et 6cm, 3 notes pour un diamètre > 6cm ; et la grille d'évaluation de zone fonctionnelle de la malformation est comme suit : 1 note pour la zone fonctionnelle, 0 note pour la zone non fonctionnelle ; tandis que la grille d'évaluation de veine de drainage de la malformation est comme suit : 1 note pour le drainage par une veine profonde, 0 note pour le drainage par une veine superficielle. En fonction de l'angiographie par soustraction numérique, la classification des malformations basée sur les trois aspects susmentionnés est divisée en niveaux « S » à « M » et en grades « I » à « V ».

- **Quels sont les principaux traitements des malformations artérioveineuses cérébrales ?**

Réponse :

(1) Résection par craniectomie : L'hémorragie a lieu à cause de la rupture de la masse malformative avec une quantité importante hémorragique. Lorsque le patient présente des signes d'hernie cérébrale, cela nécessite une craniectomie en urgence pour éliminer l'hématome et amputer la malformation artérioveineuse ; quant aux malformations d'une petite taille situées dans une zone fonctionnelle superficielle, l'ablation par craniectomie sous microscope sera le choix préféré.

(2) Embolisation endovasculaire : L'embolisation endovasculaire auxiliaire est plutôt recommandée lorsqu'une malformation artérioveineuse d'un approvisionnement sanguin unique et d'une petite taille (< 3cm), associée à un anévrisme, à une grande masse malformative, à une masse malformative d'un grade important ; tandis qu'une masse malformative résiduelle peut exiger ultérieurement la thérapie par scalpel gamma. Les agents fréquemment utilisés dans l'embolisation sont la glue « NBCA » / « Onyx ».

(3) Radiochirurgie par scalpel gamma : Pour une masse malformative profonde, l'embolisation et la craniectomie deviennent assez difficile ou en apportent un risque élevé de blessure neurologique, la radiochirurgie par scalpel gamma est recommandée.

[Historique médical recomplété par le médecin traitant]

L'angiographie par soustraction numérique (DSA) du patient effectué dans un autre hôpital a suggéré la malformation artérioveineuse cérébrale du splenium du corps calleux et de la région pinéale, associée à un pseudo-anévrisme, avec les indications chirurgicales. Selon l'indication de l'angiographie par soustraction numérique (DSA) réalisée le 28 novembre 2016, la malformation artérioveineuse cérébrale (d'une taille de 2cm * 2cm * 2,5cm) du splenium du corps calleux et de la région pinéale à gauche, associée à un pseudo-anévrisme. Compte tenu de l'approvisionnement sanguin principalement des branches de l'artère cérébrale postérieure gauche, le drainage vers la partie profonde a été réalisé. Le fil-guide a été remplacé au bout de l'angiographie, et un micro-cathéter a été placé afin de sursélectionner dans la branche d'alimentation de la masse malformative associée à un pseudo-anévrisme, en injectant 20% de la glue « NBCA ». L'ensemble du pseudo-anévrisme s'était disparu immédiatement en angiographie, mais il existe encore des résidus dans l'extrémité distale de la masse malformative. Le micro-cathéter a sursélectionné de nouveau l'artère d'alimentation de la masse malformative résiduelle. Une fois « Onyx » injecté, la masse malformative était, proprement dite, entièrement disparue à l'immédiat en angiographie (Figure 4-6).

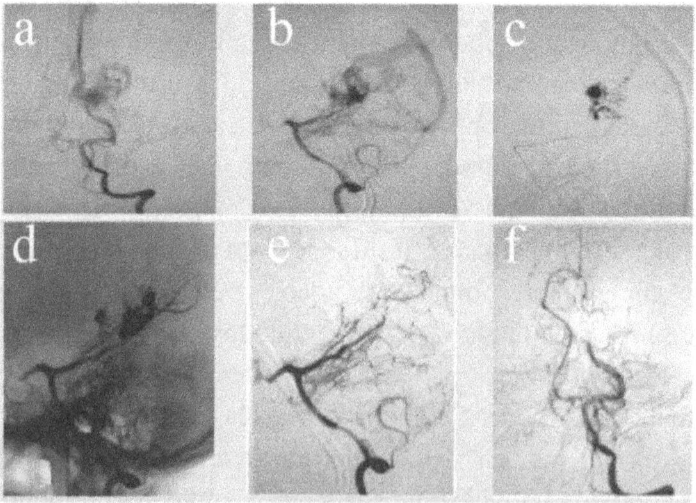

Figure 4-6 Images agiographiques (DSA) la malformation artérioveineuse cérébrale du splenium du corps calleux et de la région pinéale, associée à un pseudo-anévrisme avant et après l'embolisation

(a) La radiographie vertébrale en vue antéropostérieure (gauche) a indiqué la malformation artérioveineuse cérébrale du splenium du corps calleux et de la région pinéale, qui était alimentée par l'artère postérieure cérébrale gauche. (b) La radiographie vertébrale en vue antéropostérieure (gauche) a indiqué la malformation artérioveineuse cérébrale du splenium du corps calleux et de la région pinéale, associée à un pseudo-anévrisme, qui était alimentée par multiples branches de l'artère postérieure cérébrale gauche. (c) La glue « NBCA » a été employée au préalable pour réaliser une embolisation du pseudo-anévrisme de la masse malformative. (d) La glue « Onyx » a été utilisée par la suite pour effectuer l'embolisation du reste de la masse formative artérioveineuse. (e) Au bout de l'embolisation, la masse malformative a devenu pratiquement radio-transparente à la radiographique vertébrale en vue antéropostérieure (gauche). (f) Au bout de l'embolisation, la masse malformative a devenu pratiquement radio-transparente à la radiographique vertébrale en vue latérale (gauche).

? Questions fréquemment posées par le médecin senior au médecin résident, au médecin itinéraire ou au médecin traitant

- **Quels sont les objectifs du traitement de la malformation artérioveineuse cérébrale de ce patient ?**

Réponse : Il s'agit de la prévention et de la diminution d'incidence d'une nouvelle hémorragie due à la malformation artérioveineuse cérébrale. Le taux d'hémorragie de la malformation artérioveineuse cérébrale est entre 2% et 4% par an, tandis que le taux de mortalité suite à une telle hémorragie peut être jusqu'à 40,7%. Etant donnée une hausse d'incidence significative d'une nouvelle hémorragie pour ceux qui étaient antérieurement touchés par l'hémorragie causée par la malformation artérioveineuse cérébrale, il est nécessaire de prendre l'initiative d'accepter les traitements afin de réduire la possibilité d'une nouvelle hémorragie et d'alléger le taux de mortalité des patients hémorragiques.

- **Quels sont les éléments à prendre en compte avant l'intervention de la malformation artérioveineuse ?**

Réponse : Il est recommandé aux patients atteints de la malformation artérioveineuse cérébrale de se reposer au lit avant l'intervention, éviter les fluctuations émotionnelles, se déstresser, s'administrer du sédatif si nécessaire, maintenir une évacuation intestinale normale et s'abstenir de provoquer une nouvelle hémorragie due à la rupture de la malformation artérioveineuse cérébrale.

- **Dans quelle mesure l'intervention chirurgicale en urgence de la malformation artérioveineuse s'exige ?**

Réponse : Généralement, la malformation artérioveineuse n'exige pas d'intervention chirurgicale en urgence, sauf qu'elle provoque une hémorragie de rupture avec une quantité hémorragique supratentorielle > 30ml ou celle sous-tentorielle > 10ml. Cela nécessite une intervention chirurgicale pour éliminer l'hématome et procéder à une résection de la masse malformative. Il est possible, au cas échéant, d'effectuer préalablement une embolisation endovasculaire d'une partie de la malformation, et ensuite de réaliser une craniectomie sous microscope afin d'amputer la masse malformative.

- **Quelles sont les modalités de traitement endovasculaire de la malformation artérioveineuse cérébrale et quelles sont leurs indications ?**

Réponse :

(1) Par voie transartérielle : Pour la plupart des cas de malformation artérioveineuse cérébrales, l'embolisation endovasculaire par voie transartérielle demeure leur choix préféré, parce que l'alimentation sanguine de la masse malformative permet à faire pénétrer le micro-cathéter à l'aise de manière supersélective en s'y mettant à proximité.

(2) Par voie transveineuse : En cas de malformation artérioveineuse cérébrale ayant une artère d'alimentation très tordue et mince ou causant des difficultés à la supersélection du micro-cathéter, le drainage par une seule voie transveineuse peut être employé. Lorsqu'une telle voie se trouve à proximité de la masse malformative, l'embolisation par une approche veineuse peut être prise en considération.

- **Comment prendre en charge un patient après son embolisation endovasculaire ?**

Réponse :

(1) Les mesures telles que repos au lit, administration de sédatif / purgatif, surveillance, réduction de pression contrôlée pendant 2 à 3 jours, ainsi que prévention de rupture de pression par perfusion normale (NBBP, *normal perfusion pressure breakthrough*) après la modification hémodynamique.

(2) Observation attentive de la fonction neurologique, des signes physiques et des manifestations cliniques.

(3) Réalisation de la TDM crânienne en temps opportun pour localiser l'hémorragie, l'infarctus et divers symptômes pertinents afin de les remédier conformément en cas de manifestations cliniques telles que la céphalalgie et l'hémiplégie etc.

● **Quelles sont les complications courantes ?**

Réponse :

(1) Hémorragie : généralement au cours de l'intervention ou dans 1 semaine suivant l'intervention ;

(2) Infarctus : majoritairement dû à une embolisation erronée d'une artère d'alimentation normale ;

(3) Œdème cérébral ;

(4) Epilepsie ;

(5) Dysfonctionnement neurologique : principalement causé par l'hémorragie ou l'infarctus ;

(6) Anévrisme de dissection ;

(7) Rupture du micro-cathéter / fil-guide ;

(8) Rupture d'artère etc.

(9) Hématome au site de perfusion.

● **Comment peut-on élaborer la stratégie des visites médicales après l'embolisation ?**

Réponse : Dans le cas où la masse malformative est entièrement embolisée, on doit procéder à un nouvel examen d'angiographie par soustraction numérique (DSA) dans les 2 à 3 mois suivant l'intervention. En cas d'absence de la masse malformative, un nouvel examen d'IRM dans 1 an sera recommandé.

Dans le cas où l'embolisation partielle a été effectuée chez le patient, on doit procéder à un nouvel examen d'IRM dans les 2 à 3 mois suivant l'intervention. Quant à un patient traité par une radiochirurgie par scalpel gamma, un nouvel examen par an sera recommandé, jusqu'à la disparition totale de la masse malformative. On peut employer généralement l'examen d'IRM et, au cas échéant, l'examen d'angiographie par soustraction numérique (DSA).

Conclusion du médecin senior

La malformation artérioveineuse cérébrale est une maladie congénitale due à l'intercommunication directe artérioveineuse provoquée par un développement entravé des vaisseaux cérébraux au cours de la 3ème / 4ème semaine de vie des embryons.

Les principales manifestations cliniques sont notamment l'hémorragie, l'épilepsie, la céphalalgie et le dysfonctionnement neurologique etc. Le début de maladie a lieu souvent chez les adolescents. La plupart des patients se rendent dans un hôpital en raison d'hémorragie, épilepsie et céphalalgie etc. Il est nécessaire de l'identifier avec d'autres maladies telles que l'hémangiome caverneux et l'anévrisme, ce qui exige souvent un examen d'angiographie par soustraction numérique pour un diagnostic précis.

Il existe à ce jour trois méthodes de traitement, à savoir la craniectomie sous microscope, l'embolisation endovasculaire et la radiothérapie. Il est nécessaire d'employer un traitement intégré comportant les méthodes susmentionnés pour guérir une malformation artérioveineuse cérébrale compliquée, dont celle superficielle d'une petite taille situant dans une zone non fonctionnelle convient à une ablation microscopique ; celle d'une alimentation unique et d'une petite taille peut adopter l'embolisation complète, tandis que celle d'une grande taille avec une masse malformative d'un grade élevé peut se référer à une embolisation endovasculaire auxiliaire, ayant pour but de faciliter l'ablation microscopique ou la radiothérapie ; et qu'une masse malformative d'une petite taille localisant dans une zone fonctionnelle et apportant éventuellement une grande difficulté à l'embolisation et à une chirurgie sous microscope, convient prioritairement à une radiothérapie.

Lorsqu'une seule embolisation n'arrive pas à traiter l'ensemble de la masse malformative, il est indispensable d'en déterminer une densité appropriée lors d'une intervention endovasculaire. Un volume trop important d'embolisation pourrait provoquer l'hémorragie peropératoire ou postopératoire. Après une embolisation, il en faut 2 à 3 mois pour poursuivre une autre embolisation, jusqu'à ce que l'ensemble de la masse malformative soit complètement embolisée. En cas de la malformation artérioveineuse cérébrale sans rupture, associée à multiples éléments de risque tels que l'anévrisme, le drainage transveineux profond, la sténose veineuse de drainage et son positionnement dans une zone fonctionnelle. Il est cardial donc de prendre l'initiative d'accepter les traitements afin de prévenir l'hémorragie éventuelle.

Cas 3 : La sténose carotidienne

[Historique médical établi par l'interne]

Le patient était un homme de 63 ans, qui s'est admis à l'hôpital en raison de « engourdissement / asthénie soudain(e) des membres droits depuis 1 mois et demi ».

Le patient a eu, il y a 1,5 mois, une apparition soudaine d'engourdissement et d'asthénie dans les membres du côté droit après avoir consommé une petite quantité de boissons alcoolisées. Il était incapable de tenir des baguettes et avait des difficultés de démarche, dont la crise durait environ plus de 10 minutes avant de se disparaître. Aucun signe de perte de conscience / céphalalgie / vertige / nausée / vomissement / amaurose / diminution de vision / trouble de la fluidité n'a été constaté. Il s'est rendu donc à une clinique locale et a reçu des traitements médicaux pendant 10 jours en raison de « insuffisance de l'irrigation sanguine cérébrale » et de « drainage des vaisseaux ». Les médicaments administrés étaient inconnus, mais aucune crise n'a été constatée pendant cette période. Il a eu de nouveau une crise d'engourdissement et d'asthénie des membres droits il y a 5 jours dans le travail, celle-ci était plus sévère qu'auparavant. Il était incapable de se tenir debout pour environ 1 heure, et puis s'est progressivement amélioré. Il était accompagné par sa famille au service d'urgence de notre hôpital. L'IRM crânienne a suggéré « l'infarctus lacunaire », et que l'échographie carotidienne a signalé « la sténose sévère au début de l'artère carotide interne gauche », basé sur lesquels le diagnostic de « ischémie cérébrale transitoire ». Par conséquence, l'aspirine et l'atorvastatine ont été administrés. Pendant le cours de sa maladie, il a gardé un régime alimentaire régulier. L'urination et la défécation étaient normales. Aucun changement de poids n'a été remarqué. Il avait des antécédents de l'hypertension depuis 8 ans, et sa tension artérielle allant jusqu'à 180 / 100 mmHg, qui pouvait être contrôlé jusqu'à (130~140) / (80~90) mmHg avec l'administration régulière de nifédipine comprimé à libération contrôlée. Le patient a dénié tout antécédent de diabète, d'hyperlipidémie ou de maladie coronarienne, ni d'antécédent de traumatisme sévère / chirurgie ou de transfusion sanguine. Il était fumeur depuis plus de 30 ans, ayant consommé en moyenne 20 cigarettes par jour auparavant et 10 cigarettes par jour pour l'instant. Il buvait occasionnellement de l'alcool en petites quantités pour des raisons professionnelles et manquait d'exercice physique. Ses parents avaient des antécédents d'hypertension : son père étant décédé du cancer gastrique et sa mère de l' infarctus du myocarde. Il avait une sœur et un frère qui étaient tous les deux en bonne santé.

Examen physique :

Température (T) : 36,3°C ; Fréquence respiratoire (R) : 16 / min ; Pouls (P) : 72 / min ; Tension artérielle (PA) : 136 / 84 mmHg. Le patient était nettement lucide, capable de converser aisément et de mener de façon normale des activités de haute intelligence telles que l'orientation, la direction, le calcul et la mémoire etc.

Aucune anomalie évidente dans l'acuité visuelle et le champ visuel des yeux n'a été constatée. Ses pupilles étaient de taille égale en forme ronde et d'un diamètre de 3mm. La sensibilité de la réaction à la lumière a été constatée. Ses globes oculaires étaient librement mobiles en deux sens. La diplopie ou la perte de vision n'a pas été remarquée. Un nystagmus léger a été constaté lorsque les deux yeux regardaient vers le gauche. Des paupières tombantes ou des œdémateuses n'ont pas été observées ; ni de distorsion de la mâchoire avec bouche ouverte. Il n'a pas manifesté de difficulté d'ingestion, ni d'étouffement pendant les repas ou lorsqu'il buvait de l'eau. La force musculaire et la tonicité musculaire étaient normales. Ses lignes frontales et les sillons naso-labiaux présentaient une symétrie bilatérale. La mobilité du palais mou était régulière. La luette était centrée et la langue non déviée. Sa force musculaire de tous ses membres était de niveau 5, avec une tonicité normale. Les réflexes physiologiques étaient présents et les réflexes pathologiques non déclenchés.

Examen auxiliaire :

L'IRM crânienne (Figure 4-16) a mis en évidence de multiples infarctus lacunaires au niveau des couronnes rayonnantes, sans indication d'un nouvel infarctus. L'échographie de l'artère carotide (Figure 4-17) a indiqué un écho hétérogène irrégulièrement situant dans le bulbe carotidien gauche, avec des plaques calcifiées au fond et une sténose carotidienne sévère. L'angiographie (CTA) cervico-crânienne a remarqué une sténose sévère à l'origine de l'artère carotide interne gauche, ainsi qu'une sténose modérée partant des artères vertébrales des deux côtés.

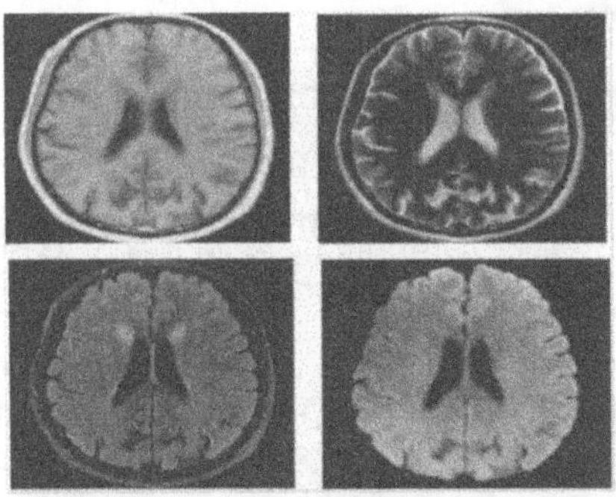

Figure 4-16 L'IRM crânienne

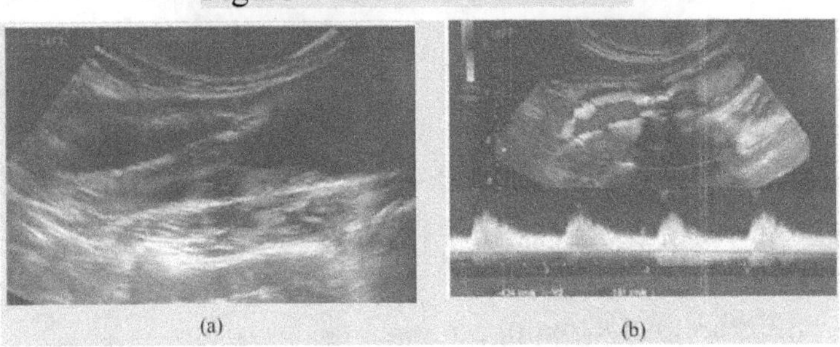

Figure 4-17 L'échographie de l'artère carotide

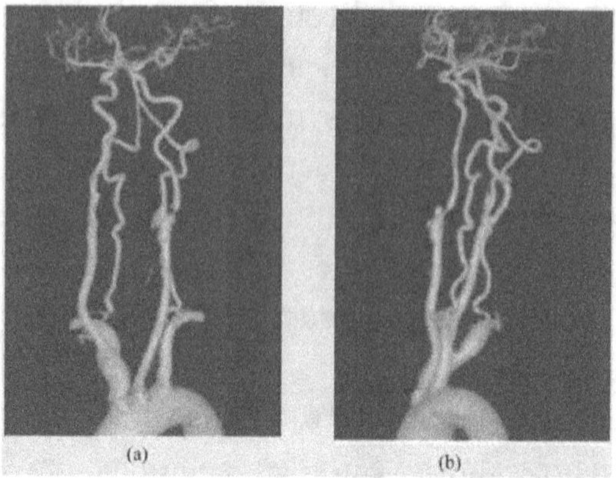

Figure 4-18 L'angiographie (CTA) cervico-crânienne

Diagnostic : La sténose sévère au début de l'artère carotide interne gauche.

Traitement :

Il s'agit de la mise au point des travaux préparatoires, comportant les trois analyses routines (de sang, d'urine et de selle), l'examen de la coagulation, l'examen de la fonction hépatorénale, les tests électrolytiques, les tests VIH / VHB / VHC, ainsi que l'électrocardiogramme (ECG) complémentaire et la radiographie thoracique etc. En plus des examens préopératoires susmentionnés de routine, l'angiographie par soustraction numérique (DSA) s'exige ultérieurement.

? Questions fréquemment posées par le médecin senior à l'interne

- **Quel est le diagnostic complet actuellement disponible ?**

Réponse :

(1) La sténose sévère au début de l'artère carotide interne gauche ;

(2) La sténose modérée au début des artères vertébrales des deux côtés ;

(3) L'accident ischémique transitoire (AIT) ;

(4) L'infarctus lacunaire ;

(5) L'hypertension de grade 3 (à très hauts risques).

- **Quel est le mode de classification des Accidents vasculaires cérébraux (accident vasculaire cérébral (AVC)) ischémiques ? Il y en a combien de catégories ? A quelle catégorie appartient ce patient ?**

Réponse : La classification universellement acceptée des Accidents vasculaires cérébraux (accident vasculaire cérébral (AVC)) ischémiques est bien la méthode « TOAST », qui les répertorie en cinq catégories, à savoir l'athérosclérose aortique, l'embolie cérébrale cardiogénique, l'occlusion artériolaire, diverse(s) étiologie(s) ou une étiologie inconnue.

Ce patient appartenait au sous-type de l'athérosclérose aortique.

- **Comment les lésions athérosclérotiques se stadifient-elles ?**

Réponse : En fonction de la structure et de la composition histologique des lésions athérosclérotiques, et en combinaison avec le développement de l'athérosclérose, l'AHA (*American Heart Association*) les classifie en six stades : Stade I – formation de lésions endothéliales ; Stade II - formation de stries lipidiques ; Stade III - formation ; Stade III – formation de pool lipidique ; Stade IV – formation de plaques athéromateuses ; Stade V – formation de plaques fibreuses ; Stade VI – formation de plaques complexes.

Selon le rapport échographique, ce patient avait des plaques complexes et donc sa maladie était au stade VI.

- **Quelle est son anatomie générale et la configuration (le saut de ligne) de l'artère carotide interne ?**

Réponse : L'artère carotide interne se branche à la 4ème vertèbre cervicale (c'est-à-dire au niveau de la bordure supérieure du cartilage thyroïdien) à partir de l'artère carotide commune. L'artère carotide externe se dirige d'abord vers la postérieure latérale, et puis s'oriente vers la postérieure interne. Elle passe devant l'apophyse transverse des vertèbres cervicales, escalade la paroi pharyngée postérieure jusqu'à la base du crâne. Elle fait son entrée dans le crâne par le canal carotidien, traverse le sinus caverneux et s'achève au-dessus des processus clinoïdes antérieurs, où elle se subdivise en deux branches terminales reliant entre elles les artères cérébrales antérieures et moyennes.

● **Combien de segments de bas en haut y a-t-il dans l'artère carotide interne ? Comment peut-on les différencier ? Quels en sont les repères anatomiques et les branches importantes ?**

Réponse : Il y a 7 segments dans l'artère carotide interne, qui sont consécutivement les segments C1 (cervical), C2 (pétreux), C3 (du « *foramen lacerum* »), C4 (du sinus caverneux), C5 (des processus clinoïdes), C6 (ophtalmique) et C7 (de l'artère communicante). Voir la figure 4-19.

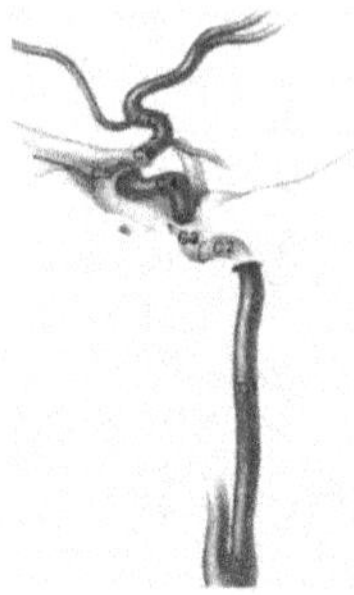

Figure 4-19 Configuration (saut de ligne) et segmentation de l'artère carotide interne

Le segment cervical (C1) : il débute à la bifurcation de l'artère carotide jusqu'au canal carotidien jusqu'à celle pétreuse, doté d'un diamètre quasiment uniforme et généralement sans branchement.

Le segment pétreux (C2) : il débute là où l'artère carotide interne pénètre dans le canal carotidien, qui grimpe d'environ 1 cm avant de se diriger vers l'avant en formant un angle avec le pic pétreux. Il se décompose en un tronçon vertical et un autre horizontal, avec le genou étant à sa jonction, ainsi que deux petites branches : l'artère ptérygoïde et l'artère carotico-tympanique.

Le segment du « *foramen lacerum* » (C3) : il débute à l'orifice interne du canal carotidien et se termine au niveau du ligament lingual, qui se trouve au-dessus du « *foramen lacerum* » au lieu de le traverser et généralement sans branchement.

Le segment du sinus caverneux (C4) : il débute au niveau de la bordure supérieure du ligament lingual et se déploie jusqu'aux processus clinoïdes antérieurs, qui se subdivise en trois sous-groupes, voire le volet vertical postérieur, celui horizontal et celui vertical antérieur. Le volet horizontal rejoint les deux autres verticaux pour constituer les genoux postérieur et antérieur avec 3 branchements : le tronc méningohypophysaire, le tronc latéral inférieur et l'artère capsulaire « McConnell ».

Le segment des processus clinoïdes (C5) : étant la section de l'artère carotide interne pénétrant au sein du crâne à travers la dure-mère, il débute à l'anneau dural proximal et se termine à celui distal à l'entrée dans l'espace sous-arachnoïdien. Il en est le segment le plus court qui n'a pas de branchement.

Le segment ophtalmique (C6) : il débute à l'anneau dural distal et se termine à l'extrémité proximale de l'artère communicante postérieure. Il s'incurve vers le haut et l'arrière avec la partie distale en jonction avec le segment C5, en formant un « siphon » de l'artère carotide interne, ayant donc deux branchements importants, c'est-à-dire l'artère ophtalmique et l'artère hypophysaire supérieure.

Le segment de l'artère communicante (C7) : il débute au début proximal de l'artère communicante postérieure et se termine à la bifurcation de l'artère carotide interne, ayant donc deux branchements importants, c'est-à-dire l'artère communicante postérieure et l'artère choroïdienne antérieure.

- **Quelles sont les causes courantes de la sténose carotidienne ?**

Réponse : Les causes courantes de la sténose carotidienne sont notamment l'athérosclérose, l'aortite, l'hypoplasie fibreuse etc. ; d'autres étiologies telles que le traumatisme, l'atrésie artérielle congénitale, les tumeurs, l'artérite ou la périartérite et la fibrose post-radiographique sont moins fréquentes. Environ 90 % des cas de sténose carotidienne dans certains pays européens et aux États-Unis sont dus à l'athérosclérose ; tandis qu'en Chine, l'athérosclérose est aussi une cause assez fréquente chez les patients jeunes et ceux plus âgés.

- **Dans quelles régions la sténose carotidienne peut-elle se produire fréquemment ?**

Réponse : L'athérosclérose se produit majoritairement aux sites où le flux sanguin dévie et bifurque, ce qui constitue des sites de turbulence et des contraintes de cisaillement. Par conséquent, l'artère carotide commune est particulièrement susceptible de former des plaques et de provoquer progressivement la sténose artérielle au niveau de ses points de déviation avec les artères carotides interne et externe.

- **Quelles sont les manifestations cliniques courantes de la sténose carotidienne ?**

Réponse : Les troubles de localisation incluent le dysfonctionnement de langue, la déficience des membres controlatéraux, des anomalies ou des pertes sensorielles, l'hémianopsie uni-oculaire ipsilatérale ou des anomalies visuo-spatiales. Les patients présentant ces symptômes de localisation peuvent être qualifiés de sténose carotidienne symptomatique. Les autres manifestations cliniques comprennent le vertige, l'étourdissement ou la dysesthésie, la perte de mémoire ou même les troubles cognitifs. Les patients présentant uniquement ces signes non afférents à la localisation sont considérés comme ayant une sténose carotidienne asymptomatique.

- **Comment se classent les sténoses carotidiennes ?**

Réponse : Sténose légère < 50 % ; sténose modérée entre 50 % et 69 % ; sténose sévère entre 70% et 99%.

- **Quelle est la pertinence de la présence d'une sténose carotidienne dans l'accident vasculaire cérébral (AVC) ischémique ?**

Réponse : L'étude *NASCET* (*North American Symptomatic Carotid Endarterectomy Trial*) offre une description claire du lien entre le degré de la sténose carotidienne symptomatique et le risque d'accident vasculaire cérébral (AVC).

Durant 18 mois de traitement médicamenteux, le risque d'accident vasculaire cérébral (AVC) des patients présentant un degré de sténose entre 70 % à 79 % était de 19 % ; le risque d'accident vasculaire cérébral (AVC) des patients présentant un degré de sténose entre 80 % à 89 % était de 28 % ; le risque d'accident vasculaire cérébral (AVC) des patients présentant un degré de sténose entre 90 % à 99 % était de 33 %. Néanmoins, le lien entre le risque d'accident vasculaire cérébral

(AVC) et le degré de la sténose chez les patients asymptomatique restent inconnu dans d'autres études. Les premières études révèlent un risque annuel cumulé d'accident vasculaire cérébral (AVC) supérieur à 5 % chez les patients présentant une sténose asymptomatique ≥75 % ; l'étude chirurgicale *ACST* sur la sténose carotidienne asymptomatique (*Asymptomatic Carotid Surgery Trial, ACST*) indiquent un taux d'accident vasculaire cérébral (AVC) ipsilatéral ou un taux de décès au bout de 5 ans de seulement 4,7 % chez les patients présentant une sténose ≥70 % traitée par des médicaments. De plus en plus d'études ont mis en évidence un taux relativement faible d'événements neurologiques chez les patients asymptomatiques présentant une sténose carotidienne modérée à sévère et bénéficiant de manière proactive d'un traitement thérapeutique.

- **Quel est le mécanisme de la sténose carotidienne aboutissant à des maladies cérébrovasculaires ischémiques ?**

Réponse :

(1) Embolisation artérielle causée par une thrombose au niveau de la zone athéromateuse.

(2) Embolisation à base de cristaux de cholestérol ou d'autres débris athéromateux.

(3) Occlusion thrombotique aiguë d'une artère extracrânienne provoquée par la rupture de plaques.

(4) Sténose ou occlusion sévère provoquée par un hématome des structures au niveau de la dissection artérielle ou d'une membrane.

(5) Diminution de la perfusion cérébrale due à une sténose ou occlusion sévère.

- **Quels sont les examens à pratiquer pour diagnostiquer la sténose carotidienne ?**

Réponse : Pour les patients susceptibles de subir une ischémie rétinienne transitoire ou des symptômes hémisphériques dus à une sténose carotidienne, ou en raison du dépistage des patients symptomatiques et asymptomatiques, les examens d'imagerie non invasives sont en priori recommandées. En cas de difficulté à pratiquer l'échographie ou à obtenir des résultats diagnostiques précis, il convient d'utiliser l'angiographie par résonance magnétique (ARM) ou l'angiographie tomographique (CTA) pour évaluer la sténose carotidienne. Quant à l'angiographie par soustraction numérique (DSA), elle est nécessaire pour valider le diagnostic, notamment lorsque les résultats de plusieurs examens d'imagerie non invasifs sont contradictoires.

(7) [Historique médical recomplété par le médecin résident ou le médecin traitant]

Le patient était un homme senior ayant des « épisodes d'engourdissement et d'asthénie des membres droits depuis 1 mois et demi ». Ses symptômes ont apparu deux fois et duré graduellement plus longtemps, mais se sont cessés automatiquement chaque fois dans les 24 heures. Il avait des antécédents d'hypertension et était fumeur depuis longtemps. Aucun signe évident de troubles neurologiques n'a été localisé lors de l'examen physique. Il était noté 1 point dans l'évaluation « mRS », 0 point dans l'évaluation « NIHSS » et 4 points dans l'évaluation « ABCD2 ». Aucune nouvelle lésion intracrânienne d'infarctus n'a pas été observée en IRM crânienne. La possibilité d'un accident ischémique transitoire dont la cause était la sténose sévère de l'artère carotide interne devait être prise en considération.

? Questions fréquemment posées par le médecin senior au médecin résident, au médecin itinéraire ou au médecin traitant

- **Si vous avez un autre avis sur le diagnostic du patient ?**

Réponse : Puisque le patient est un homme senior ayant des épisodes chroniques et des symptômes répétitifs, et compte tenus des facteurs de risque des antécédents d'hypertension et de tabagisme, en combinaison des résultats de l'échographie carotidienne et l'angiographie tomographique (CTA) suggérant une sténose sévère au début de l'artère carotide interne, le diagnostic de « la sténose carotidienne et l'accident ischémique transitoire » est solidement établi.

- **Avec quelles maladies doit-on différencier la sténose carotidienne athérosclérotique ?**

Réponse :

(1) Dissection artérielle carotidienne : Il s'agit principalement à un traumatisme, une traction ou des contraintes physiques. De plus, il

est difficile, dans certains cas, de tracer la cause réelle. Les traumatismes peuvent être majeurs ou mineurs. Pas mal de dissections spontanées chez les patients résultent de traumatismes peu saillants ou insignifiants, dont la manifestation clinique la plus typique est bien la douleur. La céphalalgie pulsatile ipsilatéral et les douleurs aiguës au niveau cervical, de la mâchoire inférieure, du pharynx et du visage sont souvent constatées. Les fibres sympathiques découlant le long de la paroi artérielle sont généralement stressées, générant le syndrome « Horner » ipsilatéral caractérisé par le ptosis et le myosis. Les accidents ischémiques transitoires sont plus fréquents, et peuvent toucher l'œil du même côté et le cerveau. L'examen par l'échographie vasculaire cervicale est capable d'indiquer la présence d'une dissection, en visualisant la sténose au sein de l'artère carotide interne, détectant ses membranes irrégulières ou même discernant la vraie artère contre celle(s) fausse(s). L'IRM axiale au niveau du site de dissection est apte à relever les saignements intravasculaires et l'élargissement de la paroi vasculaire, permettant de confirmer le diagnostic de la dissection ; tandis que l'angiographie tomographique (CTA), l'angiographie par résonance magnétique (ARM) ou l'angiographie par soustraction numérique (DSA) peuvent également visualiser les anomalies vasculaires typiques chez les patients ayant la dissection.

(2) Hypoplasie fibromusculaire : Elle touche majoritairement les femmes d'âge moyen, dont les lésions se trouvent souvent dans les artères carotides internes des deux côtés ou même au segment pharyngé, s'étendant depuis le segment C1 jusqu'à 7 à 8 cm de l'extrémité distale ; tandis que la bifurcation de l'artère carotide et le segment intracrânien de l'artère carotide interne ne se concernent pas. Les manifestations cliniques les plus distinctives sont l'accident ischémique transitoire et l'accident vasculaire cérébral (AVC) léger ou modéré. Les cas d'accident vasculaire cérébral (AVC) mortels ou très sévères sont rares. Les symptômes associés courants comprennent en outre, la céphalalgie, la syncope et le syndrome « Horner ».

(3) Aortite « Takayasu » : Elle concerne principalement les jeunes femmes, et certains patients peuvent avoir une phase prodromique, subissant un malaise général, la fièvre et la sueur

nocturne. Les tests laboratoires sont aptes à révéler l'anémie et la hausse de vitesse de sédimentation. Les lésions occlusives sévères de l'arc aortique et ses branches se génèrent par la suite, aboutissant souvent à la disparition de la pulsation vasculaire dans le cou et les extrémités. Les accidents vasculaires cérébraux et les signes neurologiques focaux ne constituent pas les principales manifestations cliniques, tandis que la céphalalgie, le vertige, la syncope et les troubles de vision demeurent relativement plus fréquents. Elle peut être diagnostiquée par une échographie vasculaire.

- **Qu'est-ce que l'évaluation « ABCD2 » ?**

Réponse : L'évaluation « ABCD2 » est un barème commun destiné à définir le pronostic des patients souffrant d'accidents ischémiques transitoires (Tableau 4-1).

Ceux qui ayant une note de 0 à 3 points appartiennent au groupe à faible risque, de 4 à 5 points au groupe à risque intermédiaire et de 6 à 7 points à risque élevé. La possibilité de subir un accident vasculaire cérébral (AVC) dans les deux jours suivant le premier épisode est de : 1 % pour les patients du groupe à faible risque, 4,1 % pour les patients du groupe à risque intermédiaire, et 8,1 % pour les patients du groupe à risque élevé.

Tableau 4-1 L'évaluation « ABCD2 »

A : âge (≥ 60 ans)		1 pt
B : Hypertension à la première visite médical (pression systolique ≥ 140 mmHG ou pression diastolique ≥ 140 mmHG)		1 pt
C : Manifestation clinique	Asthénie latérale	2 pts
	Troubles de langue sans asthénie des membres	1 pt
	Absence de troubles de langue ou d'asthénie des membres	0 pt
D : Durée d'épisode	≥ 60 min	2 pts
	10 à 59 min	1 pt
	< 10 min	0 pt
D : Diabète ou non		1 pt

- **Qu'est-ce que l'évaluation « mRS » ?**

Réponse : L'évaluation « mRS » est un barème « Rankin » modifié permettant à quantifier la remise des fonctions neurologiques chez les patients subis d'un accident vasculaire cérébral (AVC) (Tableau 4-2).

Tableau 4-2 L'évaluation « mRS »

Grade	Critère d'évaluation
0	Asymptomatique
1	Capable d'accomplir toutes les tâches et activités quotidiennes sans dysfonctionnement apparent en dépit de quelques symptômes
2	En handicap léger, incapable d'effectuer toutes les activités avant la maladie mais apte à prendre soin de ses propres affaires sans assistance
3	En handicap intermédiaire, capable de marcher de manière autonome mais nécessitant une certaine assistance
4	En handicap sévère, incapable de marcher de manière autonome ni de prendre soin de ses propres affaires sans assistance
5	En handicap très sévère, grabataire, incontinent, nécessitant des soins permanents et une attention constante

- **Qu'est-ce que l'évaluation « NIHSS » ?**

Réponse : L'évaluation « NIHSS » est l'abréviation du barème d'AVS élaboré par « *National Institutes of Health Stroke Scale* » des Etats-Unis, visant à offre une évaluation complète de la gravité des patients atteints d'accident vasculaire cérébral (AVC) pendant une crise aigüe. Son bilan de base nous permet d'évaluer la gravité de crise, et de quantifier régulièrement l'effet de traitement après l'intervention. Le score est de 42 sur 41 (Tableau 4-3).

Tableau 4-3 L'évaluation « NIHSS »

ID	Sujet	Critère d'évaluation
1a	Niveau de conscience	0 : Nettement conscient et réactif
		1 : Somnolence

		2 : Léthargie
		3 : Coma
1b	Question orale	0 : Deux réponses correctes
		1 : Une réponse correcte
		2 : Zéro réponse correcte
1c	Commande moteur	0 : Deux tâches accomplies
		1 : Une tâche accomplie
		2 : Zéro tâche accomplie
2	Mouvement extra-oculaire horizontal	0 : Normal
		1 : Paralysie visuelle partielle surmontable
		2 : Paralysie visuelle forcée insurmontable
3	Champ visuel	0 : Aucune perte visuelle
		1 : Hémianopsie partielle
		2 : Hémianopsie complète
		3 : Hémianopsie bilatérale
4	Paralysie faciale	0 : Symétrie normale
		1 : Paralysie faciale mineure
		2 : Paralysie faciale partielle
		3 : Paralysie complète
5	Dérive de moteur du bras droit	0 : Aucune dérive
		1 : Dérive
		2 : Un certain effort contre la gravité
		3 : Aucun effort contre la gravité
		4 : Aucun mouvement
6	Dérive de moteur du bras gauche	0 : Aucune dérive
		1 : Dérive
		2 : Un certain effort contre la gravité
		3 : Aucun effort contre la gravité
		4 : Aucun mouvement
7	Dérive de moteur de la	0 : Aucune dérive

	jambe droite	1 : Dérive
		2 : Un certain effort contre la gravité
		3 : Aucun effort contre la gravité
		4 : Aucun mouvement
8	Dérive de moteur de la jambe gauche	0 : Aucune dérive
		1 : Dérive
		2 : Un certain effort contre la gravité
		3 : Aucun effort contre la gravité
		4 : Aucun mouvement
9	Ataxie des membres	0 : Aucune ataxie
		1 : Ataxie dans les membres ipsilatéraux
		2 : Ataxie dans les membres bilatéraux
10	Sensation	0 : Normale
		1 : Perte légère à modérée
		2 : Perte complète
11	Inattention	0 : Normale
		1 : Inattention partielle
		2 : Hémi-inattention profonde
12	Dysarthrie	0 : Normale
		1 : Dysarthrie légère à modérée
		2 : Dysarthrie sévère
13	Aphasie	0 : Aucune anomalie
		1 : Aphasie légère à modérée
		2 : Aphasie sévère
		3 : Aphasie complète / aucune réponse

- **Pourquoi faut-il procéder à l'angiographie par soustraction numérique (DSA) même si l'angiographie tomographique (CTA) est capable de confirmer la sténose carotidienne ?**

Réponse : L'angiographie tomographique (CTA) peut illustrer la configuration anatomique entre l'arc aortique et l'anneau « Willis », et l'analyse par reconstruction multidimensionnelle permet également d'évaluer les vaisseaux fortement tortueux. Toutefois, la calcification de la paroi est susceptible d'affecter la précision de l'évaluation de sténose. Lorsque le diamètre du lumen restant où a lieu une sténose sévère se rapproche de la limite de résolution du système tomodensitométrique, la moyenne des volumes risque également d'affecter la précision de l'examen. Selon les études actuelles, l'angiographie tomographique (CTA) est comparable à l'angiographie par soustraction numérique (DSA) avec une sensibilité jusqu'à 100 % et une spécificité de 63 % (ayant un intervalle de confiance entre 25 % à 88 %. Elle affiche une valeur prédictive négative de 100 % pour moins de 70 % des cas de sténose carotidienne.

L'angiographie par soustraction numérique (DSA) reste, jusqu'à ce jour, l'examen décisif pour l'évaluation de la sténose carotidienne extracrânienne et la norme de repère des autres méthodes agiographiques. Non seulement une évaluation précise de la gravité de sténose, elle est aussi apte à estimer la compensation des vaisseaux collatéraux intracrâniens. Il est difficile d'utiliser l'angiographie comme méthode de dépistage en raison de son coût et des risques associés, dont la principale complication est l'accident vasculaire cérébral (AVC). Toutefois, son incidence chez les médecins expérimentés pratiquant l'angiographie est inférieure à 1 %. Lorsque l'angiographie par scan ne peut être réalisée pour différentes raisons ou lorsque l'imagerie non invasive donne des résultats incohérents, une angiographie sélective par cathéter doit être effectuée afin d'évaluer la sténose carotidienne.

- **Quelles sont les méthodes actuelles pour mesurer la sténose carotidienne ?** Réponse : Il existe présentement trois méthodes pour mesurer la gravité de la sténose carotidienne, mais celles-ci se différencient de manière significative. L'étude « NASCET » est reconnue actuellement au niveau international, et est appliquée dans la majorité des essais cliniques.

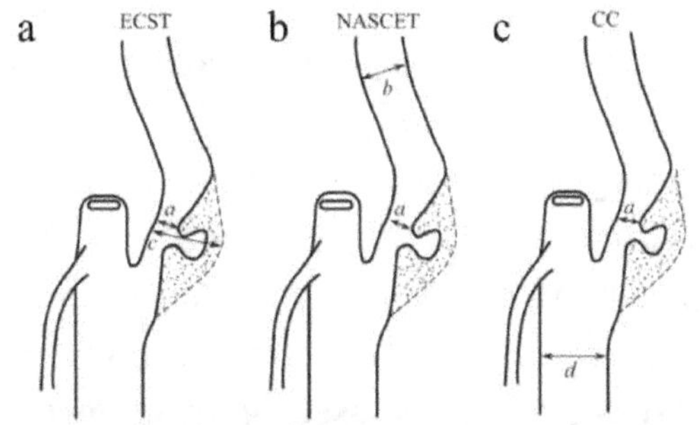

Figure 4-20 Trois différentes méthodes de mesure de la sténose carotidienne

(a) Etude « ECST (*European Carotid Surgery Trial*) », essai européen de chirurgie carotidienne, dont le taux de sténose (%) = $\frac{c-a}{c} \times 100\%$. (b) Etude « NASCET (*North American Symptomatic Carotid Endarterectomy Trial*) », Essai nord-américain d'endartériectomie carotidienne symptomatique, dont le taux de sténose (%) = $\frac{b-a}{b} \times 100\%$. (c) Etude « CC (*common carotid artery*) », méthode de l'artère carotide commune, dont le taux de sténose (%) = $\frac{d-a}{d} \times 100\%$

- **Quelles sont les traitements actuels de la sténose carotidienne ?**

Réponse : Il existe actuellement trois modes de traitement.

(1) Traitement par médicaments : Il s'agit des médicaments antiagrégants plaquettaires et des statines recommandés par le Guide, ainsi que la gestion des facteurs de risque.

(2) Endartériectomie carotidienne : Celle-ci est actuellement considérée comme traitement préféré de la sténose carotidienne.

(3) Angioplastie et pose d'endoprothèse carotidiennes : Celles-ci sont généralement considérées comme un choix alternatif et effectif de l'endartériectomie carotidienne. Bien que sa comparaison avec cette dernière reste controversée, elles sont en réalité largement pratiquées en Chine.

[Historique médical recomplété par le médecin traitant]

Aucune contre-indication à l'intervention n'a été constatée chez le patient après avoir réalisé tous les examens préopératoires. Le patient et ses proches ont été informés de son état actuel, des options possibles de traitement, les avantages et les désavantages de chaque option. L'endartériectomie carotidienne a été choisie par ses proches. L'intervention chirurgicale s'est déroulée sans incident, et une plaque de l'artère carotide interne gauche a été complètement réséquée lors de l'opération. Le patient n'a présenté aucun nouveau symptôme ou signe neurologique après l'opération, et son incision a bien guéri.

? Questions fréquemment posées par le médecin senior au médecin résident, au médecin itinéraire ou au médecin traitant

- **Quelles sont respectivement les indications et les contre-indications de l'endartériectomie carotidienne ?**

Réponse :

(1) Indication chirurgicale

i. Les patients symptomatiques ayant eu un accident vasculaire cérébral (AVC) ischémique non handicapant ou des symptômes d'ischémie transitoire (y compris des événements hémisphériques ou l'amaurose transitoire) dans les 6 mois précédents présentent un risque faible à modéré d'intervention chirurgicale.

ii. L'imagerie non invasive confirme un taux au-dessous de 70 % de la sténose carotidienne, ou l'angiographie révèle un taux au-dessous de 50 % de la sténose carotidienne ; en même temps que le taux estimatif d'accident vasculaire cérébral (AVC) ou de décès doit être inférieur à 6 %.

iii. Pour les patients asymptomatiques, lorsque le taux de la sténose carotidienne est au-delà de 70 %, en même temps que le taux estimatif d'accident vasculaire cérébral (AVC) ou de décès doit être inférieur à 3 %.

(2) Contre-indication chirurgicale

i. Site trop haut (au ou au-dessus de la 2ème vertèbre cervicale) ou trop bas (au ou au-dessous de la clavicule) de la lésion de l'artère carotide.

ii. Lésions de l'artère carotide dues à des blessures radiologiques.

iii. Resténose après l'endartériectomie.

iv. Hypertension incontrôlable.

v. Phase aiguë de l'infarctus cérébral.

vi. Dysfonctionnement hépatique / rénal / cardiaque / pulmonaire sévère.

vii. Survie prévue inférieure à 2 ans.

viii. Lésions carotidiennes non athérosclérotiques telles que l'aortite et l'hypoplasie fibromusculaire etc.

- **Quelles sont les techniques de surveillance peropératoires l'endartériectomie carotidienne ?**

Réponse : Il existe deux types de techniques de surveillance peropératoires.

(1) Les tests d'intégrité vasculaire comprennent notamment l'observation directe du reflux, la mesure de la pression de souches de l'artère carotide, la mesure du débit sanguin cérébral local, le Doppler transcrânien et la saturation cérébrale en oxygène.

(2) Les tests de fonctions cérébrales comprennent notamment l'électroencéphalogramme (EEG) et les potentiels somatosensoriels évoqués.

- **Combien de modes existe-t-il pour l'endartériectomie carotidienne ?**

Réponse : Il existe actuellement trois modes de l'endartériectomie carotidienne.

(1) Endartériectomie carotidienne standard : L'endartériectomie carotidienne standard constitue la base et la norme de son genre avec une application beaucoup plus vaste. Malgré le développement ultérieur des techniques de l'angioplastie avec patch et l'introduction de l'endartériectomie carotidienne d'éversion, l'endartériectomie carotidienne standard reste jusqu'à ce jour l'une des procédures chirurgicales majeures (Figure 4-21).

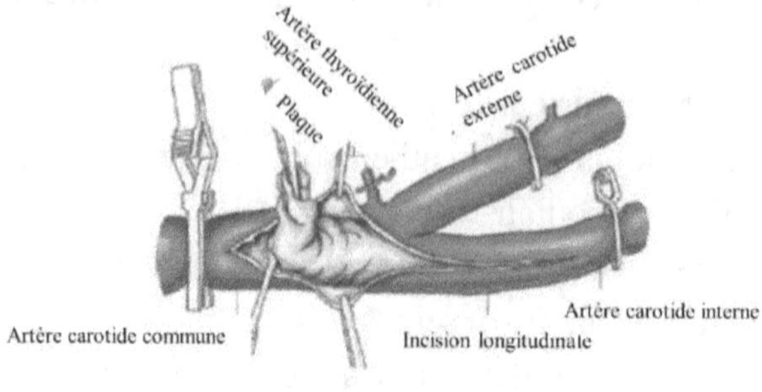

Figure 4-21 Illustration de l'endartériectomie carotidienne standard

(2) Endartériectomie carotidienne d'éversion : Son avantage est d'éviter l'incision/la suture de l'extrémité distale de l'artère carotide interne, tout en diminuant éventuellement l'incidence de resténose causée par la suture (Figure 4-22).

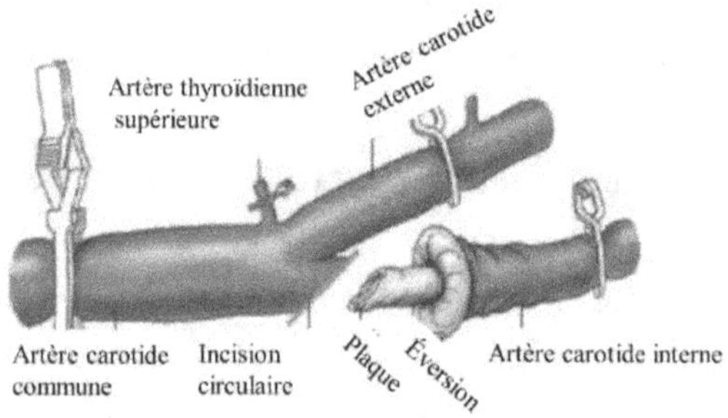

Figure 4-22 Illustration de l'endartériectomie carotidienne d'éversion

(3) Endartériectomie carotidienne d'éversion modifiée : Kumar et al. ont modifié l'endartériectomie carotidienne d'éversion par l'incision longitudinale à partir du segment proximal de plaque de l'artère carotide commune jusqu'à la bifurcation du bulbe de carotide interne, au lieu de sectionner transversalement l'artère carotide interne, tout en dégageant directement la plaque par éversion. Cette méthode a également obtenu de bons résultats.

- **Quels sont les avantages de l'endartériectomie carotidienne sous microscope qui est maintenant amplement pratiquée ?**

Réponse : Par rapport à l'opération traditionnelle ou sous loupe à usage médical, l'endartériectomie carotidienne sous microscope offre multiples avantages. Premièrement, elle est dotée d'un(e) éclairage / illumination optimal(e) d'opération, surtout pour les interventions exigeant un éclairage de profondeur des lésions d'un très haut niveau. Deuxièmement, le lien entre chaque couche de la paroi artérielle et de la plaque s'affiche clairement sous microscope, favorisant une séparation bien évidente et à l'aise. Troisièmement, le traitement de l'endothélium distal de l'artère carotide interne devient plus sophistiqué sous microscope, en distinguant nettement la migration de la plaque par rapport à l'endothélium normal. Il suffit d'une résection précise et remettre en ordre l'endothélium distal afin de réduire le risque de thrombose/ dissection postopératoire sans suture supplémentaire. Dernièrement, l'espacement des sutures deviennent plus petit et plus délicat, évitant également les tissus extra-endothéliaux aux bordures de l'anastomose et ayant pour but de minimaliser la thrombose postopératoire ou la resténose ultérieure.

- **Quelles sont les complications après une endartériectomie carotidienne ? Comment peut-on les éviter ?**

Réponse : Les principales complications possibles de l'endartériectomie carotidienne sont notamment le décès, l'accident vasculaire cérébral (AVC), l'accident cardiovasculaire, la complication locale, diverses complications et la resténose postopératoire etc.

(1) accident vasculaire cérébral (AVC) et décès : L'incidence des décès après l'endartériectomie carotidienne reste très faible, voire probablement de 1 % selon la plupart des rapports, dont l'infarctus du myocarde représentant la moitié de la cause de décès. Il est de ce fait primordial d'évaluer minutieusement les fonctions cardiaques et coronariennes avant et après l'intervention, en prenant l'initiative de procéder aux traitements de médecine générale. Quant aux Accidents vasculaires cérébraux (accident vasculaire cérébral (AVC)) postopératoires, ils se classifient en accident vasculaire cérébral (AVC) hémorragique et en accident vasculaire cérébral (AVC) ischémique. C'est donc la gestion de pression personnalisée s'exige généralement pendant et après l'intervention, tout en intégrant de manière intensive une surveillance peropératoire afin de diminuer le risque d'infarctus

du au trouble hémodynamique, de procéder à une manipulation souple dans le but de réduire le risque d'embolie, et de renforcer le traitement antiplaquettaire pendant la période périopératoire etc.

(2) Accident cardiovasculaire : Les accidents cardiovasculaires de l'endartériectomie carotidienne se réfèrent à l'infarctus du myocarde, la défaillance cardiaque et l'arythmie etc. Ils sont comparativement élevés en Europ et aux Etats-Unis, tandis qu'en Chine, cette incidence reste inférieure à 1 % selon les statistiques de plusieurs centres nationaux. Cela peut être lié à un taux plus faible de l'infarctus du myocarde des chinois par rapport aux populations caucasiennes. Néanmoins, des complications majeures sont souvent associées à des accidents cardiovasculaires. Il est donc important que l'état cardiovasculaire des patients soit évalué de manière approfondie et soigné en conséquence avant toute intervention.

(3) Complication locale : Il s'agit de l'hématome local, des lésions de nerfs crâniens et celles des nerfs cutanés etc.

L'hématome local s'associe le plus souvent à l'hémostase locale incomplète ou à la mauvaise suture artérielle. Il faut donc faire appel à l'amélioration des techniques de suture, à l'hémostase méticuleuse pendant l'intervention, notamment à l'hémostase particulièrement soigneuse en cas de lésions durant la séparation intensive des veines et des ganglions. L'incidence des lésions de nerfs crâniens après une endartériectomie carotidienne est d'environ 5 %, touchant majoritairement des nerfs sublinguaux, nerfs vagues et nerfs accessoires etc. Elles sont le plus souvent temporaires, et éventuellement liées à l'œdème causée par la tension chirurgicale, ce qui se régressent généralement dans 1 à 2 semaines après l'intervention, ou des fois dans 6 mois après l'intervention chez quelques patients. De toute façon, les lésions permanentes sont assez rares lorsqu'une dissection échelonnée et une opération délicate soient faites. Quant aux lésions de nerfs cutanés relatives à l'endartériectomie carotidienne, elles sont plus ou moins inévitables dans la plupart des cas. Par conséquence, les patients ressentiraient éventuellement l'engourdissement postopératoire au tour de la mâchoire ou derrière les oreilles, mais ceci ne génère pas d'autres effets et souvent s'améliore de manière variable dans 6 mois suivant l'intervention.

(4) Diverses complications : Il s'agit notamment des infections pulmonaires et des plaies mal cicatrisées etc., essentiellement associées à des complications à évaluer et à préoccuper avant l'intervention.

(5) Resténose postopératoire : L'incidence de la resténose après l'endartériectomie carotidienne reste générale assez faible, voire 1 % à 3 %, dont les causes concernent surtout la prise en charge peropératoire inappropriée, la prescription postopératoire inadéquate, l'hyperplasie de muscles lisses et d'endartère. Pour les patients atteints de resténose après l'endartériectomie carotidienne, l'angioplastie et la mise d'endoprothèse carotidiennes sont prioritairement recommandées, ayant pour but d'éviter toute difficulté d'une nouvelle intervention ultérieure.

Conclusion du médecin senior

La sténose carotidienne est une condition clinique courante qui fait souvent l'objet d'une négligence car ses symptômes sont peu évidents ou atypiques. Un certain nombre de tests non invasifs sont actuellement disponibles pour dépister à une phase précoce la sténose carotidienne. Pour les patients ayant reçu un diagnostic de sténose carotidienne et remplissant les critères pour une opération chirurgicale, la réduction efficace de l'incidence d'Accidents vasculaires cérébraux (accident vasculaire cérébral (AVC)) ischémiques ipsilatéraux des artères lésionnelles au future proche et l'amélioration de la qualité de vie sont possibles, quelle que soit l'endartériectomie carotidienne ou la mise d'endoprothèse carotidienne. Les résultats de grandes études cliniques précédemment publiées telles que « CREST » et « ICSS », ont relevé les avantages à peine meilleurs de l'endartériectomie par rapport à la mise d'endoprothèse dans le traitement d'accident vasculaire cérébral (AVC) léger et de resténose ultérieure légère pendant la période périopératoire, malgré une victoire écrasante de cette première vis-à-vis à cette dernière qui n'ait pas été proprement illustrée.

Cas 4 : L'hémorragie cérébrale hypertensive

[Historique médical établi par l'interne]

Le patient était une femme de 64 ans, qui s'est admis à l'hôpital en raison de « asthénie soudaine des membres droits pour 3 heures ». Une apparition soudaine de faiblesse des membres droites a eu lieu chez le patient 3h avant son admission, sans céphalalgie / vertige / nausée / vomissement / engourdissement des membres / convulsion des membres / convulsion de la bouche et du visage / inconscience / perte d'audition / vision floue / diplopie. Sa condition a été constatée par un(e) ami(e), qui l'a transféré au service d'urgence de l'hôpital. Selon la TDM au service d'urgence, une hémorragie cérébrale au niveau des ganglions de la base gauche a été indiquée. Par conséquence, elle a été hospitalisée en raison de « hémorragie cérébrale dans les ganglions de la base gauche ». Depuis son premier épisode, elle était mentalement viable et physiquement en ordre. Son appétit et son apport alimentaire étaient ordinaires. La qualité du sommeil était de niveau moyen. Il n'y existait pas de changement significatif du poids, et la défécation et l'urination étaient normales. Elle a eu des antécédents d'hypertension (grade 1) depuis plus de 20 ans, et a suivi un traitement oral à l'irbésartan (2 comprimés / jour) en permanence, pour quelle raison sa tension artérielle était correctement contrôlée. Mais elle avait arrêté l'administration orale depuis une semaine à cause des séjours touristiques avant son admission à l'hôpital.

Examen physique :

Température (T) : 36,4°C ; Fréquence respiratoire (R) : 16 / min ; Pouls (P) : 64 / min ; Tension artérielle (PA) : 184 / 93 mmHg. La thermohypesthésie et l'hypoalgésie sur ses membres droits ont été indiquées, tandis que ses membres gauches étaient normaux. Ses forces musculaires des membres étaient comme suit : les membres gauches du 5ème niveau, et les membres droits du 4ème niveau.

Examen auxiliaire :

Selon la TDM crânienne (Figure 4-23), une ombre irrégulière à haute densité s'est vue au niveau des ganglions de la base gauches, dont la valeur était d'environ 65 Hu. Ceci était d'une taille approximativement de 22 mm * 17 mm, avec aux alentours une bande fine à faible densité. Aucune autre lésion anormale n'a été indiquée dans le reste du parenchyme cérébral. La ventriculomégalie ou la déformation du système ventriculaire ne se présente pas, ni élargissement au niveau de sillons / fissures / citernes cérébrales(aux). Aucune déviation des structures de la ligne médiane n'a été observée.

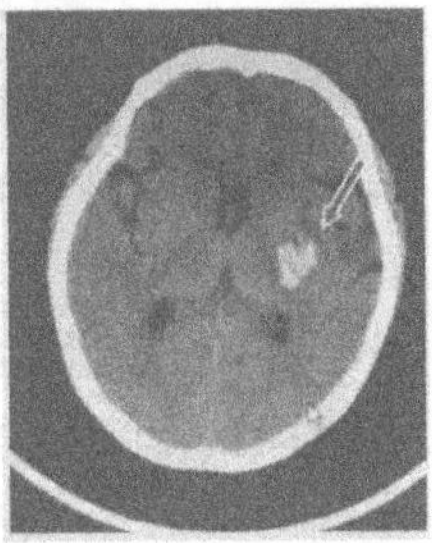

Figure 4-23 La TDM crânienne a suggéré une hémorragie cérébrale hypertensive (au niveau des ganglions de la base gauche)

Diagnostic : (1) Hémorragie cérébrale hypertensive (au niveau des ganglions de la base gauche) ; (2) Hypertension de niveau 3.

Traitement :

Il s'agit de la mise au point des travaux préparatoires, comportant les trois analyses routines (de sang, d'urine et de selle), l'examen de la coagulation, l'examen de la fonction hépatorénale, les tests électrolytiques, ainsi que les évaluations générales préopératoires telles que l'électrocardiogramme (ECG) complémentaire, la radiographie thoracique et échographie abdominale etc. En plus des examens préopératoires susmentionnés de routine, les examens et les traitements spécialisés suivants s'exigent ultérieurement, à savoir le scan simple par la TDM crânienne, le repos au lit, la surveillance et le contrôle de tension artérielle.

? Questions fréquemment posées par le médecin senior à l'interne

- **Comment l'hypertension est-elle classifiée ?**

Réponse : L'hypertension se classifie en 3 niveaux.

Hypertension (légère) de niveau 1 : pression systolique entre 140 et 159 mmHg, ou pression diastolique entre 90 et 99 mmHg ;

Hypertension (modérée) de niveau 2 : pression systolique entre 160 et 179 mmHg, ou pression diastolique entre 100 et 109 mmHg ;

Hypertension (sévère) de niveau 3 : pression systolique égale ou supérieure à 180 mmHg, ou pression diastolique égale ou supérieure à 110 mmHg.

- **A quoi se base le diagnostic actuel ?**

Réponse : Le patient a eu des antécédents de l'hypertension pour plus de 20 ans, et sa tension artérielle mesurée au moment de son admission était de 184/93 mmHg, c'est donc se base explicitement le diagnostic d'une hypertension de niveau 3. Puisque le patient a eu une asthénie soudaine des membres, et l'indication de la TDM crânienne d'une ombre à haute densité au niveau des ganglions de la base gauche, se font aussi ses fondements.

(8) [Historique médical recomplété par le médecin résident ou le médecin traitant]

Le patient était une femme senior qui s'est hospitalisée en raison de « asthénie soudaine des membres droits. D'après l'examen physique, l'hyperalgésie et l'hypesthésie des membres droits ont été observées, tandis que les membres gauches sont restés normaux. La force musculaire de tous ses membres sont comme suit : membres gauches de niveau 5, et membres droits de niveau 4. Selon la TDM crânienne, une ombre irrégulière à haute densité au niveau des ganglions de la base gauche a été constatée. C'est donc le diagnostic d'hémorragie des ganglions de la base gauche est pris en considération.

? Questions fréquemment posées par le médecin senior au médecin résident, au médecin itinéraire ou au médecin traitant

- **Si vous avez un autre avis sur le diagnostic de ce patient ?**

Réponse : L'asthénie des membres peut se générer non seulement par l'hémorragie cérébrale, mais aussi par l'infarctus cérébral. Il faut donc prendre en considération l'ensemble des éléments tels qu'antécédents, manifestations cliniques et examens auxiliaires du patient afin d'obtenir un jugement synthétique. Dans le cas de ce patient, il en exige des fondements supplémentaires comme suit :

(1) Le patient a eu des antécédents d'hypertension pour plus de 20 ans.

(2) Le fait que le patient a eu une crise soudaine d'asthénie des membres droits lors de repas a suggéré la possibilité de l'accident vasculaire cérébral (AVC).

(3) La TDM complémentaire lors de son admission a relevé « l'hémorragie cérébrale au niveau des ganglions de la base gauche ».

En résumé, le diagnostic de « l'hémorragie cérébrale hypertensive (au niveau des ganglions de la base gauche) » et de « hypertension de niveau 3 » chez le patient était claire et explicite.

- **Quelle(s) est / sont la / les cause(s) de l'hémorragie cérébrale de ce patient ?**

Réponse : Le patient avait des antécédents d'hypertension depuis plus de 20 ans et a arrêté son traitement antihypertenseur avant la survenue de la maladie. Elle a eu une apparition soudaine d'asthénie dans les membres droits lors d'un repas, et l'examen d'imagerie a confirmé l'hémorragie au niveau des ganglions de la base. L'hémorragie cérébrale hypertensive constitue la cause la plus fréquente de celle intracrânienne non traumatique, et environ 95 % des patients atteints de l'hémorragie intracrânienne souffrent de l'hypertension. Son site le plus fréquent (entre 60 et 95 %) se trouve dans les ganglions de la base. En conséquence, la région des ganglions de la base gauche apparaît comme le site le plus probable de l'hémorragie cérébrale hypertensive.

- **Quelles sont les autres causes fréquentes d'hémorragie cérébrale ?**

Réponse : Les causes de l'hémorragie cérébrale peuvent être classées en deux grandes catégories : l'hémorragie cérébrale hypertensive et celle non hypertensive. Cette dernière se manifeste surtout dans les cas de malformation vasculaire cérébrale, amylose cérébro-artérielle, apoplexie tumorale cérébrale, hémopathies, artérite cérébrale leptospirotique, et traumatisme cérébral etc.

- **Quelles sont les lésions courantes qui nécessitent une identification dans le diagnostic de cette maladie ?**

Réponse :

(1) Infarctus / embolie cérébral(e) : La TDM en est un moyen simple et effectif d'identification. Dans les phases aiguës et subaiguës de l'infarctus cérébral, la TDM montre une baisse de densité de la zone affectée et l'œdème cérébral, et les valeurs tomodensitométriques des vaisseaux affectés s'augmentent éventuellement de 30 à 40 Hu par rapport à ceux normaux, sur quoi se base clairement l'identification de l'hémorragie cérébrale. Voir la figure 4-24.

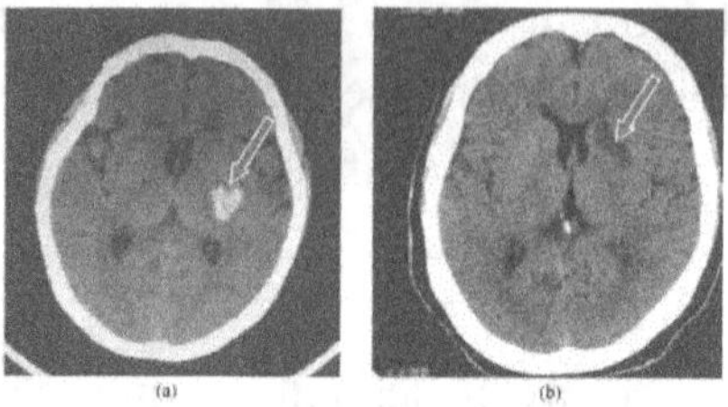

Figure 4-24 Manifestations TDM d'hémorragie cérébrale au niveau des ganglions de la base (gauche) et d'infarctus cérébral au niveau des ganglions de la base (droite)

(2) Les patients atteints d'un hématome intracrânien traumatique (épidural ou sous-dural) ont généralement des antécédents de traumatisme, en même que les troubles de conscience apparaissent souvent plus tôt que les symptômes paralytiques des membres. Voir la figure 4-25.

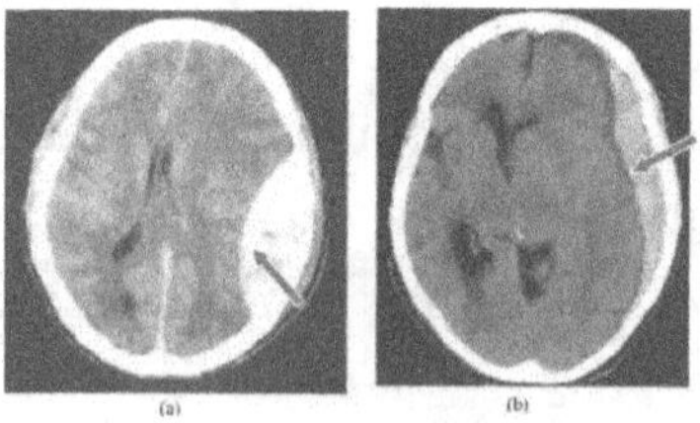

Figure 4-25 Manifestations TDM d'hématome épidural (gauche) et d'hématome sous-dural (droite)

- **Quelle est la classification TDM de l'hémorragie cérébrale hypertensive ? A quel type appartient ce cas ?**

Réponse : L'hémorragie cérébrale hypertensive étant le plus souvent observée au niveau des ganglions de la base, sa classification TDM dans la région des ganglions de la base est comme suit :

Type I : L'hématome situant dans la capsule externe / le noyau ;

Type II : L'hématome développant jusqu'à la branche antérieure de la capsule interne ;

Type III(a) : L'hématome développant jusqu'à la branche postérieure de la capsule interne ;

Type III(b) : L'hématome développant jusqu'à la branche postérieure de la capsule interne et pénétrant à un ventricule ;

Type IV(a) : L'hématome développant jusqu'aux branches antérieure / postérieure de la capsule interne ;

Type IV(b) : L'hématome développant jusqu'aux branches antérieure / postérieure de la capsule interne et pénétrant à un ventricule ;

Type V : L'hématome développant jusqu'à la capsule interne / jusqu'au thalamus.

Ce cas appartient au type II.

- **S'il existe des stratégies de traitement différentes en fonction de sa classification TDM ?**

Réponse : Face à une hémorragie cérébrale hypertensive, le choix du traitement en cas de saignement au niveau des ganglions de la base repose sur les principes suivants : si le débit de saignement des types susmentionnés est égal ou inférieur à 30 ml, et que la configuration de la citerne du tronc cérébral reste normale, le traitement par médecine interne est applicable ; tandis que le débit de saignement est supérieur à 30 ml, ceux qui ayant leur citerne du tronc cérébral sous compression nécessiteraient une intervention chirurgicale. Le mode d'intervention peut être déterminé en fonction des caractéristiques tomodensitométriques, par exemple, la céphalocentèse est souvent employée pour les saignements des types I et II ; tandis que les saignements des types III et V exigent la craniectomie afin d'éliminer l'hématome ; en outre, le drainage extraventriculaire peut être également nécessaire lorsque l'hématome pénètre dans un ventricule. En cas de saignements dans d'autres régions du cerveau, cela se détermine en fonction de leur classification.

- **Quels sont les traitements de l'hémorragie cérébrale hypertensive ?**

Réponse :

(1) Traitement par médecine interne : En cas du choix de traitement par médecine interne suivant l'analyse de condition du patient, il est important que le patient reste psychologiquement stable et alité pour 2 à 4 semaines. Des médicaments sédatifs / laxatifs / cathéters urinaires à demeure en même temp d'irrigation vésicale et de rééducation vésicale régulières peuvent être administrés / réalisés en cas d'agitation excessive / constipation / dysurie. Quant aux patients inconscients, il est nécessaire de maintenir leur voie respiratoire bien ouverte afin d'éviter toute incidence d'aspiration. Il est ainsi essentiel de maintenir la saturation en oxygène au-delà de 95 %. La surveillance générale 24 / 24 h sur les évolutions de température, tension artérielle, respiration, électrocardiogramme (ECG), pupilles et état de conscience doit être mis en place ; pour les patients dans le coma, il convient de prolonger la durée de surveillance le cas échéant. Il est en outre indispensable de conserver l'équilibre hydro-électrolytique, les nutritions nécessaires, le contrôle adéquat de la pression intracrânienne, un niveau stable de tension artérielle et de glycémie du patient.

(2) Traitement par opération chirurgicale : Il vise à éliminer l'hématome et à diminuer la pression intracrânienne. Toutefois, on doit en prendre conscience des indications : (a) aggravation progressive de trouble de la conscience ou dans le coma ; (b) hématome à un débit important, par exemple, un saignement sus-tentoriel de plus de 30 ml ou un saignement sous-tentoriel de plus de 10 ml ; (c) hématome d'une petite taille, ayant nonobstant un déplacement de la structure de la ligne médiane de plus de 1 cm, compression évidente au niveau de ventricules ou de citerne ; ou hémorragie intraventriculaire provoquant l'hydrocéphalie obstructive ou le « casting » ventriculaire ; (d) hématome intracrânien à débit faible non répondant aux indications chirurgicales, ayant nonobstant une compression importante en provenance l'hématome et générant de graves troubles de fonctions neurologiques ; (e) une intervention chirurgicale pour traiter l'hémorragie du tronc cérébral est assez rare, on emploie plutôt le traitement de ponction stéréotaxique lorsque la condition du patient soit stabilisée et que l'hémorragie soit d'un débit important (par

exemple, en cas d'associations d'une hémorragie ventriculaire ; en cas d'hydrocéphalie, il faut choisir entre le drainage extraventriculaire et la dérivation extraventriculaire en fonction des critères spécifiques ;

(f) hémorragie cérébrale multifocale chez les patients seniors ayant de multiples maladies systémiques avant leur premier épisode et donc des contre-indications chirurgicales.

[Historique médical recomplété par le médecin traitant]

Le patient était une femme senior qui s'est hospitalisée en raison de « asthénie soudaine des membres droits durant 3h ». D'après l'examen physique, l'hyperalgésie et l'hypesthésie des membres droits ont été observées. Si les examens ultérieurs exigent, on pouvait vérifier la présence ou non de l'hémianopsie chez le patient, c'est-à-dire le « Triple syndrome d'hémiplégie, hémianesthésie, hémianopsie » typiquement caractérisé par la présence de l'invasion endocapsulaire. Etant donnée l'origine des fibres nerveuses respectivement de la rétine ipsilatérale de ceux de tractus optique et de radiation optique d'un œil, elles passent par le membre postérieur de la capsule interne et s'étendent jusqu'au centre optique de scissures calcarines afin de refléter le champ visuel controlatéral, les troubles tels que les lésions endocapsulaires et celles de radiation optique peuvent engendrer éventuellement l'hémianopsie du champ visuel controlatéral.

? Questions fréquemment posées par le médecin senior au médecin résident, au médecin itinéraire ou au médecin traitant

- **Quelles sont les différentes méthodes d'intervention pour éliminer l'hématome en cas d'hémorragie cérébrale ?**

Réponse :

(1) Craniectomie traditionnelle : La craniectomie traditionnelle (à grand lambeau osseux) convient aux cas sévères d'hématome à grand débit, avec son site de saignement peu profond et un déplacement de la ligne médiane de plus de 1 cm, ou ayant une association avérée avec la hernie cérébrale. Ses avantages et ses inconvénients se controversent depuis assez longtemps. D'une part, ses avantages tels que la visualisation limpide, l'hémostase précise et la décompression intracrânienne adéquate favorisent un déroulement à l'aise des procédures de la craniectomie traditionnelle ; et d'autre part,

ses inconvénients nettement évidents, notamment la nécessité d'une anesthésie générale, la longue durée opératoire et l'incision importante font majorer le coût et intensifier le risque d'infections postopératoires pour le patient.

(2) Craniectomie à petite incision crânienne : L'élimination d'hématome par la craniectomie à petite incision crânienne est une intervention chirurgicale générale qui se positionne conformément aux conditions du patient pour effectuer une petite incision crânienne. Cependant, avec ses inconvénients également évidents tels qu'un champ visuel trop étroit, la décompression insuffisante et la difficulté d'hémostase peropératoire etc., elle n'est pas recommandée aux patients manifestant en même temps la hernie cérébrale avant l'opération.

(3) Aspiration d'hématome par ponction : Il s'agit d'une aspiration stéréotaxique d'hématome par ponction, et par la suite un drainage fermé externe des hématomes extraits. Il en est important de réaliser une injection temporisée pour maintenir un drainage continu durant 3 à 5 jours, et de refaire une TDM avant de dégager le tube de drainage. Compte tenu de son inconvénient de décompression insuffisante, elle n'est applicable qu'à traiter les hématomes essentiellement liquéfiés pendant la phase chronique postérieure à une crise subaiguë.

(4) Evacuation d'hématome intracérébral avec neuro-endoscopie : Elle consiste d'une trépanation stéréotaxique avec introduction de l'endoscope au sein de l'hématome, et de multiples rinçages et d'aspirations répétées aux fins de l'évacuer. Ses avantages sont nombreux : l'intervention avec une visualisation directe facilitant une hémostase effective ; l'observation directe du résultat après l'aspiration de l'hématome pouvant éviter les évènements inattendus et les blessures évitables pendant l'intervention ; la simplicité d'opération ; le positionnement précis et le risque limité de lésions cérébrales. Néanmoins, elle ne manque pas d'inconvénients, à savoir le champ visuel limité, l'espace réduit d'opération pouvant éventuellement rendre des difficultés à visualiser l'évacuation de l'ensemble de l'hématome, ainsi qu'une grande possibilité de former

des caillots sanguins et d'avoir une vision floue, en affectant la visibilité et l'intervention peropératoires.

- **Quelles sont les complications postopératoires fréquentes ? Quelles en sont les modalités de gestion ?**

Réponse : Les complications fréquentes de l'hémorragie cérébrale hypertensive sont notamment les infections pulmonaires, l'hémorragie digestive haute, la fièvre, le déséquilibre hydro-électrolytique et la thrombose veineuse profonde des membres inférieurs etc.

(1) Infections pulmonaires : Elles font l'objet généralement d'une confirmation par la surveillance des signes vitaux, l'examen physique et la radiographie thoracique etc., avec l'aspiration étant la cause principale des pneumonies associées. Les traitements des pneumonies consistent en la respiration assistée et les antibiothérapies. Il est nécessaire d'effectuer régulièrement la culture d'expectorations et de réajuster les antibiotiques en fonction des résultats de test de sensibilité test de sensibilité aux médicaments (*DST*, *drug sensitivity test*). Pour les patients dans le coma de plus de 3 jours et présentant une obstruction des voies respiratoires supérieures (l'hypoxémie), la trachéotomie est recommandée pour améliorer la ventilation et favoriser la gestion des voies respiratoires.

(2) Hémorragie digestive haute : L'ulcère de stress est une complication fréquente dans la phase aiguë des patients atteints d'accident vasculaire cérébral (AVC), dont les méthodes de traitement sont comme suit : (a) Lavage intragastrique, avec 100 à 200 ml de solution physiologique glacée, dont 50 à 100 ml conjointement avec 1 à 2 mg de noradrénaline à injecter depuis la sonde gastrique ; en cas de mauvais résultats, injection de 50 à 100 ml de solution physiologique glacée restante conjointement avec 1000 à 2000 U de thrombine. (b) Administration d'inhibiteurs de l'acide gastrique, une première dose d'oméprazole de 80 mg par injection intraveineuse, et puis une deuxième dose de 40 mgbid par perfusion intraveineuse. (c) Attention particulière à l'infusion de fluide pour éviter les troubles électrolytiques ou même les chocs.

(3) Fièvre : Il est impératif de bien distinguer l'hyperthermie centrale et la fièvre infectieuse, d'en prendre l'initiative d'identifier la

cause, et d'appliquer le refroidissement physique et d'administrer les antipyrétiques.

(4) Déséquilibre hydro-électrolytique : Il est important de procéder régulièrement aux examens des ions et des fonctions hépatorénales afin de remédier proprement le déséquilibre interne.

(5) Thrombose veineuse profonde des membres inférieurs : Des préventions effectives en sont actuellement absentes. Des études ont relevé l'efficacité avérée des héparines de bas poids moléculaire (HBPM) pour réduire ce risque, toutefois que les données pour rendre compte de son risque accru d'hémorragie intracrânienne restent insuffisantes.

- **Quels sont les éléments à prendre en compte pour la surveillance postopératoire ?**

Réponse : En plus des complications postopératoires susmentionnées, il convient de noter les éléments suivants :

(1) En principe, la pression artérielle postopératoire des patients doit être contrôlée en parallèle avec le maintien de leur pression de perfusion crânienne. La pression artérielle systolique doit généralement être maintenue entre 150 et 160 mmHg.

(2) A cause de perturbations dues à l'intervention ou à la lésion hémorragique primaire, il est encore nécessaire de surveiller la pression intracrânienne des patients ayant éventuellement un œdème intracrânien après leur opération. Conformément à la dernière version des « Lignes directrices sur la prise en charge des lésions cérébrales traumatiques graves (4ème édition) », la pression intracrânienne doit être maintenue à 22 mmHg au maximum, sinon, il est indispensable de prendre en compte de manière générale, le score de Glasgow[3] et l'évaluation d'imagerie afin de pouvoir envisager des options thérapeutiques. Par conséquence, les mesures postopératoires telles que la surveillance de la pression intracrânienne, l'évaluation de l'état de conscience du patient et un/des nouveau(x) examen(s) tomodensitométrique(s) en temps opportun en tant qu'élément(s) auxiliaire(s) du diagnostic d'imagerie, sont recommandées par la

[3] NDT : Le score de Glasgow, ou l'échelle de Glasgow (*Glasgow coma scale*, « *GCS* »), est un indicateur de l'état de conscience.

médecine factuelle d'aujourd'hui lorsqu'il s'agit des soins postopératoires.

(3) La thérapie de compression pneumatique postopératoire permet de faire baisser le risque de thrombose veineuse profonde des membres inférieurs.

[Historique médical recomplété par le médecin traitant]

Le patient était une femme senior qui s'est hospitalisée en raison de « asthénie soudaine des membres droits durant 3h ». D'après l'examen physique, l'hyperalgésie et l'hypesthésie des membres droits ont été observées. Selon la TDM crânienne, une ombre irrégulière à haute densité au niveau des ganglions de la base gauche a été précisément constatée. Compte tenu des signes vitaux stabilisés, des pupilles de taille égale en forme ronde, de son état clairement conscient et d'une hémorragie supratentorielle d'environ 6 ml (< 30 ml) indiquée à l'examen d'imagerie au moment de son admission à l'hôpital, l'option d'un traitement non chirurgical a donc été provisoirement pris. Cependant, il est important de sensibiliser à la possibilité des complications liées à l'alitement à long terme du patient.

? Questions fréquemment posées par le médecin senior au médecin itinéraire ou au médecin traitant

- **Supposant que la condition du patient se progresse en nécessitant une intervention chirurgicale, comment peut-on intervenir en cas d'une fièvre postopératoire ?**

Réponse : Il faut tout d'abord se pencher sur une fièvre infectieuse, évaluer la mise en place de tube et le risque d'infection du patient après l'intervention, obtenir des échantillons d'hémoculture s'il existe des frissons associés, et procéder à un traitement antipyrétique. L'administration des antibiotiques doit être ajustée en fonction des résultats du test de sensibilité aux médicaments. Ensuite, il est essentiel de veiller à l'hyperthermie centrale, qui se caractérise en principe par les éléments suivants : (a) hyperthermie soudaine ayant une augmentation linéaire de température entre 40 à 41 °C durant quelques heures ou quelques jours ; ou chute soudaine de température jusqu'à un niveau normal ; (b) température élevée au niveau du corp, température relativement élevée au niveau des membres, inégalité de température entre le gauche et le droit avec un écart de plus de 0,5 °C ; (c) absence de symptômes de toxicité même si une hyperthermie sans frisson ; (d) absence de rougissement de la peau au niveau du visage et du corps ; (e) généralement absence de hausse de pouls et de respiration ; (f) absence d'évidence d'infection ; (g) inefficacité des antibiotiques ou des antipyrétiques en cas d'hyperthermie, efficacité de chlorpromazine et de compresse froide.

Conclusion du médecin senior

Le patient dans ce cas a présenté une hémorragie cérébrale supratentorielle (au niveau des ganglions de la base gauche, 6 ml). Compte tenu de ses signes vitaux et ses manifestations cliniques en parallèle, le médecin traitement a procédé par conséquence un traitement non chirurgical comme suit : surveillance cardiaque en permanence, surveillance de la pression intracrânienne, injection de mannitol (125 ml, 20 %) par voie intraveineuse, injection de chlorure de sodium (2 ml, 0,9 %) + de furosémide/Lasix (20 mg) par voie intraveineuse, injection d'albumine humaine (50 ml, 12,5 %) par voie intraveineuse, injection de chlorure de sodium (2 ml, 0,9 %) + de monosialotetrahexosylganglioside (40 mg) par voie intraveineuse, avec les traitements auxiliaires tels qu'expectoration par inhalation pulvérisée, inhibition de l'acide pour la protection de la muqueuse gastrique et appui nutritionnel. Une nouvelle TDM crânienne réalisée au bout d'un mois a montré un résultat comme suit (Figure 4-26) :

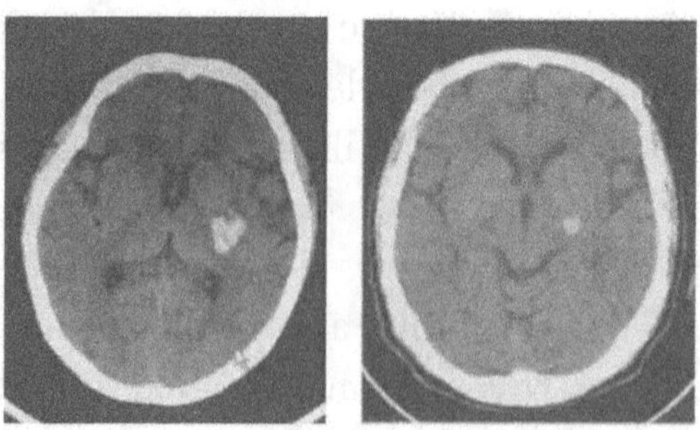

Figure 4-26 La TDM crânienne

L'ombre à haute densité irrégulière au niveau des ganglions de la base gauche s'est diminuée par rapport à l'examen précédent, avec la valeur tomodensitométrique étant environ 38 HU ; des lésions à une densité hétérogène au parenchyme cérébral sont absentes, et sans élargissement / déformation du système ventriculaire, ni de distension du sillon, des fissures ou de la citerne cérébraux ou de déviation de la structure de la ligne médiane. Depuis lors, la tension artérielle du patient évolue autour de (126-140) / (80-92) mmHg. Force musculaire des membres : les membres gauches de niveau 4, les membres droits de niveau 4. Le traitement peut être considéré comme efficace.

L'hémorragie cérébrale hypertensive est une pathologie fréquente de l'hémorragie cérébrale. Il convient à l'identifier lors du diagnostic et à évaluer en temps opportun son évolution, afin de choisi un plan de traitement approprié. Du point de vue d'un neurochirurgien, multiples options chirurgicales pour intervenir l'hémorragie cérébrale sont disponibles. L'adoption de l'approche par fissures latérales et cortex insulaire pour traiter l'hématome intracérébral hypertensif au niveau des ganglions de la base permet de minimiser les blessures aux fonctions corticales, et de diminuer de manière efficace les impacts chirurgicaux aux fonctions neurologiques, favorisant l'amélioration du pronostic des patients. Par rapport à la craniectomie à grand lambeau osseux, la craniectomie à petite incision crânienne, la ponction mini-invasive et la neuro-endoscopie prévalent lorsqu'il s'agit du taux de rétablissement, du pronostic clinique à court / long terme, présentant des perspectives prometteuses d'application. Etant trois modes d'opération mini-invasive, l'évacuation d'hématome avec craniectomie à petite incision crânienne / ponction mini-invasive / neuro-endoscopie se dispose chacune des avantages comme des inconvénients. Une évaluation synthétique portant sur les caractéristiques cliniques, site d'hématome, débit d'hémorragie, effet d'occupation, état général, présence ou non de complications, savoir-faire du médecin, et équipements de l'hôpital, dans le but de sélectionner un(e) mode / approche chirurgical(e) personnalisé(e), de maximaliser la protection des fonctions des nerfs crâniens et de standardiser davantage les procédures du traitement de l'hémorragie cérébrale hypertensive. La prise ne charge périopératoire des patients nécessitent en outre, les pratiques actives et l'accumulation des expériences des jeunes cliniciens. Ce n'est que dans ce sens, que les patients bénéficient éventuellement du meilleur rendement possible de leur traitement et se rétablissent au plus vite possible.

Cas 5 : La maladie de Moyamoya

[Historique médical établi par l'interne]

Le patient était un homme de 41 ans, qui s'est admis à l'hôpital en raison de « vertige intermittent pendant 2 ans, et asthénie des membres droits et trouble de l'articulation pour 7 jours ». Ayant des crises intermittentes, les vertiges ont débuté il y a 2 ans avant son admission, qui s'aggravaient une fois fatigué ou après des exercices intensifs. Aucun(e) céphalalgie / vomissement n'a été remarqué(e). Aucun traitement particulier n'a été pris. Il a eu une apparition imprévue d'asthénie des membres droits et le trouble de l'articulation léger 7 jours avant son hospitalisation. L'IRM crânienne (Figure 4-27) réalisée dans un hôpital local a suggéré un infarctus lacunaire multiple, c'est donc la dilatation vasculaire a été appliquée. Son trouble de l'articulation s'est légèrement améliorée, tandis qu'aucun changement de l'asthénie des membres n'a été constaté. Aucune fièvre n'a été observée pendant son épisode. Son appétit était bon, et la défécation et l'urination étaient normales.

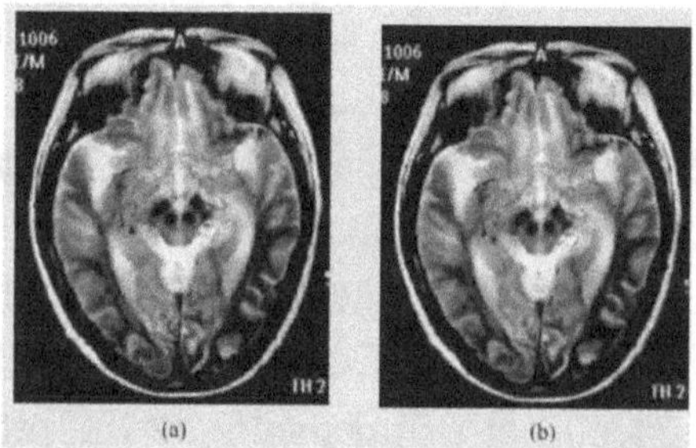

Figure 4-27 L'infarctus lacunaire multiple suggéré par l'IRM

Examen physique :

Température (T) : 36,8°C ; Fréquence respiratoire (R) : 16 / min ; Pouls (P) : 77 / min ; Tension artérielle (PA) : 112 / 75 mmHg. Il était clairement conscient, ayant une compréhension normale et une élocution légèrement ralentie, mais ses réponses étaient précises et justes. L'hypopsélaphésie et l'hypoalgésie d'un niveau faible des membres droits ont été constatées. Sa force musculaire était comme suit : les membres droits de niveau 3, et les membres gauches de niveau 5. Les résultats des autres examens sur les nerfs crâniens étaient normaux, tandis que les signes pathologiques étaient négatives.

Examen auxiliaire :

Selon l'angiographie par soustraction numérique (DSA) (Figure 4-28), l'occlusion dans l'extrémité des deux artères carotides internes, ainsi que la sténose de l'artère cérébrale antérieure et de celle médiane ont été indiquées, correspondant aux manifestations de la maladie de Moyamoya. Selon l'imagerie de perfusion vasculaire TDM, des lésions à faible densité au niveau des ganglions de la base gauche et de la couronne rayonnante ont été indiquées. Le débit de perfusion cérébrale et la vitesse du flux sanguin étaient plus faibles à gauche qu'à droit, tandis que le temps moyen de transit et l'heure de pointe étaient retardées à gauche.

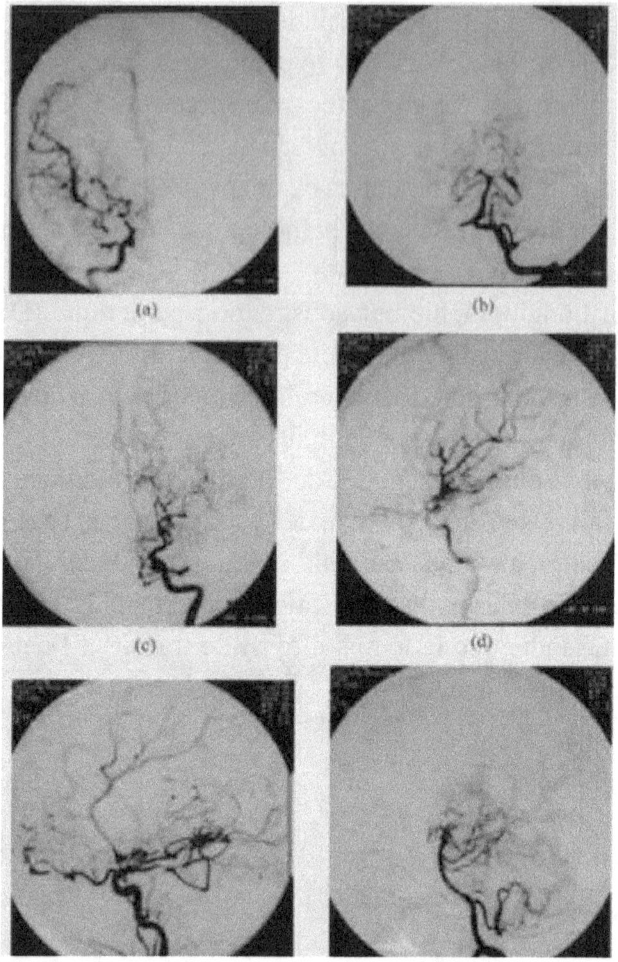

Figure 4-28 L'angiographie a indiqué l'occlusion dans l'extrémité des deux artères carotides internes, la sténose de l'artère cérébrale antérieure / médiane, et la formation des vaisseaux « Moyamoya ».

Diagnostic : La maladie de Moyamoya.

Traitement :

Il s'agit de la mise au point des travaux préparatoires, comportant les trois analyses routines (de sang, d'urine et de selle), l'examen de la coagulation, l'examen de la fonction hépatorénale, les tests électrolytiques, ainsi que les évaluations préopératoires telles que l'électrocardiogramme, la radiographie thoracique et le test immunitaire contre les infections etc.

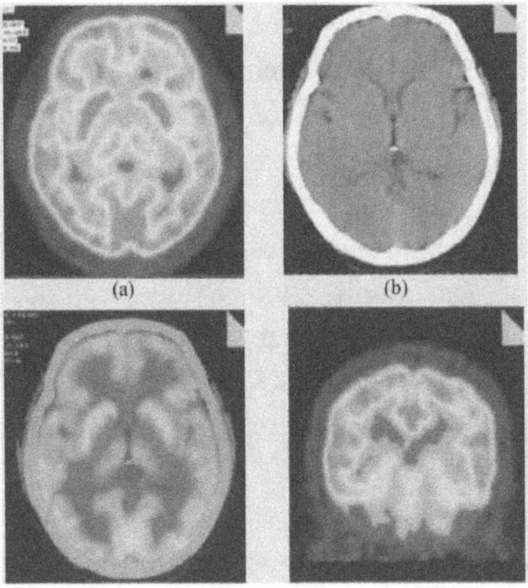

Figure colorée :
Figure 4-29

Figure 4-29 L'imagerie de perfusion vasculaire TDM (Les calculs des valeurs « CBF[4] », « CBV[5] », « MTT[6] » et « TTP[7] » ont relevé une perfusion cérébrale plus défavorable à gauche qu'à droit)

? Questions fréquemment posées par le médecin senior à l'interne

- **Qu'est-ce que c'est la maladie de Moyamoya ?**

Réponse : La maladie de Moyamoya est une pathologie hémorragique / ischémique cérébrale provoquée par la sténose / l'occlusion primitive et progressive dans l'extrémité des artères carotides internes, ainsi que par la présence d'un réseau vasculaire d'une dilatation anormale à la base du cerveau.

- **Quelle est la cause et quels sont les caractéristiques de la maladie de Moyamoya ?**

Réponse : La cause de la maladie de Moyamoya reste inconnue jusqu'à ce jour. Certains cas peuvent être associés à des infections bactériennes, virales, tuberculeuses et schistosomales, ayant les caractéristiques pathologiques comme suit : la plupart des cas chez les enfants sont de nature ischémique (plus de 70 %), ayant les

---

[4] Abbréviation du débit sanguin cérébral (*cerebral blood flow, CBF*).
[5] Abbréviation du volume sanguin cerebral (*cerebral blood volume, CBV*).
[6] Abbréviation du temps moyen de transit (*mean transit time, MMT*).
[7] Abbréviation de l'heure de pointe (*time to peak, TTP*).

manifestations telles qu'accident ischémique transitoire (AIT), accident vasculaire cérébral (AVC) ischémique, détérioration intellectuelle, épilepsie, céphalalgie et mouvement involontaire etc

Les cas chez les adultes sont de nature hémorragique (plus de 40 %), ayant les manifestations telles qu'hémorragie intracérébrale, hémorragie intraventriculaire, hémorragie sous-arachnoïdienne ; ou de nature ischémique, ayant les manifestations telles qu'accident ischémique transitoire (AIT), démence vasculaire, déficit neurofonctionnel etc.

(9) [Historique médical recomplété par le médecin résident ou le médecin traitant]

Le patient était un homme de 41 ans, qui s'est admis à l'hôpital en raison de « vertige intermittent pendant 2 ans, et asthénie des membres droits et trouble de l'articulation pour 7 jours ». Selon l'examen physique, il avait une compréhension normale et une élocution légèrement ralentie, mais ses réponses étaient précises et justes. L'hypopsélaphésie et l'hypoalgésie d'un niveau faible des membres droits ont été constatées. Sa force musculaire était comme suit : les membres droits de niveau 3, et les membres gauches de niveau 5. D'après l'angiographie par soustraction numérique (DSA), l'occlusion au début de l'artère cérébrale médiane à gauche et la sténose légère de l'artère cérébrale antérieure ont été indiquées, référant aux manifestations de la maladie de Moyamoya. Suivant l'imagerie de perfusion vasculaire TDM, l'influx de perfusion cérébrale étaient nettement plus faibles à gauche qu'à droit. Causée initialement par une crise d'ischémie cérébrale, l'angiographie du patient a confirmé la maladie de Moyamoya, avec les symptômes ischémiques plus évidents à gauche.

? Questions fréquemment posées par le médecin senior au médecin résident, au médecin itinéraire ou au médecin traitant

- **Quelles sont les modalités de diagnostic de la maladie de Moyamoya ?**

Réponse :

(1) La TDM et l'IRM nous aident à déterminer et à localiser l'ischémie cérébrale et son niveau d'aggravation.

(2) L'angiographie par soustraction numérique (DSA) nous aide à reconnaître la sténose et l'occlusion des artères principales, la formation de réseau vasculaire anormal / circulation collatérale, ainsi que les conditions des artères d'alimentation extracrâniennes et de celles réceptrices intracrâniennes.

(3) Le Doppler et l'examen de perfusion vasculaire nous aident à discerner les indicateurs hémodynamiques.

- **Quelle est la classification clinique de la maladie de Moyamoya ?**

Réponse : Les critères de classification élaborées par « Matushima » (1990) sont les suivantes :

Type I (Type « AIT ») : ayant les caractéristiques d'accident ischémique transitoire (AIT) ou de déficit neurologique ischémique réversible (DNIT), ≤ 2 crises par mois, absence de déficit neurologique, aucune constatation positive en TDM crânienne.

Type II (Type « AIT » multiple) : ayant les caractéristiques d'accident ischémique transitoire (AIT) ou de déficit neurologique ischémique réversible (DNIT), ≥ 2 crises par mois, idem pour la description restante.

Type III (Type « AIT-IC [8] ») : ayant multiples accidents ischémiques et des séquelles de déficits neurologiques, avec lésions d'infarctus cérébral à faible densité en TDM crânienne.

Type IV (Type « IC-AIT ») : ayant un début de crise d'infarctus cérébral (CI), des épisodes ultérieurs d'accident ischémique transitoire (AIT) ou de déficit neurologique ischémique réversible (DNIT), et éventuellement des nouvelles crises d'infarctus cérébral (CI).

Type V (Type « IC ») : ayant un début de crise d'infarctus cérébral (CI) et des épisodes répétés d'infarctus, absence de symptômes d'accident ischémique transitoire (AIT) ou de déficit neurologique ischémique réversible (DNIT).

Type VI (Type d'hémorragie ou divers) : hémorragie due à la rupture des vaisseaux « Moyamoya » en circulation collatérale ou à des petits anévrismes qui ne peuvent pas être classifiée dans l'un des types susmentionnés, occlusion complète de toutes les branches de

[8] Abbréviation de l'infarctus cérébral.

l'artère carotide interne, disparition des caractéristiques « Moyamoya », alimentation sanguine cérébrale dépendant entièrement de la circulation collatérale de l'artère carotide externe et du système vertébrobasilaire.

Ce patient appartient au type III.

- **Quelles sont les manifestations d'imagerie de la maladie de Moyamoya ?**

Réponse : « Suzuki et al. » ont stadifié les manifestations d'angiographie par soustraction numérique (DSA) de la maladie de Moyamoya en 6 groupes comme suit :

(1) Sténose (souvent bilatérale) du segment supérieur des processus clinoïdes de l'artère carotide interne.

(2) Dilatation des vaisseaux principaux intracérébraux, dilatation des branches de l'artère basilaire, présence de caractéristiques des vaisseaux « Moyamoya ».

(3) Sténose davantage de l'artère carotide interne, implication à l'artère cérébrale antérieure et à l'artère cérébrale moyenne, circulation collatérale supplémentaire des méningées en surface cérébrale, avec les caractéristiques les plus typiques de la maladie de « Moyamoya ».

(4) Sténose et occlusion en même temps de l'ensemble de la circulation antérieure et de l'artère cérébrale postérieure, rétrécissement anormal du réseau vasculaire.

(5) Compensation en circulation collatérale par l'intermédiaire de la dure-mère par l'artère carotide externe.

(6) Occlusion complète de l'artère carotide interne et sa circulation collatérale, disparition des caractéristiques de « Moyamoya », alimentation sanguine cérébrale dépendant entièrement de la circulation collatérale de l'artère carotide externe et du système vertébrobasilaire.

[Historique médical recomplété par le médecin traitant]

Le patient a effectué tous les examens préopératoires, et aucune contre-indication chirurgicale n'a été constatée. Une anastomose entre l'artère superficielle temporale gauche et l'artère cérébrale moyenne, en plus de l'inversion de méningées et de l'encéphalo-myo-synangiose

(EMS) ont été réalisées. La circulation par le site d'anastomose était bien dégagée (Figure 4-30 / 4-31). Actuellement, la force musculaire des membres droits était de niveau 4. L'hypopsélaphésie / l'hypoalgésie et le trouble de l'articulation étaient relativement soulagées.

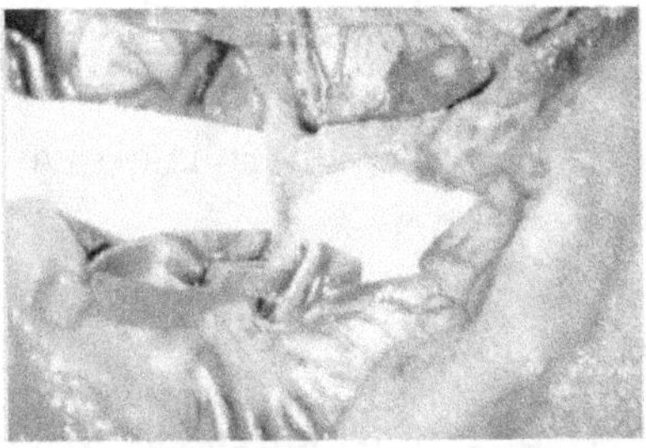

Figure 4-30 Après anastomose

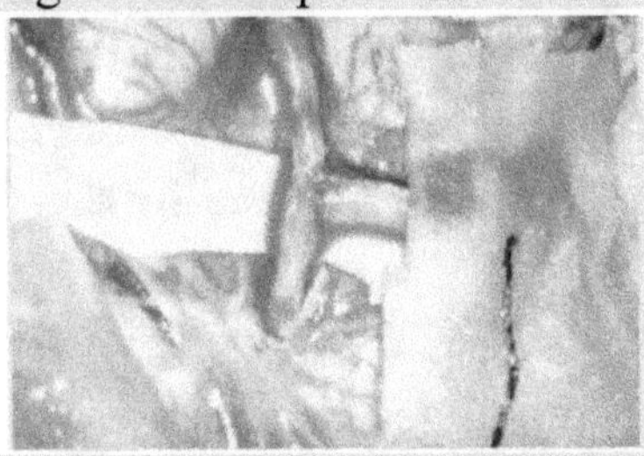

Figure 4-31 Après relâchement des clips hémostatiques

? Questions fréquemment posées par le médecin senior à l'interne

- **Quels sont les principes de traitement de la maladie de Moyamoya ? Quelles en sont les modalités chirurgicales ?**

Réponse :

(1) Principes de traitement de traitement de la maladie de Moyamoya

a) Traitement par médecine interne : Il s'agit, en fonction des symptômes du patient, des traitements tels qu'hémostase, amélioration de la circulation sanguine et neurotrophie etc., dont les résultats restent nonobstant peu satisfaisants.

b) Traitement chirurgical : Il s'agit de l'évacuation d'hématome et du drainage pour les cas hémorragiques ; de l'alimentation directe en provenance des artères extra-crâniennes aux tissus cérébraux ischémiques dans le but d'aider l'établissement d'une circulation collatérale, de prévenir la survenue de l'infarctus cérébral et d'éviter la progression de la maladie pour les cas hémorragiques dans une étape de rétablissement et les cas ischémiques.

(2) Modalités chirurgicales :

a) Intervention directe : Anastomose entre les artères extra-crâniennes et celle intracrâniennes ou pontage extra-crânien-intracrânien.

b) Intervention indirecte : encéphalo-myo-synangiose (EMS), encéphalo-duro-artério-synangiose (EDAS) ou encéphalo-myo-artério-synangiose (EMAS), inversion durale, sphénotrésie et greffe d'épiploon etc.

c) Interventions « directe + indirecte » : Il s'agit de la modalité la plus fréquente.

- **Quelles sont les indications chirurgicales de la maladie de Moyamoya ? Quelles en sont les modalités chirurgicales ? Quelle est l'anastomose extra-crânienne-intracrânienne la plus couramment utilisée ?**

Réponse :

(1) Présence de symptômes ischémiques progressifs.

(2) Présence de preuves d'un flux sanguin cérébral insuffisant.

(3) Présence de preuves d'une alimentation / réserve sanguine cérébrale insuffisante et en même temps, absence de contre-indications chirurgicales.

(4) Persistance d'un flux sanguin cérébral insuffisant pendant une étape de rétablissement en cas d'hémorragie cérébrale.

(5) Ischémie bilatérale (avec le côté le plus sévère en priori).

L'anastomose extra-crânienne-intracrânienne la plus couramment utilisée est l'anastomose entre l'artère temporale superficielle et l'artère cérébrale moyenne.

- **Quels sont les travaux préopératoires de l'anastomose entre l'artère temporale superficielle et l'artère cérébrale moyenne ?**

Réponse : Les travaux préopératoires de l'anastomose entre l'artère temporale superficielle et l'artère cérébrale moyenne consistent en les éléments suivants :

(1) L'ensemble des examens de routine préopératoires pour vérifier l'absence de contre-indication chirurgicale.

(2) Scan TDM ou d'IRM pour déterminer la présence ou non de l'infarctus cérébral et, au cas échéant, son étendue.

(3) Tests des débits sanguins cérébraux pour vérifier les flux (avec imagerie de perfusion vasculaire cérébrale, TEP[9], SPECT[10], Doppler etc.).

(4) Angiographie par soustraction numérique (DSA) pour déceler le niveau de sténose des vaisseaux cérébraux, la circulation collatérale, les artères d'alimentation et les artères réceptrices (avec indices d'approvisionnement) (en circulation sanguine) ; préparation cutanée de routine ; application préventive d'antibiotiques ; administration par voie orale d'aspirine (600 mg) ; préparation de divers instruments et articles d'anastomose microscopique.

Points clés de la surveillance peropératoire : EEG, potentiels somatosensoriels évoqués, tension artérielle et analyse des gaz et du sang artériel.

- **Quels sont les points clés de la prise en charge postopératoire de l'anastomose entre l'artère temporale superficielle et l'artère cérébrale moyenne ?**

Réponse : Les points clés de la prise en charge postopératoire de l'anastomose entre l'artère temporale superficielle et l'artère cérébrale moyenne consistent à éviter bandages compressifs, minimaliser l'usage des médicaments hémostatiques, maintenir une tension artérielle normale, utiliser les antiagrégants plaquettaires, tandis qu'il suffit de suivre les procédures de routine dans d'autres aspects.

- **Quelles sont les principales complications de l'anastomose entre l'artère temporale superficielle et l'artère cérébrale moyenne ?**

Réponse : Les principales complications de l'anastomose entre l'artère temporale superficielle et l'artère cérébrale moyenne sont comme suit : nécrose du cuir chevelu, hémorragie intracrânienne, fuite

---

[9] TEP ou TEP / TDM : tomographie par émission de positrons / tomographie assistée par ordinateur.

[10] La tomographie par émission monophotonique (EN : *single photon emission computed tomography, SPECT*).

de liquide céphalorachidien, infections, crises d'épilepsie, thrombose et infarctus cérébral etc.

- **Comment évaluer le résultat de l'anastomose entre l'artère temporale superficielle et l'artère cérébrale moyenne ?**

Réponse : Les critères d'évaluation du résultat de l'anastomose entre l'artère temporale superficielle et l'artère cérébrale moyenne consistent en les éléments suivants :

(1) Amélioration ou non des signes et des symptômes.

(2) Observation de l'artère temporale superficielle pour vérifier son alimentation sanguine.

(3) Electroencéphalogramme (EEG) pour vérifier les fonctions cérébrales.

(4) TDM / IRM pour vérifier l'ischémie cérébrale et l'infarctus cérébral.

(5) Angiographie pour vérifier la circulation dégagée ou non de l'anastomose.

(6) Doppler, rhéoencephalogramme et perfusion cérébrale pour vérifier les statistiques hémodynamiques cérébraux.

Conclusion du médecin senior

La maladie de Moyamoya est une variété rare de maladie d'occlusion vasculaire, dont certaines présentent des symptômes ischémiques et d'autres une première apparition hémorragique.

Son origine reste inconnue, mais elle est vraisemblablement liée à une anomalie congénitale du développement vasculaire, conjuguée à une inflammation vasculaire acquise. Le traitement par médecine interne vise à la dilatation vasculaire notamment aux fins d'améliorer l'alimentation sanguine et de diminuer l'inflammation ; dont le résultat demeure peu satisfaisant, pour quelle raison elle est susceptible de se dégrader de manière progressive. Le traitement chirurgical permet d'améliorer les symptômes, c'est donc un mode des interventions « directe + indirecte » est couramment appliqué aujourd'hui. Afin d'être en stricte conformité avec les indications chirurgicales, il est important d'accomplir l'ensemble des travaux préopératoires, et de procéder respectivement à l'opération des deux côtés en deux séances pour en être plus sûr.

Il est nécessaire de bien choisir l'artère d'alimentation et l'artère réceptrice en cas d'anastomose. Il faut tout faire à éviter le vasospasme dans une artère libre, ainsi qu'appliquer, si nécessaire, la papavérine et réaliser une anastomose terminolatérale. Le dégagement de circulation d'anastomose artérielle est déterminé par les instruments suivants : le Doppler peropératoire ou la fluoroscopie peropératoire en tant qu'examens qualitatifs ; et le moniteur de débit sanguin à ultrasons peropératoire en tant qu'examen quantitatif.

Le débit sanguin cérébral, le métabolisme cérébral et l'électrophysiologie doivent être surveillés pendant l'intervention. (1) Débit sanguin cérébral : l'angiographie par soustraction numérique (DSA) / la fluoroscopie / le Doppler pour savoir si la circulation soit dégagée, le débit sanguin cérébral et sa direction. (2) Métabolisme cérébrale : examen du métabolisme cérébral sous-cortical. (3) Electrophysiologie : potentiels évoqués et électromyographie (EMG) etc.

Il est indispensable de prévenir toute complication, d'assurer un suivi régulier et de s'informer du pronostic.

CHAPITRE V

DÉGÉNÉRATIONS VERTÉBRALES CERVICALES ET LOMBAIRES

Cas 1 : La spondylose cervicale

[Historique médical établi par l'interne]

Le patient était un homme de 45 ans, qui s'est admis à l'hôpital en raison de « engourdissement du membre supérieur gauche depuis 6 mois, et aggravation avec engourdissement du corps droit et du membre inférieur droit depuis 4 mois ». Il a ressenti un engourdissement du membre supérieur gauche suite à son travail il y a six mois, surtout au pouce, à l'index et au médius. Les symptômes pouvaient être légèrement soulagés après le repos, et aucun trouble de la mobilité cervicale, ni la céphalalgie, le vertige ou l'instabilité de démarche n'ont été observés, pour quelle raison aucun traitement n'a été réalisé. La sensation d'un engourdissement aggravé dans la main gauche est apparue progressivement il y a 4 mois, et les doigts gauches n'arrivaient plus à bouger aisément, accompagné d'un engourdissement du corps droit et du membre inférieur droit. Il s'est donc rendu à un hôpital local où il a été traité avec les analgésiques et les médicaments pour revigorer la circulation sanguine, mais aucune amélioration significative des symptômes n'a pas manifestée suite à un traitement symptomatique. Au bout d'un examen d'IRM cervicale, une dégénération cervicale et une hernie discale au niveau des 2ème à 6ème vertèbres cervicales, ainsi qu'une sténose spinale au niveau des 4ème à 6ème vertèbres cervicales ont été indiquées, manifestant une dégénération de la moelle épinière dans les régions susmentionnées. Par conséquence, il a été hospitalisé chez nous pour des traitements ultérieurs en raison de la « spondylose cervicale ». Depuis le début de sa maladie, il était psychologiquement en forme, avait un appétit normal, ne présentait aucun(e) céphalalgie / vertige / douleur cervicale etc., ne s'est plaint d'aucune anomalie du fonctionnement intestinal et vésical.

Examen physique :

Température (T) : 36,5 °C ; Fréquence respiratoire (R) : 18 / min ; Pouls (P) : 78 / min ; Tension artérielle (PA) : 163 / 96 mmHg. Le patient était nettement conscient, ayant une bonne élocution. Ses pupilles étaient de taille égale en forme ronde et d'un diamètre d'environ 3,0 mm. La sensibilité de la réaction à la lumière a été constatée. Ses globes oculaires étaient librement mobiles en tous les sens. L'acanthesthésie anormale au niveau du visage n'a pas été manifestée. Sa langue était bien centrée. Aucun(e) enrouement/dysphagie/étouffement et toux irritants à cause du régime alimentaire n'a été remarqué(e). Ses deux épaules étaient visiblement robustes. L'hypoalgésie et la thermohypesthésie au membre supérieur droit, au corps droit et au membre inférieur droit ont été présentées, tandis que les restes des membres étaient sensoriellement en ordre. La force musculaire de tous ses membres était de niveau 5, et la tonicité musculaire était normale. Les réflexes bicipitaux, tricipitaux, radiopériostaux et des tendons rotuliens des deux côtés, ainsi que le réflexe achilléen (+), les signes « Hoffman » à gauche (+) et à droite (-), les signes « Babinski » des deux côtés (-), ont été observés ; tandis qu'aucune anomalie n'a été retrouvée en ce qui concerne les réflexes abdominaux bilatéraux (++), l'épreuve doigt-nez bilatérale et le test talon-genou-tibia. Le signe de « Romberg » était négatif (-) ; alors qu'aucune anomalie n'a été signalée au cours des tests de discrimination à deux points et des perceptions de vibrations sur tous les membres.

Examen auxiliaire :

L'IRM cervicale (Figure 5-1) a indiqué une dégénération cervicale et une hernie discale au niveau des 2ème à 6ème vertèbres cervicales, ainsi qu'une sténose spinale au niveau des 4ème à 6ème vertèbres cervicales, manifestant une dégénération de la moelle épinière dans les régions susmentionnées.

Diagnostic : La spondylose cervicale, la hernie discale cervicale (C4-5, C5-6), la sténose spinale (C4-6), la dégénération de la moelle épinière.

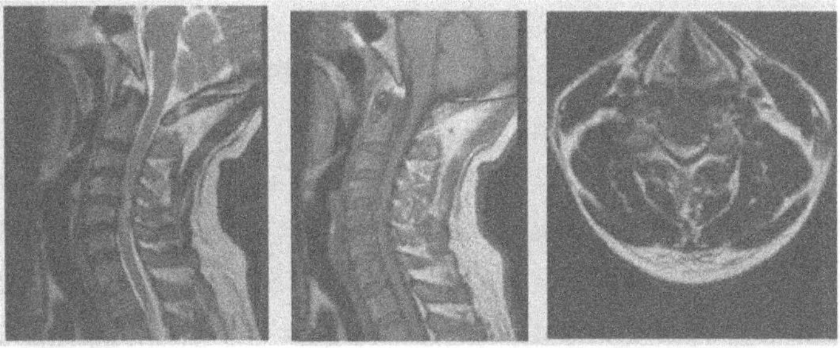

(a) T2WI en IRM (vue sagittale) (b) T1WI en IRM (vue sagittale) (c) T2WI en IRM (vue coronaire)

Figure 5-1 Compression sur la moelle épinière (C4-6, cervical), compression antérieure sur la moelle épinière (C4-6, cervical) due à une hernie discale, signaux élevés intramédullaires

Traitement :

Il s'agit de la mise au point des travaux préparatoires, comportant les trois analyses routines (de sang, d'urine et de selle), l'examen de la coagulation, l'examen de la fonction hépatorénale, les tests électrolytiques, le test du virus de l'hépatite C, le test du virus de l'immunodéficience humaine, ainsi que les évaluations préopératoires telles que l'électrocardiogramme, la radiographie thoracique et la reconstruction 3D de la TDM cervicale etc. Une vertébrectomie subtotale (C5) par approche cervicale antérieure droite + une discectomie (C4-5, C5-6) + une arthrodèse cervicale antérieure (C4-6) étaient à envisager.

? Questions fréquemment posées par le médecin senior à l'interne

- **Quel est le diagnostic actuellement retenu ?**

Réponse : La spondylose cervicale, la hernie discale cervicale (C4-5, C5-6), la sténose spinale (C4-6) et la dégénération de la moelle épinière.

- **Quels sont les caractéristiques cliniques de cette pathologie ?**

Réponse :

(1) Manifestations pathologiques : Il s'agit de la sténose spinale, de la dégénération du fibrocartilage de disques intervertébraux, de la rupture du cartilage, de la dégénération du noyau pulpeux, et de la formation de vacuoles etc. Le bombement discal peut entraîner l'hyperplasie et l'hypertrophie des ligaments paravertébraux, ainsi que l'ostéosclérose et la formation d'ostéophytes, générant de ce fait une compression des racines nerveuses et des artères vertébrales adjacentes. Compte tenu de l'hyperostose en bordure postérieure de la colonne vertébrale et le bombement / la hernie discal(e), la pénétration du lamina et du ligament jaune due à leur hypertrophie provoque éventuellement une compression sur la moelle épinière. Les ostéophytes situés dans la partie antérieure sont susceptibles de provoquer un dysfonctionnement du tronc sympathique. Une grosse masse d'ostéophytes au niveau du bord antérieur de la colonne cervicale applique une compression sur l'œsophage, en engendrant donc une sensation de corps étranger ou des difficultés en cas de déglutition.

(2) Manifestations cliniques : Il s'agit essentiellement des symptômes radiculaires et rachidiens. L'hypoalgésie et la thermohypesthésie du membre supérieur gauche, du corps droit et du membre inférieur droit sont dues à la compression de la hernie discale sur les racines nerveuses et la moelle épinière ; tandis que l'hypoalgésie et la thermohypesthésie sont causées par la compression sur les fascicules graciles et les fascicules cunéiformes de la moelle épinière.

(3) L'IRM cervicale a indiqué une dégénération cervicale et une hernie discale au niveau des 2ème à 6ème vertèbres cervicales, ainsi qu'une sténose spinale au niveau des 4ème à 6ème vertèbres cervicales, manifestant une dégénération de la moelle épinière dans les régions susmentionnées. La TMD cervicale a suggéré la sténose vertébrale et au niveau du foramen intervertébral, ainsi que la hernie postérieure discale (C4-5, C5-6).

En synthétisant les caractéristiques cliniques du patient et les résultats des examens d'imagerie cervicale, cela se réfère conformément au diagnostic d'une spondylose cervicale.

- **Comment peut-on élaborer une réflexion basée sur le diagnostic clinique de la spondylose cervicale ?**

Réponse : La réflexion du diagnostic clinique de la spondylose cervicale s'appuie sur les antécédents, symptômes, signes vitaux et examens auxiliaires.

(1) Antécédents et symptômes :

a) Engourdissement du membre supérieur gauche depuis 6 mois, et aggravation avec engourdissement du corps droit et du membre inférieur droit depuis 4 mois.

b) Pour l'engourdissement du membre supérieur gauche, du corps droit et du membre inférieur droit, il est nécessaire poser des questions précises, notamment sur le temps, la nature, la régularité ou non de leur apparition. Il convient d'approfondir sur les détails tels que la présence ou non d'une douleur irradiée, de la progression des symptômes, d'une sensation titubante au niveau des membres inférieurs et d'une démarche stabilisée etc.

c) S'il existe antécédemment du traumatisme cervical avant l'apparition de l'engourdissement, s'il y en a des douleurs radiculaires.

d) Si la douleur s'aggrave lors des mouvements d'un membre supérieur et si le repos ou l'administration d'analgésiques par voie orale la soulagent.

(2) Examen physique

a) Condition générale : Si son état de santé mentale et celui nutritionnel sont en forme.

b) Examen du système nerveux : La compression en provenance de la spondylose cervicale applique sur la face ventrale de la vertèbre cervicale, les racines nerveuses, tandis que l'hyperplasie des articulations costo-vertébrales (Luschka) peut toucher les artères vertébrales et les racines nerveuses etc. C'est pourquoi des troubles sensoriels / moteurs cutanés des membres, le dysfonctionnement de bathyesthésie, l'hyperréflexie / l'hyporéflexie / l'aréflexie du tendon et les réflexes pathologiques se produisent, d'où viennent ainsi les vertiges, notamment en cas de virage etc.

(3) Examen auxiliaire :

a) Si l'IRM cervicale est faite.

b) Si la reconstruction 3D de la TDM cervicale est faite.

c) Réalisation de l'électromyographie si nécessaire.

(4) Processus de réflexion visant à déterminer le diagnostic

a) Symptômes d'engourdissement des membres et du corps.

b) L'hypoalgésie et la thermohypesthésie au membre supérieur droit, au corps droit et au membre inférieur droit ont été présentées, tandis que les restes des membres étaient sensoriellement en ordre. La force musculaire de tous ses membres était de niveau 5, et la tonicité musculaire était normale. Les réflexes bicipitaux, tricipitaux, radiopériostaux et des tendons rotuliens des deux côtés, ainsi que le réflexe achilléen (+), les signes « Hoffman » à gauche (+) et à droite (-), les signes « Babinski » des deux côtés (-), ont été observés ; tandis qu'aucune anomalie n'a été retrouvée en ce qui concerne les réflexes abdominaux bilatéraux (++), l'épreuve doigt-nez bilatérale et le test talon-genou-tibia. Le signe de « Romberg » était négatif (-).

c) Résultats positifs des examens d'imagerie.

- **Comment peut-on établir une réflexion déterminative au cours du processus de diagnostic et en même temps procéder à une identification ?**

Réponse :

(1) Pour l'engourdissement du membre supérieur gauche, du corps droit et du membre inférieur droit, il faut l'identifier essentiellement avec la malformation de Chiari [11](MC), les tumeurs intramédullaires et l'ossification du ligament longitudinal postérieur. Il est important de vérifier minutieusement la régularité de l'apparition de l'engourdissement, d'exclure la possibilité de la périarthrite scapulo-humérale, et d'investiguer si le patient habite dans un environnement humide etc.

(2) Pour les manifestations en imagerie de la spondylose cervicale, il faut faire attention au niveau de sévérité de la hernie discale cervicale, de gravité de la compression sur la moelle épinière et les racines nerveuses ; et vérifier également s'il existe une calcification associée et une sténose vertébrale locale etc.

---

[11] NDT : Appelée aussi la malformation d'Arnold-Chiari.

(3) Anomalie congénitale crânien dans laquelle les amygdales du cervelet sont en extension vers le bas (ou avec une malformation associée au niveau de la partie inférieure du tronc cérébral et du 4ème ventricule, la malformation de « Chiari » pénètre dans le canal rachidien cervical en passant par le foramen magnum, qui s'associe souvent à la syringomyélie et à la déformation squelettique de la base crânienne etc. Elle est généralement classifiée en 4 types, dont les cas de type II sont les plus fréquents, ayant les manifestations cliniques telles que la céphalalgie, le vertige, les troubles sensoriels / moteurs des membres, enrouement, étouffement et toux etc., Dans les cas graves, l'atrophie musculaire et des troubles respiratoires peuvent éventuellement se manifester. En ce qui concerne l'imagerie, elle peut être confirmée au diagnostic lorsque la pénétration vers le bas des amygdales du cervelet au sein des vertèbres, dépassant 5 mm des bordures antérieure et postérieure du foramen magnum. Quant aux tumeurs intramédullaires, elles se subdivisent généralement en celles intradurales et sous-durales extra-médullaires : celles premières présentent des symptômes allant du haut vers le bas, tandis que celles dernières du bas vers le haut, ayant les principales manifestations des troubles sensoriels / moteurs des membres. L'ossification du ligament longitudinal postérieur des vertèbres cervicales se réfère essentiellement aux symptômes de sténose cervicale, ayant éventuellement des troubles sensoriels / moteurs des membres, la démarche instable et des marches titubantes etc.

(4) [Historique médical recomplété par le médecin traitant]

Le patient a ressenti graduellement, il y a quatre mois, un engourdissement aggravé de sa main gauche et des difficultés de déplacement de ses doigts gauches, associés à un engourdissement du corps droit et du membre inférieur droit. Aucune amélioration n'a été observée après un traitement non chirurgical.

? Questions fréquemment posées par le médecin senior au médecin résident, au médecin itinéraire ou au médecin traitant

- **Quels sont les examens auxiliaires de la spondylose cervicale ? Comment peut-on la déterminer ?**

Réponse :

(1) IRM cervicale : Il suffit d'avoir diagnostiqué la compression sur la capsule durale par la protrusion postérieure des disques intervertébraux cervicaux. Après avoir compris la compression sur la moelle épinière et les racines nerveuses, la présence ou non de la dégénération de la moelle épinière, l'IRM est capable de confirmer le diagnostic de cette maladie.

(2) Reconstruction 3D de la TDM cervicale : Elle sert essentiellement à vérifier s'il a lieu la calcification de noyau pulpeux en protrusion, s'il existe la sténose de vertèbres, ainsi qu'à observer l'évolution de la courbure physiologique de la colonne cervicale etc.

(3) Electromyographie : Son objectif principale est de déterminer si les symptômes (engourdissement et douleur des membres) sont causés par des lésions de la moelle épinière, par exemple, la sclérose multiple etc.

- **Quel est le principe de sélection des examens concernant la spondylose cervicale ?**

Réponse : Il faut réaliser en priori, l'IRM cervicale et la reconstruction 3D de la TDM cervicale pour confirmer la hernie discale cervicale et la présence ou non de la dégénération de la moelle épinière associée.

- **Y a-t-il d'autres avis sur le diagnostic actuel ? Comment peut-on choisir une intervention chirurgicale appropriée ?**

Réponse : Le diagnostic actuellement retenu est : la spondylose cervicale, la hernie discale cervicale, la sténose spinale et la dégénération de la moelle épinière. Les examens d'imagerie ont suggéré une compression évidente sur la face ventrale de la moelle épinière et sa dégénération locale, exigeant donc une discectomie par approche cervicale antérieure, une vertébrectomie subtotale (C5), ainsi qu'une arthrodèse cervicale antérieure (C4-6). Lors de l'intervention, il faut procéder à une décompression complète devant la capsule durale et aux foramens neuraux aux deux côtés, éviter toute fuite de liquide céphalorachidien, et veiller à protéger les artères vertébrales au cours de la décompression des foramens neuraux.

- **Quel est le principe du traitement chirurgical de la spondylose cervicale ?**

Réponse : Le principe du traitement chirurgical de la spondylose cervicale se base sur le dégagement de la compression sur la moelle épinière et les racines nerveuses. Un dégagement complet se réfère essentiellement à l'intervention par approche antérieure, à celle par approche postérieure et à celle par approche combinée (antérieure + postérieure). Les interventions par approche antérieure sont principalement : la vertébrectomie subtotale + la corporectomie et fusion cervicales antérieures (ACCF[12]), la discectomie cervicale avec arthrodèse cervicale antérieure (ACDF[13]) et le remplacement de disque artificiel etc. Les interventions par approche postérieure sont principalement : la discectomie cervicale + l'arthrodèse, l'opération à une seule incision et celle à double incision. Quant à la spondylose cervicale de nature purement radiculaire, la décompression du foramen intervertébral par approche postérieure en est faisable. Le choix du mode de décompression dépend du niveau de sévérité de la hernie discale cervicale, de la présence de la calcification, de l'évolution de la courbure physiologique de la colonne cervicale, et des symptômes cliniques du patient. Il est de ce fait important de réaliser une évaluation complète préopératoire des conditions du patient afin de sélectionner un mode d'intervention approprié et d'atteindre l'objectif de guérison.

- **Quels sont les modes chirurgicaux, leurs indications et leurs contre-indications de la spondylose cervicale ?**

Réponse :

(1) Le mode chirurgical de la spondylose cervicale est principalement la décompression, comportant l'intervention par approche antérieure, celle par approche postérieure (en préservant l'ensemble de l'arachnoïde), et celle combinée (par approche antérieure + postérieure).

(2) Indications d'intervention chirurgicale de la spondylose cervicale : Un diagnostic précis, l'absence de traitement non chirurgical valable, des crises répétées, des symptômes d'une

[12] EN : *Anterior cervical corpectomy and fusion.*
[13] EN : *Anterior cervical discectomy and fusion.*

spondylose cervicale de nature myélopathique avec aggravation progressive, une sténose vertébrale associée.

(3) Contre-indications d'intervention chirurgicale de la spondylose cervicale : les patients présentant d'autres maladies organiques systémiques, manifestant des infections cutanées locales ou dermatoses, ou ayant un désaccord à l'intervention chirurgicale etc.

[Historique médical recomplété par le médecin traitant]

Suite à la découverte du prolapsus postérieur de noyau pulpeux des segments C4-5 et C5-6 aux deux côtés chez le patient pendant l'intervention et de la compression sur la capsule durale notamment à gauche, l'ablation de noyau pulpeux en prolapsus a été réalisée en parallèle d'une décompression des foramens intervertébraux aux deux côtés, ayant pour but de dégager entièrement les racines nerveuses et la capsule durale. La capsule durale, les deux artères vertébrales et les racines nerveuses ont été proprement préservées. La protection des artères carotides et de leurs branches, ainsi que du nerf laryngé récurrent était saine et efficace.

? Questions fréquemment posées par le médecin senior au médecin résident, au médecin itinérant ou au médecin traitant

● Quelles sont les complications postopératoires fréquentes ? Comment peut-on les déterminer et les traiter ?

Réponse :

(1) Dyspnée : La dyspnée ou même l'asphyxie peut se produire pendant une phase précoce postopératoire, associée aux exsudations sanguines locales au champ d'opération. Il est donc important d'assurer la respiration en même temps de réaliser en urgence une chirurgie exploratoire, évacuer les hématomes et procéder à une hémostase totale.

(2) Etouffement et toux irritants à cause du régime alimentaire / dysphagie / enrouement : Ils sont dus aux impacts chirurgicaux sur le nerf laryngé récurrent, et la dysphagie peut également être associée à la fixation endotrachéale postérieure. L'alimentation nasale peut être appliquée en cas d'étouffement et toux irritants à cause du régime alimentaire ou de dysphagie, accompagnée à la neurotrophie et à

l'oxygénothérapie hyperbare afin d'être patient au rétablissement des fonctions neurologiques.

(3) Troubles sensoriels / moteurs des membres : Il est indispensable d'effectuer la rééducation neurologique et les exercices physiques fonctionnels afin d'éviter tout événement de thrombose veineuse profonde ou d'escarre de décubitus si l'hypesthésie des membres ou la diminution de force musculaire ait lieu après l'intervention.

(4) Dysfonctionnement intestinal et vésical : Il se caractérise par des troubles de la miction et de la défécation, pour quelle raison le cathéter urinaire doit être préservé, avec l'assistance manuelle à la défécation aux fins de prévenir toute infection du système urinaire.

(5) Céphalalgie / fièvre postopératoire : Les antibiotiques doivent être administrés en fonction des symptômes pour prévenir toute infection liée à la fixation interne et veiller au régime alimentaire.

Conclusion du médecin senior :

(1) La spondylose cervicale désigne une condition dans laquelle la dégénération des disques cervicaux et ses changements secondaires provoquent des irritations ou des compressions sur les structures adjacentes telles que la moelle épinière, les nerfs, les vaisseaux sanguins, l'œsophage et d'autres éléments, entraînant ainsi des symptômes ou des signes. La spondylose cervicale peut être divisée en 4 types : spinal, radiculaire, artérielle vertébrale et sympathique, dont celle spinale et celle radiculaire étant les plus courantes. Manifestant les symptômes les plus sévères, la spondylose cervicale du type spinal se caractérise principalement par les troubles de sensibilité superficielle des membres, des mouvements (fins) maladroits des membres supérieurs, l'atrophie musculaire, l'hyperréflexie tendineuse et les signes pathologiques positifs etc. ; tandis que la spondylose cervicale du type radiculaire présente majoritairement des douleurs affectant une seule zone innervée, la dystonie, l'hyporéflexie tendineuse, un résultat positif de l'étude d'Eaton[14] etc. Leur diagnostic repose essentiellement sur l'IRM cervicale et la reconstruction 3D de la TDM cervicale. L'IRM est capable de visualiser clairement la

---

[14] NDT : Il s'agit d'un essai de traction du plexus brachial.

compression ou non sur la moelle épinière et les racines nerveuses, ainsi que la présence ou l'absence de dégénération de la moelle épinière ; alors que la TDM cervicale peut dévoiler précisément la compression sur la moelle épinière et les racines nerveuses causée par une hyperostose locale etc.

(2) Le traitement non chirurgical prévaudra jusqu'à ce jour dans la prise en charge de la spondylose cervicale, voire le repos au lit, l'usage du collier cervical, la thérapie combinée (de médecine traditionnelle chinoise et de médecine moderne), la physiothérapie de traction cervicale, la massothérapie, l'acupuncture et l'anesthésique local etc. Si le traitement non chirurgical demeure sans effet au bout de 3 à 6 mois, une intervention chirurgicale pourra être envisagée. Les modes d'intervention sont divisées par approche antérieure / postérieure / combinée (antérieure et postérieure), qui peuvent également se répartir entre la chirurgie de fusion et de non-fusion.

(3) Le choix du mode chirurgical du traitement de la spondylose cervicale dépend des symptômes cliniques et des résultats des examens d'imagerie etc.

(4) Après l'intervention chirurgicale de la spondylose cervicale, la neurotrophie et la rééducation neurologique peuvent être fournies aux patients atteints des troubles sensoriels / moteurs des membres.

Cas 2 : La hernie discale lombaire

(5) [Historique médical établi par l'interne]

Le patient était une femme de 36 ans, qui s'est admise à l'hôpital en raison d'une « douleur intense dans le bas du dos et le membre inférieur gauche pendant 2 heures suite à une chute ». Elle est tombée par terre il y a 2 heures, et a atterri sur les fesses. Ayant une douleur intense dans le bas du dos et le membre inférieur gauche, elle a ressenti un engourdissement associé dans les deux membres inférieurs, ce qui l'a empêchée de marcher et de s'asseoir dans certaines postures. Elle ne manifestait aucune incontinence. Sa douleur pouvait être légèrement soulagée lorsqu'elle s'allongeait à plat. Et elle était capable de marcher avec des béquilles. Elle s'est rendue au service d'urgence chez nous où l'IRM lombaire réalisée a indiqué une dégénération vertébrale lombaire et une protrusion évidente des disques lombaires (L5-S1) vers l'arrière gauche. Elle s'est hospitalisée de conséquence en raison de la « hernie discale lombaire ». Depuis la première crise de sa maladie, elle était psychologiquement en forme, avait un appétit normal, préservait la capacité d'autosoins lorsqu'il s'agit de l'urination et de la défécation.

Examen physique :

Température (T) : 36,5 °C ; Fréquence respiratoire (R) : 18 / min ; Pouls (P) : 84 / min ; Tension artérielle (PA) : 103 / 65 mmHg. Le patient était nettement conscient, ayant une bonne élocution. Ses pupilles étaient de taille égale en forme ronde et d'un diamètre d'environ 3,0 mm. La sensibilité de la réaction à la lumière a été constatée. Ses globes oculaires étaient librement mobiles en tous les sens. L'hypesthésie superficielle sur la peau latérale du membre inférieur gauche a été indiquée. La force musculaire des membres supérieurs et du membre inférieur droit était de niveau 5, et celle du membre inférieur gauche de niveau 4 ; tandis que la tonicité musculaire était normale. Le réflexe des tendons rotuliens, le réflexe achilléen (+) et les signes « Babinski » des deux côtés (-) ont été observés ; et le signe de « Lasègue » du membre inférieur gauche (+) a été remarqué.

Examen auxiliaire :

L'IRM lombaire a suggéré une dégénération vertébrale lombaire, la protrusion des disques lombaires vers l'arrière gauche, la compression sur la moelle épinière et les racines nerveuses, et le prolapsus de noyau pulpeux (Figure 5-2).

Diagnostic : Hernie discale lombaire (L5-S1).

Traitement :

Il s'agit de la mise au point des travaux préparatoires, comportant les trois analyses routines (de sang, d'urine et de selle), l'examen de la coagulation, l'examen de la fonction hépatorénale, les tests électrolytiques, le test du virus de l'hépatite B, le test du virus de l'hépatite C, le test du virus de l'immunodéficience humaine, ainsi que les évaluations préopératoires telles que l'électrocardiogramme et la radiographie thoracique etc. Une discectomie lombaire (L5-S1) par approche médiane postérieure avec dilatation vasculaire était à envisager.

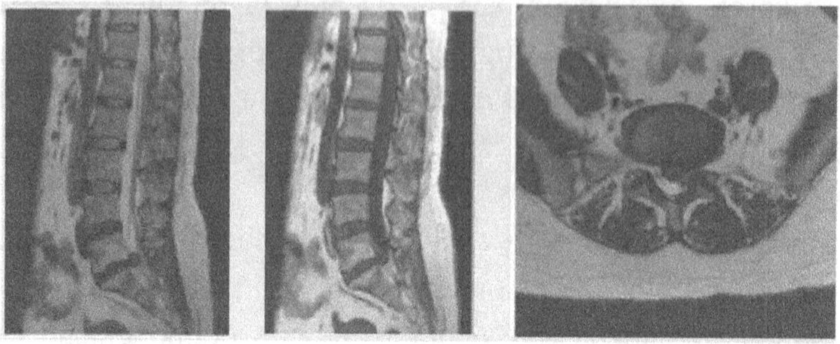

(a) T2WI en IRM (vue sagittale) (b) T1WI en IRM (vue sagittale) (c) T2WI en IRM (vue coronaire)

Figure 5-2 Prolapsus de noyau pulpeux des segments L5-S1 depuis les tissus discaux et en protrusion vers l'arrière gauche, la compression sur la capsule durale et les racines nerveuses

? Questions fréquemment posées par le médecin senior à l'interne

- **Quel est le diagnostic actuellement retenu ?**

Réponse : Il s'agit d'une hernie discale lombaire (L5-S1).

- **Quels sont les caractéristiques cliniques de la hernie discale lombaire ?**

Réponse : Les caractéristiques cliniques de la hernie discale lombaire sont les suivants :

(1) Le patient est tombé et a atterri sur les fesses. Elle avait une douleur intense dans le bas du dos et le membre inférieur gauche. Elle a ressenti un engourdissement associé dans les deux membres inférieurs, ce qui l'a empêchée de marcher et de s'asseoir dans certaines postures. Elle ne manifestait aucune incontinence. Sa douleur pouvait être légèrement soulagée lorsqu'elle s'allongeait à plat. Et elle était capable de marcher avec des béquilles. Selon l'examen physique, l'hypesthésie superficielle sur la peau latérale du membre inférieur gauche a été indiquée. La force musculaire des membres supérieurs et

du membre inférieur droit était de niveau 5, et celle du membre inférieur gauche de niveau 4 ; tandis que la tonicité musculaire était normale. Le réflexe des tendons rotuliens, le réflexe achilléen (+) et les signes « Babinski » des deux côtés (-) ont été observés ; et le signe de « Lasègue » du membre inférieur gauche (+) a été remarqué. L'IRM lombaire a suggéré une dégénération vertébrale lombaire, la protrusion des disques lombaires vers l'arrière gauche, la compression sur la moelle épinière et les racines nerveuses gauches, ainsi que le prolapsus vers l'extérieur de noyau pulpeux.

(2) Les principales manifestations de la douleur causée par la hernie discale lombaire sont : la lombalgie aiguë, la lombalgie récurrente, la lombalgie chronique persistante. Et les symptômes majeurs sont : la lombalgie, la sciatique, la douleur aux alentours de l'aine et de la face interne des cuisses, le syndrome de la queue de cheval, la douleur au coccyx et l'engourdissement des membres. Et les principaux signes sont comme suit : la scoliose lombaire posturale, la restriction de mouvements lombaires, le point apophysaire et le spasme de muscle sacro-spinal, la claudication intermittente, les signes neurologiques (troubles sensoriels / moteurs), et le signe de « Lasègue » (+).

- **Comment peut-on élaborer une réflexion de diagnostic clinique pour la hernie discale lombaire ?**

Réponse : Les caractéristiques cliniques de la hernie discale lombaire sont les suivants : Il est indispensable d'édifier la réflexion clinique pour la hernie discale lombaire à base des antécédents, symptômes, signes et examens auxiliaires.

(1) Antécédents et symptômes

a) Ayant des antécédents de chute, une lombalgie aiguë et une douleur intense du membre inférieur gauche se produisent.

b) Pour la lombalgie aiguë et la douleur intense du membre inférieur gauche, il est nécessaire d'investiguer minutieusement le temps, la nature et la régularité ou non de douleur, par exemple, s'il y a une douleur irritée, et s'il existe de progression symptomatique etc.

c) Cause(s) éventuelle(s) d'aggravation, par exemple, la toux et l'éternument etc.

d) Si la douleur s'aggrave lors des mouvements d'un membre supérieur et si le repos ou l'administration d'analgésiques par voie orale la soulagent.

(2) Examen physique

a) Condition générale : Si son état de santé mentale et celui nutritionnel sont en forme.

b) Examen du système nerveux : La douleur et l'engourdissement radiculaires sont généralement associés à la compression sur les racines nerveuses due à la hernie discale lombaire ; tandis que la compression sur la queue de cheval entraînerait notamment le dysfonctionnement intestinal et vésical.

(3) Examen auxiliaire

a) Si l'IRM lombaire est faite.

b) Si la reconstruction 3D de la TDM lombaire et la radiographie sont faites.

c) Réalisation de l'électromyographie si nécessaire.

(4) Processus de réflexion visant à déterminer le diagnostic

a) Symptômes de la lombalgie et de la douleur du membre inférieur gauche.

b) L'hypesthésie superficielle sur la peau latérale du membre inférieur gauche a été indiquée. La force musculaire des membres supérieurs et du membre inférieur droit était de niveau 5, et celle du membre inférieur gauche de niveau 4 ; tandis que la tonicité musculaire était normale. Le réflexe des tendons rotuliens, le réflexe achilléen (+) et les signes « Babinski » des deux côtés (-) ont été observés ; et le signe de « Lasègue » du membre inférieur gauche (+) a été remarqué.

c) Résultats positifs des examens d'imagerie.

- **Comment peut-on établir une réflexion déterminative au cours du processus de diagnostic et en même temps procéder à une identification ?**

Réponse :

(1) Pour la lombalgie aiguë et la douleur intense du membre inférieur gauche, il faut essentiellement les identifier avec l'entorse et la foulure lombaires, le syndrome du processus transversal de la

troisième vertèbre lombaire, le spondylolisthésis lombaire, la sténose spinale lombaire et les tumeurs intramédullaires etc.

a) Entorse et foulure lombaires : Appelés ainsi lombalgie fonctionnelle, lésion chronique du bas du dos ou fasciite lombo-glutéale etc., l'entorse et la foulure lombaires constitue les atteints chroniques de nature traumatique ou inflammatoire des muscles lombaires et du fascia ou du périoste de leur point d'attache, ce qui sont l'une des causes fréquentes de la lombalgie. Elles se réfèrent surtout au gonflement, à la courbature et à l'enflure au niveau lombaire / lombosacré avec des épisodes répétés. Elles s'aggravent lorsqu'on est fatigué, et se soulagent lorsqu'on se repose, qui peuvent évoluer avec le changement de climat. Généralement, aucun signe positif ne se manifeste pas aux examens d'imagerie.

b) Syndrome du processus transversal de la troisième vertèbre lombaire : Le processus transversal est en protrusion horizontale, avec des vaisseaux et des faisceaux nerveux passant à proximité. Il existe pas mal de fascias musculaires qui y l'attachent, notamment sur le processus transversal de la 3ème vertèbre lombaire.

Assujetti aux forces externes, le processus transversal lombaire est susceptible d'être affectée, ce qui en résulte surtout des déchirures, hémorragies, adhérences cicatricielles, l'épaissement et la contracture des fascias qui y attachent, engendrant ainsi des frottements, l'irritation, la compression des faisceaux nerveux vasculaires et les symptômes pertinents. Elles sont plus souvent chez les hommes et associées dans la plupart des cas, à des antécédents de traumatisme lombaire plus ou moins grave. La nature de la douleur peut être variable. Et elles s'aggravent en cas d'assise ou station debout à une longue durée ou au début de la matinée. Il peut y avoir une douleur compressive dans le bas du dos dans une région fixe. Et cette sensation de douleur compressive peut être bien évidente au niveau du moyen fessier.

c) Spondylolisthésis lombaire : Il s'agit du glissement d'une vertèbre vers l'avant ou l'arrière, c'est-à-dire le déplacement d'une vertèbre par rapport aux celles adjacentes. L'incidence du spondylolisthésis lombaire chez les adultes est de 3 à 4 %, avec un ratio homme / femme de 2:1. Il est très fréquent chez les jeunes entre

20 et 30 ans. Selon la radiographie simple, il peut être classifié en 5 niveaux : niveau I < 25 %, niveau II entre 25 % et 49 %, niveau III entre 50 % et 74 %, niveau IV entre 75 % et 99 % et niveau V de 100 % (voire un prolapsus complet). Les critères de diagnostic s'appuient principalement sur les douleurs lombaires et des jambes, avec les résultats des examens d'imagerie.

d) Sténose spinale lombaire : Avec un début plutôt insidieux et une progression ralentie, la sténose spinale lombaire constitue la forme la plus fréquente de la sténose vertébrale dégénérative. Ses symptômes typiques incluent : les douleurs lombo-sacrées, les douleurs de jambes, l'asthénie progressive des membres inférieurs, l'engourdissement ascendant progressif depuis les pieds, la claudication intermittente, et la difficulté de démarche etc. Conjointement avec les examens radiographiques et tomodensitométriques ainsi que les manifestations cliniques, son diagnostic peut être fait aisément.

e) tumeur intrarachidienne : Elles se classifient principalement en deux catégories : les tumeurs sous-durales intramédullaires et celles extra-médullaires. Les symptômes causés par les tumeurs intramédullaires se manifestent de haut en bas, tandis que ceux par les tumeurs extra-médullaires de bas en haut, ayant les principales présentations des troubles sensoriels / moteurs des membres.

(2) Pour les manifestations de la hernie discale lombaire en imagerie, il est important de savoir le degré, le positionnement, le degré de la compression sur la capsule durale et les racines nerveuses, la présence ou l'absence d'une sténose spinale locale associée ou d'un spondylolisthésis lombaire associé.

(5) [Historique médical recomplété par le médecin résident ou le médecin traitant]

Bien que la lombalgie et la douleur intense du membre inférieur gauche a eu lieu à l'immédiat de la chute du patient, elle nous a informé, après une nouvelle investigation approfondie, la douleur intermittente dans le bas du dos qu'elle a subi depuis 2 ans. Et le poids du patient était considérable (89 kg).

? Questions fréquemment posées par le médecin senior au médecin résident, au médecin itinérant ou au médecin traitant

- **Quels sont les examens auxiliaires pour la hernie discale lombaire ? Comment peut-on la déterminer ?**

Réponse :

(1) L'IRM lombaire permet de déterminer précisément la hernie discale lombaire, et visualiser clairement la compression sur la capsule durale et les racines nerveuses.

(2) La reconstruction 3D de la TDM lombaire et la radiographie servent principalement à exclure s'il existe de la calcification de noyau pulpeux / la sténose spinale, et à vérifier la stabilité des vertèbres lombaires etc.

- **Quel est le principe du choix des examens pour la hernie discale lombaire ?**

Réponse : Il faut d'abord réaliser une IRM lombaire et la reconstruction 3D de la TDM lombaire pour confirmer la hernie discale lombaire, et savoir si elle est associée à une sténose spinale et à l'instabilité des vertèbres lombaires etc.

- **Si vous avez des commentaires supplémentaires sur le diagnostic actuellement retenu ? Comment peut-on choisir un mode d'intervention chirurgicale approprié ?**

Réponse : Le diagnostic actuellement retenu est la hernie discale lombaire. Les examens d'imagerie ont indiqué la protrusion des disques (L5-S1), la compression vers l'arrière gauche sur la capsule durale et les racines nerveuses ; l'IRM a suggéré le prolapsus de noyau pulpeux, ce qui correspond aux indications chirurgicales. La discectomie lombaire (L5-S1) assistée par un système de dilatation veineuse a été réalisée, pendant laquelle une décompression complète sur la capsule durale et les racines nerveuses a été effectuée, et la protection peropératoire contre la fuite de liquide céphalorachidien a été faite.

- **Quels sont les principes de l'intervention chirurgicale pour la hernie discale lombaire ?**

Réponse : L'intervention chirurgicale pour la hernie discale lombaire vise essentiellement à une décompression nerveuse, et à la prévention d'adhérence nerveuse postopératoire, ainsi qu'au soulagement de symptômes tels que la douleur et l'engourdissement etc.

- **Quels sont les modes d'intervention chirurgicale pour la hernie discale lombaire, et quelles sont leurs indications et contre-indications ?**

Réponse : Les modes courants d'intervention chirurgicale comprennent la discectomie lombaire par approche postérieure (système vasculaire, microscope), la discectomie lombaire avec endoscope transforaminal + discectomie, le remplacement artificiel de noyau pulpeux, la discectomie lombaire par approche transpéritonéale / extrapéritonéale et le remplacement artificiel de disques etc.

Les indications chirurgicales de la hernie discale lombaire sont les suivantes : (1) Absence de traitement non chirurgical valable, aggravation progressive de symptômes ; (2) Début brutal de maladie, mobilité limitée et en posture passive ; (3) Présence de paralysie d'un seul nerf ou du nerf de la queue de cheval ; (4) Patient d'âge moyen / senior ayant des antécédents longs affectant la vie professionnelle et la vie privée ; (5) Une sténose spinale associée.

Les contre-indications chirurgicales de la hernie discale lombaire sont les suivantes : (1) La hernie discale lombaire n'affectant pas la vie professionnelle ou la vie privée ; (2) Patient ayant une première crise ou multiples crises mais n'ayant pas reçu d'un traitement non chirurgical ; (3) Une fibrosite ou un rhumatisme associé(e) à grande échelle etc.

[Historique médical recomplété par le médecin traitant]

Le patient est allongé en décubitus ventral, sous anesthésie générale. Une discectomie lombaire segmentaire (L5-S1) par approche médiane assistée par dilatation vasculaire de semi-lamina gauche a été réalisée. Pendant l'intervention, on a remarqué le prolapsus de noyau pulpeux, ainsi que la compression vers le gauche des racines nerveuses et de la capsule durale. On a procédé donc à retirer ledit noyau pulpeux discal et la capsule durale abîmée, et puis à rincer avec la solution physiologique l'espacement intervertébral, et finalement à mettre la graisse autologue aux racines nerveuses afin d'éviter l'adhérence postopératoire. La protection de la capsule durale et des racines nerveuses a été accompli sans entrave.

? Questions fréquemment posées par le médecin senior au médecin résident, au médecin itinérant ou au médecin traitant

- **Quelles sont les complications postopératoires fréquentes ? Comment peut-on les déterminer / traiter ?**

Réponse :

(1) Infection : Il s'agit des infections d'incision et d'espacement intervertébral. En cas d'hyperthermie postopératoire et de douleur intense au niveau du bas du dos et des membres inférieurs, il est indispensable de procéder à une intervention strictement aseptique, à un changement régulier de médicaments d'incision et, au cas échéant, au traitement antibiotique.

(2) Blessure de nerf : Il peut y avoir des symptômes tels que la douleur et l'engourdissement, et l'hypesthésie sensorielle / motrice de la ou des région(s) en question pour ceux qui subissent une blessure totale.

(3) Blessure macrovasculaire : La chute de la tension artérielle, ou même le choc hémorragique dans les cas sévères peut éventuellement se produire. C'est pourquoi le retrait de noyau pulpeux dans l'espacement intervertébral doit se faire avec précaution, et y éviter une pénétration trop importante.

(4) Adhérence et cicatrice : L'adhérence et la cicatrisation se produisent souvent entre les racines nerveuses et la dure-mère exposée au site chirurgical, résultant en une lombalgie ou une douleur radiculaire. La graisse autologue peut être utilisée au remplissage peropératoire, et le rinçage avec la dexaméthasone diluée permet de prévenir les adhérences postopératoires des racines nerveuses ou de la capsule durale.

(5) Instabilité de la moelle épinière : En cas de disparition de la douleur des jambes mais de persistance de la lombalgie chez certains patients après l'intervention, il y aura la possibilité d'instabilité des vertèbres lombaires, ce qui exige la vérification par une radiographie en position motrice lombaire. Une orthèse lombaire est imposée après

l'intervention, ou une deuxième intervention chirurgicale de stabilisation en sera nécessaire dans les cas sévères.

Conclusion du médecin senior

La cause la plus fréquente de problèmes lombaires et de jambes, la hernie discale lombaire est un syndrome avec multiples manifestations telles que la dégénération discale, la rupture de l'annulus fibrosus[15], l'irritation par la hernie de noyau pulpeux ou la compression sur les racines nerveuses / le nerf de la queue de cheval. Elle touche particulièrement les disques intervertébraux L4-5 et L5-S1, soit environ 95 % du total des cas, avec un âge moyen de 20 à 50 ans au début de la maladie. Cette pathologie est une maladie commune et fréquente chez les personnes d'âge moyen / senior, et son diagnostic n'est pas difficile à partir des symptômes cliniques, des signes et des examens d'imagerie. Ses traitements englobent surtout les modes chirurgicaux et ceux non chirurgicaux. Les modes non chirurgicaux englobent : alitement, traction, physiothérapie, massothérapie, injection épidurale hormonale, anesthésique local, chimionucléolyse de noyau pulpeux etc. ; dont les indications sont les suivantes : une première crise ayant une courte durée (moins de 3 mois), une durée longue avec des symptômes légers, un degré faible de hernie, ayant un désaccord à l'intervention chirurgicale. Les principaux modes chirurgicaux incluent : la discectomie lombaire par approche postérieure (système vasculaire, microscope), la discectomie lombaire avec endoscope transforaminal + discectomie, le remplacement artificiel de noyau pulpeux, la discectomie lombaire par approche transpéritonéale/extrapéritonéale et le remplacement artificiel de disques etc.

(1) Les principaux types de la hernie discale lombaire sont caractérisés par le bombement, la hernie, le prolapsus, le nœud « Schmorl » et la protrusion transosseuse. Le type de bombement désigne la rupture de l'annulus fibrosus avec une surface intacte, et que le noyau pulpeux en prolapsus partiel vers la colonne vertèbre à cause de la pression avec une surface lisse. Le type de hernie désigne la rupture intégrale de l'annulus fibrosus, le noyau pulpeux en prolapsus

[15] NDT : appelé aussi l'anneau fibreux.

vers la colonne vertébrale, avec uniquement le ligament longitudinal postérieur ou une seule couche de recouverte en membrane fibreuse, ainsi qu'une surface en forme de chou-fleur. Ce type de hernie nécessite souvent un traitement chirurgical.

Le type de prolapsus s'appelle aussi le type d'épisome, il désigne la rupture de disque, la pénétration des petits morceaux discaux au sein de la colonne vertébrale, pour lequel un traitement chirurgical est préféré. Les types de nœud « Schmorl » et de protrusion transosseuse : Le type de nœud « Schmorl » désigne la pénétration de son noyau pulpeux dans le corps spongieux (Spongiosa) vertébral par l'intermédiaire de fissures acquises développementales des plaques cartilagineuses supérieure et inférieure, en y formant des nodules ; tandis que le type de protrusion transosseuse désigne la pénétration de son noyau pulpeux en avant vers le ligament longitudinal antérieur le long de la voie osseuse entre les plaques cartilagineuses et la colonne vertébrale, en y formant des morceaux osseux libres en bordure antérieure de la colonne vertébrale. Ces deux formes de hernie discale peuvent entraîner, du point de vue clinique, la lombalgie, au lieu des symptômes radiculaires, c'est donc l'intervention chirurgicale ne soit pas obligée dans la plupart des cas.

(2) Les principaux symptômes sont : la lombalgie, la douleur de jambes, l'engourdissement de membres, la sciatique et le syndrome de la queue de cheval etc. Les principaux signes sont : la scoliose lombaire compensatoire, la mobilité limitée du bas du dos, la douleur de pression et de percussion du processus épineux / péri-spinal, la claudication intermittente, et le signe de « Lasègue » (+) etc.

CHAPITRE VI

MALADIES INFANTILES

Cas 1 : L'encéphalocèle

[Historique médical établi par l'interne]

Le patient était un nourrisson masculin d'âge d'un mois, qui s'est admis à l'hôpital en raison de « tuméfaction occipitale depuis 1 mois après la naissance ». Une masse au niveau occipitale d'une taille équivalente à une noix qui agrandissait progressivement a été remarquée immédiatement après sa naissance. Ses parents ont observé qu'elle pouvait légèrement accroître lorsque le patient pédiatrique pleure, et qu'elle se réduisait lorsqu'il dormait tranquillement. Aucune diabrose ou fuite de liquide n'a été constatée jusqu'à ce jour-là. Depuis le début de sa maladie, le patient pédiatrique avait un bon appétit, et un fonctionnement normal intestinal / vésical. Le vomissement ou la convulsion de membres associés n'ont pas été retrouvés.

Examen physique :

Température (T) : 37 °C ; Fréquence respiratoire (R) : 36 / min ; Pouls (P) : 116 / min ; Tension artérielle (PA) : 78 / 52 mmHg. Le patient était conscient, ayant un périmètre crânien de 40 cm. Son bregma était souple, et une tuméfaction au niveau de la ligne médiane occipitale d'une dimension environs de 5 cm x 5 cm 4 cm, sans pilosité, dotée d'une touche souple et des caractéristiques kystiques et absente de douleur à la pression, a été observée. Il avait une bonne mobilité des pupitres, ses sillons naso-labiaux étaient symétriques, et la résistance cervicale était absence etc. Il n'existait pas de signes apparemment anormaux du système cardiaque / pulmonaire / abdominal. La force musculaire de tous ses membres étaient de niveau 4, tandis que sa tonicité musculaire était normale. Les réflexes phycologiques étaient présents, et les signes pathologiques (-) étaient absents.

Examen auxiliaire :

La TDM crânienne (Figure 6-1) a suggéré le défaut partiel occipital et l'encéphalocèle occipitale ; alors que l'IRM crânienne (Figure 6-2) a indiqué la méningo-encéphalocèle occipitale.

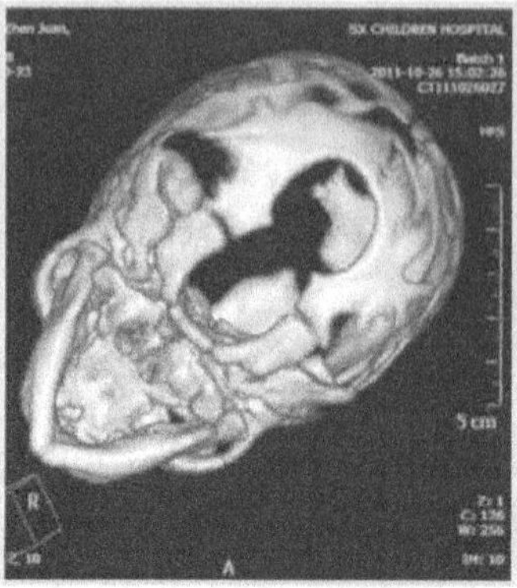

Figure 6-1 La TDM crânienne

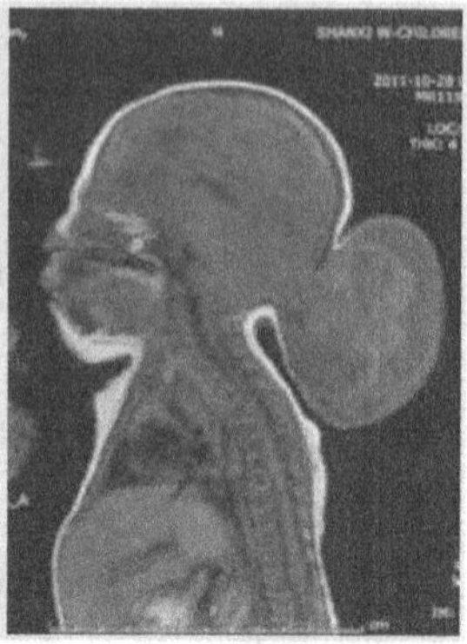

Figure 6-2 L'IRM crânienne

Diagnostic : L'encéphalocèle occipitale.

Traitement :

Il s'agit de la mise au point des travaux préparatoires, comportant les trois analyses routines (de sang, d'urine et de selle), l'examen de la coagulation, les mesures de biochimie sanguine, ainsi que les évaluations préopératoires telles que la radiographie thoracique et la radiographie abdominale etc. En plus des tests préopératoires de routine susmentionnés, il est nécessaire de procéder aux examens / traitements spécialisés suivants :

(1) Réaliser la TDM crânienne pour vérifier s'il existe des anomalies au niveau du développement crânien.

(2) Réaliser la veinographie par résonance magnétique (VRM) crânienne pour vérifier la corrélation entre le site du sinus veineux et l'encéphalocèle.

(3) Vérifier si la présence ou l'absence de pilosité ou de tuméfaction / fistule / hyperpigmentation / hémangiome etc. ; et réaliser l'IRM crânienne si nécessaire.

? Questions fréquemment posées par le médecin senior à l'interne

- **Quel est le diagnostic actuellement retenu ? Avec quelle(s) maladie(s) doit-on la faire la distinguer ?**

Réponse : Le diagnostic actuellement retenu est l'encéphalocèle occipitale, qui doit faire l'objet d'une distinction avec les pathologies suivantes :

(1) Hématome du scalp occipital : Généralement causée par un traumatisme à la naissance, la tuméfaction crânienne du patient pédiatrique peut être découverte peu après sa naissance, non associée dans la plupart des cas à des défauts congénitaux crâniens. Elle peut éventuellement être résorbée spontanément. Il convient à faciliter son identification à l'aide de l'échographique et de la TDM.

(2) Lymphangiome occipital : A l'absence d'antécédents de traumatisme à la naissance, la tuméfaction crânienne du patient pédiatrique peut être découverte peu après sa naissance. Elle a une texture souple, mais est non auto-absorbante. Aucun défaut congénital crânien ne peut être observé en TDM, ni d'intensification avec injection de contraste. Mais l'échographie peut faciliter son identification.

(3) Défaut congénital crânien : Le défaut crânien peut être observé après la naissance du patient pédiatrique, où la déviation de la ligne médiane peut être souvent signalée. Il est susceptible de présenter en même temps de multiples neurofibromes ou des taches cutanées systémiques semblables à du café et de tailles différentes. Il convient à déterminer les conditions intracrâniennes à l'aide de la TDM crânienne et de l'IRM crânienne.

- **Quels sont les types courants du dysraphisme spinal ?**

Réponse : Les types courants du dysraphisme spinal sont : la craniosynostose et le rachischisis[16].

- **Quelles sont les substances possibles de l'encéphalocèle occipitale ?**

Réponse : L'encéphalocèle occipitale peut être, par exemple, le lobe occipital, le cervelet, les liquides céphalorachidiens, le sinus veineux ou le 4ème ventricule etc.

? Questions fréquemment posées par le médecin senior à l'interne

[16] NDT : Appelé aussi la « spina bifida ».

- **Comment peut-on classifier l'encéphalocèle occipitale en fonction de ses substances ?**

Réponse : L'encéphalocèle occipitale peut être classifiée en fonction de ses substances comme suit :

(1) La méningocèle (Figure 6-3) ne contient que la méninge et les liquides céphalorachidiens.

(2) L'encéphalocèle ne contient que la méninge et le parenchyme cérébral, sans liquides céphalorachidiens.

(3) La méningo-encéphalocèle (Figure 6-4) contient la méninge, le parenchyme cérébral et les liquides céphalorachidiens.

(4) L'encéphalocèle kystique contient la méninge, le parenchyme cérébral et une partie de ventricule, mais il n'existe pas de liquides céphalorachidiens entre le parenchyme cérébral et la méninge.

(5) La méningo-encéphalocèle kystique (Figure 6-5) contient les éléments pareils que l'encéphalocèle kystique, leur seule différence est qu'il existe des liquides céphalorachidiens entre le parenchyme cérébral et la méninge.

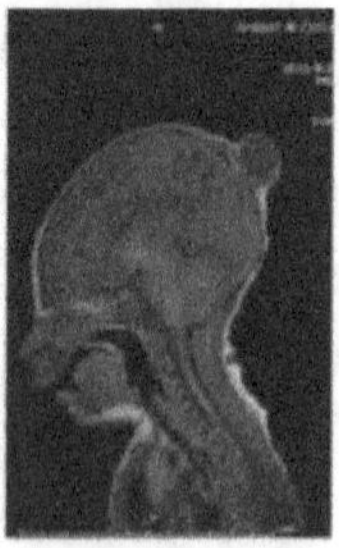

Figure 6-3 La méningocèle

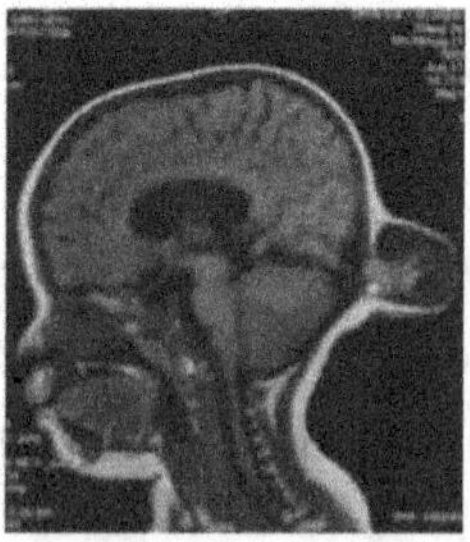

Figure 6-4 La méningo-encéphalocèle

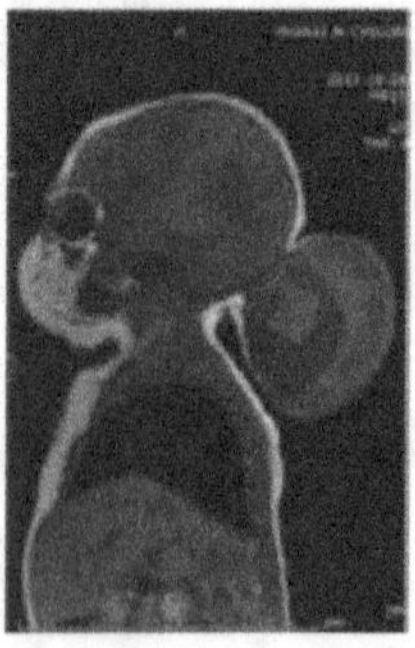

Figure 6-5 La méningo-encéphalocèle kystique

- **Quel est le mécanisme de l'encéphalocèle ?**

Réponse : L'encéphalocèle provient d'un défaut de dysraphisme en conséquence d'une erreur pendant le processus de la différenciation du mésoderme. La dure-mère et le crânien se développent à partir du mésoderme à proximité de la ligne médiane, qui s'insère entre les deux ectodermes. Une fois que l'encéphalocèle se forme, une fissure neurale apparaît après la neurulation précoce. Celle-ci entraîne par la suite la formation de cicatrices et l'adhérence entre la peau et le neuroectoderme, bloquant donc l'insertion du mésoderme. Par conséquence, un défaut crânien se montre, par lequel la dure-mère anormale et la hernie des tissus nerveux pénètrent le crânien.

- **Comment peut-on classifier l'encéphalocèle selon son site ?**

Réponse : Voir le tableau 6-1 pour la classification de l'encéphalocèle en fonction du site.

Tableau 6-1 Classification de l'encéphalocèle en fonction du site

Encéphalocèle postcrânienne	Encéphalocèle pré-crânienne
Type occipital	Type sincipital
Confluens sinuum supérieur	Fronto-larymal
Confluens sinuum inférieur	Naso-frontal
Type occipito-cervical	Ethmo-nasal
Type pariétal	Naso-orbital
Interfrontal	Interfrontal
Interpariétal	Fissure crânio-faciale
Fontanelle antérieure	Type base de crâne antérieure
Fontanelle postérieure	Ptérygopharyngé
	Ptérygoïde
	Ptérygo-maxillaire
	Ptérygo-larymal
	Translarymal

- **Quels sont les dysfonctionnements du système nerveux central souvent associés à l'encéphalocèle postcrânienne ?**

Réponse :

(1) L'hydrocéphalie.

(2) La distorsion du tronc cérébral et l'absence / la dégénération / l'inversion du cervelet, associées au reculement du tronc cérébral et à l'avancement du vermis cérébelleux.

(3) Une petite fovéole postérieure ou un kyste fovéolé indiquant la présence du syndrome « Dandy-walker », souvent associée au déplacement du confluens sinuum / sinus transverse / tente du cervelet.

(4) L'hypoplasie corticale / du corps calleux ou son absence dans un grand nombre des cas.

- **Quelles sont les manifestations cliniques courantes de l'encéphalocèle pré-crânienne ? Avec quelle(s) maladie(s) doit-on la faire distinguer ?**

Réponse : Les enflures faciales causées par l'encéphalocèle pré-crânienne peuvent être facilement remarquées après la naissance. D'ailleurs, la tuméfaction peut s'agrandir en cas de pleur ou de manœuvre de « Valsalva », c'est-à-dire qu'en se pinçant le nez et en exerçant une pression avec des voies respiratoires fermées. C'est pourquoi qu'il faut distinguer l'encéphalocèle naso-orbitale avec les kystes cutanés ou les tératomes, du fait que ceux-ci restent non volatiles et ne prennent pas de volume en raison de pleur. L'identification de l'encéphalocèle ethmo-nasale peut être ajournée jusqu'à l'enfance ou même dans un âge moyen d'adulte. Elle se manifeste avant tout par une masse intranasale, pour quelle raison elle est souvent faussement diagnostiquée comme une polypose nasale. On peut faire distinguer l'encéphalocèle ethmo-nasale et la polypose nasale selon leurs caractéristiques épidémiologique, leur positionnement, et leurs caractéristiques cliniques. Etant une pathologie extrêmement rare, la polypose nasale pédiatrique se développe à partir du cornet et ne pénètre pas la ligne médiane. Elle ne s'agrandit pas en fonction de la compression d'artères carotides, n'entraîne non plus d'élargissement de l'arête nasale, d'où se présentent ses différences avec l'encéphalocèle. Il est ainsi nécessaire de faire distinguer l'encéphalocèle du type base de crâne antérieure avec le tératome. La fuite de liquide céphalorachidien et la méningite récurrente peuvent éventuellement être les indications courantes d'une encéphalocèle du type base de crâne antérieure.

? Questions fréquemment posées par le médecin senior au médecin traitant

- **Quel est le but de l'intervention chirurgicale pour l'encéphalocèle ?**

Réponse : Le but de l'intervention chirurgicale pour l'encéphalocèle est de corriger la déformation, d'éviter la fuite de liquide céphalorachidien et de préserver les fonctions des vaisseaux nerveux.

- **Quels sont les éléments pertinents du pronostic de cette intervention chirurgicale ?**

Réponse : Son pronostic est en lien avec l'hydrocéphalie, les diverses malformations crâniennes, convulsions, hernies des tissus cérébraux fonctionnels etc.

- **Quels sont les éléments à prendre en compte de l'intervention chirurgicale pour l'encéphalocèle postcrânienne ?**

Réponse :

(1) Il est nécessaire d'informer les parents de manière répétée la condition actuelle et le pronostic du patient pédiatrique, ainsi que d'obtenir leur consentement avant toute intervention chirurgicale.

(2) Il est possible de réaliser l'intervention par une incision longitudinale ou transversale.

(3) La séparation des tissus normaux doit être faite depuis l'épithélium anormal jusqu'au col kystique du défaut crânien.

(4) Il est possible de procéder préalablement à la décompression par un dégagement du liquide céphalorachidien.

(5) Les tissus nerveux gliaux anormaux peuvent être enlevés, à condition que les nerves et les vaisseaux majeurs soient soigneusement protégés.

(6) Il est important de suturer minutieusement la dure-mère et appliquer, au cas échéant, les matériaux de substitution de la dure-mère.

(7) Généralement, un défaut crânien d'une taille limitée n'oblige pas une réparation ; il convient à le corriger avec des matériaux artificiels après que le patient pédiatrique ait 5 ou 6 ans lorsqu'une restauration crânienne s'exige.

Voir la figure 6-6 pour les photos pendant l'intervention.

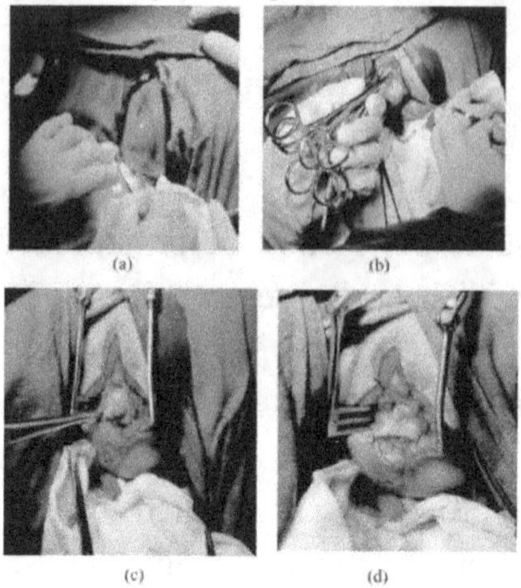

Figure 6-6 Les photos d'une encéphalocèle postcrânienne pendant l'intervention

Une incision fusiforme longitudinale est réalisée à la base de la tuméfaction occipitale pour l'enlever ; l'intervention est faite couche par couche (cutanée, sous-cutanée et périostique) afin d'exposer le défaut crânien, d'exciser la méningo-encéphalocèle et d'enlever la masse en question ; la suture de la méninge est réalisée par une ligature au défaut crânien ; la suture du périoste à proximité du site de défaut est accomplie en inversion pour recouvrir l'ensemble du défaut.

● **Quels sont les points clés de l'intervention chirurgicale transcrânienne pour l'encéphalocèle pré-crânienne ?**

Réponse :

(1) Position couchée ; incision coronale ; hémostase complète ; craniotomie par approche bifrontale au-dessus de la fosse crânienne antérieure.

(2) Ponction lombaire pour permettre à la décompression intracrânienne, à la diminution des effets de rétraction des tissus cérébraux immatures, et à la favorisation de restauration de la dure-mère en cas d'un défaut à la base du crâne d'une taille importante situant dans un endroit postérieur.

(3) Détermination selon le(s) besoin(s) de la préservation ou non de la masse, de la ligature ou du dégagement de la hernie ; suture de la dure-mère au plus tôt possible, suture soigneuse de l'incision.

(4) L'autotransplantation osseuse est recommandée en cas d'un grand défaut à la base du crâne ; une greffe d'os pariétal peut être appliquée pour les nourrissons, tandis qu'une greffe de peau séparée peut être faite chez les enfants plus matures, et la restauration des formations au niveau nasal / facial / orbitale peut être réalisée par la suite.

(5) La plupart des cas d'encéphalocèle pré-crânienne nécessitent une lyse du canthus médian.

(6) La transposition orbitale est indispensable pour éviter que les yeux ne soient trop écartés.

(7) Il est indispensable de préserver le canal naso-lacrymal. L'intubation doit être faite en cas d'obstruction, ayant pour but de maintenir un canal dégagé ; ou qu'une fistulotomie naso-lacrymale doit être réalisée afin d'éviter la dacryocystite postopératoire.

(8) Il est important de réduire l'espacement entre les yeux, de rectifier l'os frontal et les os nasaux pour avoir un angle naso-frontal plus ou moins adéquat, ayant pour but d'obtenir une présentation esthétique du visage et de la zone naso-ortibale.

- **Quelles sont les complications postopératoires de l'encéphalocèle ?**

Réponse :

(1) Epanchement local : En cas de difficulté d'absorption du liquide céphalorachidien, le liquide est susceptible de s'accumuler au site de réparation, affectant éventuellement la guérison de l'incision. Cela peut toutefois contrôlée par l'extraction intermittente et le bandage à compression.

(2) Hydrocéphalie : Elle se caractérise par une augmentation du périmètre crânien et un bregma plein du patient pédiatrique. La ventriculomégalie progressive peut être observée à l'aide de l'échographie crânienne, après laquelle une dérivation ventriculo-péritonéale est néanmoins applicable. En cas d'une infection dans le circuit du liquide céphalorachidien, il est indispensable de procéder au drainage extraventriculaire du patient pédiatrique. Une dérivation d'hydrocéphalie peut être faite par la suite une fois que l'incision et l'infection se guérissent. Malgré une

incidence de l'hydrocéphalie beaucoup plus élevée en cas de méningo-encéphalocèle par rapport à la méningocèle, la modalité de traitement des deux sous-groupes d'encéphalocèle demeure identique.

(3) Epilepsie : Le lien entre l'apparition de l'épilepsie et l'hypoplasie du système nerveux central est plus pertinente qu'à celui entre cette première et la restauration de l'encéphalocèle.

- **Comment peut-on éviter l'hydrocéphalie postopératoire ? Comment la détecter et comment la traiter ?**

Réponse :

(1) La probabilité d'une hydrocéphalie associée à une encéphalocèle postcrânienne est assez forte, cette première est rarement congénitale, parce qu'elle se produit dans la plupart des cas après une intervention chirurgicale.

(2) Il faut assurer que la suture peropératoire de la dure-mère est exempte de fuite.

(3) Il faut procéder au changement quotidien et à l'observation de l'incision.

(4) Il faut réaliser régulièrement la TDM / l'échographie crânienne afin d'évaluer l'évolution ventriculaire.

(5) Au cas où l'intervention chirurgicale pour l'hydrocéphalie devient inévitable, il est indispensable d'appliquer la dérivation ventriculo-péritonéale avant la fuite de liquide céphalorachidien de l'incision.

Conclusion du médecin senior

L'encéphalocèle est une malformation neurodéveloppementale plutôt rare, et son analyse génétique pour comprendre sa pathogénèse du point de vue moléculaire devient un enjeu de recherche prisé de ce jour. Il est aujourd'hui admis que l'encéphalocèle est la conséquence d'erreurs dans le développement neurologique intervenant après la neurulation primaire et secondaire.

Il existe des différences significatives en ce qui concerne les signes, symptômes et précautions opératoires pour l'encéphalocèle pré-crânienne et celle postcrânienne. Tout comme pour l'encéphalocèle postcrânienne, l'objectif de la chirurgie de celle pré-crânienne est de corriger la déformation, d'éviter la fuite de liquide céphalorachidien, et de préserver les vaisseaux neurologiques fonctionnels. En ce qui concerne les déformations crânio-faciales complexes, il est également nécessaire de tenir compte de facteurs esthétiques, notamment : la correction du canthus médiale élargi, le maintien de la position horizontale de l'axe des yeux, la correction de l'écartement des yeux trop important, la préservation de l'accès dégagé du canal naso-lacrymal et la reconstruction de déformation nasale. L'intervention transcrânienne est comparativement plus sûre que celle extra-crânienne, présentant les avantages suivants : (1) possibilité de relâcher les défauts de la dure-mère et l'adhérence de sa masse ; (2) possibilité de suturer soigneusement la dure-mère ; (3) il faut éviter toute contamination des voies nasales. Grâce au progrès de la technologie optique, au développement des équipements endoscopiques et de la technique de suture endoscopique de la dure-mère, ainsi à la consolidation des expériences chirurgicales, l'application clinique des techniques endoscopiques mini-invasives a pris une ampleur accrue. La technique endoscopique nécessite les examens d'imagerie préopératoire minutieux et la mise en œuvre de techniques 3d stéréotaxiques sans cadre, complémentés par des équipements endoscopiques appropriés (par exemple, équipements optiques, de lavage, de manipulation et de cautérisation), permettant une restauration plutôt facile de la dure-mère et de la base du crâne. L'approche endoscopique classique est par voie transnasale, afin d'éviter les traumatismes énormes d'interventions transcrâniennes. Le recours à la technique endoscopique est clairement avantageux lorsqu'il s'agit d'une encéphalocèle pré-crânienne et celle de la base du crâne exempte d'un grand défaut crânio-facial. L'encéphalocèle pré-crânienne dispose d'un meilleur pronostic par rapport à celle postcrânienne. Cependant, des dernières études ont montré que le pronostic de l'encéphalocèle est non corrélatif au site de la pathologie, mais plutôt à la présence ou l'absence d'hydrocéphalie et de convulsions associée(s). Les deux complications à long terme de l'encéphalocèle pré-crânienne sont : le dysfonctionnement visuel et le dysfonctionnement olfactif. Le pronostic se révèle favorable si les complications peuvent être bien maîtrisées pour les patients pédiatriques sans déformation crânienne, anomalie neuroanatomique ou autres malformations systémiques associées. Grâce au développement de l'imagerie craniocérébrale et de la technique mini-invasive, les soins chirurgicaux pour l'encéphalocèle a considérablement évolué.

Cas 2 : La craniosténose

[Historique médical établi par l'interne]

Le patient pédiatrique était un nourrisson (masculin) de 11 mois, qui s'est admis à l'hôpital en raison de « fermeture de la fontanelle antérieure (bregmatique) depuis plus de 6 mois ». Ses parents ont observé avant son 6ème mois (à l'âge de 5 mois) la fermeture de la fontanelle antérieure (bregmatique), et qu'il avait pris du retard dans les mouvements et le développement mental par rapport aux autre enfants d'un même âge. Il était incapable de tenir sa tête debout, ni de s'asseoir sans assistance ou d'avoir des contacts visuels avec les autres. Il s'est rendu donc à un hôpital local où la TDM réalisée a indiqué la fermeture de la suture coronale et de la suture sagittale (la craniosténose), ainsi que la malformation crânienne. Il était hospitalisé par la suite chez nous au service de consultation externe en raison de « craniosténose » pour un diagnostic ultérieur.

Examen physique :

Température (T) : 37,4°C ; Fréquence respiratoire (R) : 20 / min ; Pouls (P) : 82 / min ; Tension artérielle (PA) : 158 / 84 mmHg. Le patient pédiatrique était conscient, ayant une proportion crânio-faciale asymétrique, un périmètre crânien de 45 cm, ainsi qu'un front élevé et pointu (Figure 6-7). Ses pupilles étaient de taille égale en forme ronde, avec ses globes oculaires au déplacement libre dans tous les sens. Aucune anomalie significative cardiaque / pulmonaire / abdominale n'a été constatée. La tonalité musculaire des membres était relativement faible, tandis que la mobilité était en ordre.

Le réflexe achilléen n'est pas déclenché, tandis que le signe « Babinski » était négatif.

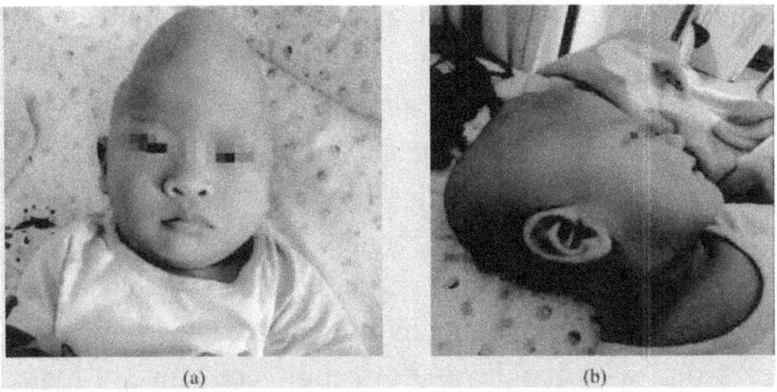

Figure 6-7 Les photos d'apparence

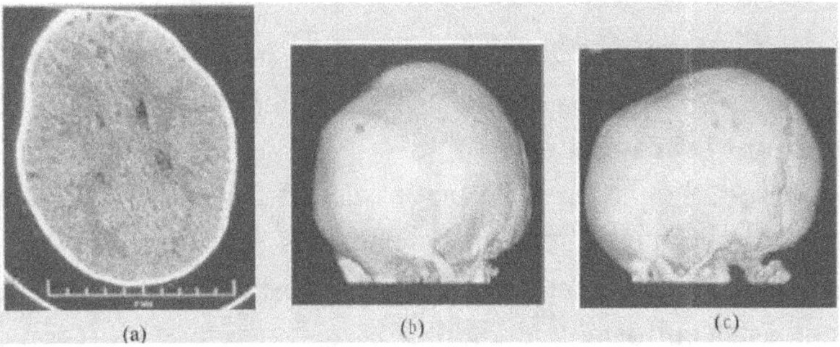

Figure 6-8 La TDM crânienne

Examen auxiliaire :

La TDM crânienne a relevé (Figure 6-8) la quasi-fermeture de la suture coronale et de la suture sagittale.

Diagnostic : La craniosténose.

Traitement :

Il s'agit de la mise au point des travaux préparatoires, comportant les trois analyses routines (de sang, d'urine et de selle), l'examen de la coagulation, l'examen de la fonction hépatorénale, les tests électrolytiques, les tests du virus de l'hépatite B, du virus de l'hépatite B et virus de l'immunodéficience humaine etc., ainsi que les évaluations préopératoires telles que telles que l'électrocardiogramme, la radiographie thoracique etc. Après avoir réalisé les examens relatifs d'admission, l'expansion et la reconstruction de la suture crânienne + la modélisation crânienne peuvent être réalisées sous anesthésie générale.

? Questions fréquemment posées par le médecin senior à l'interne

- **Quel est le diagnostic actuellement retenu ?**

Réponse : Le diagnostic actuellement retenu est la craniosténose.

- **Qu'est-ce que la craniosténose ?**

Réponse : Appelée aussi la craniosynostose, la craniosténose se traduit par la fermeture précoce d'une ou de plusieurs sutures crânienne(s), ce qui provoque en conséquence les symptômes et les manifestations tels que la malformation crânienne, l'hypertension intracrânienne, des troubles du développement des tissus cérébraux etc.

- **Quelle est la différence entre le processus de fermeture des sutures crâniennes d'une personne ordinaire et d'un patient manifestant la craniosténose ?**

Réponse : S'agissant d'un processus actif à une dégénération, la fermeture des sutures crâniennes chez les personnes ordinaires se traduit par la synchondrose et la synostose – la prolifération d'ostéoblastes et l'ostéointégration.

S'agissant d'un processus actif permanent en anomalie, la craniosténose chez les patients se traduit par la synchondrose et la synostose – l'angiogenèse active.

- **Quelles sont les causes de la craniosténose ?**

Réponse :

(1) Craniosténose primitive : Il s'agit d'un défaut de développement du fœtus dans l'utérus maternel dû à une anomalie génétique, d'une malformation occasionnée par une anomalie chromosomique ou génétique.

(2) Craniosténose métabolique : Il s'agit de la déformation causée par des anomalies nutritionnelles et biochimiques telles que carence en vitamine B6, carence en vitamine D, malformation crânio-faciale due à l'administration de méthotrexate par les femmes enceintes etc.

(3) Craniosténose dysplastique : Il s'agit de la méningite perturbant le processus de développement cérébral, de l'hydrocéphalie sévère après l'intervention de la dérivation etc.

- **Quand se ferment les sutures crâniennes chez les personnes ordinaires ?**

Réponse : Voir le tableau 6-2 pour le temps de fermeture des sutures crâniennes chez les personnes ordinaires.

Tableau 6-2 Temps de fermeture des sutures crâniennes chez les personnes ordinaires

Désignation de suture crânienne	Temps de fermeture
Fontanelle postérieure et fontanelle antérolatérale	2 à 3 mois après la naissance
Fontanelle antérieure	2 à 3 ans après la naissance
Fontanelle occipitale	6 mois après la naissance
Sutures frontales et une petite partie des sutures sagittales	1 an après la naissance au plus tard
Sutures frontales	Fermeture complète vers 8 ans
La majorité des sutures sagittales, sutures coronales, sutures lambdoïdes	Fermeture complète vers 40 ans

- **Quelles sont les malformations classiques de la craniosténose ?**

Réponse : Les malformations classiques de la craniosténose sont les suivantes : la scaphocéphalie due à la fermeture précoce des sutures sagittales ; l'acrocéphalie due à la fermeture précoce des sutures coronales bilatérales ; la brachycéphalie due à la fermeture précoce des sutures coronales bilatérales, associées à la fermeture précoce des sutures fronto-sphénoïdes / fronto-ethmoïdales ; la trigonocéphalie due à la fermeture précoce des sutures frontales ; la plagiocéphalie due à la fermeture précoce des sutures coronales unilatérales ou des sutures lambdoïdes ; la microcéphalie due à la fermeture précoce de l'ensemble des sutures crâniennes ; le syndrome de « Kleeblattschädel » du à la fermeture précoce des sutures coronales bilatérales, des sutures lambdoïdes et des sutures squamosales.

- **Comment peut-on classifier la craniosténose des sutures sagittales ?**

Réponse : Il existe deux types de craniosténose des sutures sagittales, c'est-à-dire le type I et le type II.

Type I (Figure 6-9) : Craniosténose scaphocéphalique : présence de la crête sagittale dans le crâne.

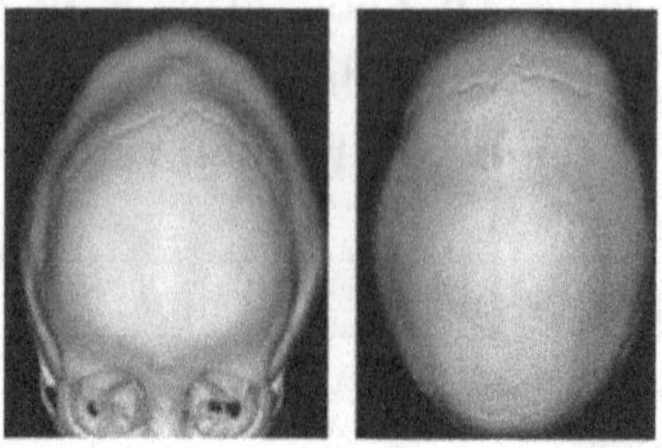

Figure 6-9 La TDM 3D crânienne a indiqué la disparition des sutures sagittales et le gonflement de la crête sagittale

Type II (Figure 6-10) : Craniosténose non scaphocéphalique : présence de la crête frontale dans le crâne.

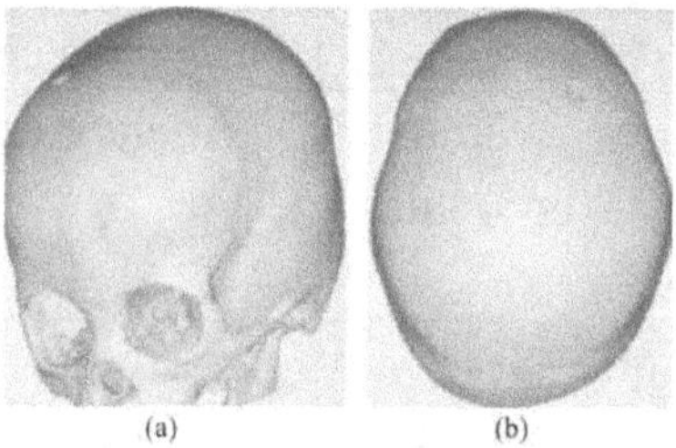

Figure 6-10 La TDM 3D crânienne a indiqué la disparition des sutures sagittales, l'absence du gonflement de la crête sagittale et le gonflement de la crête frontale

En outre, la fosse crânienne antérieure chez les patients ayant la craniosténose de sutures sagittales est relativement plus petite, alors que les substances osseuses de la base antérieure du crâne deviennent plus minces (Figure 6-11).

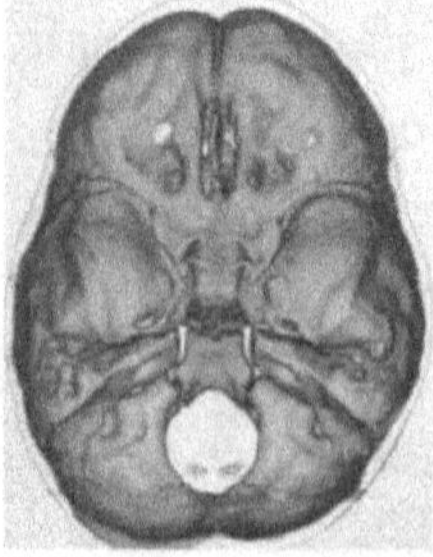

Figure 6-11 Les manifestations TDM crâniennes d'un patient subi de craniosténose des sutures sagittales

- **Quelles sont les manifestations cliniques associées à la craniosténose ?**

Réponse :

(1) Hausse de la pression intracrânienne : Souvent un processus chronique, la hausse de la pression intracrânienne est susceptible d'être négligée parce que le patient pédiatrique n'arrive pas à exprimer ses symptômes de céphalalgie, vomissement et œdème papillaire dans des cas rares.

(2) Diminution de vision : Sa cause principale est l'atrophie visuelle due à l'œdème papillaire et à la stase du reflux veineux.

(3) Trouble neurologique : On constate souvent une carence de développement des tissus cérébraux dans les cas sévères de la craniosténose, entraînant par conséquence des déficiences mentales.

- **Avec quelles maladies doit-on faire distinguer la craniosténose ?**

Réponse :

(1) Microcéphalie : Lorsque le périmètre crânien est inférieur à 2 écarts types par rapport à la norme, cette condition s'appelle la microcéphalie. Elle est jusqu'à ce jour une maladie incurable à vie. Les anomalies génétiques, perturbations métaboliques, infections et lésions prénatales/postnatales constituent les causes potentielles, congénitales ou acquises, de la microcéphalie. Des études de ces dernières années ont mis en évidence que la transmission de l'infection de mère à enfant du virus « Zika » peut être associée à la microcéphalie, tout comme à d'autres anomalies crâniennes, dont cette première se traduit par une forme normale du crâne, et une taille globale diminuée de la tête (Figure 6-12).

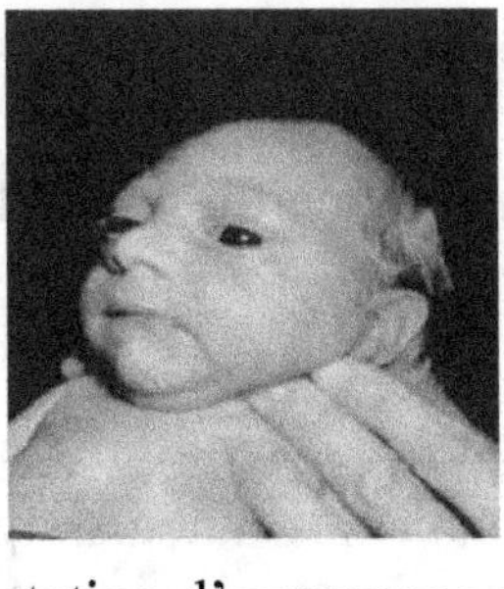

Figure 6-12 Manifestation d'apparence de la microcéphalie

(2) Plagiocéphalie frontale unilatérale : Elle est généralement causée par des déformations obstétricales et la craniosténose primitive des sutures coronales. La première cause témoigne du rétrécissement des fentes palpébrales ipsilatérales, du déplacement en bas des sourcils et des oreilles ipsilatéraux, ainsi que de l'absence de déviation de la racine du nez ; tandis que la deuxième cause se caractérise par l'élargissement des fentes palpébrales ipsilatérales, une oreille ipsilatérale plus haute que celui controlatérale, ainsi qu'une déviation de la racine du nez vers le côté affecté.

(3) Plagiocéphalie postérieure : Il est important de distinguer les facteurs de malformation acquise et la craniosténose des sutures lambdoïdes. La première cause est plutôt due au fait que le bébé est encouragé à dormir en position latérale. Ceci est plus facile à s'observer en haut de la tête, ayant les caractéristiques tels que le gonflement frontal ipsilatéral, le déplacement vers l'avant des oreilles, l'aplatissement occipital, le gonflement occipital controlatéral et la forme d'un parallélogramme. La deuxième cause se traduit par l'aplatissement occipital ipsilatéral associé au gonflement du processus mastoïde, le déplacement vers l'arrière des oreilles, le gonflement frontal controlatéral, le gonflement de la crête. Avec le rayon X, la première montre une ostéointégration des sutures lambdoïdes et une commissure fibreuse, tandis que la deuxième relève une synostose.

(4) Syndrome de Crouzon : Il s'agit du syndrome d'anomalie crânio-faciale le plus fréquent associé à la craniosténose. Les maladies autosomiques dominantes sont associées à des mutations du gène « FGFR », avec les principales manifestations telles que fermeture précoce des sutures coronales bilatérales, acrocéphalie, exophtalmie, exotropie, et obstruction des voies respiratoires etc. D'ailleurs, il est éventuellement associé à une malformation faciale due à l'hypoplasie maxillaire. Généralement, l'hypophrénie et le retard de développement sont rarement observés (Figure 6-13).

(5) Syndrome d'Apert : Le syndrome d'Apert et le syndrome de Crouzon font part des maladies autosomiques dominantes qui sont associées à des mutations du gène « FGFR ». Outre que la

malformation faciale secondaire, il se caractérise, communément avec le syndrome de Crouzon, par des déformations bilatérales des doigts et des orteils, ainsi que des ankyloses des articulations du coude et du genou etc. Parallèlement, il est associé à des anomalies neurologiques caractéristiques telles qu'hydrocéphalie, malformation de Chiari et fusion cervicale. Le retard de développement associé à l'hypophrénie est également constaté fréquemment. Voir la figure 6-14 pour les manifestations cliniques typiques du syndrome d'Apert.

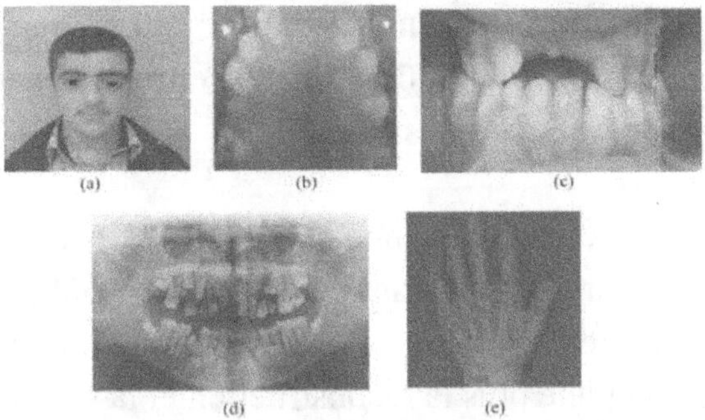

Figure 6-13 Aspects, éruptions dentaires et manifestations radiographiques du syndrome de Crouzon

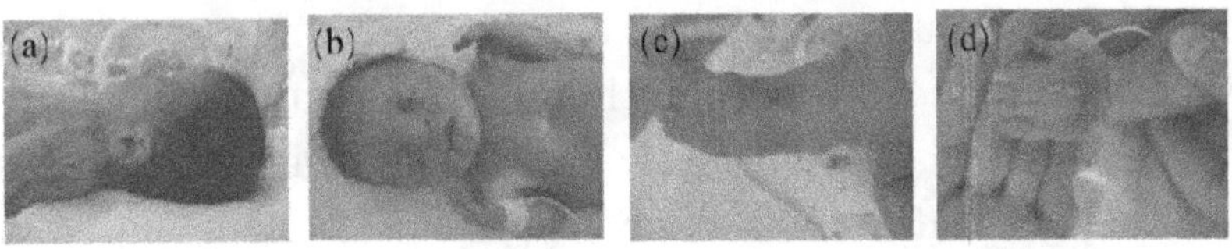

Figure 6-14 Manifestations cliniques typiques du syndrome d'Apert

(a) Acrobrachycéphalie antérieure / postérieure; (b) Exophtalmie, espacement oculaire élargie, brachyrhinium; (c) Syndactylie (orteils) II-V (1); (d) Syndactylie (doigts) II-V (2)

[Historique médical recomplété par le médecin résident ou le médecin traitant]

Pendant l'opération, parallèlement aux sutures coronales, une incision du cuir chevelu à 3 cm en arrière a été réalisée pour séparer le périoste et exposer le crâne. Selon l'observation, la fontanelle antérieure a été ossifiée et en quai-fermeture ; les sutures coronales bilatérales étaient en fermeture complète ; tandis que les sutures frontales et les sutures sagittales étaient en fermeture complète et au gonflement. La reconstruction des sutures crâniennes élargies et la mise en forme du crâne local ont été effectuées, pendant lesquelles une attache crânienne résorbable et des fils ont été utilisés pour fixer respectivement les deux côtés de la crête temporale et le crâne après la reconstruction frontale. Une hémostase a été faite après le rinçage, et la suture par couche des muscles et du cuir chevelu a été réalisée par la suite.

? Questions fréquemment posées par le médecin senior au médecin résident, au médecin itinérant ou au médecin traitant

- **Quelles sont les modes d'intervention chirurgicale pour la craniosténose des sutures sagittales ?**

Réponse :

(1) Reconstruction crânienne : La reconstruction crânienne se révèle idéale pour les patients pédiatriques souffrant de graves déformations ou ceux plus âgés. Cette intervention se réfère à une craniectomie complète plus la reconstruction et la suture d'apposition.

(2) Craniolyse :

a) Après l'ablation des sutures coronales, la tranche de crâne adjacente des sutures sagittales est en forme de « π ».

b) Il faut sectionner la tranche du crâne sur une largeur d'environ 5 cm le long de la ligne médiane des sutures sagittales et des sutures lambdoïdes bilatérales à proximité, en réalisant en parallèle l'ostéotomie en « anse de seau ». Il est à veiller que l'hémorrage est susceptible de se produire lors de l'enlèvement de la tranche du crâne à proximité du sinus sagittal.

[Historique médical recomplété par le médecin traitant]

Selon la TDM crânienne postopératoire du patient pédiatrique (Figure 6-15), la forme crânienne était pratiquement normale après la rectification.

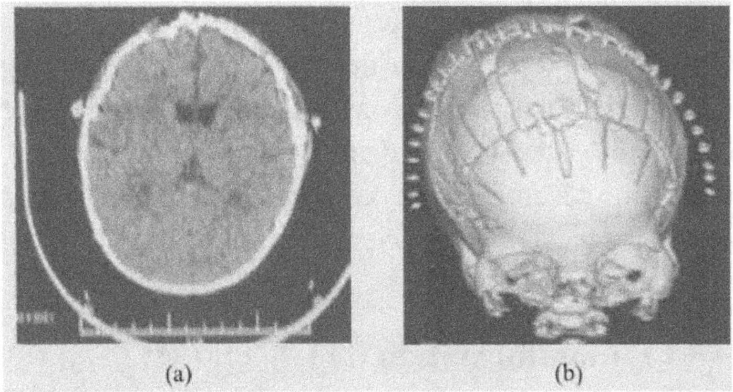

Figure 6-15 Manifestations de la TDM crânienne postopératoire du patient pédiatrique

? Questions fréquemment posées par le médecin senior au médecin résident, au médecin itinérant ou au médecin traitant

● Comment peut-on classifier les résultats opératoires des interventions de la craniosténose ?

Réponse : Voir le tableau 6-3 pour la classification des résultats opératoires.

Tableau 6-3 Classification des résultats opératoires

Niveau	Evaluation	Manifestations
1	Très bien	Aucune anomalie ou asymétrie du crâne n'est perceptible à la vue ou au toucher.
2	Bien	Aucune anomalie évidente n'est perceptible à la vue, mais on peut la sentir au toucher, et aucune nouvelle intervention n'est nécessaire.
3	Médiocre	On peut sentir l'anomalie à la vue, mais une nouvelle intervention n'est pas nécessaire dans la plupart des cas.
4	Echoué	Aucune amélioration évidente n'est indiquée, et une nouvelle intervention demeure nécessaire.

Conclusion du médecin senior

La craniosténose est une pathologie congénitale et autosomique dominante. Son diagnostic ne présente aucune difficulté lorsqu'on l'associe à ses manifestations cliniques caractéristiques et les antécédents du patient. Elle est principalement traitée par intervention chirurgicale. Compte tenu d'un développement fulgurant des tissus cérébraux après la naissance, il convient de prendre des mesures le plus tôt possible, une fois le diagnostic établi, pour remédier aux restrictions du développement cérébral. Plus tôt est pratiqué le traitement chirurgical, meilleur en est le pronostic.

Cas 3 : La malformation de Chiari (MC)

[Historique médical établi par l'interne]

Le patient était une femme de 17 ans, qui s'est admise à l'hôpital en raison de « engourdissement et douleur intermittents au niveau du cou, de l'épaule et du membre supérieur droits depuis 1 an ». Elle a développé il y a 1 an, sans cause évidente, l'engourdissement et la douleur au niveau du cou, de l'épaule et du membre supérieur droits. Puisque le niveau de sensation était tolérable, elle a choisi de les négliger et de prendre occasionnellement des analgésiques, mais le(s) nom(s) de médicament(s) et le(s) dose(s) restaient inconnus.

Elle s'est rendue à un hôpital local à cause d'aggravation de l'engourdissement et de la douleur depuis 3 semaines, où l'IRM cervicale réalisée a suggéré la malformation de Chiari, associée à la syringomyélie. Une intervention chirurgicale était donc recommandée. Elle était donc hospitalisée chez nous pour ladite intervention chirurgicale, en raison de « malformation de Chiari, associée à la syringomyélie ». Depuis le début de sa maladie, elle était psychologiquement en forme, avait un appétit normal, ne présentait aucun(e) enrouement / dysphagie / étouffement et toux irritants à cause du régime alimentaire etc., ne s'est plaint d'aucune anomalie du fonctionnement intestinal et vésical.

Examen physique :

Température (T) : 36,8 °C ; Fréquence respiratoire (R) : 18 / min ; Pouls (P) : 76 / min ; Tension artérielle (PA) : 120 / 59 mmHg. Le patient était nettement conscient, ayant une bonne élocution. Ses pupilles étaient de taille égale en forme ronde et d'un diamètre d'environ 3,0 mm. La sensibilité de la réaction à la lumière a été constatée. Ses globes oculaires étaient librement mobiles en tous les sens. L'acanthesthésie anormale au niveau du visage n'a pas été manifestée. Sa langue était bien centrée. Aucun(e) enrouement / dysphagie / étouffement et toux irritants à cause du régime alimentaire n'a été remarqué(e). Ses deux épaules étaient visiblement robustes. La diminution d'acanthesthésie au niveau du cou, de l'épaule, du membre inférieur, de la poitrine dans le côté droit a été observée ; ce phénomène demeurait notablement évident au niveau cervical droit et du rebord costal droit. La force musculaire de tous ses membres était de niveau 4, et la tonicité musculaire était faible. Les réflexes bicipitaux (+), tricipitaux (+) dans le côté droit, les réflexes radiopériostaux (-), des tendons rotuliens (++) et celui achilléen (-) des deux côtés, ainsi que les signes « Babinski » (-) des deux côtés, ont été observés ; tandis qu'aucune anomalie n'a été retrouvée en ce qui concerne les réflexes abdominaux bilatéraux (++), l'épreuve doigt-nez bilatérale et le test talon-genou-tibia. Le signe de « Romberg » était négatif (-) ; alors qu'aucune anomalie n'a été signalée au cours des tests de discrimination à deux points et des perceptions de vibrations sur tous les membres.

Examen auxiliaire :

L'IRM cervicale a signalé un déplacement en bas d'environ 15 mm de l'amygdale cérébelleuse (Figure –16a), des signaux T1WI longs et des signaux T2WI longs au niveau (C2-T2) de la moelle épinière (Figure –16b), qui se sont trouvés ver le côté droit (Figure –16c). L'IRM du flux du liquide céphalorachidien a relevé une circulation dégagée de l'aqueduc mésocéphalique , et aucune anomalie du flux du liquide céphalorachidien n'a été observée au niveau de la citerne prépontine ou du trou occipital.

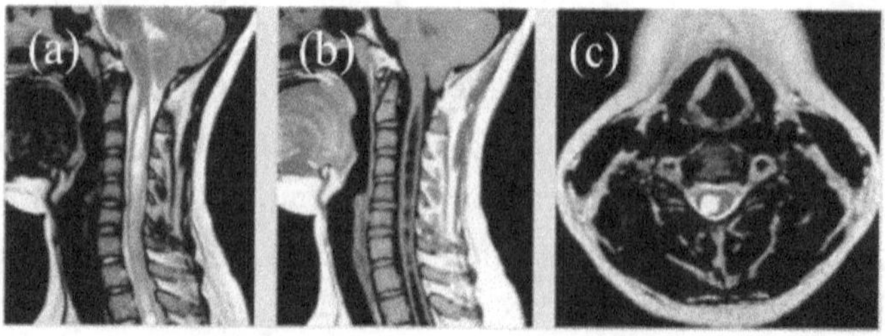

Figure 6-16 Déplacement en bas de l'amygdale cérébelleuse, signaux faibles T1WI et signaux élevés T2WI dans la moelle épinière (a) T2WI en IRM (vue sagittale) (b) T1WI en IRM (vue sagittale) (c) T2WI en IRM (vue coronaire)

Diagnostic : La malformation de Chiari et la syringomyélie.

Traitement :

Il s'agit de la mise au point des travaux préparatoires, comportant les trois analyses routines (de sang, d'urine et de selle), l'examen de la coagulation, l'examen de la fonction hépatorénale, les tests électrolytiques, les tests VHB / VIH / VHC, ainsi que l'électrocardiogramme (ECG) complémentaire, la radiographie thoracique et la TDM 3D etc. En plus des évaluations susmentionnées, une intervention de décompression de la malformation occipito-cervicale par approche médiane postérieure sous-occipitale était à envisager.

? Questions fréquemment posées par le médecin senior à l'interne

- **Quel est le diagnostic actuellement retenu ?**

Réponse : Le diagnostic actuellement retenu est la malformation de Chiari, associée à la syringomyélie.

- **Comment peut-on élaborer une réflexion basée sur le diagnostic clinique de la malformation de Chiari ?**

Réponse : Il est indispensable d'élaborer la réflexion basée sur le diagnostic clinique de la malformation de Chiari avec les antécédents, symptômes, signes et examens auxiliaires.

a)

● Antécédents et symptôme a) Engourdissement et douleur au niveau du cou, de l'épaule et du membre supérieur	Vidéo : Intervention de décompression de la malformation

dans le côté droit depuis plus d'un an. b) Pour l'engourdissement et la douleur au niveau du cou, de l'épaule et du membre supérieur dans le côté droit depuis plus d'un an, il faut en investiguer soigneusement les temps, les natures et la régularité ou non, ainsi qu'en savoir s'il existe de la douleur irradiée, ou que les symptômes se progressent etc. c) S'il existe du traumatisme cervical avant la survenue de l'engourdissement et de la douleur ; s'il existe de la douleur radiculaire. d) S'il existe de l'aggravation au cours des mouvements de membre supérieur, si les symptômes peuvent être soulagés en cas de repos ou d'administration d'analgésiques. ● Examen physique a) Condition générale : Si la santé mentale et l'état nutritionnel sont bons. b) Examen physique du système nerveux : la malformation de Chiari, la compression sur la moelle épinière, l'implication des nerfs crâniens inférieurs etc. ; possibilité de manifestations telles que l'esthésiodermie / la dyskinésie cranio-cervicale et des membres, la bathyanesthésie, l'hyperréflexie / l'hyporéflexie / l'aréflexie achilienne, les réflexes pathologiques, et le déséquilibre ; ou la dyspnée, la dysphagie, l'étouffement et la toux irritants à cause du régime alimentaire, l'enrouement etc. ● Examen auxiliaire a) Si l'IRM cervical et celle du flux du liquide céphalorachidien sont faites. b) Si la TDM 3D cervicale est faite.	occipito-cervicale par approche médiane postérieure sous-occipitale

● Processus de réflexion pour la détermination du diagnostic a) Symptômes tels que l'engourdissement et la douleur au niveau du cou, de l'épaule et du membre supérieur dans le côté droit.	

b) Diminution d'acanthesthésie au niveau du cou, de l'épaule, du membre inférieur, de la poitrine dans le côté droit ; diminution d'acanthesthésie évidente au niveau cervical droit et du rebord costal droit ; force musculaire de tous ses membres de niveau 4, et tonicité musculaire faible ; réflexes bicipitaux (+), tricipitaux (+) dans le côté droit, réflexes radiopériostaux (-), des tendons rotuliens (++) et celui achilléen (-) des deux côtés, ainsi que signes « Babinski » (-) des deux côtés.

c) Résultats positifs des examens d'imagerie.

● **Comment peut-on établir une réflexion déterminative au cours du processus de diagnostic et en même temps procéder à une identification ?**

Réponse :

(1) En ce qui concerne l'engourdissement et la douleur au niveau du cou, de l'épaule et du membre supérieur dans le côté droit, qui font l'objet particulièrement d'une distinction entre la spondylose cervicale, les tumeurs intramédullaires et l'ossification du ligament longitudinal postérieur du canal cervical. Il est important d'investiguer soigneusement la régularité ou non de l'engourdissement et de la douleur, en même temps de vérifier si la périarthrite scapulo-humérale se manifeste, et que l'environnement est bien humide ou non etc.

a) Spondylose cervicale : Elle consiste en une dégénérescence du disque cervical et ses modifications secondaires irritant ou comprimant les tissus attenants, notamment la moelle épinière, les nerfs, les vaisseaux sanguins et l'œsophage, causant de ce fait des symptômes ou des signes. Elle peut être classifiée en 4 types : médullaire, radiculaire, d'artère vertébrale et sympathique, avec les types médullaire et radiculaire étant les plus courants. La spondylose cervicale du type médullaire se traduit par les symptômes les plus sévères, ayant principalement le trouble de sensibilité superficielle des membres, une mauvaise capacité de motricité fine, l'amyotrophie, l'hyperréflexie achilienne, et les signes pathologiques positifs etc. ; tandis que celle du type radiculaire présente notamment dans une zone à innervation unique, la douleur, l'amyotrophie, l'hyporéflexie achilienne, un résultat positif du test d'Eaten etc.

b) Tumeurs intramédullaires : Les tumeurs intramédullaires sont principalement subdivisées en tumeurs intramédullaires et en celles sous-durales extra-médullaires. Celles premières présentent des symptômes allant du haut vers le bas, tandis que celles dernières généralement allant du bas vers le haut, se caractérisent principalement par des troubles sensoriels / moteurs des membres.

c) Ossification du ligament longitudinal postérieur du canal cervical : Il s'agit essentiellement les symptômes de la sténose cervicale, avec éventuellement des troubles sensoriels / moteurs des membres, l'instabilité de démarche et des marches titubantes etc.

(2) Quant aux manifestations en imagerie de la malformation de Chiari, il faut veiller au degré de la hernie, au niveau de la compression sur la moelle épinière, et l'association ou non de la syringomyélie.

[Historique médical recomplété par le médecin résident ou le médecin traitant]

Le patient a ressenti depuis 3 semaines avant son admission, l'aggravation de l'engourdissement et de la douleur au niveau du cou, de l'épaule et du membre supérieur dans le côté droit, ainsi qu'une insensibilité dans le membre supérieur droit et la partie supérieure droite de la poitrine. Toutefois, il était quand même possible pour lui d'avoir une mobilité des membres.

? Questions fréquemment posées par le médecin senior au médecin résident, au médecin itinérant ou au médecin traitant

- **Quels sont les examens auxiliaires pour la malformation de Chiari ? Comment peut-on l'identifier ?**

Réponse :

(1) IRM cervicale : Il suffit de retenir le diagnostic lorsque l'amygdale cérébelleuse se déplace vers le bas de plus de 5 mm au-dessous de la ligne entre les bords antérieur et postérieur du foramen magnum. Un examen d'IRM permet de déterminer la

compression sur le tronc cérébral et la moelle épinière, de savoir la gravité du déplacement de l'amygdale cérébelleuse, et l'association ou non à une syringomyélie.

(2) IRM du flux du liquide céphalorachidien : Il s'agit d'un examen à accomplir en même temps que l'IRM cervicale, qui sert principalement à observer s'il existe un ralentissement du flux du liquide céphalorachidien au niveau de l'aqueduc mésocéphalique , de la citerne prépontine et du trou occipital, permettant surtout à déterminer le niveau de la décompression peropératoire.

(3) TDM 3D cervicale : Il sert particulièrement à exclure la possibilité de l'association à des déformations squelettiques à la jonction cranio-cervicale, par exemple, impression basilaire, dislocation atlanto-axiale, assimilation d'atlas etc. En cas d'association à une déformation squelettiques, il est également possible de réaliser ultérieurement une fusion occipito-cervicale ou celle atlanto-axiale.

- **Quel est le principe du choix d'examen pour la malformation de Chiari ?**

Réponse : Il faut réaliser prioritairement l'IRM cervicale et l'IRM du flux du liquide céphalorachidien pour confirmer la malformation de Chiari. Au cas où son association à une impression basilaire ou à une dislocation atlanto-axial soit indiquée, il est nécessaire de procéder à la TDM 3D cervicale pour préciser ultérieurement la déformation squelettique.

- **Si vous avez d'autres avis complémentaires sur le diagnostic actuel ? Comment peut-on choisir un mode d'intervention chirurgicale appropriée ?**

Réponse : Le diagnostic retenu est bien la malformation de Chiari, associée à la syringomyélie. Suivant le résultat de la TDM 3D cervicale, elle n'est pas associée à la déformation squelettique ; suivant les résultats de l'IRM cervicale et de l'IRM du flux du liquide céphalorachidien, un déplacement descendant de 15 mm de l'amygdale cérébelleuse, ainsi qu'un ralentissement du flux du liquide céphalorachidien dans la région du trou occipital ont été signalés. Pendant l'intervention chirurgicale, il faut réaliser la décompression sous-durale, l'ablation de l'amygdale cérébelleuse déplacé vers le bas, le relâchement de l'obex du 4ème ventricule, tout en dégageant la circulation du liquide céphalorachidien, ayant pour but d'affaiblir la syringomyélie.

- **Quel est le principe des interventions chirurgicales pour la malformation de Chiari ?**

Réponse : Le principe des interventions chirurgicales pour la malformation de Chiari s'appuie notamment sur la décompression sous-occipitale avec les trois modes suivants : la décompression squelettique, la décompression durale par expansion (préservation d'intégralité de l'arachnoïde) et la reconstruction de la citerne occipitale. Le choix du mode de décompression dépend de la gravité de la hernie de l'amygdale cérébelleuse, du flux du liquide céphalorachidien et des symptômes cliniques du patient. C'est pourquoi qu'il est essentiel de réaliser une évaluation de l'ensemble des conditions avant l'intervention afin de choisir un mode de décompression adéquat et d'en avoir un résultat satisfaisant.

- **Quelles sont les modes d'intervention et leurs indications / contre-indications de la malformation de Chiari ?**

Réponse : Le principal mode d'intervention est la décompression sous-occipitale, voire la décompression squelettique, la décompression durale par expansion (préservation d'intégralité de l'arachnoïde) et la reconstruction de la citerne occipitale. En cas d'association à une dislocation atlanto-axiale ou à une dislocation atlanto-axiale, il est possible de réaliser, en plus de la décompression susmentionnée, une fusion occipito-cervicale ou celle atlanto-axiale.

Indication chirurgicale : Cette maladie est une pathologie chroniquement progressive, pour quelle raison la décompression est recommandée une fois que le diagnostic de la malformation de Chiari soit retenu.

Contre-indication chirurgicale : Pour les patients ayant en même temps divers dysfonctionnements organiques, des maladies sous-jacentes sévères, ou les femmes enceintes, un traitement non chirurgical peut être envisagé.

[Historique médical recomplété par le médecin résident ou le médecin traitant]

Un déplacement inférieur des amygdales cérébelleuses jusqu'à l'arc postérieur C1 chez le patient a été constaté. L'adhérence aux alentours de leurs hernies a été enlevée. La résection subpiale des hernies des amygdales cérébelleuses a été faite pour les faire rentrer et décompresser la moelle épinière. L'obex du 4ème ventricule a été exploré, et la sortie de son foramen médian a été dégagée, puisqu'un efflux libre du liquide céphalorachidien et une bonne pulsation ont été observés. La préservation des artères cérébelleuses inférieures postérieures a été proprement faite.

? Questions fréquemment posées par le médecin senior au médecin résident, au médecin itinérant ou au médecin traitant

- **Quelles sont les complications postopératoires courantes ? Comment peut-on les identifier et les traiter ?**

Réponse :

(1) Dyspnée : Il se peut que la respiration spontanée soit faible ou nulle après l'opération, manifestant par une dépendance complète du ventilateur après l'intervention. Après l'exclusion d'une compression provoquée par un hématome dans la zone chirurgicale, il est possible de recourir à une respiration assistée par ventilateur pour 1 à 2 jours, afin d'observer l'évolution de respiration. Au cas où l'incapacité de la respiration spontanée persiste, une trachéotomie et la poursuite d'une respiration assistée par ventilateur nécessitent, en parallèle d'une stossthérapie hormonale avec le mannitol de déshydratation et la méthylprednisolone.

(2) Etouffement et toux irritants à cause du régime alimentaire, dysphagie et enrouement : Cela est dû aux impacts chirurgicaux des nerfs crâniens inférieurs. Une alimentation nasale peut être appliquée en cas d'étouffement et toux irritants à cause du régime alimentaire, ainsi que la dysphagie. La neurotrophie et l'oxygénothérapie hyperbare sont applicables. Les fonctions peuvent se rétablir lorsque les nerfs crâniens inférieurs se remettent en forme.

(3) Troubles sensoriels/moteurs des membres : En cas d'hypesthésie et de diminution de force musculaire des membres après l'intervention, il est indispensable de procéder à la neuro-rééducation,

et aux exercices fonctionnels des membres, dans le but de prévenir la thrombose veineuse profonde ou toute escarre de décubitus etc.

(4) Dysfonctionnement intestinal et vésical : Il se traduit par des troubles de l'urination et de la défécation, ce qui impose la préservation du cathéter urinaire, l'assistance manuelle à la défécation, et la prévention des infections des voies urinaires etc.

(5) Céphalalgie/fièvre postopératoire : Lorsque la température corporelle ne cesse pas d'augmenter (jusqu'à environ 39 °C) après l'intervention, cela peut être entraînée par une stimulation sanguine / du liquide céphalorachidien locale. La ponction lombaire ou le drainage par cathéter de la citerne lombaire sont aptes à traiter les symptômes pertinents. Une thérapie antibiotique peut également s'appliquer si nécessaire. Il faut faire attention lorsque vous avez besoin d'apporter de calories supplémentaires.

Conclusion du médecin senior

(1) Ayant une progression chronique dans la plupart des cas, la malformation de Chiari est une anomalie développementale congénitale du cervelet qui cause la compression sur le tronc cérébral, la moelle épinière et les nerfes crâniens postérieurs, dont le principal mode chirurgical est l'intervention de décompression sous-occipitale.

Le choix du mode de la décompression dépend de la gravité de hernie, de l'hydrodynamique du flux du liquide céphalorachidien, et de l'association ou non de la syringomyélie etc. Les principaux critères de diagnostic préopératoire : un scan simple avec l'IRM cervicale pour confirmer la malformation de Chiari et l'association ou non de la syringomyélie ; l'IRM du flux du liquide céphalorachidien pour réaliser une détermination préliminaire de l'intensité de décompression ; la TDM 3D cervicale pour confirmer la présence / l'absence d'une déformation squelettique au niveau de la jonction cranio-cervicale ; l'échographie peropératoire pour reconfirmer l'intensité de décompression. Cette méthode combinée des examens préopératoires et peropératoires est en mesure de limiter davantage le(s) traumatisme(s) opérationnel(s) et la douleur chez le patient.

(2) En cas de malformation de Chiari, associée à l'impression basilaire ou à la dislocation atlanto-axiale etc., il est nécessaire de

réaliser parallèlement la fixation + la fusion occipito-cervicales ou celles atlanto-axiales.

(3) Après avoir réalisé une décompression sous-occipitale de la malformation de Chiari, la fièvre postopératoire peut éventuellement se produire. La ponction lombaire / le drainage par cathéter de la citerne lombaire postopératoire demeure, dans ce cas-là, un traitement efficace.

Cas 4 : Le kyste arachnoïdien intracrânien

[Historique médical établi par l'interne]

Le patient était un enfant (homme) de 9 ans, qui s'est admis à l'hôpital en raison de « céphalalgie récurrente depuis 6 mois avec l'aggravation depuis 1 jour ». Une céphalalgie paroxystique (notamment dans la région temporale gauche) n'ayant pas de radiation et sans cause évidente était apparue d'ici six mois avant son admission, qui s'est traduite par une douleur oppressante durant de quelques minutes jusqu'à presqu'une demi-heure. Elle était de toute façon tolérable, qui pouvait se soulager automatiquement après le repos. Aucun(e) fièvre/vomissement/convulsion de membres/hémiplégie/ aphasie / hypophrénie n'a été rendu(e) compte, pour quelle raison l'attention particulière n'a pas été apportée, ni de traitement n'a été effectué. Une aggravation des symptômes susmentionnés a apparu il y a 1 jour, dans les régions suscitées et de caractéristiques identiques. Ayant multiples crises bien fréquentes, le patient pédiatrique ne pouvait plus continuer ses études et sa vie régulièrement. Au cours de sa maladie, il avait un appétit médiocre et un fonctionnement intestinal / vésical en ordre.

Examen physique :

Température (T) : 36,7 °C ; Pouls (P) : 98 / min ; Fréquence respiratoire (R) : 20 / min ; Tension artérielle (PA) : 96 / 58 mmHg. Le patient était nettement conscient, ayant une élocution / capacité de dialogue / mémoire / orientation / réactivité saine. Son périmètre crânien était de 54 cm, sans malformation crânienne apparente. Ses pupilles étaient de taille égale en forme ronde et d'un diamètre de 3,0 mm. La sensibilité à la lumière a été constatée. Ses globes oculaires étaient librement mobiles en tous les sens. Ses lignes frontales et ses sillons naso-labiaux étaient en bonne symétrie. Sa langue était bien tendue et centrée. Son cou était souple. Aucune anomalie cardiaque / pulmonaire / abdominale n'a été indiquée lors des examens physiques. La force musculaire et la tonicité musculaire de l'ensemble des membres étaient normales. Les signes pathologiques bilatéraux étaient négatifs, tandis que les signes d'irritation méningée et ceux cérébelleux étaient tous négatifs.

Examen auxiliaire :

Avec le scan simple tomodensitométrique crânien (Figure 6-38), un kyste arachnoïdien intracrânien dans le côté gauche a été mis en évidence. Selon le scan simple en IRM crânienne (Figure 6-39), une lésion occupationnelle (d'une taille de 8,0 cm x 6,5 cm x 6,4 cm) dans la fosse crânienne médiane gauche a été suggérée, ce donc le diagnostic d'un kyste arachnoïdien intracrânien a été établi.

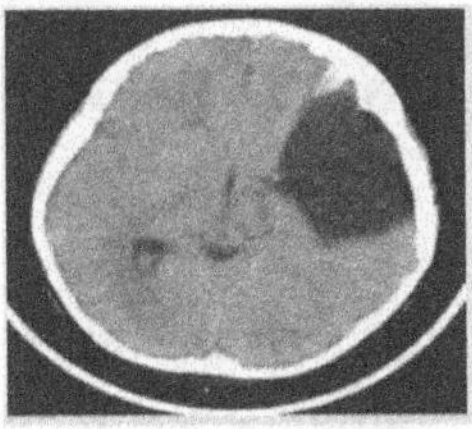

Figure 6-38 TDM crânienne

Diagnostic : kyste arachnoïdien intracrânien dans la fosse crânienne médiane gauche.

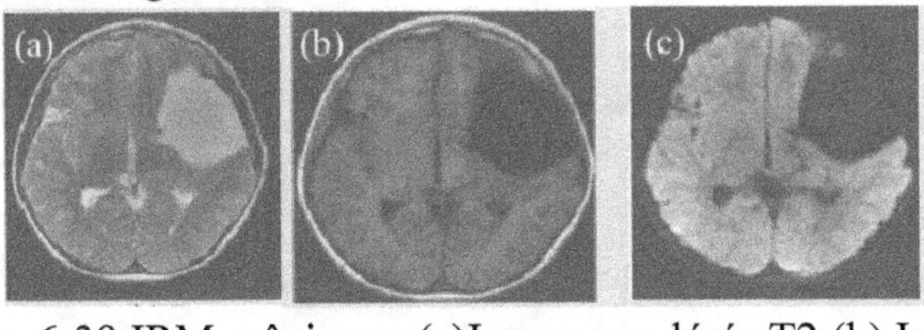

Figure 6-39 IRM crânienne (a)Image pondérée T2 (b) Image pondérée T1 (c) DWI

Traitement :

Il s'agit de la mise au point des travaux préparatoires, comportant les trois analyses routines (de sang, d'urine et de selle), les examens de la coagulation, les tests électrolytiques, ainsi que les évaluations préopératoires telles que l'électrocardiogramme, la radiographie thoracique, l'échographie abdominale. En plus des examens courants préopératoires susmentionnés, les tests et les traitements spéciaux suivants en sont nécessaires :

(1) Electroencéphalogramme (EEG) : aucune anomalie n'a été indiquée en électroencéphalogramme.

(2) Examen ophtalmologique : la tension intraoculaire de 10 mmHg (avec ophthalmotonomètre).

(3) Ponction lombaire : la tension intracrânienne de 130 mmHg. Les mesures routines du liquide céphalorachidien et de biochimie étaient normales.

(4) Une fistule de kyste arachnoïdien intracrânien sous anesthésie générale était à envisager.

? Questions fréquemment posées par le médecin senior au médecin traitant

- **Quel est le diagnostic actuellement retenu et quels sont ses fondements ?**

Réponse :

(1) Le diagnostic actuellement retenu est kyste arachnoïdien intracrânien dans la fosse crânienne médiane gauche.

(2) Fondements du diagnostic : Le patient était un enfant de sexe masculin, ayant un long parcours occulte, ainsi que des crises répétitives depuis 6 mois et l'aggravation depuis 1 jour. Une céphalalgie paroxystique (notamment dans la région temporale gauche) n'ayant pas de radiation et sans cause évidente était apparue d'ici six mois avant son admission, qui s'est traduite par une douleur oppressante durant de quelques minutes jusqu'à presqu'une demi-heure. Elle était de toute façon tolérable, qui pouvait se soulager automatiquement après le repos. Aucun signe positif apparent n'a été indiqué aux examens physiques. La TMD crânienne a fait signaler une lésion occupationnelle dans la fosse crânienne médiane gauche, pour

quelle raison le diagnostic d'un kyste arachnoïdien intracrânien était retenu.

- **Quelle est la nature de la tuméfaction du kyste arachnoïdien intracrânien dans la fosse crânienne médiane ?**

Réponse : Le kyste arachnoïdien intracrânien est une sorte de masse arachnoïdienne bursiforme qui englobe le liquide céphalorachidien, et constitue une lésion congénitale bénigne d'occupation, représentant environ 1 % des lésions bénignes intracrâniennes.

- **Quels sont les symptômes fréquents du kyste arachnoïdien intracrânien ?**

Réponse : Le kyste arachnoïdien intracrânien dans la fosse crânienne médiane est une tuméfaction la plus courante, qui se traduit généralement et notamment par la céphalalgie, les crises d'épilepsie, les troubles moteurs, le retard de développement etc. Les kystes arachnoïdiens au niveau de la région de la selle turcique et dans la citerne suprasellaire sont susceptibles de faire apparaître les symptômes hydrocéphaliques, les lésions de la vision et des fonctions hypophysaires ; une minorité de kystes arachnoïdiens peuvent engendrer la compression sur la structure du 3ème ventricule et du thalamus, ou même le syndrome de tête de poupée Bobble. Les kystes arachnoïdiens dans la citerne de l'angle ponto-cérébelleux sont à proximité de plusieurs structures adjacentes, et c'est pourquoi ses manifestations cliniques se varient de manière complexe, comportant les symptômes tels que l'hydrocéphalie, l'ataxie cérébelleuse et les nerfs cérébraux coincés, avec ces derniers se référent particulièrement à la déficience auditive / paralysie faciale / diplopie / dysphagie etc.

Les kystes arachnoïdiens intraventriculaires sont assez rares, dont les symptômes typiques consistent de la céphalalgie et du vomissement, causés essentiellement par une hydrocéphalie aiguë due à son blocage à la circulation du liquide céphalorachidien. D'ailleurs, la rupture et l'hémorragie post-traumatiques du kyste peuvent donner lieu à un hématome sous-dural ou à un cumul de liquide, risquant d'entraîner l'hypertension intracrânienne, le dysfonctionnement des nerfs locaux et divers autres symptômes. En cas d'une association à une autre maladie congénitale, les symptômes auxiliaires peuvent être encore plus compliqués.

- **Comment peut-on se classifier les kystes arachnoïdiens intracrâniens ?**

Réponse :

(1) Classification par pathogénèse : Ils peuvent se classifier en affections congénitales et celles acquises. Généralement, on estime que les kystes arachnoïdiens intracrâniens proviennent potentiellement d'un développement anormal de l'arachnoïde embryonnaire. L'incidence d'un défaut de développement des cellules mésenchymateuses ou d'un écoulement anormal du liquide céphalorachidien en serait la cause potentielle ; tandis que la formation des kystes arachnoïdiens intracrâniens acquis semble liée au liquide du kyste contenant de l'hémosidérine et des cellules inflammatoires etc.

(2) Classification par positionnement : Ils peuvent se classifier en affections intramédullaires et celles intracrâniennes, dont celles dernières sont beaucoup plus fréquentes. En fonction du positionnement au sein du crâne, ils peuvent se diviser en kystes arachnoïdiens dans la fosse crânienne médiane, en surface convexe cérébrale ou dans la citerne suprasellaire etc.

(3) Classification par nature symptomatique / asymptomatique : Ils peuvent se classifier en affections symptomatiques et celles asymptomatiques.

(4) [Historique médical recomplété par le médecin résident ou le médecin traitant]

Le patient était un enfant (homme) de 9 ans, qui s'est admis à l'hôpital en raison de « céphalalgie récurrente depuis 6 mois avec l'aggravation depuis 1 jour ». Selon les examens physiques, une augmentation anormale de son périmètre crânien a été indiquée. Avec le scan simple tomodensitométrique crânien, une lésion occupationnelle (d'une taille de 8,0 cm x 6,5 cm x 6,4 cm) dans la fosse crânienne médiane gauche a été suggérée, pour quelle raison le diagnostic d'une lésion d'occupation de nature kystique bénigne (par exemple, un kyste arachnoïdien intracrânien ou un kyste épidermoïde) a été établi. D'après le scan simple en IRM crânienne réalisé ultérieurement, un kyste arachnoïdien intracrânien a été mis en évidence.

? Questions fréquemment posées par le médecin senior au médecin résident, au médecin itinérant ou au médecin traitant

- **Avez-vous un avis différent sur le diagnostic de ce patient ?**

Réponse : Le patient est un enfant de sexe masculin qui s'est plaint essentiellement de ses crises de céphalalgie. Compte tenus des indications d'une lésion occupationnelle kystique dans la fosse crânienne médiane gauche, une densité faible en TDM, ainsi que des signaux faibles T1, signaux élevés T2, signaux faibles DWI en IRM crânienne, le diagnostic d'un kyste arachnoïdien intracrânien se prioritise.

- **Avec quelles lésions courantes doit-on le faire distinguer ?**

Réponse :

(1) Kyste épidermoïde : Il se caractérise par une croissance en suture alignée, souvent de formes irrégulières, présentant des signaux élevés DWI.

(2) Kyste colloïdal : Ayant une forme circulaire, il se situe souvent au 3ème ventriculaire, présentant une densité élevée homogène au scan simple tomodensitométrique.

- **Comment peut-on accomplir proprement l'évaluation préopératoire pour un kyste arachnoïdien intracrânien ?**

Réponse : L'évaluation clinique du kyste arachnoïdien intracrânien chez un enfant se base non seulement sur les symptômes cliniques, mais aussi notamment sur les techniques d'imagerie et celles électrophysiologiques etc. L'IRM crânienne est capable à la fois, de confirmer l'exitance d'un kyste, ainsi que de visualiser le mode d'écoulement du liquide céphalorachidien et la relation entre le kyste et les tissus cérébraux. Avec la cisternographie tomodensitométrique, l'interconnexion du kyste arachnoïdien intracrânien peut être illustrée plus précisément, en le classifiant en trois catégories, voire kyste arachnoïdien intracrânien à connectivité (distension du kyste dans 1 heure), celui à connectivité partielle (distension du kyste dans 3 heures) et celui à déconnectivité (absence de distension ou faible distension du kyste dans 24 heures). L'échographie de routine permet de détecter la présence de kystes arachnoïdiens intracrâniens chez un fœtus pendant la grossesse, et de poursuivre les examens complémentaires de l'évaluation chromosomique et l'IRM fœtale, ayant pour but de dépister toute autre malformation. Quant aux enfants plus âgés, l'EEG peut être appliqué en cas d'un kyste arachnoïdien supratentoriel afin de vérifier la nécessité d'un traitement antiépileptique. De plus, certains chercheurs ont décelé que les patients atteints de kyste arachnoïdien intracrânien pouvaient être assujettis à des dysfonctionnements cognitifs. Il est recommandé de ce fait aux patients pédiatriques plus âgés, d'accomplir les tests neurophysiologiques pour que davantage de syndromes cliniques susceptibles d'être négligés puissent être dépistés. En bref, malgré divers moyens d'examen clinique, la TDM crânienne et l'IRM crânienne demeurent les méthodes primordiales. Elles sont capables de visualiser directement ou indirectement la tension kystique et sa communication avec l'espace sous-arachnoïdien, offrant des justificatifs directs au traitement chirurgical.

- **Quelles sont les indications chirurgicales du kyste arachnoïdien intracrânien ?**

Réponse : Les kystes arachnoïdiens intracrâniens sont traités principalement par les modes non chirurgicaux, alors que le traitement de ceux symptomatiques reste un sujet controversé. Cependant, une grande majorité des experts affirment que les indications chirurgicales raisonnables incluent : (1) la rupture kystique formant un épanchement / hématome sous-dural ; (2) les symptômes d'une hypertension intracrânienne apparents ; (3) les signes neurologiques focaux, y compris l'hémiplégie, la diminution de la vision et les dysfonctionnements neurologiques cérébraux focaux etc. ; (4) l'épilepsie réfractaire ; (5) un kyste présentant une croissance expansive, notamment l'éminence du crâne, la compression sur les tissus péri-cérébraux ou l'hydrocéphalie associée.

- **Quelle est l'histoire naturelle pathologique du kyste arachnoïdien intracrânien ?**

Réponse : Le long de son histoire naturelle, on constate que la majorité des kystes ont une taille stabilisée, et seuls quelques cas rares d'augmentation / de diminution de taille sont observés, parmi lesquels le phénomène de croissance kystique a attiré pas mal d'attention. Toutefois, son mécanisme spécifique reste peu connu jusqu'à présent. Plusieurs experts évoquent des théories en mécanisme sécrétoire d'activités du liquide céphalorachidien dans la paroi kystique ou en mécanisme de vanne à bille, mais ce phénomène en manque toujours une justification irréprochable.

● **Quels sont les modes de traitement pour le kyste arachnoïdien intracrânien ?**

Réponse : Les modes d'intervention chirurgicale communes consistent en la fistule et la dérivation, mais l'option optimale chirurgicale reste encore contestée. Il est généralement admis que le mode de traitement se fait principalement un choix personnel basé sur les facteurs suivants : symptômes du patient, positionnement du kyste, forme du kyste, espacement intra-kystique, structures neurovasculaires attenantes et conditions physiques du patient, ainsi que expériences et savoir-faire du chirurgien. Parmi ces éléments, le positionnement du kyste et l'âge du patient sont les facteurs clés. D'après les dernières études, l'intervention par fenestration et celle par dérivation partagent des effets comparables à long terme, mais un certain nombre de résultats négatifs sévères tels que la dépendance au(x) tube(s) de dérivation et les infections intracrâniennes se manifestent. Par conséquence, certains spécialistes proclament que la fenestration prévaut, et la dérivation peut être exécutée lorsque le résultat de cette première demeure insatisfaisant. Certains spécialistes affirment même que la fenestration kystique sous neuro-endoscopie en est le meilleur choix pour traiter les kystes arachnoïdiens intracrâniens situés dans la citerne suprasellaire / citerne de l'angle ponto-cérébelleux / fosse crânienne postérieure / fosse crânienne médiane ; tandis que la fenestration kystique ou la dérivation kystique sous microscope en l'est pour ceux en surface convexe cérébrale.

[Historique médical recomplété par le médecin traitant]

Après l'investigation des antécédents médicaux, on a été informé que la mère de l'enfant avait une grossesse et un accouchement (G1P1) naturel à terme. Ses résultats scolaires actuels de l'enfant sont de niveau intermédiaire. Chaque fois qu'il avait de la fièvre ou faisait des études pour une longue durée, il présentait souvent des vertiges ou mêmes des crises de céphalalgie, mais aucun(e) nausée / vomissement n'a été remarqué(e). L'EEG n'a relevé aucune anomalie.

? Questions fréquemment posées par le médecin senior au médecin résident, au médecin itinérant ou au médecin traitant

- **Que dénote l'apparition de vertige en cas de fièvre et d'études chez le patient pédiatrique ?**

Réponse : Cela pourrait révéler une baisse de compliance intracrânienne. Présentement, certaines études mettent en évidence la baisse de compliance intracrânienne due au kyste arachnoïdien intracrânien stressé, qui peut être atténuée par une intervention chirurgicale.

- **Quels sont les avantages et les désavantages de la dérivation / fistule pour les kystes arachnoïdiens intracrâniens ?**

Réponse : La fistule et la dérivation représentent les stratégies de traitement chirurgical les plus courantes de nos jours. Bien que les méthodes chirurgicales majeures permettent maintenant de soulager ou de guérir les symptômes cliniques, il est généralement admis que le mode de traitement se fait principalement un choix personnel basé sur les facteurs suivants : symptômes du patient, positionnement du kyste, forme du kyste, espacement intra-kystique, structures neurovasculaires attenantes et conditions physiques du patient, ainsi que expériences et savoir-faire du chirurgien. Le plus grand avantage de la fistule microscopique est qu'elle empêche la dépendance vis-à-vis de la dérivation, toutefois que le rendement d'une craniotomie pour traiter un kyste arachnoïdien intracrânien chez un enfant ayant uniquement quelques symptômes légers exige une évaluation approfondie ultérieurement. Les complications à court terme de cette maladie englobent la méningite, l'hémiparésie, la paralysie oculomotrice, l'hématome sous-dural, les crises d'épilepsie ou même la mort ; tandis que ses complications à long terme sont relativement rares. Par rapport à la fistule, la dérivation est un mode chirurgical dit « traditionnel », mais ses complications semblent quand même complexes et ne doivent pas être négligées. Son désavantage majeur repose sur le fait que l'incidence des complications y est relativement élevée. Ses complications à court terme englobent notamment les accidents d'hémorrage, infections intracrâniennes, mauvais rétablissement du cuir chevelu, et l'hydrops sous-cutané ; tandis que ses complications à long terme incluent la dépendance à vie, l'obstruction, le blocage de tube et le dégagement de tube de la dérivation etc. En outre, une pression trop basse de la vanne de dérivation est susceptible de provoquer un écoulement de dérivation à haute vitesse, causant les complications telles que le syndrome de kyste fissural. Selon l'auteur, il est préférable de prioritiser la fistule et éviter tant que possible la dérivation en cas de traitement d'un kyste arachnoïdien intracrânien chez un enfant. Nonobstant, la dérivation peut être prise en considération en cas d'échec d'une fistule. Actuellement, la plupart des centres médicaux privilégient la fistule kystique sous microscope / endoscope lorsqu'il s'agit du choix de traitement du kyste arachnoïdien intracrânien dans la citerne de la fissure Sylvain.

Conclusion du médecin senior

Grâce au développement des technologies d'imagerie et avec un besoin accru des services médicaux du grand public, les kystes arachnoïdiens intracrâniens deviennent graduellement une maladie inévitable dans la pratique clinique de la neurochirurgie. Notre connaissance de cette maladie doit être approfondie, plus particulièrement dans le domaine de la neurochirurgie pédiatrique. Il importe de noter que la plupart des kystes arachnoïdiens asymptomatiques sont encore recommandés pour un suivi médical, parce qu'ils ne doivent pas faire l'objet d'une intervention chirurgicale systémique, tout spécialement en ce qui concerne la dérivation ; tandis que pour ceux symptomatiques, la confirmation d'un lien en cause entre tel(s) symptôme(s) et le(s) kyste(s) arachnoïdien(s) intracrânien(s) nécessite le support de multiples examens auxiliaires, dont l'intervention chirurgicale ne vise qu'à résoudre le(s)dit(s) problème(s).

CHAPITRE VII

HYDROCÉPHALIE

Cas 1 : L'hydrocéphalie à pression normale idiopathique

[Historique médical établi par l'interne]

Le patient était un homme de 71 ans, qui s'est admis à l'hôpital en raison de « instabilité de démarche, détérioration de la mémoire et incontinence urinaire depuis 6 mois ». Son instabilité de démarche s'était apparue sans cause apparente il y a 6 mois, en même temp que la détérioration de la mémoire et l'incontinence urinaire. Aucun(e) inconscience / vertige / céphalalgie / vomissement / convulsion des membres / incontinence de défécation / engourdissement n'a été mentionné(e). Un examen en IRM dans un autre hôpital a été fait d'ici 1 semaine, basé sur lequel le diagnostic d'une hydrocéphalie a été retenu. L'option chirurgicale a été recommandée, et il est donc transféré chez nous pour des traitements ultérieurs. Depuis l'apparition de ses crises pendant 6 mois, l'incontinence urinaire a été constatée, tandis que les conditions du patient dans autres aspects étaient généralement saines.

Examen physique :

Température (T) : 36,5 °C ; Fréquence respiratoire (R) : 20 / min ; Pouls (P) : 80 / min ; Tension artérielle (PA) : 140 / 90 mmHg. Le patient était en bonne conscience ; alors qu'une réaction retardée, la bradylalie et la détérioration de la mémoire ont été constatées. Aucune malformation crânienne n'a été observée. Ses pupilles étaient d'une taille égale et d'une forme ronde (d'un diamètre de 3,5 mm). Sa sensibilité à la lumière et son absence de nystagmus ont été constatées.

La résistance cervicale était absente. Sa force musculaire de tous les membres était de niveau 5-, et sa tonicité musculaire était normale. Le réflexe des tendons rotuliens était présent, tandis que les signes « Babinski » (-), les signes « Kernig » et les signes « Brudzinski » (-) dans les deux côtés étaient négatifs. Ses démarches alignées étaient ralenties et instables.

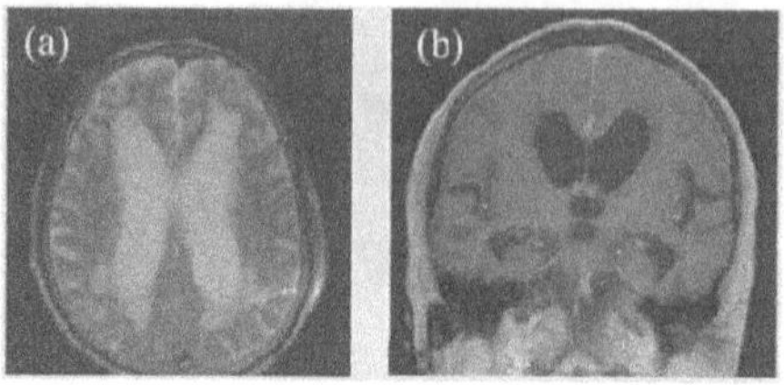

Figure 7-1 Scan simple en IRM crânienne (a) T2WI : Manifestations des ventriculomégalies latérales, des œdèmes interstitiels à signaux élevés dans les angles frontaux (b) Vue coronaire : Elargissement des citernes de la fissure Sylvain, et sténose significative au niveau des sillons cérébraux de la voûte crânienne et sous-arachnoïdienne

Examen auxiliaire :

D'après le scan simple en IRM crânienne + avec injection de contraste (Figure 7-1), la ventriculomégalie intermédiaire et l'élargissement des citernes de la fissure Sylvain ont été indiqués ; l'agrandissement des sillons cérébraux et l'accroissement des espaces sous-arachnoïdiens ont également mis en évidence ; tandis que la sténose au niveau des sillons cérébraux de la voûte crânienne et sous-arachnoïdienne demeurait significative.

Diagnostic : L'hydrocéphalie à pression normale idiopathique.

Traitement :

Il s'agit de la mise au point des travaux préparatoires, comportant les trois analyses routines (de sang, d'urine et de selle), l'examen de la coagulation, l'examen de la fonction hépatorénale, les tests électrolytiques, ainsi que les évaluations préopératoires telles que l'électrocardiogramme, la radiographie thoracique et l'échographie abdominale etc.

(1) Surveillance / contrôle de la tension à un niveau stable.

(2) Examens spéciaux et soins.

a) Mesure de la pression du liquide céphalorachidien par ponction lombaire, analyses routines / mesures de biochimie du liquide céphalorachidien.

b) Etude de paracentèse lombaire.

(3) Lorsqu'aucune contre-indication ne se présente et l'étude de paracentèse lombaire est positive, une dérivation abdominale du liquide céphalorachidien au ventricule latéral peut être envisagée.

? Questions fréquemment posées par le médecin senior à l'interne

- **Quelle est la définition de l'hydrocéphalie à pression normale idiopathique ?**

Réponse : L'hydrocéphalie à pression normale idiopathique est un syndrome de triples signes cliniques (démence, instabilité de démarche, incontinence urinaire) associé à la ventriculomégalie, mais ayant une pression normale du liquide céphalorachidien, et à l'absence d'affections susceptibles à provoquer les symptômes susmentionnés.

- **Quels sont les caractéristiques cliniques de ce patient ?**

Réponse :

(1) C'est un patient senior ayant une progression relativement ralentie. Son instabilité de démarche commençait à s'apparaître sans cause évidente il y a 6 mois, associée à la détérioration de la mémoire et l'incontinence urinaire.

(2) Sa réactivité ralentie / bradylalie / détérioration de la mémoire a été constatée lors de l'examen physique. Ses démarches étaient ralenties et instables.

(3) Au bout d'un scan simple en IRM crânienne, la ventriculomégalie de tous les ventricules, l'œdème interstitiel périventriculaire des angles frontaux aux ventricules dans les deux côtés, l'élargissement de la citerne externe de la fissure Sylvain, ainsi que la sténose au niveau des sillons cérébraux en surface convexe cérébrale et dans l'espace sous-arachnoïdien ont été suggérés.

En synthétisant les antécédents du patient, les résultats d'examen physique et d'IRM crânienne, ces éléments correspondent au diagnostic de l'hydrocéphalie à pression normale idiopathique.

- **Quels sont les examens auxiliaires courants pour le diagnostic de l'hydrocéphalie à pression normale idopathique ?**

Réponse :

(1) Examen TDM / IRM : La ventriculomégalie a été mis en évidence dans les deux examens. On emploie généralement l'indice d'Evans (c'est-à-dire le rapport entre la distance maximale des cornes frontales des ventricules latéraux et l'écart interne maximal du crâne au même niveau) pour mesurer les ventricules, dont un ratio > 0,3 peut être pris comme étant la preuve de la ventriculomégalie. Avec les résultats T2WI en vue médiane au scan simple en IRM, les manifestations des œdèmes périventriculaires à signaux élevés ont été indiquées ; tandis qu'en vue sagittale, la hausse ou l'amincissement du corps calleux a été mis(e) en évidence ; particulièrement en vue coronaire, la sténose au-dessus de la citerne de la fissure Sylvain et au niveau des sillons bilatéraux / de l'espace sous-arachnoïdien cérébral, dont la plupart des cas ont lieu dans la partie postérieure des lobes frontaux et de ceux pariétaux. Bien contrairement, l'élargissement au niveau de la citerne de la fissure Sylvain / de la partie inférieure de la surface convexe cérébrale (au-dessous de la citerne de la fissure Sylvain) / des sillons et de la citerne cérébrale dans le côté ventral, se dispose d'une valeur majeure en formant le signe caractéristique de cette pathologie, c'est-à-dire l'hydrocéphalie avec distension disproportionnée de l'espace sous-arachnoïdien.

(2) Test de drainage du liquide céphalorachidien : Il s'agit d'une méthode visant à observer toute amélioration clinique après la ponction lombaire en vue de drainer une certaine quantité du liquide céphalorachidien. Constituant l'un des moyens les plus efficaces de diagnostic et d'évaluation de l'efficacité de la ponction lombaire, ce test est également le mode principal d'évaluation d'efficacité d'intervention de déviation. Le drainage du liquide céphalorachidien doit être équivalent à 30-50 ml chaque fois, et au cas échéant, un deuxième drainage à un débit plus élevé par rapport au premier drainage se nécessite en cas d'aggravation progressive des symptômes cliniques. Pour les patients ayant un résultat négatif à un test de drainage du liquide céphalorachidien, des tests de drainage externe en

continuité du liquide céphalorachidien peuvent être prévus, dont le débit doit être d'environ 500 ml/3d.

(3) Analyse dynamique (test de capacité et de charge) du liquide céphalorachidien : Par injection d'une solution saline ordinaire dans l'espace sous-arachnoïdien, on peut mesurer la résistance (Ro) de l'écoulement du liquide céphalorachidien et sa la conductivité (Cout). Toutefois que les unités de valeur « Ro » se varient dans la mesure, le résultat demeure non constant ; tandis que le résultat des recherches sur la pertinence entre la valeur « Ro » et l'amélioration des symptômes postopératoires sont absents ; d'ailleurs, une procédure standardisée de mesure des valeurs « Ro » et « Cout » n'existe pas pour le moment. Par conséquence, cette méthode est un moyen de test non obligatoire.

[Historique médical recomplété par le médecin traitant]

Après l'admission du patient, une pression du liquide céphalorachidien de 150 mmH2O a été obtenue suite à la mesure par ponction lombaire, pour quelle raison un drainage simple du liquide céphalorachidien de 30 ml a été réalisé. Les résultats des tests du liquide céphalorachidien + des examens biochimiques étaient tous en ordre. Au bout des tests du liquide céphalorachidien par ponction lombaire, l'allocution du patient a devenu plus intensive et plus facile, et l'amélioration de stabilité de démarche a également été remarquée. Compte tenu d'un âge senior du patient et ses trois principales manifestations cliniques (c'est-à-dire l'instabilité de démarche, la détérioration de la mémoire et l'incontinence urinaire), les symptômes de l'hydrocéphalie en IRM crânienne ont été signalés, et l'absence de cause apparente de l'hydrocéphalie à pression normale secondaire a été confirmée. La pression était normale suivant la mesure de pression du liquide céphalorachidien par ponction lombaire, et les symptômes cliniques se sont améliorés suite du test de drainage du liquide céphalorachidien par ponction lombaire, pour quelle raison le diagnostic de l'hydrocéphalie à pression normale idopathique a été retenu.

? Questions fréquemment posées par le médecin senior à l'interne

● Quelle est la classification des hydrocéphalies à pression normale idiopathiques et quels sont les critères de leur diagnostic ?

Réponse :

(1) Selon le Guide international (version 2005), les hydrocéphalies à pression normale idiopathiques peuvent se classifier en celles probables / possibles / non probables. Voir le tableau 7-1 pour les critères de leur diagnostic.

Tableau 7-1 Critères de diagnostic des 3 types d'hydrocéphalies à pression normale idiopathiques suivant le Guide international

I. Hydrocéphalie à pression normale idiopathique probable (A) Antécédents Les symptômes du patient doivent être confirmés par un individu ayant connaissance de son état initial et de sa situation actuelle, incluant indispensablement les éléments suivants : 1. Début de maladie discret (non aigu) . 2. Age > 40 ans. 3. Evolution de la maladie durant au moins 3 à 6 mois. 4. Absence d'anciennes maladies telles que traumatisme crânien, hémorragie intracérébrale, méningite ou toute autre affection pouvant causer éventuellement l'hydrocéphalie secondaire. 5. Etat de la maladie progressif. 6. Absence d'un autre trouble neurologique, psychiatrique ou systémique. (B) Examen crânien en imagerie	(C) Manifestations cliniques Selon la définition classique de Fisher, Hakim et al, le patient doit présenter l'instabilité de démarche / le déséquilibre ; en outre, il en faut manifester une des déficiences du système cognitif / urinaire, ou des deux systèmes. 1. Concernant l'instabilité de démarche / le déséquilibre, il existe au moins 2 scénarios suivants dont la cause ne soit pas exclusivement due à d'autres maladies : (1) Hauteur réduite de la foulée. (2) Longueur réduite de la foulée. (3) Fréquence (vitesse) réduite de la foulée (marche). (4) Balancement accru de torse lors de la marche. (5) Espacement accru des pieds en position debout. (6) Abduction des orteils lors de la marche. (7) Marche arrière (spontanée ou

Les résultats d'examen TDM et IRM après la crise après la crise doivent englober indispensablement les signes suivants : 1. La ventriculomégalie sans lien avec atrophie cérébrale ou tout facteur congénital (ayant un indice d'Evans, ou à déterminer selon la mesure). 2. Absence d'obstacle dans la circulation du liquide céphalorachidien. 3. Ayant au moins un des signes suivants : (1) Hypertrophie de la corne temporale du ventricule latéral indépendante de l'atrophie de l'hippocampe. (2) Angle du corps calleux ≥ 40°. (3) Signes indiquant l'évolution de la teneur en eau des tissus cérébraux, y compris la densité périventriculaire ou les changements de signaux au scanner et en IRM, non liés à des mutations vasculaires ischémiques ou à des maladies démyélinisantes. (4) Signes de vacuité observables au niveau de l'aqueduc ou du 4ème ventricule. 4. Autres manifestations : conformité avec le diagnostic d'une hydrocéphalie à pression	provoquée). (8) Virage intégral (à une orientation de 180° nécessitant ≥ 3 étapes). (9) Mauvais équilibre lors de la marche, par exemple, ≥ 2 corrections sont requises au test de marche cohérente en 8 étapes. 2. Quant aux troubles cognitifs, il doit y avoir obligatoirement des antécédents archivés (assujettis à des corrections éventuelles selon l'âge et l'éducation du patient), et / une capacité réduite aux examens de dépistage cognitif, ou au moins deux éléments sous-mentionnés et que toute autre affection n'arrive pas entièrement se mettre en cause : (1) Ralentissement psychomoteur (avec une latence de réponse prolongée). (2) Vitesse réduite de la motricité fine. (3) Précision réduite de la motricité fine. (4) Difficulté de distraction ou de maintien de l'attention. (5) Perte de la mémoire, notamment des événements récents. (6) Troubles d'exécution tels que diminution de capacité d'opération de multiples étapes, capacité de relevé du travail, de

normale idiopathique (mais pas forcément d’une hydrocéphalie à pression normale idiopathique probable). (1) L'imagerie avant l'apparition de la maladie montre des petits ventricules ou l’absence d'hydrocéphalie. (2) Selon la cisternographie radionucléide, la clairance retardée des radionucléides en surface convexe cérébrale de 48 à 72 h est indiquée. (3) La hausse de vitesse intraventriculaire est indiquée avec l’IRM des flux en contraste de phase et ou d’autres techniques. (4) Le test en acétazolamide en tomographie par émission monophotonique dévoile une réduction de la perfusion périventriculaire mais sans lien avec les changements causés par l’acétazolamide. (3) Incontinence d'urines et de selles. Ou présentant deux des cas suivants : (1) Urgence urinaire (envie fréquente d'uriner et nécessité urgente de vidanger). (2) Miction fréquente (malgré la prise de l’eau normale, mais > 6 mictions pendant 12 h en moyenne).	perception d’abstraction / d’analogie. (7) Changement de comportement / personnalité. 3. Concernant les symptômes de l’incontinence urinaire, ils seront réputés conformes à la description si l’une des situations ait lieu : (1) Incontinence urinaire de caractère intermittent ou persistant à l’absence de trouble primaire urinaire. (2) Incontinence urinaire persistante. 5. Nature non progressive ou non significativement progressive. (B) Examen crânien en imagerie La ventriculomégalie associée à l’hydrocéphalie, mais ayant une des conditions suivantes : 1. La gravité de l’atrophie cérébrale peut se mettre en cause la présence de ventriculomégalie. 2. Les lésions structurelles peuvent affecter éventuellement la taille de ventricules. (C) Manifestations cliniques Ayant une des manifestations suivantes : 1. Incontinence urinaire et / ou déficience cognitive, mais sans troubles de démarche ou d’équilibre apparents. 2. Présentant uniquement l’instabilité de démarche ou la

(3) Nycturie plus fréquente (plus de 2 mictions dans la nuit en moyenne). (D) Examen physiologique Le résultat de l'examen de la pression intracrânienne par la ponction lombaire du liquide céphalorachidien doit se situer entre 5 et 18 mmHg (70 à 245 mmH2O). Lorsque la pression mesurée est significativement supérieure ou inférieure à cette plage, cela vaut dire que le diagnostic d'une hydrocéphalie à pression normale idiopathique probable ne serait retenu. II. Hydrocéphalie à pression normale idopathique possible (A) Antécédents Les symptômes du patient peuvent se manifester comme suit : 1. Début de maladie subaigu ou incertain. 2. Début de maladie à n'importe quel âge chez un patient pédiatrique. 3. Il peut y avoir lieu des traumatismes légers au niveau du crâne, hémorragies intracérébrales à long terme, méningites ou d'autres affections pédiatriques / adolescentes, mais le médecin traitant les juge non attribuables à cette pathologie. 4. Il peut y avoir lieu en parallèle	démence. (D) Examen physiologique Il n'y a pas de résultat du test de la pression intracrânienne par ponction lombaire, ou que le résultat en est hors de la plage d'une hydrocéphalie à pression normale idiopathique probable. III. Hydrocéphalie à pression normale idiopathique non probable. (I) Absence de signe de la ventriculomégalie. (II) Présence de signes d'une hausse de la pression intracrânienne telles que l'œdème papillaire. (III) Aucune manifestation des triples symptômes principaux de l'hydrocéphalie à pression normale idiopathique. (IV) Symptômes attribuables à une autre pathologie, par exemple, la sténose spinale.

d'autres affections neurologiques, psychiatriques ou systémiques, mais le médecin traitant les juge non entièrement attribuables à cette pathologie.	

(2) Publié par la Sous-association de neurochirurgie de l'Association médicale chinoise en 2016, le « Consensus d'experts sur le diagnostic et les traitements de l'hydrocéphalie à pression normale idiopathique en Chine » a classifié les hydrocéphalies à pression normales idiopathiques en trois catégories au diagnostic clinique, c'est-à-dire celles susceptibles à la suspicion clinique / au diagnostic clinique / à la confirmation clinique.

a) Hydrocéphalie à pression normale idiopathique cliniquement suspect

i. Ayant un début de la maladie ralenti et une aggravation progressive, les symptômes chez les patients adultes peuvent se traduire par des épisodes fluctuants d'aggravation / de soulagement, présentant au moins 1 des triples symptômes cliniquement typiques, voire le trouble de démarche, la déficience cognitive et l'incontinence urinaire.

ii. La ventriculomégalie se fait indiquer en imagerie (avec un indice d'Evans > 0,3), sans cause évidente de toute autre affection qui y est afférente ; il peut y avoir (ou non) de signes TDM à faible densité ou de signaux élevés T2WI en IRM ; et d'après l'imagerie en vue coronaire, les signes de l'hydrocéphalie avec distension disproportionnée de l'espace sous-arachnoïdien se manifestent.

iii. Lorsque la surveillance de la pression intracrânienne a mis en évidence une pression intracrânienne ≤ 200mmH2O par ponction lombaire (en position couchée latérale) ou au sein de ventricule, et que les résultats des tests routines du liquide céphalorachidien et des analyses biochimiques sont dans une plage normale.

iv. Les tests cliniques, d'imagerie et biochimiques ont fait exclure la possibilité de toute autre affection neurologique ou non neurologique, potentiellement attribuable aux manifestations cliniques susmentionnées. Certains patients souffrent concomitamment des maladies de Parkinson, d'Alzheimer ou des troubles cérébro-vasculaires de nature ischémique.

b) Hydrocéphalie à pression normale idiopathique susceptible au diagnostic clinique

i. Conformité avec les critères de diagnostic de l'hydrocéphalie à pression normale idiopathique susceptible au diagnostic clinique.

ii. Conformité avec une des descriptions suivantes :

- Amélioration des symptômes après l'essai de drainage du liquide céphalorachidien ;
- Amélioration des symptômes après l'essai de drainage continuel du liquide céphalorachidien

c) Hydrocéphalie à pression normale idiopathique cliniquement confirmée : Un patient subi d'une hydrocéphalie à pression normale idiopathique cliniquement suspect, ou d'une hydrocéphalie à pression normale idiopathique susceptible au diagnostic clinique, présentant une amélioration significative après l'intervention chirurgicale de drainage du liquide céphalorachidien, est considéré comme un cas de l'hydrocéphalie à pression normale idiopathique cliniquement confirmée.

- **Avec quelles maladies doit-on faire distinguer l'hydrocéphalie à pression normale idiopathique ?**

Réponse : On doit faire distinguer l'hydrocéphalie à pression normale idiopathique avec les maladies suivantes :

(1) Atrophie cérébrale : Elle touche majoritairement les patients seniors au-delà de 50 ans et peut s'accompagner de déficience de la mémoire et de troubles de démarche, mais sa progression est pourtant relativement lente qui peut durer des années. En imagerie, elle se traduit par l'élargissement à la fois des ventricules et de l'espace sous-arachnoïdien cérébral (Figure 7-2), c'est-à-dire la ventriculomégalie légère ; tandis que l'épanchement périventriculaire ne se présente pas. L'élargissement au niveau des sillons, de la citerne de la fissure Sylvain, de la citerne des ganglions de la base est significativement visible ; le résultat du test de décharge du liquide céphalorachidien est négatif.

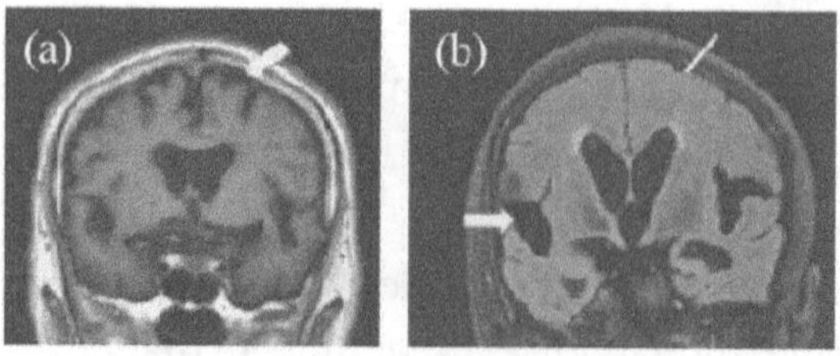

Figure 7-2 Manifestation d'IRM de l'atrophie cérébrale (a) T1WI en vue coronaire : élargissement homogène dans l'espace sous-arachnoïdien cérébral chez un patient subi d'atrophie cérébrale (b) Sténose au-dessus de la citerne de la fissure Sylvain, des sillons aux deux côtés de la ligne médiane et dans l'espace sous-arachnoïdien cérébral (voir la flèche fine), élargissement de la citerne de la fissure Sylvain, créant un aspect unique de cette maladie, voire la distension disproportionnée de l'espace sous-arachnoïdien

(2) Autres maladies pouvant causer la démence :

a) Maladie d'Alzheimer : Elle débute de façon insidieuse et évolue très lentement, dont la principale manifestation est la diminution de la mémoire dans une phase précoce, suivie consécutivement et progressivement par les troubles intellectuels / cognitifs, ou même au bout des années l'instabilité de démarche et l'incontinence urinaire dans une phase avancée. En imagerie, elle se traduit par l'atrophie cérébrale.

b) Démence vasculaire : Il existe dans la plupart des cas des antécédents d'hypertension ou d'athérosclérose cérébrale, d'accident vasculaire cérébral (AVC) ou d'insuffisance d'irrigation sanguine cérébrale. Il est possible que les troubles cognitifs, leur aggravation / fluctuation / progression en multiples étapes se produisent. Il peut y avoir lieu dans l'examen physique des signes neurologiques focaux. En imagerie, l'infarctus cérébral lacunaire multiple ou l'infarctus cérébral massif, même des vastes lésions de la substance blanche périventriculaire peuvent se mettre en évidence.

(3) Maladies pouvant causer le trouble de démarche :

a) Maladie / syndrome de Parkinson : Fréquemment chez les patients d'âge moyen / senior avec une évolution assez longue, ses principales manifestations consistent en le tremblement des membres, la myotonie, la bradykinésie, ou éventuellement la démence chez quelques patients dans une phase avancée.

b) Autres maladies pouvant causer le trouble de démarche telles que sténose spinale, lésions périphériques, alcoolisme chronique etc. Elles peuvent facilement identifier en fonction des antécédents.

(4) Autres maladies pouvant causer l'urination urgente / l'urination fréquente / l'incontinence urinaire : notamment l'infection urinaire, l'hypertrophie bénigne de la prostate, les tumeurs vésicales et prostatiques etc. Des changements caractéristiques des urines peuvent éventuellement avoir lieu, tandis que le trouble cognitif ou celui de démarche ne se manifeste pas. En imagerie, l'évolution de l'hydrocéphalie est absente, mais les manifestations des maladies urinaires qui y sont afférentes peuvent éventuellement se produire.

- **Quels sont les modes d'intervention chirurgicale pour l'hydrocéphalie à pression normale idiopathique ?**

Réponse : Il existe principalement deux modes d'intervention chirurgicale pour l'hydrocéphalie à pression normale idiopathique.

(1) Dérivation : Il existe la dérivation ventriculo-péritonéale (VP) / ventriculo-auriculaire (VA) / lumbo-péritonéale (LP), dont celle ventriculo-péritonéale (VP) demeure le mode le plus fréquent avec une efficacité éprouvée. La dérivation lumbo-péritonéale (LP) a recueilli de plus en plus d'attention et est recommandée par un grand nombre d'experts depuis ces dernières années.

(2) 3ème ventriculostomie : Elle peut intervenir chez certains patients, mais n'est pas recommandée si d'autres options sont disponibles.

- **Quelle est la procédure de diagnostic pour assurer l'efficacité de la dérivation en tant qu'un traitement d'intervention chirurgical ?**

Réponse : Le Guide international a défini précisément une procédure efficace de dérivation des hydrocéphalies à pression normale idiopathiques. Bien que les critères recommandés fondés sur les preuves en médecine factuelle soient nonobstant absents, la procédure de diagnostic recommandée par le Guide international pour déterminer effectivement les patients en cause est comme suit.

(1) Evaluation clinique : En fonction des antécédents, examens neurologiques et résultats en neuroimagerie, on peut classifier au diagnostic initial les hydrocéphalies à pression normale idiopathiques probables, possibles et non probables.

(2) Mode de diagnostic auxiliaire : Afin d'éviter toute complication chirurgicale et d'améliorer l'efficacité de dérivation, il est nécessaire d'appliquer au dépistage les modes auxiliaires de diagnostic tels que l'essai de percussion du liquide céphalorachidien, l'évaluation de résistance à l'écoulement et / ou le drainage lombaire externe chez les patients atteints d'hydrocéphalies à pression normale idiopathiques probables / possibles.

(3) Essai de percussion du liquide céphalorachidien : Il s'agit un mode auxiliaire de diagnostic initialement employé. Pour ceux présentant un résultat positif dans un essai à un débit du liquide céphalorachidien de 40 à 50 ml, l'efficacité de la dérivation est supérieure à l'ensemble des sujets de l'évaluation clinique. Cependant, il ne peut pas être considéré comme méthode d'exclusion, compte tenu de sa faible sensibilité (26 % à 61 %).

(4) Essai de résistance à l'écoulement : Par rapport à l'essai de percussion du liquide céphalorachidien, il dispose d'une sensibilité assez importante (57 % à 100 %), mais partage conjointement une valeur prédictive positive similaire (75 % à 92 %).

(5) Drainage lombaire externe : Il s'agit de la méthode la plus fiable pour déterminer l'efficacité ou non de la dérivation des hydrocéphalies à pression normale idiopathiques lorsque le débit de drainage > 300 ml, la sensibilité de 50 % à 100 % et la valeur prédictive positive 80 % à 100 %, à condition que le patient soit hospitalisé, et que l'incidence de complications soit supérieure à celle de l'essai de percussion du liquide céphalorachidien et du test de résistance à l'écoulement. Voir la figure 7-3 pour la procédure de diagnostic pour déterminer l'efficacité de la dérivation des hydrocéphalies à pression normale idiopathiques.

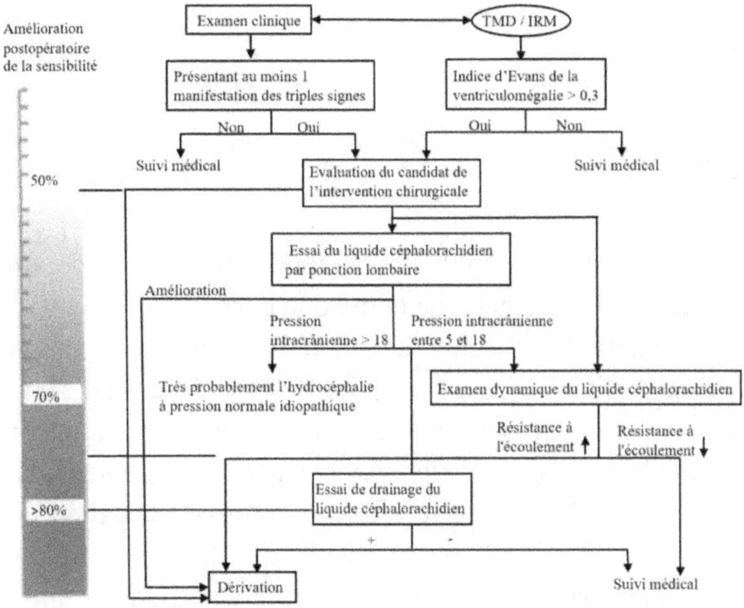

Figure 7-3 Procédure de diagnostic pour déterminer l'efficacité de dérivation des hydrocéphalies à pression normale idiopathiques établie dans le Guide international

[Historique médical recomplété par le médecin traitant]

Une dérivation ventriculo-péritonéale latérale gauche du liquide céphalorachidien a été réalisée chez le patient, et le cathéter de dérivation à pression programmable a été choisi avec une configuration de la pression initiale de la valve à un niveau intermédiaire / élevé. L'extrémité ventriculaire du cathéter de dérivation a été placée à 5,0 cm au sein du crâne, dans la corne frontale du ventricule latéral gauche ; tandis que la valve de dérivation a été mise de manière sous-épicrânienne. Son extrémité péritonéale est placée à l'intérieur de la cavité abdominale par les incisions longitudinales au-dessous de la xiphoïde, par l'intermédiaire des voies rétro-auriculaire, cervicale droite et d'espace sous-cutané thoracique antérieur. Voir la figure 7-4 pour l'illustration de l'opération.

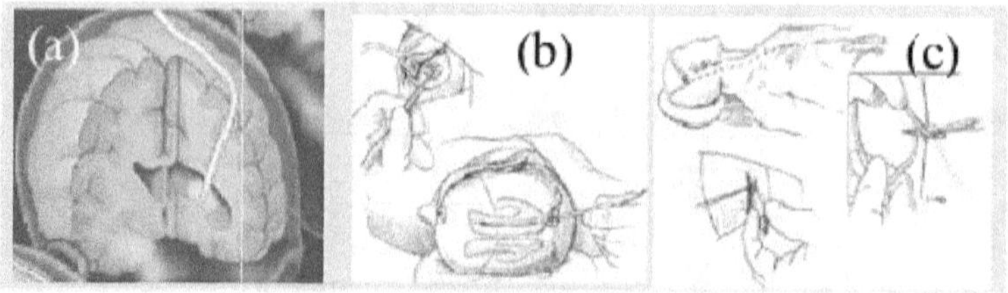

Figure 7-4 Illustration de l'opération (a) Insertion de l'extrémité ventriculaire du cathéter de dérivation dans la corne frontale du ventricule latéral (b) Insertion de l'extrémité ventriculaire du cathéter de dérivation dans la corne frontale du ventricule latéral (c) Insertion de l'extrémité abdominale dans la cavité abdominale par une incision longitudinale au-dessous de la xiphoïde, par l'intermédiaire des voies rétro-auriculaire, cervicale et d'espace sous-cutané thoracique antérieur

- **Comment peut-on procéder à l'évaluation postopératoire du résultat de l'intervention pour l'hydrocéphalie à pression normale idiopathique et le suivi médical postopératoire ?**

Réponse : Aucune norme d'évaluation postopératoire du résultat ni de méthode d'évaluation postopératoire n'est pas définie dans le Guide international. Voir la figure 7-5 pour la recommandation du principe de traitement.

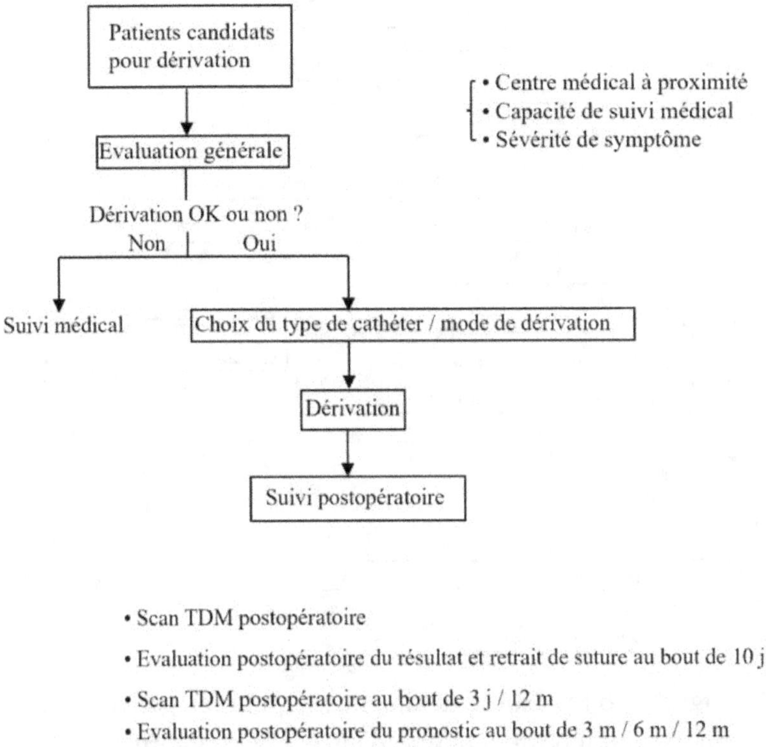

Figure 7-5 Procédure d'évaluation préopératoire / de suivi postopératoire dans le Guide international

(1) L'évaluation du résultat à court terme dépend avant tout des complications opératoires, qui doit se faire 3 m / 6 m / 12 m après l'intervention chirurgicale. Voir la figure 7-5 pour la procédure d'évaluation préopératoire / de suivi postopératoire recommandée.

(2) La mise en surveillance ou l'ajustement à une pression supérieure peut être appliqué(e) pour ceux qui subissent de l'épanchement (l'hématome) sous-dural postopératoire non occupationnel ; tandis qu'en cas occupationnel, une intervention chirurgicale peut être réalisée.

(3) Voir la figure 7-6 pour la procédure d'évaluation pour ceux qui ne présentent aucune amélioration ou manifestent l'amélioration transitoire après l'intervention.

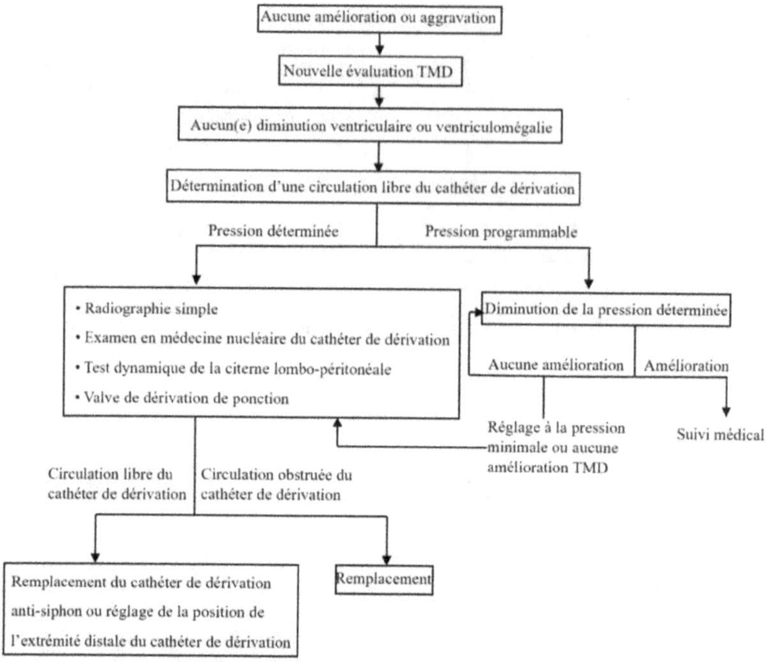

Figure 7-6 Procédure de diagnostic pour les patients sans amélioration postopératoire dans le Guide international

(4) Le niveau d'amélioration des triples symptômes fait l'objet d'une évaluation à l'emploi d'une notation objective. D'ailleurs, 'évaluation fonctionnelle se fait par la quantification de l'activité courante de la vie quotidienne.

(5) Il est indispensable pour l'évaluation par suivi médical à long terme, de considérer les affections associées (telles que les maladies cardiovasculaires et vasculaires etc.), l'espérance de vie et d'autres éléments sociaux.

Conclusion du médecin senior

L'hydrocéphalie à pression normale idiopathique est une condition fréquente chez les patients âgés, qui subissent éventuellement en même temps les maladies cérébrales affectant leurs fonctions neurologiques telles que la maladie d'Alzheimer et la démence vasculaire etc. Ces deux types d'affection peuvent coexister, tout en impactant le résultat du traitement de dérivation. Un diagnostic correct en est primordial. Et l'essentiel d'un traitement raisonnable, c'est une évaluation préopératoire juste pour vérifier le résultat de la dérivation. D'après certaines études, l'efficacité de l'intervention chirurgicale de dérivation peut être prédite par la présence de l'amélioration de démarche au bout de l'essai de dégagement du liquide céphalorachidien, d'un résultat positif du test dynamique du liquide céphalorachidien, ainsi que d'une circulation à haute vitesse du liquide céphalorachidien dans l'aqueduc mésocéphalique . Mais il existe nonobstant des désavantages lorsqu'il s'agit de lesdites applications, notamment l'occurrence de complications potentielles au cours des examens et un coût élevé. En outre, un petit nombre d'études contestent leur prévisibilité insatisfaisante, il en exige de ce fait de concevoir une procédure d'une dérivation efficace avec une prévisibilité plus performante, scientifique et agissante, tout en recueillant davantage de données cliniques grâce au suivi médical. Au fur et à mesure du développement de la neuroimagerie et l'avancement des études de biomarqueurs du liquide céphalorachidien, il nous paraît que le diagnostic correct peut être établi sur des preuves plus abondantes et solides.

Le diagnostic du patient en question de ce cas était proprement établi, grâce à une évaluation préopératoire favorable à l'efficacité de la dérivation, des indications chirurgicales exactes, un choix convenable du cathéter de pression programmable pour le traitement de dérivation ventriculo-péritonéale du liquide céphalorachidien. L'amélioration des symptômes cliniques a été constatée après l'intervention, suggérant un traitement efficace.

Cas 2 : L'hydrocéphalie

[Historique médical établi par l'interne]

Le patient était une femme de 21 ans, qui s'est admis à l'hôpital en raison de « hémorragie postopératoire après l'intervention d'anévrisme cérébral pendant plus de 2 mois, et la céphalalgie / le vomissement pour 2 semaines ». Elle avait été admise au service d'urgence il y a plus de 2 mois en raison d'une « céphalalgie soudaine » pendant plus de 14 h ; la TDM crânienne avait indiqué l'hémorragie sous-arachnoïdienne, tandis que l'angiographie tomographique (CTA) crânienne avait mis en évidence l'anévrisme cérébral à l'artère communicante antérieure, dont le diagnostic d'un accident vasculaire cérébral (AVC) avait été établi : (1) Rupture et hémorragie d'un anévrisme de l'artère communicante antérieure ; (2) Hémorragie sous-arachnoïdienne. Une « embolisation de l'anévrisme à l'artère communicante antérieure par intervention vasculaire » avait été réalisée avec succès ; tandis que les traitements postopératoires aux fins de prévention de vasospasme cérébral, contrôle de la pression artérielle et traitement des symptômes avaient également appliqués, mais les soins spécifiques restaient peu détaillés. Elle avait été déshospitalisée lorsque l'hémorragie intracrânienne avait été absorbée, la céphalalgie soulagée et la condition générale améliorée. Cependant, une céphalalgie intermittente qui a progressivement aggravé s'était apparue sans cause évidente il y a 2 semaine, associée à la nausée périodique, et parfois le vomissement d'une petite quantité du contenu gastrique après un repas. Aucune fièvre ou convulsion de membres n'a été remarquée. Selon un nouvel examen de la TDM crânienne réalisé dans un hôpital local, l'hydrocéphalie a été indiquée, pour quelle raison elle est transférée chez nous et admise en raison de l'hydrocéphalie.

Examen physique :

Température (T) : 36,7 °C ; Fréquence respiratoire (R) : 20 / min ; Pouls (P) : 86 / min ; Tension artérielle (PA) : 127 / 90 mmHg. Le patient était en bonne conscience ; alors qu'une réaction retardée et la détérioration de la mémoire ont été constatées. Ses pupilles étaient d'une taille égale et d'une forme ronde (d'un diamètre de 3,0 mm). Sa sensibilité à la lumière a été constatée. Ses sillons naso-labiaux étaient en bonne symétrie, et son cou était souple. Sa force musculaire de tous les membres était de niveau 5, et sa tonicité musculaire était relativement élevée. Le réflexe des tendons rotuliens était symétriquement actif, tandis que les signes « Brudzinski » / « Kernig » (-) et les signes « Babinski » (-) dans les deux côtés étaient négatifs.

Examen auxiliaire :

D'après le scan simple en TDM crânienne (Figure 7-7), une faible ventriculomégalie au niveau des ventricules latéraux, une ventriculomégalie du 3ème ventricule et du 4ème ventricule, une transformation œdémateuse à faible densité aux alentours des angles frontaux ventriculaires, un gonflement des tissus supratentoriels, ainsi que les sillons et les circonvolutions corticales superficielles ont été mises en évidence.

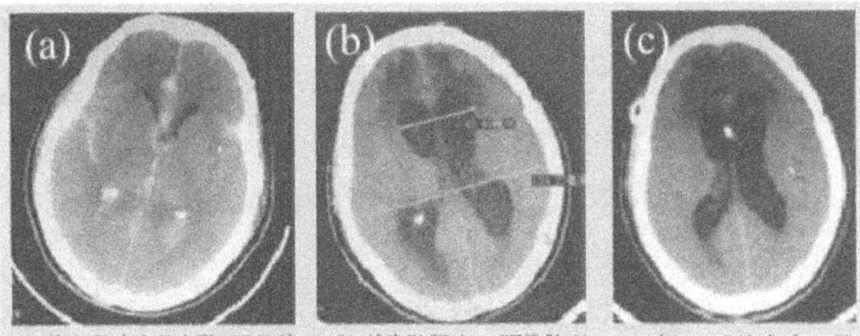

Figure 7-7 Scan simple en TDM crânienne (a) Rupture de l'anévrisme de l'artère communicante antérieure ; hémorragie dans la citerne de fissure longitudinale antérieure / citerne de la fissure Sylvain droite / sous-arachnoïdienne intraventriculaire à densité élevée en TDM (b) Association de l'hydrocéphalie ; ventriculomégalie et œdème interstitiel à faible densité des angles frontaux des ventricules latéraux en TDM ; indice d'Evans = 0,38 (c) Soulagement de l'œdème en TDM après la dérivation ventriculo-péritonéale (VP) ; amélioration plus profilée des sillons / circonvolutions corticales

Diagnostic : (1) Hydrocéphalie ; (2) Rupture / hémorragie postopératoire de l'anévrisme de l'artère communicante antérieure ; (3) Hypertension.

Traitement :

Il s'agit de la mise au point des travaux préparatoires, comportant les trois analyses routines (de sang, d'urine et de selle), l'examen de la coagulation, l'examen de la fonction hépatorénale, les tests électrolytiques, ainsi que les évaluations préopératoires telles que l'électrocardiogramme, la radiographie thoracique et l'échographie abdominale etc. Une intervention de la dérivation ventriculo-péritonéale (VP) était à envisager.

(1) Surveillance / contrôle / stabilisation de la pression artérielle.

(2) Examen spécialiste et soins : la mesure de pression du liquide céphalorachidien par ponction lombaire, les essais routines / biochimiques du liquide céphalorachidien.

? Questions fréquemment posées par le médecin senior à l'interne

- **Quelle est la définition de l'hydrocéphalie ?**

Réponse : L'hydrocéphalie fait référence à la présence d'une accumulation excessive de liquide céphalorachidien dans le système ventriculaire et / ou l'espace sous-arachnoïdien en raison de son hypersécrétion, de sa circulation obstruée ou des troubles de son absorption, fréquemment associée à la ventriculomégalie, à la diminution du parenchyme cérébral pertinente ou à la hausse de pression intracrânienne.

- **Comment peut-on élaborer une réflexion basée sur le diagnostic clinique de l'hydrocéphalie ?**

Réponse : Le diagnostic de l'hydrocéphalie se base sur les antécédents, ainsi que les examens physiques et auxiliaires.

(1) Antécédant et symptômes : En fonction de différents éléments tels que l'âge du début de la maladie, la cause, la pression intracrânienne, la progression de la maladie, les manifestations cliniques de l'hydrocéphalie sont comme suit :

a) Nourrissons / enfants ayant des sutures crâniennes non fermées : Les difficultés de l'alimentation, l'irritabilité, l'activité réduite et les vomissements fréquents sont similaires aux symptômes occasionnellement observés chez les jeunes enfants atteints de gastroentérite aiguë et d'infections respiratoires aiguës gastrointestinales. Compte tenu de l'incapacité d'expression subjective de symptômes de patients pédiatriques, il est important de vérifier les signes de l'hydrocéphalie tels qu'un périmètre crânien accru, un bregma augmenté et le syndrome de Parinaud etc.

b) Nourrissons / enfants ayant des sutures crâniennes fermées et adultes : Leurs symptômes consistent en la céphalalgie / le vomissement / l'hypertension intracrânienne. Il est essentiel de documenter les caractéristiques tels que la nature, le temp, la sévérité et la régularité de l'occurrence de la céphalalgie. L'hydrocéphalie est très souvent une manifestation associée à une maladie intracrânienne. Les caractéristiques des symptômes peuvent faciliter l'analyse de la pathogénèse secondaire. Les céphalalgies soudaines et sévères sont fréquemment le résultat d'une rupture d'angiome encéphalique ; tandis que celles avec une progression graduelle et ralentie peuvent être l' hydrocéphalie obstructive provoquée par une tumeur intracrânienne ; au cas où elles s'associent à la fièvre, il faut vérifier si elles font part d'un cas de l'hydrocéphalie causée par des facteurs d'infections du système nerveux central ; lorsqu'elles sont combinées d'une malformation superficielle de la ligne médiane, il est possible que l'hydrocéphalie soit liée à des anomalies congénitales du développement du système nerveux central.

c) Pour les patients âgés de 60+ ans présentant les triples symptômes tels que l'instabilité de démarche, la démence et l'incontinence urinaire, il est indispensable de vérifier la possibilité de l'hydrocéphalie à pression normale idiopathique.

d) Il faut vérifier les antécédents, notamment les traumatismes crâniens, hémorragies dues à la rupture cérébrovasculaire, infections neurovasculaires et tumeurs intracrâniennes etc.

(2) Examen physique

a) Nourrissons et jeunes enfants ayant des sutures crâniennes non fermées : périmètre crânien accru, cuir chevelu aminci, distension veineuse, séparation des sutures crâniennes, élargissement du bregma, hausse de tension, syndrome de Parinaud (hypertropie, hypotropie, exposition sclérale, syndrome de Parinaud). Conscience : présence progressive d'inattention, diminution de la mémoire, retard mental et réaction tardive en cas d'hydrocéphalie chronique / à pression normale ; hernie cérébrale, troubles de la conscience progressifs, coma provoqués par l'hydrocéphalie progressive aiguë.

b) Enfants ayant des sutures crâniennes fermées : périmètre crânien accru, signe « Macewen » positif : résonance du « pot fissuré » lors de l'exploration par la percussion, suggérant une nouvelle séparation des fissures crâniennes ; œdème papillaire.

c) Adultes : présence d'œdème papillaire, trouble oculaire en adduction, trouble du champ visuel et hausse de la tonicité musculaire etc.

d) Conscience : présence progressive de symptômes de la démence subcorticale tels que perte de l'attention, diminution de la mémoire, retard mental, et réaction tardive en cas d'hydrocéphalie chronique / à pression normale ; hernie cérébrale, troubles de la conscience progressifs, coma provoqués par l'hydrocéphalie progressive aiguë.

(3) Examen auxiliaire

a) Vérifiez si la TDM / l'IRM crânienne est faite.

b) Vérifiez si les essais routines par ponction lombaire ou l'essai biochimique du liquide céphalorachidien sont faits ; vérifiez si les tests bactériologiques généraux (coloration de Gram, coloration à l'encre, culture bactérienne) sont faits en cas de doute d'infections ; vérifiez si les examens oncocytologiques sont faits en cas de doute de tumeurs ; vérifiez si l'essai dynamique du liquide céphalorachidien est fait en cas de doute d'hydrocéphalie à pression normale.

(4) Eléments déterminants du diagnostic :

a) Présence de périmètre crânien accru, cuir chevelu aminci, distension veineuse, séparation des sutures crâniennes, élargissement du bregma, hausse de tension, syndrome de Parinaud chez les nourrissons et jeunes enfants ayant des sutures crâniennes non fermées.

b) Présence de céphalalgie, vomissement, œdème papillaire chez les enfants ayant des sutures crâniennes fermées et les adultes.

c) Présence d'instabilité de démarche, démence, incontinence urinaire chez les âgés au-delà de 60 ans.

d) Résultat(s) positif(s) en imagerie.

(5) [Historique médical recomplété par le médecin résident]

Selon le test du liquide céphalorachidien par ponction lombaire après l'admission, la pression était de 200mmH2O. Les résultats des examens routines et biochimiques du liquide céphalorachidien étaient tous en ordre. Le diagnostic actuellement retenu était : l'hydrocéphalie (adulte, hypertensive, hémorragie détectée, progressive, communicante).

? Questions fréquemment posées par le médecin senior au médecin résident

- **Quels sont les moyens généraux auxiliaire pour soutenir le diagnostic de l'hydrocéphalie ? Comment peut-on les déterminer ?**

Réponse :

(1) Examen du liquide céphalorachidien : Les examens routines et biochimiques du liquide céphalorachidien peuvent déterminer préliminairement la présence ou non d'infections du système nerveux central, facilitant l'exclusion d'obstruction intramédullaire, et vérifier si la dérivation en est apte. En cas de doute d'une hydrocéphalie liée à une tumeur, on peut réaliser parallèlement les tests oncocytologiques et des biomarqueurs tumoraux, permettant la classification du type de la tumeur. L'essai dynamique du liquide céphalorachidien se fait un fondement important de la classification d'hydrocéphalie et de l'évaluation de l'efficacité de la dérivation pour l'hydrocéphalie à pression normale.

(2) TDM crânienne : La ventriculomégalie est indiquée. L'indice d'Evans (distance maximale entre les cornes frontales des ventricules latéraux /distance maximale entre les plaques internes crâniennes sur une même coupe) est employé généralement pour mesurer les ventricules, dont une valeur supérieure à 0,33 indique la présence de la ventriculomégalie. La manifestation de l'œdème interstitiel à faible densité périventriculaire peut être remarquée. La TDM crânienne permet de déterminer préliminairement l'existence ou non de l'hydrocéphalie en imagerie et de préciser sa sévérité, facilitant la pathogénèse de l'hydrocéphalie secondaire. Voir la figure 7-8.

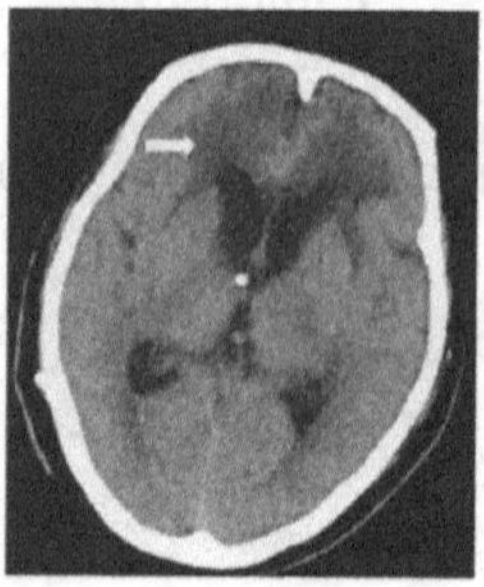

Figure 7-8 Manifestation de l'œdème interstitiel à faible densité des angles frontaux des ventricules latéraux au scan simple en TDM crânienne lors du suivi médical au bout de plus de 2 mois après l'intervention chirurgicale pour la rupture de l'anévrisme de l'artère communicante antérieure

(3) IRM crânienne : Il s'agit de la principale méthode bien fiable du diagnostic de l'hydrocéphalie, qui permet de déterminer la pathogénèse, ainsi que la classification et l'évaluation du résultat de traitement. Avec le scan simple en IRM, la ventriculomégalie peut être constatée. Avec le scan simple en IRM de T2WI en vue médiane axiale, la manifestation de l'œdème interstitiel à haute densité périventriculaire peut être visualisée ; tandis qu'en vue sagittale, la hausse ou l'amincissement du corps calleux peut être indiqué(e). Selon certaines études, le rétrécissement de l'espace sous-arachnoïdien en surface convexe cérébrale et l'élargissement de la fissure Sylvain en vue coronaire ont une valeur critique dans le diagnostic de l'hydrocéphalie à pression normale. La séquence « 3D-CISS » présente un rapport signal/bruit élevé, une résolution spatiale hautement performante, ainsi qu'un bon contraste entre le liquide céphalorachidien et les tissus cérébraux. Cette technique procure des détails anatomiques et septaux au niveau des ventricules et des citernes, illustrant la position, le nombre et l'étendue des septums et indiquant leur obstruction dans la circulation du liquide céphalorachidien responsable de la présence de l'hydrocéphalie (Figure 7-9). La séquence à contraste de phase ciné (cinePC) est jusqu'à ce jour, la seule technique non invasive pour observer le flux du liquide céphalorachidien, qui offre des renseignements importants de la

dynamique de sa circulation, facilitant l'identification du site de l'obstruction en cas de l'hydrocéphalie.

- **Comment peut-on classifier les hydrocéphalies ? Et si vous avez des avis complémentaires du diagnostic actuel ?**

Réponse :

(1) Classification des hydrocéphalies : En fonction de l'âge de la première crise, elles peuvent se classifier en l'hydrocéphalie pédiatrique et l'hydrocéphalie adulte. Du point de vue hydrodynamique, elles peuvent se classifier en l'hydrocéphalie communicante et l'hydrocéphalie obstructive.

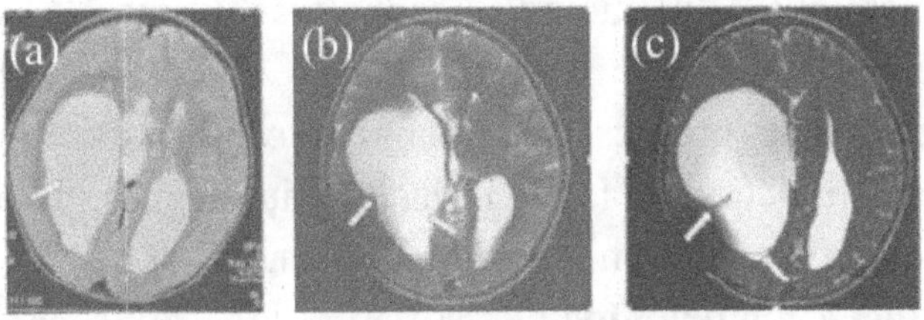

Figure 7-9 Manifestations d'IRM de l'hydrocéphalie (a) TSE-T2WI : ventriculomégalie significative au ventricule latéral droit (b) TSE-T2WI : ventriculomégalie persistante / hydrocéphalie non améliorée au ventricule latéral droit après l'intervention de dérivation VP droite ; absence de manifestation évidente d'autres anomalies intraventriculaires, ou impossibilité de visualisation (c) Séquence 3D-CISS : présence très visible d'un kyste dans le ventricule latéral droit ayant une bordure kystique bien définie ; indication de l'entrée de l'extrémité ventriculaire du cathéter de dérivation uniquement au sein du ventricule, mais à l'extérieur du kyste, rendant la dérivation non effective

D'après certains avis modernes, toues les hydrocéphalies sont obstructives, alors que l'obstruction d'une hydrocéphalie communicante se produit dans l'extrémité distale du 4ème ventricule, c'est-à-dire l'espace sous-arachnoïdien cérébral (et le plus souvent dans la citerne basale, les granulations arachnoïdiennes ou le reflux veineux. En fonction de la durée de crise/progression, elles peuvent se classifier en l'hydrocéphalie congénitale et l'hydrocéphalie acquise ; et en l'hydrocéphalie aiguë, l'hydrocéphalie subaiguë et l'hydrocéphalie chronique. En fonction de la présence ou non de progression, elles peuvent se classifier en l'hydrocéphalie progressive et l'hydrocéphalie statique. En fonction d'examens d'imagerie, elles peuvent se classifier en l'hydrocéphalie simple, l'hydrocéphalie secondaire et l'hydrocéphalie compensatoire. En vue pathophysiologique, elles peuvent se classifier en l'hydrocéphalie hypertensive, l'hydrocéphalie à pression normale et l'hydrocéphalie atrophique.

(2) En synthétisant les classifications basées sur l'âge du patient, la pathophysiologie, la pathogénèse, la durée de crise / progression, l'hydrodynamique du liquide céphalorachidien, le diagnostic complémentaire d'une hydrocéphalie (adulte, hypertensive, post-hémorragique, progressive et communicante) a été établi.

C'est la complétion de la classification du diagnostic a une valeur positive pour le choix du mode de traitement.

- **Quel est le principe de traitement de l'hydrocéphalie ?**

Réponse : Le principe de traitement de l'hydrocéphalie est à la fois de résoudre le problème d'épanchement et d'en éliminer la cause, en synthétisant les éléments personnalisés du patient et procédant à un traitement adapté.

- **Quels sont les modes de traitement pour l'hydrocéphalie ?**

Réponse :

(1) Surveillance clinique : Il convient au traitement des hydrocéphalies externes bénignes chez les nourrissons et les jeunes enfants, dont certains disposent une phase statique lorsque leurs symptômes disparaissent automatiquement en cas de l'hydrocéphalie et de la ventriculomégalie dues à une hémorragie ; il convient également à traiter les hydrocéphalies statiques asymptomatiques et celles présentant des déficiences neuro-psychomotrices.

(2) Traitement médicamentaire : Il sert à réduire la sécrétion du liquide céphalorachidien et faire accroitre l'excrétion corporelle d'eau. Cela vise à atténuer la détérioration cérébrale secondaire associée à l'hydrocéphalie, qui est surtout employé en tant qu'un traitement transitoire temporaire antérieur à celui ciblant à traiter l'hydrocéphalie.

Les médicaments couramment utilisés sont : (i) Acétazolamide (médicament inhibant la sécrétion du liquide céphalorachidien) ; (ii) Furosémide / Lasix (diurétique) ; (iii) Sorbitol / mannitol (diurétique osmotique).

(3) Intervention chirurgicale :

a) Chirurgie endoscopique : y compris généralement la 3ème ventriculostomie endoscopique, aqueductoplastie mésencéphalique / dilatation de l'aqueduc mésencéphalique endoscopique, kystostomie intraventriculaire endoscopique, septostomie du septum pellucide etc.

b) Dérivation du liquide céphalorachidien : Il sert à dériver l'écoulement du liquide céphalorachidien dans les ventricules ou la citerne lombaire vers d'autres endroits.

c) Elimination d'obstruction : Il s'agit d'une résection chirurgicale pour dégager les obstacles (les lésions telles les tumeurs, kystes, septums etc.) dans la circulation du liquide céphalorachidien.

d) Diminution de formation du liquide céphalorachidien : Il s'agit de la plexectomie / sidération choroïdienne intraventriculaire latérale, qui est rarement utilisé aujourd'hui à cause de sa mauvaise efficacité.

- **Quelles sont les indications / contre-indications pour la 3ème ventriculostomie ?**

Réponse :

(1) Indication : La meilleure indication pour la 3ème ventriculostomie est bien l'hydrocéphalie obstructive, et plus particulièrement une hydrocéphalie ayant une obstruction située entre la partie postérieure du 3ème ventricule et la sortie du 4ème ventricule ; certaines hydrocéphalies communicantes ; les hydrocéphalies ayant une dérivation échouée ; les hydrocéphalies pédiatriques (au-delà de 2 ans).

(2) Contre-indication : Les hydrocéphalies dues à une inflammation / hémorragie présentant des adhérences excessives dans l'espace sous-arachnoïdien et des troubles d'absorption du liquide céphalorachidien.

- **Quelles sont les indications / contre-indications pour la dérivation du liquide céphalorachidien ?**

Réponse :

(1) Indication : les hydrocéphalies communicantes ; les hydrocéphalies obstructives (auxquelles la 3ème ventriculostomie n'est pas applicable) ; les hydrocéphalies complexes ; les pseudotumeurs cérébrales asymptomatiques n'ayant pas d'autres traitements effectifs ; les hydrocéphalies à pression normale.

(2) Contre-indication : les infections intracrâniennes actives ; la croissance du liquide céphalorachidien ; les prématurés (poids < 2,5kg) ; les contre-indications pour la dérivation du liquide céphalorachidien vers la cavité abdominale ; les infections abdominales, les adhérences abdominales causées par multiples chirurgies abdominales ; les contre-indications pour la dérivation du liquide céphalorachidien vers les oreillettes telles que la septicémie, l'arythmie ou d'autres cardiopathies organiques.

[Historique médical recomplété par le médecin traitant]

Le patient a subi d'une hydrocéphalie communicante progressive post-hémorragique, dont le traitement préféré est bien la dérivation chirurgicale. Une dérivation ventriculo-péritonéale latérale gauche du liquide céphalorachidien a été donc réalisée, et le cathéter de dérivation à pression programmable a été choisi avec une configuration de la pression initiale de la valve à un niveau intermédiaire/élevé. L'extrémité ventriculaire du cathéter de dérivation a été placée à 5,0 cm au sein du crâne, dans la corne frontale du ventricule latéral gauche ; tandis que la valve de dérivation a été mise de manière sous-épicrânienne. Son extrémité péritonéale est placée à l'intérieur de la cavité abdominale par les incisions longitudinales d'environ 3,0 cm respectivement au-dessous de la xiphoïde, par l'intermédiaire des voies rétro-auriculaire, cervicale droite et d'espace sous-cutané thoracique antérieur. Voir les figures 7-10 et 7-11 pour les incisions et les détails peropératoires.

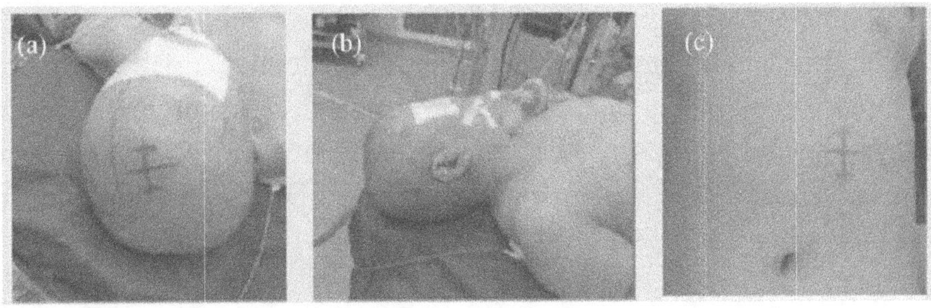

Figure 7-10 Les incisions

(a) Incision frontale droite ; (b) Incision pariétale ; (c) Incision abdominale dans le côté droit de la partie supérieure de la ligne médiane

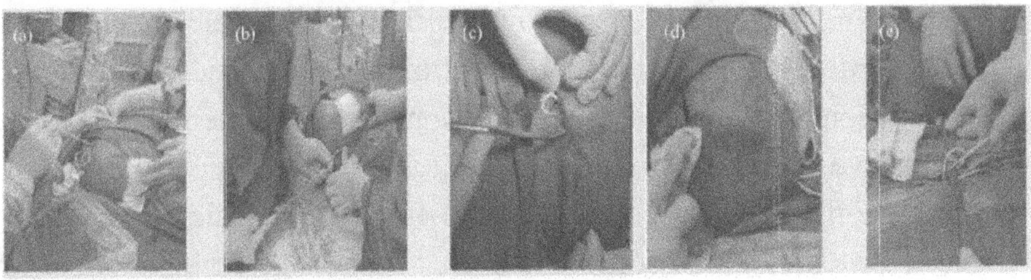

Figure 7-10 Les conditions peropératoires

(a) Ponction à la corne frontale droite de l'extrémité ventriculaire du cathéter de la dérivation frontale droite (b) Mise en place de l'extrémité péritonéale du cathéter de la dérivation à partir de l'os pariétal droit, et allant des voies cervicale (droite), thoracique antérieur et jusqu'à l'espace sous-cutané abdominal (c) Insertion de la valve de dérivation dans la couche sous-épicrânienne après la séparation de l'espacement sous-épicrânien (d) Réalisation de l'insertion de la valve de dérivation dans l'espacement sous-épicrânien (e) Mise en place de l'extrémité péritonéale du cathéter de la dérivation une fois que chacun de ses dispositifs ait été proprement en place, ait été inséré dans l'incision abdominale par voie sous-cutanée, et que la circulation dérivée du liquide céphalorachidien soit libre et dégagée

- **Comment peut-on choisir raisonnablement le mode chirurgical pour une hydrocéphalie en fonction de son évaluation préopératoire ?**

Réponse : Il est nécessaire de prendre en considération les éléments suivants au choix du mode chirurgical :

(1) S'il s'agit d'une hydrocéphalie progressive aiguë : L'hydrocéphalie progressive aiguë nécessite une prise en charge intensive, ou même une intervention chirurgicale en urgence dans les cas sévères aux fins de soulager l'épanchement, pour éviter l'occurrence de la hernie cérébrale et toute conséquence potentiellement mortelle qui y est afférente.

(2) S'il s'agit d'une hydrocéphalie simple ou secondaire : En cas de progression d'une hydrocéphalie communicante simple ne présentant aucune contre-indication de la dérivation, il est possible de choisir l'intervention de la dérivation du liquide céphalorachidien. Si la cause primaire d'une hydrocéphalie secondaire est une pathologie obstructive, il faut vérifier si l'intervention chirurgicale est en mesure de l'éliminer. S'il l'est, un drainage externe du liquide céphalorachidien peut être provisoirement réalisé pendant la phase progressive de cette hydrocéphalie aiguë, ayant pour but d'éviter son aggravation et son association à une hernie cérébrale, ainsi que de créer une meilleure compliance des tissus cérébraux pour une résection de l'obstruction tout en minimalisant les complications. Au cas où l'intervention chirurgicale pour resectionner la lésion ne soit pas faisable, il faut vérifier la possibilité d'une opératoire endoscopique, et prioritiser cette option lorsqu'elle est disponible. Sinon, on peut toujours choisir la dérivation du liquide céphalorachidien.

(3) Facteur(s) lié(s) à l'âge : Les patients pédiatriques de moins d'un an ont un faible taux de réussite avec la 3ème ventriculostomie, pour quelle raison cette option doit être choisie avec prudence.

(4) 3ème ventriculostomie : Elle convient aux patients souffrant d'hydrocéphalies obstructives / partiellement communicantes causées par des lésions situées entre la partie postérieure du 3ème ventricule et la zone de sortie du 4ème ventricule.

(5) Dérivation du liquide céphalorachidien : Les dérivations fréquemment utilisées sont : la dérivation ventriculo-péritonéale (VP), la dérivation ventriculo-atriale (VA), la dérivation lombo-péritonéale (LP). La dérivation ventriculo-péritonéale (VP) convient à la grande majorité des hydrocéphalies ; tandis que la dérivation

lombo-péritonéale (LP) est en mesure de traiter les hydrocéphalies communicantes et celles à pression normale, avec son contre-indication pour ceux atteints de malformation de Chiari (MC) ; et que la dérivation ventriculo-atrial (VA) peut être appliquée lorsque les patients ne peuvent pas traités par la dérivation ventriculo-péritonéale (VP), avec ses contre-indications telles que des maladies graves respiratoires et circulatoires. Quant aux différentes dérivations vers d'autres organes tels que la citerne occipitale, la cavité thoracique, le cholécyste, l'uretère et la vessie etc., elles sont rarement employées ou déjà abandonnées aujourd'hui.

- **Quels sont les principaux rôles de l'opération endoscopique au traitement de l'hydrocéphalie ?**

Réponse : Les principaux rôles de l'opération endoscopique au traitement de l'hydrocéphalie sont les suivants :

(1) 3ème ventriculostomie : formation d'une nouvelle circulation du liquide céphalorachidien.

(2) Aqueductoplastie mésencéphalique / kystostomie / septostomie endoscopique : rétablissement d'une circulation saine du liquide céphalorachidien.

(3) Plexectomie / sidération choroïdienne intraventriculaire : réduction de la sécrétion du liquide céphalorachidien.

(4) Formation d'une cavité intercommunicante pour une ventriculostomie des hydrocéphalies complexes touchant multiples ventricules.

- **Quels sont les points clés de la 3ème ventriculostomie ?**

Réponse : Les points clés de la 3ème ventriculostomie sont les suivants :

(1) Incision au cuir chevelu : 2 cm avant les sutures coronales, 3 cm de la ligne médiane à ouverture latérale.

(2) Réalisation de la sphénotrésie : Il faut mettre en place le neuro-endoscopie une fois que la ponction générale du ventricule latéral se réussite avec une aiguille cérébrale, et ce premier entre à l'intérieur du 3ème ventricule par l'intermédiaire du foramen interventriculaire, employant un ballonnet et un micro-clamp pour

réaliser la fistule dans la zone avasculaire située entre la partie antérieure des papilles et la cavité infundibulaire.

(3) Point clé : Il est indispensable de pénétrer tous en même temps la paroi interne basale du 3ème ventricule et l'arachnoïde de la citerne basale, en créant parallèlement une incision supérieure à 0,5 cm. Voir la figure 7-12 pour la 3ème ventriculostomie basale.

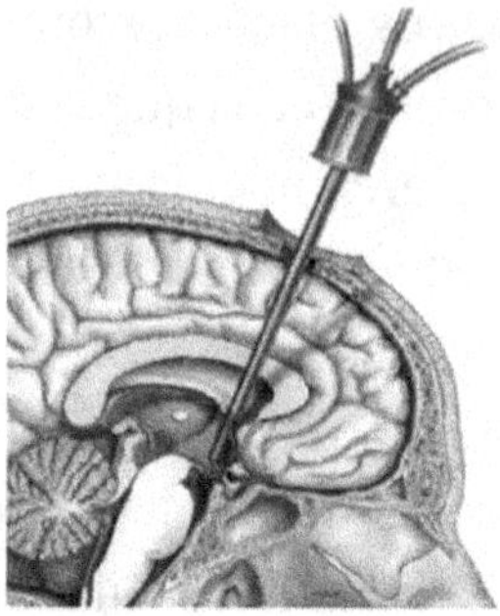

Figure 7-12 Illustration ventriculoscopique de la 3ème ventriculostomie basale

- **Quels sont les principes généraux à satisfaire avant la dérivation ?**

Réponse : Compte tenu d'une forte incidence des complications postopératoires de la dérivation, il faut être prudent pour justifier la nécessité d'une dérivation et proprement préparer avant l'intervention. Avant la dérivation, il est nécessaire de satisfaire les principes généraux suivants : (1) L'opération de la mise en place du cathéter de dérivation est indispensable ; (2) Il n'existe pas d'autre option de traitement plus appropriée ; (3) Le plan préopératoire et la procédure chirurgicale ont été soigneusement élaborés ; (4) Les chirurgiens sont correctement formés et qualifiés ; (5) Le patient fait l'objet d'une adaptation optimale à son état physique ; (6) L'infection du liquide céphalorachidien a été prise en charge et la nature et les caractéristiques de celui-ci demeurent normales ; (7) Les dispositifs de la dérivation sont proprement préparés et correctement mis en place.

- **Quels sont les principes généraux à satisfaire avant la dérivation ?**

Réponse : Il est nécessaire de prendre en considération de manière générale les différents facteurs tels que l'âge (dans des circonstances générales, la pression intracrânienne augmente systémiquement avec l'âge chez les enfants), la taille ventriculaire et le type pathologique etc. Lorsqu'un patient est capable de se tenir debout, on doit choisir pour lui un cathéter de dérivation anti-siphon ; lorsqu'un patient a besoin de rester alité pendant de longues périodes, on doit choisir pour lui un cathéter de dérivation à faible pression ou à pression intermédiaire ; en cas d'un patient pédiatrique préscolaire, on doit choisir pour lui un cathéter anti-siphon à pression intermédiaire ou élevée ; en cas d'un patient de plus de 10 ans ou manifestant un œdème périventriculaire, on doit choisir pour lui un cathéter anti-siphon à pression élevée (il faut rester prudent au cas où un cathéter anti-siphon à pression intermédiaire soit utilisé) ; en cas d'une ventriculomégalie significative ou d'un patient ayant un cortex fin (y compris les nourrissons et les jeunes enfants), on doit choisir pour lui un cathéter anti-siphon à pression élevée ou un cathéter de dérivation extracorporel à pression réglable ; en cas d'une hydrocéphalie à pression normale, on peut prendre en considération un cathéter anti-siphon à pression intermédiaire, toutefois qu' un cathéter de dérivation extracorporel à pression réglable est plutôt recommandé dans le but de diminuer l'incidence des complications postopératoires ; lorsqu'une dérivation lombo-péritonéale (LP) nécessite, il est important d'utiliser un dispositif (cathéter) spécial dédié à la dérivation lombo-péritonéale (LP).

- **Quels sont les types courants des dispositifs de dérivation ?**

Réponse : Il existe deux types de cathéter de dérivation : le système du cathéter de dérivation ventriculo-péritonéale (VP) et le système du cathéter de dérivation lombo-péritonéale (LP). En fonction de pression du cathéter de dérivation, ils peuvent être classifiés en ceux à pression déterminée et ceux extracorporels à pression réglable. Il existe majoritairement les types suivants de valves du cathéter de dérivation : celles à pression déterminée, celles à pression déterminée avec dispositif anti-siphon, celles à pression réglable, celles à pression réglable avec dispositif anti-siphon et celles réglables anti-siphon. Les cathéters à pression déterminée peuvent se classifier en basse pression,

pression intermédiaire, pression intermédiaire / élevée et pression élevée. Il faut vérifier également s'il existe la fonction anti-siphon, et si la valve et unidirectionnelle ou bidirectionnelle. Généralement, une classification en basse pression (5 à 50 mmH2O), pression intermédiaire (51 à 110 mmH2O) et pression élevée (111 à 180 mmH2O). Les échelles réglables de cathéters (pompes) de dérivation des différents produits à pression réglables ne sont pas les mêmes. Il est indispensable de paramétrer avant tout à un gradient élevé, et réduire graduellement la pression intraventriculaire en fonction des symptômes cliniques et des manifestations en imagerie pendant des jours ou des mois après l'intervention chirurgicale, ayant pour but de prévenir un drainage excessif. La pompe de dérivation lumbo-péritonéale (LP) est en position horizontale, et celle ventriculo-péritonéale (LP) en position verticale lorsqu'on se tient debout de manière générale, c'est pourquoi la différence entre le cathéter de dérivation lumbo-péritonéale (LP) et celui ventriculo-péritonéal (LP) se base sur une structure non identique des valves à l'intérieur des pompes de dérivation. Quant aux cathéters d'usage pédiatrique, en raison de la finesse du cuir chevelu des enfants, la pompe à dérivation est plus petite que celle des adultes, mais sa classification de pression est identique à celle des adultes. Concernant les cathéters de dérivation anti-siphon, une pression hydrostatique (voire un siphon) se produit entre les extrémités ventriculaire et péritonéale d'un cathéter de dérivation lorsqu'on se met debout. L'effet anti-siphon se crée grâce à des dispositifs spéciaux de valve au sein de la pompe de dérivation qui visent à neutraliser ladite pression hydrostatique. En principe, une dérivation anti-siphon devrait être utilisée en cas intraventriculaire sauf indication contraire. La structure à l'intérieur de la valve de dérivation est divisée en gradients réglables qui peuvent être ajustés avec un régulateur extracorporel selon les besoins cliniques portant sur la plage de pression.

Tableau 7-2 Caractéristiques principaux des 3 types de cathéters de dérivation à pression réglable

Marque	Plage pression / mmH2O	Nbr gradient	Pression par gradient / mmH2O	Anti-siphon	Intensité champ magnétique
Aesculap	0 à 200	20	10	Oui	3,0 T
Johnsons	30 à 200	18	10	Deux	≥ 3,0 T sans endommager la valve mais changer la configuration de pression
Medtronic	20 à 180	5	30	Deux	-

- **Quels sont les points clés de l'intervention des techniques chirurgicales de la dérivation ventriculo-péritonéale (VP) ?**

Réponse : Les sites de ponction fréquents de l'extrémité ventriculaire de la dérivation ventriculo-péritonéale (VP) sont la corne frontale, la corne occipitale et le trigone ventriculaire. Prenant l'exemple de la dérivation ventriculo-péritonéale (VP) (via la corne frontale, la corne occipitale et le trigone ventriculaire), on expliquera les points généraux et la séquence d'opération.

(1) Posture corporelle : Le patient doit être en décubitus dorsal, avec sa tête inclinée vers le côté opposé et son cou surélevé d'un rouleau de linge pour se redresser. Cette posture permettra de faciliter le passage de la bandelette sous-cutanée.

(2) Incision au cuir chevelu :

a) Incision à la corne frontale : 3 cm avant les sutures coronales, 3 cm de la ligne médiane à ouverture latérale.

b) Incision à la corne occipitale : 6 cm au-dessus du sinus horizontal, 3 cm de la ligne médiane à ouverture latérale.

c) Incision au trigone ventriculaire : 4 cm respectivement au-dessus du / dernière le foramen auditif externe ; réalisation d'une petite incision de 2 cm perpendiculaire au long du cathéter de dérivation.

(3) Il faut faire élargir la cavité sous cutanée au-dessous de la bandelette depuis son extrémité à l'incision au cuir chevelu avec une pince coude de tissu, qui sert à disposer la pompe de dérivation. La longueur de la découpe sur la dure-mère ne doit pas être trop importante (environ 2 à 3 cm) afin d'éviter tout écoulement du liquide céphalorachidien depuis le site élargi vers le cathéter de dérivation et sortant du passage sous-cutané.

(4) Site et direction de ponction ventriculaire

a) Direction de ponction à la corne frontale : En entrant à une profondeur d'environ 5 cm, une pénétration perpendiculaire à l'alignement des oreilles se fait, avec l'extrémité du cathéter de dérivation située au sein de la corne frontale du ventriculaire latéral.

b) Ponction à la corne occipitale : En entrant à une profondeur d'environ 11 cm, la ponction vers une direction à 2 cm du point médian du sourcil ipsilatéral depuis au foramen de l'os occipital.

c) Ponction au trigone ventriculaire : En entrant perpendiculairement à une profondeur d'environ 4 à 5 cm, la ponction se fait respectivement à 4 cm au-dessus du et dernière le foramen auditif externe.

(5) Manipulation péritonéale : Il faut procéder à une incision transversale (ou une incision verticale pour les adultes) d'environ 3 cm sur la ligne médiane de la zone épigastrique, faire séparer la couche adipeuse sous-cutanée et la lame antérieure de la gaine du muscle droit de l'abdomen ainsi que les muscles abdominaux. Il faut inciser une petite ouverture à la lame postérieure de la gaine du muscle droit de l'abdomen pour y trouver le péritoine et procéder à une petite incision de 2 cm ; et puis mettre là-dedans l'extrémité péritonéale du cathéter de dérivation, dont la longueur insérée doit être 40 à 60 cm. L'extrémité péritonéale du cathéter de dérivation ne peut pas se fixer sur le péritoine, du fait que cela favorise le glissement graduel vers l'extérieur du cathéter de dérivation au fur et à mesure du développement des enfants.

(6) Divers éléments : Pendant l'intervention, il est obligatoire d'imprégner le cathéter de dérivation dans une solution saline contenant des antibiotiques pour éviter son exposition à l'air.

- **Quelles sont complications courantes de l'opération de dérivation du liquide céphalorachidien ? Et comment peut-on les identifier / traiter ?**

Réponse :

(1) Panne du dispositif de dérivation :

a) Obstruction à l'extrémité proximale du cathéter de dérivation : Il s'agit d'une cause la plus fréquente, possiblement liée aux adhérences choroïdiennes, caillots sanguins et adhérences tissulaires cérébrales.

b) Bouchage de la valve de dérivation : La ventriculite, l'hémorragie intraventriculaire, les tumeurs cérébrales postopératoires, ainsi que la hausse en teneur de cellules, protéines ou fibrine du liquide céphalorachidien peuvent éventuellement boucher la valve de dérivation.

c) Bouchage de l'extrémité distale du cathéter de dérivation : Il s'agit du bouchage des fissures distales du cathéter de dérivation par des caillots sanguins, du grand épiploon ou de la fibrine ; de la formation d'un pseudo-kyste péritonéal ; des adhérences péritonéales sévères ; de l'absence de l'extrémité distale du cathéter de dérivation dans la cavité abdominale.

Mode d'examen : Lorsque la présence de liquide aux alentours du cathéter de dérivation du patient se relève à l'examen physique, et l'absence de diminution ventriculaire ou une nouvelle ventriculomégalie se visualise en TDM ; l'absence de remplissage après compression sur la valve de dérivation (en attendant généralement 15 à 30 secondes pour un nouveau remplissage) ou l'impossibilité de traction du liquide céphalorachidien lors de la ponction au réservoir de fluide, cela suggère le bouchage à l'extrémité ventriculaire. S'il est difficile de dégonfler la valve, cela indique que la valve ou l'extrémité distale du cathéter de dérivation est obstruée. Le bouchage du cathéter de dérivation causé par la hausse de protéine ou de fibrine du liquide céphalorachidien doit être veillé avec prudence afin de procéder à la prévention, notamment sur le contrôle d'inflammation ou l'hémorragie etc. Il est nécessaire de réaliser au préalable le drainage externe du liquide céphalorachidien, et de ne procéder à la dérivation qu'après avoir obtenu les résultats normaux des tests. En cas de doute d'un pseudo-kyste péritonéal, il est important de retirer le cathéter de dérivation une fois que ce premier soit confirmé par l'échographie abdominale ; de le remettre en place dans d'autres quadrants (tels que la fosse iliaque gauche) ou de réaliser une dérivation ventriculo-atriale (VA) ; si le psueo-kyste est provoqué par une infection, il est important de bien contrôler l'infection avant d'effectuer à nouveau la dérivation.

(2) Infection : Les patients peuvent présenter de la fièvre, la céphalalgie ou la cœlialgie, la rougeur et le gonflement sous-cutanés (Figure 7-13), ainsi que l'épilepsie et le trouble de la conscience dans les cas sévères. Avec les tests routines, biochimiques, frottis bactérien et culture bactérienne du liquide céphalorachidien, des résultats positifs peuvent être obtenus. Une fois confirmé au diagnostic, il est indispensable de retirer immédiatement les dispositifs de dérivation et procéder au drainage extraventriculaire / drainage continu de la citerne lombaire, en administrant les antibiotiques de manière empirique. En fonction des résultats du frottis bactérien ou de la culture bactérienne, il faut ajuster l'antibiothérapie, et procéder à l'administration de médicaments par la voie intraventriculaire ou via la citerne lombaire dans les cas d'infections sévères. Il en est également nécessaire de prendre en compte la possibilité d'infection fongique. Après avoir obtenus consécutivement 3 lots de résultats normaux du liquide céphalorachidien, un traitement anti-infectieux durant 10 à 14 jours doit être poursuit avant de réfléchir un rechallenge de la dérivation. La manipulation strictement aseptique pendant l'intervention chirurgicale demeure primordiale de la prévention d'infection.

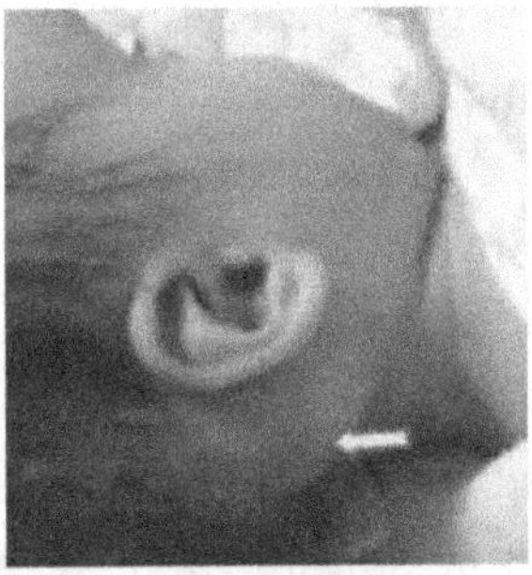

Figure 7-13 Epanchement sous-cutané au réservoir de fluide de la valve de dérivation

(3) Dérivation excessive : Elle peut provoquer l'abaissement de la pression intracrânienne, le syndrome du ventricule fendu, l'hématome ou l'épanchement sous-dural (Figure 7-14), la craniosténose, la sténose au niveau de la cavité crânienne, ou la sténose à l'aqueduc mésocéphalique etc.

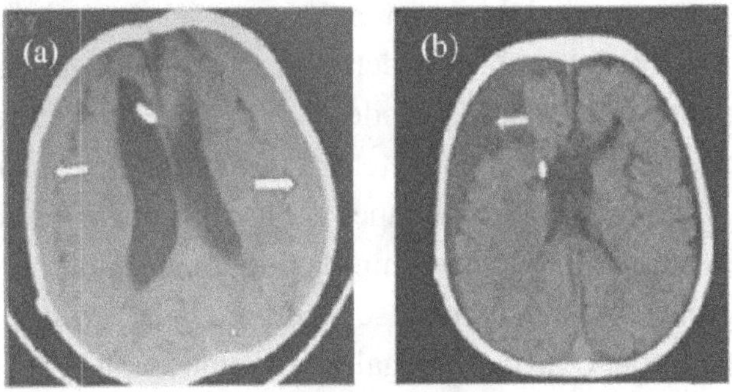

Figure 7-14 Drainage excessif

(a) Hématome sous-dural fronto-temporopariétal bilatéral

(b) Epanchement sous-dural fronto-temporopariétal droit

a) Abaissement de la pression intracrânienne : Elle se manifeste par une céphalalgie orthostatique classique, parce que l'effet de siphonage du cathéter de dérivation est plus marqué en position debout. Selon le scan TDM, une taille saine ou réduite ventriculaire est indiquée, avec une pression intraventriculaire ≤ 60mmH2O. Il est important de vérifier la valve, et la remplacer à une valve à pression élevée ou réglable en cas d'une pression faible ; il en faut ajouter un dispositif anti-siphon lorsque la pression ne soit pas inférieure.

b) Syndrome du ventricule fendu : Les symptômes tels que les céphalalgies intermittentes, nausées, vomissements et somnolences se produisent, qui peuvent éventuellement liés au changement de posture. La céphalalgie peut avoir lieu en position debout, qui peut se soulager en position couchée, après le vomissement ou l'hyperventilation. Selon le scan tomodensitométrique, une taille réduite ventriculaire par rapport à un format sain est indiquée, et le remplissage devient assez ralenti après compression sur la valve. Les patients ayant peu de symptômes peuvent se procurer d'un traitement non chirurgical, par exemple, l'administration de médicaments antimigraineux etc. Pour ceux subis de craniosténose et de sténose de la cavité crânienne, une décompression sous-temporale nécessite, conjointement avec l'incision de la dure-mère pour élargir la cavité crânienne. En cas d'une taille normale de la cavité crânienne non traitable avec une prise en charge non chirurgicale, il est possible d'emprunter une valve à pression élevée ou réglable, tout en ajoutant un dispositif anti-siphon. Chez les patients incapables d'identifier la cause ou en cas d'échec du remplacement du dispositif de dérivation, le cathéter de dérivation peut être enlevé, en même temps de procéder à un drainage extraventriculaire et la surveillance de la pression intracrânienne. En cas d'une ventriculomégalie symptomatique avec augmentation de la pression intracrânienne, on peut se recourir à la 3ème ventriculostomie ; à l'absence de la ventriculomégalie, on peut employer un cathéter à pression réglable anti-siphon pour réaliser une dérivation ventriculo-péritonéale (VP), et complémentairement une dérivation lombo-péritonéale (LP). En cas d'une pression intracrânienne saine asymptomatique et à l'absence d'une ventriculomégalie significative, le cathéter peut être relevé et on peut procéder au suivi médical. Lorsqu'une faible pression intracrânienne a lieu et le drainage du liquide céphalorachidien est mis en place, il faut amplifier graduellement le gradient du cathéter de drainage. Si une ventriculomégalie asymptomatique se produit, et qu'aucun symptôme n'a lieu au bout de 48 h après le clippage, le cathéter peut être relevé et on peut donc procéder au suivi médical. Si une ventriculomégalie symptomatique se produit, il est possible de se recourir à la 3ème ventriculostomie ou d'employer un cathéter à pression réglable pour réaliser une dérivation ventriculo-péritonéale (VP).

c) Hématome ou épanchement sous-dural : Il s'agit d'une hémorragie due à la déchirure des veines-ponts causée par l'effondrement des tissus cérébraux au cours d'une dérivation excessive. Il peut être constaté aux examens TDM ou IRM. L'hématome ou l'épanchement sous-dural léger peut être traité par un mode non chirurgical ; tandis que celui significatif ou symptomatique doit être prise en charge par une intervention chirurgicale. Pour ceux qui sont dépendants de la dérivation, il leur faut remplacer une valve à pression élevée ou réglable, chez les patients non dépendants de la dérivation, un dispositif de blocage provisoire de la dérivation peut être intégré afin de la diminuer ; quant aux patients ayant un épanchement sous-dural, une dérivation péritonéale demeure applicable.

(4) Divers

a) Complication liée à l'extrémité proximale du cathéter de dérivation : Cela englobe une ponction trop profonde ou une mauvaise direction, l'hémorragie à la voie de fonction, l'hémorragie intraventriculaire (Figure 7-15) etc.

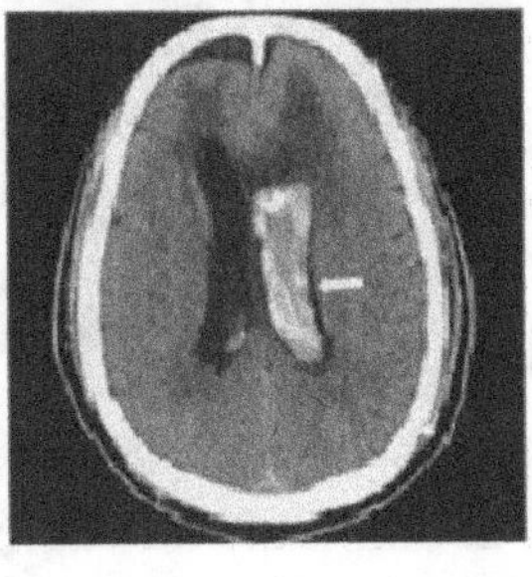

Figure 7-15 Hémorragie intraventriculaire latérale de ponction

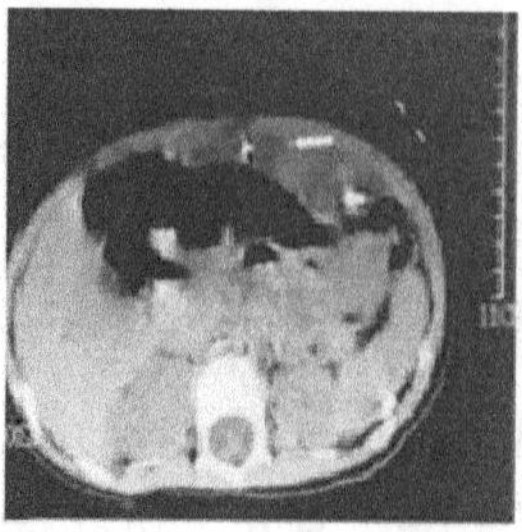

Figure 7-16 Tuméfaction des tissus mous adjacents à la dérivation sous-abdominale gauche (infection sous-abdominale)

b) Complication liée à l'extrémité distale du cathéter de dérivation :

i. Déplacement distal : Infection due à un déplacement vers la paroi thoracique / abdominale (Figure 7-16) ; formation d'un kyste à l'intérieur de la cavité abdominale (Figure 7-17) et son déplacement au sein du scrotum (Figure 7-18), pénétration occasionnelle au septum transversal / à la cavité thoracique / au péricarde. La radiographie simple est apte à relever les déplacements. Et la prise en charge se base sur la rectification chirurgicale.

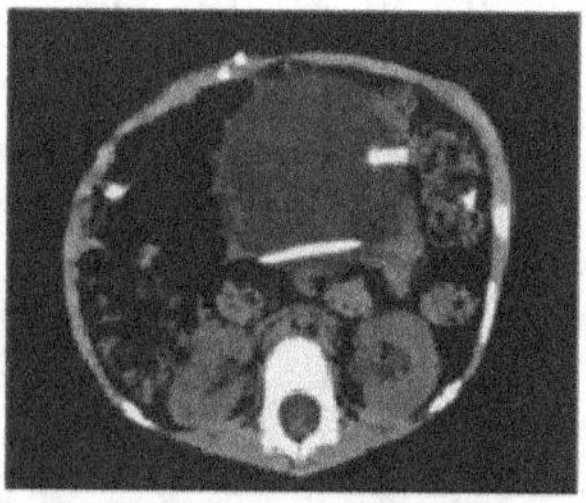

Figure 7-17 Formation d'un kyste au sein de la cavité abdominale liée à l'extrémité abdominale du cathéter de dérivation

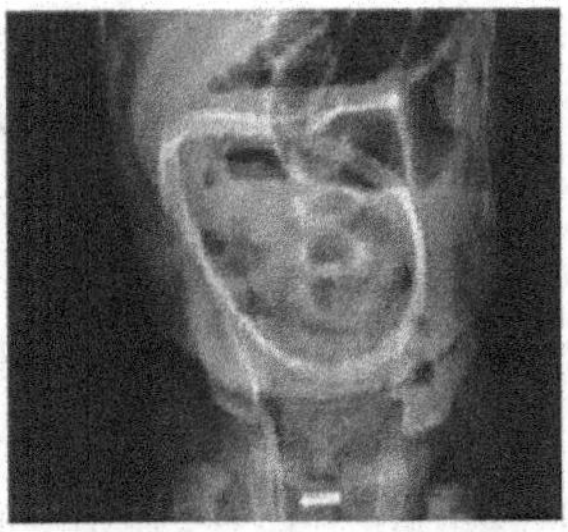

Figure 7-18 Pénétration au scrotum droit par le canal inguinal droit de l'extrémité abdominale du cathéter de dérivation

ii. Perforation d'organe viscéral : En cas de perforation au niveau de l'intestin, de l'estomac ou de la vessie, la dérivation doit être enlevée par intervention chirurgicale et remplacée par un autre mode.

iii. Obstruction intestinale et strangulation intestinale.

iv. Complications liées à l'oreillette : Aéroembolisme, arythmie, tamponnade cardiaque causée par perforation cardiaque du cathéter de dérivation, veine cave ou thrombose auriculaire, embolie pulmonaire, etc.

c) Exposition de dispositif du cathéter de dérivation : L'exposition du cathéter de dérivation est souvent susceptible de provoquer les infections secondaires, cela nécessite son enlèvement par mode chirurgical.

- **Quels sont les facteurs courants à haut risque des infections (complications) postopératoires de la dérivation ?**

Réponse : Les facteurs courants à haut risque des infections (complications) postopératoires de la dérivation sont : patient pédiatrique (notamment à l'âge de moins d'un an), prématuré, immunosuppression, étiologie de l'hydrocéphalie (myélocèle / myéloméningocèle, hémorragie ventriculaire), fuite du liquide céphalorachidien, infection systémique précédente / associée et chirurgie de réparation du cathéter de dérivation.

- **Comment peut-on traiter les infections liées au cathéter de dérivation ?**

Réponse : Ayant pour but de mieux traiter les infections liées au cathéter de dérivation, il est nécessaire de prendre en considération les éléments :

(1) S'il est nécessaire de retirer le cathéter de dérivation : Si oui, s'il faut le remplacer ou procéder provisoirement le drainage du liquide céphalorachidien et le remplacer ultérieurement. Les 4 options suivantes sont disponibles dans ce cas-là :

a) Traitement anti-infectieux systémique par antibiotiques ou simple prise en charge intrathécale : Il convient à l'employer chez les patients dans un mauvais état général et non tolérable à l'anesthésie, ou le réintroduction du cathéter de dérivation devient difficile à cause du syndrome du ventricule fendu.

b) Enlèvement immédiat de l'ancien cathéter de dérivation, et réintroduction d'un nouveau cathéter de dérivation en même temps.

c) Extension du cathéter de dérivation à un drainage externe, réintroduction d'un nouveau cathéter de dérivation après le traitement anti-infectieux.

d) Enlèvement du cathéter de dérivation et intégration du dispositif de drainage externe du liquide céphalorachidien ; réintroduction d'un nouveau cathéter de dérivation après le traitement anti-infectieux, en parallèle avec des résultats négatifs en culture bactérienne du liquide céphalorachidien en permanence, c'est-à-dire la numération leucocytaire < 30 x 10^6 / L, le ratio de glucose (glucose du liquide céphalorachidien / glucose sérologique) < 0,4, la protéine du liquide céphalorachidien < 0,5 g / L.

D'après les rapports, la 4ème option dispose un taux de réussite le plus élevé, et la 1ère option le plus faible.

(2) Combien de temps faut-il pour avoir un effet optimal du traitement anti-infectieux : Généralement parlant, il est nécessaire de poursuivre le traitement pendant 10 à 14 jours après avoir obtenu un résultat négatif dans la culture bactérienne du liquide céphalorachidien ; mais une durée plus longue nécessite en cas d'infections à une forte pathogénicité ou à une résistance importante.

(3) Combien de temps faut-il pour le drainage externe du liquide céphalorachidien avant la réintroduction d'un nouveau cathéter de dérivation : Selon une grande majorité des experts, il est indispensable d'attendre que le liquide céphalorachidien soit aseptique avant de réintroduire le cathéter de dérivation.

(4) Le programme anti-infectieux le plus efficace : Le choix des antibactériens repose généralement sur les principes suivants : la forte sensibilité aux bactéries pathogènes, la bonne pénétration du liquide céphalorachidien, savoir-faire / expériences, et le spectre de bactéries pathogènes locales. Il est important pour le traitement initial de choisir des antibiotiques à large spectre pouvant couvrir les bactéries à Gram positif, parce que celles-ci sont les principales sources des cas d'infection liés au cathéter de dérivation. Au cas échéant, des antibiotiques peuvent être administrés à l'intérieur du ventricule par l'intermédiaire du dispositif de drainage externe du liquide céphalorachidien aux fin de traitement anti-infectieux.

- **Comment peut-on diminuer le taux d'infection de la dérivation ?**

Réponse : Les principales méthodes pour diminuer le taux d'infection de la dérivation sont les suivantes :

(1) Procédures chirurgicales strictes et pratiques aseptiques dans le but d'éviter toute contamination du cathéter de dérivation.

(2) Amélioration de procédures chirurgicales : Accès limité de personnels à la salle d'opération ; planification à la 1ère opération du jour ; patch stérile sur la peau dans la zone chirurgicale ; gants à double couche, contact non direct avec le cathéter de dérivation avec des instruments stériles (au lieu de contact direct à la main) ; trempage du dispositif de dérivation dans une solution antibactérienne ; sutures hermétiques afin d'éviter toute fuite du liquide céphalorachidien.

(3) Préservation de la peau avant l'opération.

(4) Application du patch stérile dans 10 mins après la désinfection cutanée avec de la polyvidone iodée.

(5) Durée d'opération raccourcie.

(6) Réalisation par un / des chirurgien(s) expérimenté(s).

(7) Application préventive d'antibiotiques pendant la période périopératoire : Selon Regel et al., le taux d'infection se diminue de 6,5 % à 0,4 % lorsqu'on administre des antibiotiques (la vancomycine et la gentamicine) lors de l'introduction du cathéter de dérivation au sein du ventricule.

- **Quel est le mécanisme physiopathologique du syndrome du ventricule fendu ?**

Réponse : Le mécanisme physiopathologique du syndrome du ventricule fendu est possiblement lié au drainage excessif du liquide céphalorachidien. En raison de l'effet de siphonage de la zone où se trouve l'extrémité distale du cathéter de dérivation, une pression négative se forme ainsi par gravité. Au cours du développement cérébral, le liquide céphalorachidien subit un drainage excessif, la paroi ventriculaire cérébrale se ferme et des tissus cérébraux remplissent complètement la cavité crânienne. Il en résulte par conséquence, l'altération de compliance des tissus cérébraux, et l'obstruction intermittente de l'extrémité ventriculaire du cathéter de dérivation provoquée par la fermeture du système ventriculaire. A l'absence du mécanisme de compensation, les symptômes dus à l'obstruction du cathéter de dérivation se produisent, tandis qu'aucun changement de la taille ventriculaire n'y est associé. Cependant, des complications sévères peuvent être éventuellement mortelles dans certains cas.

- **Comment peut-on organiser le suivi médical après l'intervention de la dérivation de l'hydrocéphalie ?**

Réponse : Il est indispensable d'avertir les patients atteints d'hydrocéphalie dépendant d'un traitement par dérivation que leur dispositif de dérivation peut cesser de fonctionner à tout moment. Il leur faut se rendre dans le plus bref délai chez le médecin au suivi médical en cas de malaise, et tout particulièrement en cas de céphalalgie sévère. La plupart des cas d'obstruction de dérivation ont lieu dans la première année après la chirurgie, tandis que les infections qui y sont afférentes ont lieu dans les 3 mois après la chirurgie, pour quelle raison le suivi médical doit être strictement procédé au cours de la première année postopératoire. Le changement de taille ventriculaire d'un nourrisson peut être détecté par l'échographie, puisque l'échographie et l'IRM sont en mesure d'éviter le risque radioactif, qui peuvent se remplacer progressivement avec l'âge par la TDM pour mesurer la taille ventriculaire. La TDM est l'examen le plus fréquent au suivi médical, qui se pratique dans 1 / 3 / 6 / 12 mois après la chirurgie, et 1 fois par an à partir de l'âge de 5 ans ; et ultérieurement tous les 2 ans, et tous les 5 ans à partir de l'âge de 18 ans si aucune anomalie. Quant aux patients ayant un cathéter de dérivation à pression réglable, la mise au point de la valve de pression doit se réaliser au bout d'un examen IRM à champ élevé de 1,5 T ou plus, et certains patients sont susceptibles à une modification de pression dans leur valve de pression. En cas d'un suivi médical plus longtemps que 2 ans, il est recommandé de revérifier s'il existe toute modification de pression dans la valve de pression réglable. Il vaut mieux de visiter une même équipe médical afin d'assurer un service médical à satisfaction durable.

Conclusion du médecin senior

L'hydrocéphalie est généralement une des manifestations des maladies du système nerveux central, avec l'hydrocéphalie secondaire étant une affection cliniquement fréquente. Son traitement doit prendre en compte de manière générale l'âge du patient, la physiopathologie, la pathogénèse, la course et la durée de maladie, la classification épidémiologique du liquide céphalorachidien, ainsi que les facteurs financiers du patient, l'avancement neurochirurgical, afin d'avoir une prise en charge personnalisée. En synthétisant le contexte de ce cas, les indications du choix d'une intervention chirurgicale par dérivation ventriculo-péritonéale (VP) latérale du liquide céphalorachidien se sont avérées justes.

C'est dommage de ne pas avoir vérifié la possibilité d'une 3ème ventriculostomie qui pouvait être également applicable dans ce cas-là, du fait que les études préopératoires telles que la séquence 3D-CISS d'IRM et l'examen d'imagerie ciné du liquide céphalorachidien n'ont pas été effectuées chez ce patient. Le choix d'une dérivation du liquide céphalorachidien permet de soulager de manière considérable les symptômes à courte terme, mais son coût médical est assez important. La dérivation nécessite à long terme le suivi médical, ayant ainsi un taux élevé des complications pertinentes.

CHAPITRE VIII

LES INFECTIONS DU SYSTÈME NERVEUX CENTRAL

Cas 1 : L'abcès cérébral

[Historique médical établi par l'interne]

Le patient était une femme de 50 ans, qui s'est admise à l'hôpital en raison de « céphalalgie depuis plus d'un mois et fièvre depuis 3 semaines, avec l'aggravation et l'asthénie pendant 2 semaines ». La céphalalgie de diverses sévérités a apparu il y a un mois, mais le patient ne les a pas pris au sérieux. La fièvre (autour de 38 °C) a débuté il y a 3 semaines, mais aucun traitement spécial n'a pas été appliqué. Les symptômes ont graduellement aggravés depuis 2 semaines, associés à une asthénie des membres gauches et la difficulté de démarche, pour quelle raison elle était hospitalisée pour des analyses ultérieures. Lorsqu'on lui a demandé des antécédents, elle a mentionné une otite moyenne d'ici 5 ans avec occasionnellement des récurrences.

Examen physique :

Température (T) : 37,5°C ; Fréquence respiratoire (R) : 17 / min ; Pouls (P) : 76 / min ; Tension artérielle (PA) : 145 / 90 mmHg. Le patient était dans un état de somnolence, ayant une mauvaise orientation / mémoire ; sa force musculaire des membres droits était normale, tandis que celle des membres gauches de niveau 3.

Examen auxiliaire :

Selon la TDM crânienne (Figure 8-1), une lésion kystique énorme occupant le lobe frontal droit aux ganglions de la base manifestant un effet occupationnel significatif, et un déplacement de la ligne médiane nettement controlatéral ont été indiqués. Selon l'IRM crânienne (Figure 8-2), une lésion kystique énorme occupant le lobe frontal droit aux ganglions de la base avec une paroi kystique assez fine a été constatée, en parallèle d'un œdème significatif aux alentours, un déplacement de la ligne médiane nettement controlatéral et une intensification notable de la partie substantielle avec injection de contraste. Selon l'examen sanguin de routine, les globules blancs = 12,0×10^9, et le taux de neutrophiles = 85 %.

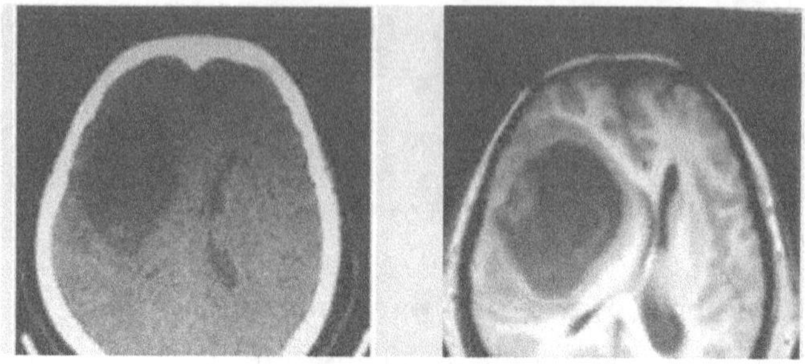

Figure 8-1 TDM crânienne

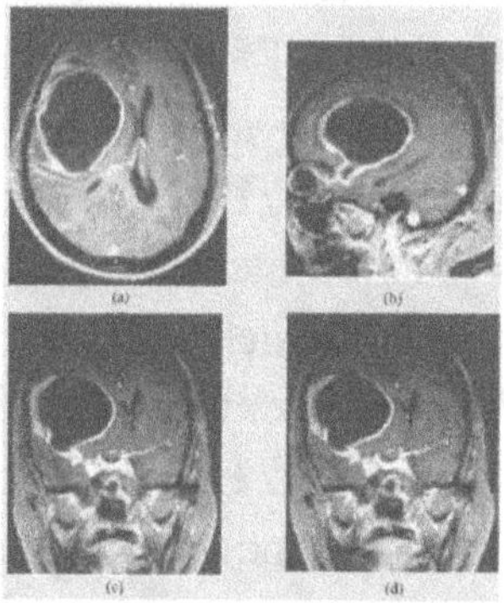

Figure 8-2 IRM crânienne

Diagnostic : Lésion kystique énorme occupant le lobe frontal droit aux ganglions de la base ; abcès cérébral ?

Traitement :

Après son admission, les traitements tels que la déshydratation, et la prise en charge en fonction de ses symptômes ont été fournis. Tous les examens de routine ont été effectués, et une craniotomie du lobe fronto-temporal droit + une ablation de la lésion occupant dans les ganglions de la base frontale droite ont été réalisées. Pendant l'intervention, une pression assez importante des tissus cérébraux a été constatée, un œdème local apparente a été remarquée. A peu près 30 ml de pus blanchâtre ont été aspirés par ponction, et une résection microscopique de la capsule de l'abcès a été effectuée, pendant laquelle un cathéter de drainage externe a été mis en place.

? **Questions fréquemment posées par le médecin senior à l'interne**

- **Quel est le diagnostic actuellement retenu du patient et sur quoi repose-t-il ?**

Réponse : Le patient était une femme d'âge moyenne ayant des antécédents de la céphalalgie il y a plus d'un mois, de la fièvre depuis 3 semaine, de leur aggravation et de l'asthénie des membres gauches depuis 2 semaines. Elle a eu également l'otite moyenne. D'après l'examen physique, elle était dans un état de somnolence, ayant une mauvaise orientation / mémoire ; sa force musculaire des membres droits était normale, tandis que celle des membres gauches de niveau 3. D'après la TDM crânienne et l'IRM crânienne, une lésion kystique énorme occupant le lobe frontal droit aux ganglions de la base avec une paroi kystique assez fine a été constatée, en parallèle d'un œdème significatif aux alentours, un déplacement de la ligne médiane nettement controlatéral et une intensification notable de la partie substantielle avec injection de contraste. D'après l'examen sanguin de routine, les globules blancs et le taux de neutrophiles étaient remarquablement importants. Reposant sur les données ci-dessus, le diagnostic du patient d'une lésion substantielle occupant le lobe frontal droit aux ganglions de la base a été établi, dont la nature a été considérée en priori comme étant l'abcès cérébral. Ceci a été confirmé par la suite lors de la craniotomie d'exploration.

- **Quelle est la cause de l'abcès cérébral ?**

Réponse : Les abcès cérébraux peuvent être classifiés comme otogènes, nasogènes, traumatiques, hématogènes et cryptogéniques selon la source d'infection, dont ceux otogènes étant les plus courants. Depuis ces dernières années, les abcès cérébraux cryptogéniques restent en hausse, tandis que ceux otogènes et hématogènes sont relativement en baisse grâce à l'amélioration des conditions sanitaires / médicales et l'avancement du niveau de prise en charge.

Les abcès cérébraux otogènes touchent surtout le lobe temporal et le cervelet ; tandis que ceux nasogènes affectent majoritairement le lobe frontale, qui se trouvent dans une position superficielle et sont principalement de nature univentriculaire, offrant de bonnes conditions à un traitement chirurgical. Situés essentiellement dans la zone d'alimentation de l'artère cérébrale moyenne (y compris les lobes frontaux / pariétaux / temporaux et le cerveau profond), la plupart des abcès cérébraux hématogènes et cryptogéniques se caractérisent surtout par des récurrences et leur nature multiventriculaire. Les patients en cause ont une lésion d'infection primaire, et leur diagnostic ne demeure pas difficile chez les patients ayant une évolution typique ; toutefois que ceux cryptogéniques ou les abcès chroniques posent souvent des difficultés en matière de diagnostic et sont susceptibles d'être confondus avec d'autres lésions intracrâniennes. Cliniquement parlant, les abcès récurrents / multiventriculaires, et notamment ceux situés au cerveau profond sont relativement intraitables à la prise en charge.

? Questions fréquemment posées par le médecin senior au médecin résidant et au médecin traitant

● Avez-vous un avis différent sur le diagnostic de ce patient ? Comment peut-on le faire distinguer ?

Réponse : Selon les examens d'imagerie de ce patient, une lésion d'occupation intracrânienne a été clairement indiquée ; en synthétisant les éléments tels que la fièvre du patient, la hausse des globules blancs et les antécédents d'otite moyenne etc., il faut considérer prioritairement le diagnostic d'une otite moyenne. Pourtant, il est certes que la possibilité d'un glioblastome ou d'une tumeur métastatique ne peut être exclue qu'après la confirmation par l'intervention chirurgicale.

(1) Abcès cérébral : Il s'agit d'une affection inflammatoire à cause de laquelle des bactéries septiques contaminent le parenchyme cérébral. En fonction de la localisation des abcès cérébraux, leurs manifestations se varient amplement, par exemple, céphalalgie, vertige, nausée, vomissement, paralysie de membres, irritation méningée, aphasie et épilepsie etc. En TDM, le stade de suppuration se traduit par une faible densité hétérogène, tandis que le stade de formation capsulaire se traduit par une haute densité annulaire, un centre à faible densité et une intensification évidente au scan avec injection de contraste, ainsi qu'une paroi homogène. En IRM, le stade

de suppuration se traduit par T1WI à faibles signaux, T2WI à signaux élevés ; tandis que la paroi de l'abcès se traduit par des signaux égaux T1WI / T2WI, son centre et l'œdème aux alentours se traduisent par T1WI à faibles signaux, T2WI à signaux élevés, et une intensification annulaire au scan avec injection de contraste. Pendant le stade de suppuration, son paroi se traduit par des signaux égaux ou élevés, tandis que T2WI à signaux faibles annulaires, sa cavité de T1WI à faibles signaux, T2WI à faibles signaux, T2WI à signaux élevés, ainsi qu'une intensification annulaire de la paroi fine avec injection de contraste. Quant à DWI, les fluides au sein de la capsule de l'abcès se traduit par des signaux élevés. En synthétisant les manifestations et les résultats d'imagerie de ce patient, la possibilité d'un abcès cérébral prévaudra.

(2) Astrocytome : Il s'agit d'un type de glioblastome le plus courant. Les astrocytomes chez les adultes se trouvent le plus souvent dans les lobes frontaux / pariétaux / temporaux. Ayant généralement une croissance assez ralentie, le glioblastome touche essentiellement les adultes entre 20 à 40 ans, dont les symptômes et les signes cliniques dépendent la localisation de la lésion et ses caractéristiques pathologiques. Les symptômes les plus courants sont : céphalalgie, vomissement, hémianopsie, hémiplégie, dysesthésie, crise d'épilepsie et symptômes psychiatriques etc. Avec injection de contraste, son anneau hétérogène et son épaisseur inégale demeurent beaucoup plus évidents que ceux de l'abcès cérébral, les nœuds périannulaires et intra-annulaires sont irrégulièrement intensifiés, et que l'œdème péritumoral devient bien apparent.

(3) Tumeurs métastatiques : Elles touchent essentiellement les adultes entre 40 à 60 ans, avec les tumeurs primaires majoritairement du type de cancer pulmonaire, cancer gastro-intestinal et cancer des seins etc. Elles se développent généralement à la frontière entre la matière grise et la matière blanche du cerveau, souvent dans la zone supratentorielle et s'associent à la céphalalgie, à la convulsion, à l'épilepsie et aux symptômes psychiatriques etc. En fonction de différents sites des tumeurs métastatiques, les signes d'extrémités de membres tels que la dysesthésie, la paralysie du nerf cérébral et

l'œdème papillaire sont susceptibles de se produire. Dans la grande majorité des cas de tumeurs primaires malignes, la TDM et l'IRM sont en mesure d'indiquer leur site souvent à la frontière entre la matière grise et la matière blanche du cerveau. Elles sont de forme ronde, avec les signes d'un œdème péritumoral apparents et l'intensification annulaire avec injection de contraste. La paroi annulaire est dotée d'une épaisseur assez importante mais irrégulière.

- **Quelle est la sensibilité de la TDM crânienne dans le diagnostic d'un abcès cérébral ?**

Réponse : Un abcès cérébral typique dans un stade de maturité se traduit par une zone parcellaire hétérogène à faible densité au scan simple TMD. Environ 50 % des cas présentent des ombres annulaires à haute densité, complète ou incomplète, régulière ou irrégulière, entre la zone nécrotique centrale et la zone œdémateuse. Avec injection de contraste, le cœur de l'abcès se traduit par une zone à faible densité, avec une paroi fine, lisse et homogène aux alentours (d'une épaisseur généralement < 0,4cm) en formant une intensification annulaire. Sa configuration est généralement de forme ronde ou ovale, qui peut être également de forme irrégulière. Il est entouré d'un œdème à faible densité . L'abcès cérébral multiventriculaire se traduit souvent par multiples anneaux adjacents intensifiés ; tandis que l'intensification en bande peut se produire de manière intracrânienne et / ou périventriculaire, pouvant manifestant un effet d'occupation significatif. Dans la phase initiale de formation capsulaire, celle-ci est légèrement intensifiée, manifestant une intensification annulaire légère d'irrégularité complète ou incomplète, dotée d'une paroi d'une épaisseur irrégulière. Ses manifestations TDM pendant le stade d'encéphalite sous scan simple sont : une zone de forme lamellaire à faible densité ou à une densité mixte. Avec injection de contraste, les intensifications nodulaires s'apparaissent dans la plupart des cas, ou des anneaux incomplètement intensifiés se présentent. Les intensifications annulaires peuvent ainsi se présenter chez quelques patients. Si on procède au scan consécutif à ce moment-là, on peut remarquer que l'apparition des intensifications annulaires pendant le stade d'encéphalite est bien ralentie (10 à 20 mins) en s'épaississant progressivement. Enfin, la pénétration du contraste à l'intérieur de la zone centrale à faible densité y favorise la manifestation d'intensification nodulaire, permettant de se faire distinguer avec le stade d'encéphalite et celui de formation capsulaire.

- **Quelles sont les valeurs diagnostiques de l'IRM crânienne pour l'abcès cérébral ?**

Réponse : L'IRM permet de distinguer plus facilement la nécrose, la liquéfaction et l'encéphalite que la TDM. Pendant le stade d'encéphalite, T1WI se traduit par une zone hétérogène à faible signaux avec une bordure peu définie ; tandis que T2WI se traduit par une zone lamellaire à signaux élevés, immergeant avec la zone œdémateuse à proximité, et la zone centrale d'encéphalite manifeste des signaux relativement faibles, et que le contraste entre la matière grise et la matière blanche des tissus cérébraux périphériques se disparaissent. Grâce au scan avec injection de contraste avec GD-DTPA, T1WI se traduit par une intensification diffue hétérogène. Pendant le stade de formation capsulaire, les fluides d'abcès se traduit par une zone à faible signaux ayant une bordure bien définie en T1WI, et l'œdème périphérique par une zone à signaux intermédiaires / faibles ; tandis que l'abcès se traduit par les signaux intermédiaires / élevés ou les signaux élevés en T2WI, et la zone œdémateuse par les signaux nettement élevés. Son paroi de traduit par un anneau à signaux égaux ou à signaux légèrement élevés en T1WI, tandis que son manifestation en T2WI est une lésion nécrotique à signaux élevés, entourée par une bande d'ombre à signaux faibles, qui se caractérise par une paroi mince et lisse en discontinuité (qui ne se manifeste pas pendant le stade d'encéphalite). Avec injection de contraste GD-DTPA, ses manifestations se ressemblent à celle en TDM intensifiée, et une intensification annulaire à signaux élevés apparaissent clairement en T1WI.

- **Quelle est la classification pathologie des abcès cérébraux ?**

Réponse : Les abcès cérébraux peuvent survenir dans n'importe quelle partie du cerveau, le cortex et la jonction sous-corticale étant les plus fréquents. Ils sont souvent solitaires, mais peuvent également être solitaires-multiventriculaires ou multiples. L'évolution pathologique des abcès cérébraux est traditionnellement divisée en trois stades : le stade d'encéphalite suppurative aiguë (ou de méningo-encéphalite), le stade de suppuration et le stade de formation capsulaire. Certains experts étrangers ont proposé 4 stades en fonction de ses caractéristiques histologiques pathologiques : le stade d'encéphalite précoce (1 à 3 jours), le stade d'encéphalite tardive (4 à 9 jours), le stade de formation capsulaire précoce (10 à 15 jours) et le stade de formation capsulaire tardive (14 jours ou plus). La capsule d'un abcès cérébral se forme généralement et initialement entre 10 à 14 jours après l'infection, elle devient intégrale pendant 4 à 8 semaines. Etant donnée une épaisseur irrégulière de la capsule de l'abcès cérébral, la partie située à proximité du cortex incite une épaisseur importante grâce à une abondance de vaisseaux sanguins ; tandis que la partie située à côté d'un ventricule dans la matière blanche profonde fait créer une capsule mince et croquante. Par conséquence, l'abcès cérébral se caractérise par une probabilité de rupture à proximité d'un ventricule.

- **Quelles sont les méthodes de traitement des abcès cérébraux dans leurs différents stades ?**

Réponse : Il est nécessaire d'employer différentes méthodes de traitement en fonction des conditions générales du patient et les différents stades de sa maladie. En cas d'un abcès cérébral d'infection non localisée et sans formation capsulaire pendant le stade d'encéphalite aiguë, il faut recourir principalement à la médecine interne. Puisque l'examen bactérien ne peut pas se réaliser pendant ce stade, l'application systémique d'antibiotiques n'est pas en mesure d'identifier les bactéries pathogènes et les médicaments sensibles, pour quelle raison il faut choisir conjointement des antibiotiques à large spectre à des doses adéquates. La plupart des spécialistes recommandent les indications suivantes pour le traitement par médecine interne : (1) un diamètre de 2 cm ou inférieur ; (2) l'abcès multiple ; (3) l'abcès au stade d'encéphalite, notamment lorsqu'il présente une intensification nodulaire en TDM, sans formation évidente d'abcès.

En cas d'un abcès localisé ayant déjà la formation capsulaire, il faut recourir au traitement chirurgical. Il en faut environ 3 semaines pour que la capsule d'abcès se forme. Il est pourquoi qu'il convient à employer le traitement par médecine interne pendant les 3 premières semaines. Mais cela n'est pas absolu, par exemple, si le patient a une pression intracrânienne extrêmement importante et présente des signes de hernie cérébrale, il convient dans ce cas-là à recourir à un traitement chirurgical approprié.

- **Quels sont les moyens de traitement chirurgical pour l'abcès cérébral ?**

Réponse : Il existe généralement deux modes de traitement chirurgical : le drainage par ponction et l'excision chirurgicale.

(1) Excision chirurgicale : Elle est applicable lorsque la capsule intégrale se forme et dotée d'une épaisseur importante / lorsque l'abcès se trouve dans un site superficiel d'une zone non fonctionnelle, et chirurgicalement accessible / lorsque les conditions générales du patient permettent de réaliser une excision chirurgicale / lorsque le traitement du drainage par ponction se rende inefficace / en cas d'un abcès multiventriculaire. Bien que l'excision chirurgicale soit beaucoup plus invasive, mais elle peut resectionner en totalité la lésion.

(2) Drainage par ponction : Il est applicable lorsque la capsule d'abcès est incomplète ou est doté d'une paroi mince, qui se trouve dans une zone fonctionnelle importante ou au cerveau profond / en cas d'un abcès à une taille énorme, ayant tendance d'une hausse de pression intracrânienne et risquant de se rompre / en cas d'un patient pédiatrique, patient senior ou en cas de mauvaises conditions générales. Une fois que l'extraction du pus par ponction est faite, il faut répéter le rinçage avec une solution antibiotique, en laissant une petite quantité de solution antibiotique à la fin. Il faut procéder régulièrement à l'examen TDM postopératoire, et observer la fermeture de l'abcès, et au cas échéant, réaliser une / des nouvelle(s) ponction(s). Les avis se diffèrent sur la question s'il est nécessaire de laisser un cathéter de drainage. Généralement parlant, il est préconisé de placer un cathéter de drainage externe en cas d'un abcès de grande taille (> 3 cm) / d'une

paroi d'abcès assez épaisse / du pus visqueux / d'une petite quantité de pus à l'extraction. Il est également nécessaire de répéter le rinçage après l'intervention chirurgicale.

Grâce au développement rapide des techniques stéréotaxiques et cérébroscopiques au cours des dernières années, la ponction stéréotaxique offre un positionnement précis, une limitation de traumatisme, la facilité de manipulation, la sureté et la fiabilité, ayant pour but d'éviter toute complication liée une ponction arbitraire. Elle convient mieux aux abcès de petite taille situés dans les zones fonctionnelles importantes ou au cerveau profond. Elle peut également être employée pour la ponction à multiples points pour traiter les abcès multiples. La stéréotaxie en combinaison avec l'endoscopie cérébrale est utilisée pour ponctionner les abcès multiloculaires, ce qui permet d'ouvrir le septum de la cavité du pus et d'assurer un rinçage et un drainage complets en une seule fois.

Le taux de récurrence des abcès traités par ponction était auparavant considéré comme plus élevé que celui de l'excision chirurgicale, c'est pourquoi il était préférable de procéder à cette dernière. Cependant, après analyse d'un grand nombre de cas, il est apparu que le taux de récurrence des abcès n'était pas directement lié aux deux différentes méthodes chirurgicales. Ce qui compte, c'est de choisir un traitement approprié en fonction de l'état de la maladie.

Les traitements par médecine interne et ceux chirurgicaux sont tous traités par des antibiotiques de manière systémique. Le traitement antibiotique doit être maintenu pendant une certaine durée afin de réduire le taux de récurrence. En général, il est recommandé de ne pas être inférieur à 3 semaines, et certains préconisent même une durée de 6 à 7 semaines.

Conclusion du médecin senior

L'abcès cérébral est une maladie infectieuse du système nerveux central. Un diagnostic précoce et un traitement rapide sont essentiels pour son pronostic. Il en existe trois principales manifestations cliniques : les infections locales ou / et systémiques, les symptômes d'augmentation de la pression intracrânienne et les lésions cérébrales focales. Il est assez difficile de distinguer certains abcès cérébraux atypiques, les glioblastomes de haut niveau et les tumeurs métastatiques dans la pratique clinique, et cela peut facilement conduire à des erreurs de diagnostic et de traitement. Le pronostic thérapeutique des patients atteints d'abcès cérébraux varie en fonction du nombre, de la taille, de la localisation de l'abcès, ainsi que de l'état de santé du patient.

Les abcès cérébraux peuvent être classifiés comme otogènes, nasogènes, hématogènes, traumatiques ou cryptogéniques en fonction de leur voie d'infection. Les manifestations cliniques comprennent la fièvre, la hausse de la pression intracrânienne, et les déficiences neurologiques etc. La fièvre accompagnée d'une hausse de pression intracrânienne ou de déficiences neurologiques indique souvent la possibilité d'une infection intracrânienne, mais dans la pratique clinique, certains patients n'ont pas de fièvre, rendant le diagnostic difficile et nécessitant un examen d'imagerie en temps opportun.

La TDM et l'IRM sont les principales méthodes d'imagerie utilisées pour diagnostiquer les abcès cérébraux. Un abcès cérébral typique au stade de maturité se traduit au scan simple TDM, par une zone à faible densité hétérogène ayant une bordure peu définie, et une intensification annulaire avec injection de contraste. En IRM, la cavité de l'abcès cérébral se traduit par des signaux faibles en T1WI et des signaux élevés en T2WI, ainsi qu'une intensification annulaire avec injection de contraste. Son paroi est intégral, lisse et homogène. Sa capsule est peu visible en T1WI et se caractérise par une "bande obscure" à signaux faibles, lisse, et à parois minces en T2WI, ce qui est un élément caractéristique de l'abcès. Ces caractéristiques d'imagerie sont utiles pour le diagnostic de l'abcès cérébral et, si elles sont associées aux manifestations cliniques de l'infection telles que la fièvre et l'augmentation du nombre de globules blancs, son diagnostic en est relativement aisé.

Les méthodes de traitement des abcès cérébraux comprennent principalement le traitement médicamenteux et celui chirurgical. Le choix d'une méthode spécifique doit prendre en compte de nombreux facteurs tels que la localisation anatomique, la quantité, la taille, l'âge et l'état neurologique du patient, qui sont susceptibles d'influencer la prise de décision de son traitement. Par conséquent, un traitement opportun et approprié est primordial pour le pronostic du patient souffrant d'un abcès cérébral.

Une thérapie antibactérienne simple convient à traiter les abcès multiples sans augmentation significative de la pression intracrânienne, les abcès de petite taille (d'un diamètre < 2,5 cm) ou sans effet significatif d'occupation. Des antibiotiques à spectre large ayant une bonne perméabilité à la barrière hémato-encéphalique doivent être choisis pour le traitement combiné, et les antibiotiques doivent être ajustés en fonction des résultats de la culture bactérienne, des résultats des examens d'imagerie et de l'évolution des symptômes cliniques du patient.

Au cas où le traitement non chirurgical demeure inefficace, c'est-à-dire à l'absence d'amélioration des symptômes cliniques et aux examens d'imagerie au bout d'une application antibiotique pour 2 semaines, le traitement chirurgical se nécessite. Les méthodes de traitement chirurgical englobent le drainage par ponction et l'excision par craniotomie.

Lors du traitement de l'abcès cérébral, il est également nécessaire d'éliminer les causes déclenchantes potentielles telles que l'otite moyenne, la gingivite, les maladies cardiaques congénitales, et de recourir rapidement à un traitement spécialisé afin de réduire le risque de récurrence. En outre, il est important de traiter activement les maladies de base et les facteurs prédisposants des patients atteints d'abcès cérébral, tels que le diabète, l'immunosuppression ou l'immunodéficience, ayant pour but d'améliorer leur pronostic.

CHAPITRE IX

CHIRURGIE DE LA NEUROCHIRURGIE FONCTIONNELLE

Cas 1 : L'épilepsie réfractaire

[Historique médical établi par l'interne]

Le patient était une fille droitière de 14 ans, qui s'est admise à l'hôpital en raison de « convulsion paroxysmale des membres droits depuis 22 mois et asthénie des membres droits depuis 16 mois ». Elle a présenté une déviation paroxystique de la tête vers la droite sans cause évidente il y a 22 mois, et était incapable de parler pendant environ 1 min, mais aucun trouble de la conscience n'a été constaté à cette occasion. Des examens en TDM crânienne et en IRM crânienne ont été effectués dans un hôpital local, mais aucune anomalie évidente n'a été indiquée. Un état limite a été observé dans l'EEG. Elle a développé des convulsions persistantes dans le coin droit de la bouche 2 jours plus tard et un diagnostic de crise d'épilepsie a été établi par un hôpital de Beijing. L'amélioration a été observée suite à l'administration orale de la carbamazépine (Tegretol). Il y a 18 mois, elle a manifesté des convulsions persistantes du membre supérieur droit, pour quelle raison elle s'est rendue à nouveau dans un hôpital de Beijing. L'IRM a relevé une lésion au niveau du lobe frontal gauche, et une lésion inflammatoire doit être considérée prioritairement. Un EEG pédiatrique hautement anormal s'est mis en évidence, avec l'hémisphère gauche étant le plus significatif. Il y a 17 mois, ses convulsions du membre supérieur droit se sont transformées en des convulsions intermittentes, qui se développaient progressivement en tremblements persistants (notamment en position couchée). L'asthénie des muscles faciaux et du membre supérieur (notamment de la main), ainsi que l'asthénie du membre inférieur dans le côté droit ont apparu graduellement avec l'aggravation progressive. Il y a 1 mois, elle s'est rendue à nouveau dans un hôpital de Beijing pour vérifier la possibilité d'un diagnostic d'encéphalomyopathie mitochondriale, mais le résultat de la biopsie musculaire a éliminé la possibilité de cette pathologie. Actuellement, les crises de ces symptômes étaient fréquentes, ayant les manifestations suivantes : déviation de la tête vers le droit ; convulsions du coin droit de la bouche / des membres ; conscience pendant les crises ; trouble de l'articulation léger ; durée d'une convulsion allant de quelques dizaines de secondes jusqu'à 2 minutes ; plus de vingtaine de crises par jour. Quant à la thérapie médicamenteuse, l'application simple du Tegretol d'auparavant a été modifiée en une administration combinée de multiples antiépileptiques (e.g. la topiramate /Topamax, la lamotrigine etc.). Bien qu'elle fût prescrite du Tegretol, de la topiramate (Topamax) et de la lamotrigine en même temps, le rendement de l'efficacité antiépileptique restaient non satisfaisant. Elle a eu une infection respiratoire supérieure (un rhume) et de la fièvre 3 mois avant l'apparition de lesdites crises, affichant une température corporelle jusqu'à 39 °C. La fièvre avait duré 4 jours avant qu'elle se guérît. Depuis le début de ses crises, elle a connu une baisse intellectuelle progressive, présentant un niveau d'intelligence considérablement inférieur à celui des enfants d'un même âge.

Examen physique :

Température (T) : 37,0°C ; Fréquence respiratoire (R) : 19 / min ; Pouls (P) : 80 / min ; Tension artérielle (PA) : 120 / 60 mmHg. Examen spécial : Le patient était nettement conscient, ayant une élocution médiocre. Son sillon naso-labial droit était superficiel. Elle avait un coin de la bouche oblique vers le gauche, et sa langue était légèrement vers le droit. Lorsqu'elle haussait ses épaules, son épaule droite semblait légèrement affaiblie. Elle manifestait une contracture en flexion de sa main droite et une déformation en varus de son membre inférieur droit. La force musculaire de l'extrémité proximale du membre supérieur droit était de niveau 4, celle de son extrémité distale de niveau 3, celle du membre inférieur droit de niveau 4+, celle des membres gauches de niveau 5. Les réflexes de tendons gauches étaient présents, tandis que l'hyperréflexie bicipitale / tricipitale / du tendon rotulien / achilléenne dans le côté droit était présente. Les signes « Babinski » / « Cordon » / « Chaddoch » / « Hoffman » négatifs étaient également présents.

Examen auxiliaire :

Selon l'IRM crânienne au bout de 5 mois de sa première crise (Figure 9-1), les signaux longs T1 / longs T2 et les signaux élevés « Flair » dans la matière grise dans les deux côtés le long du sillon central dans le lobe frontal gauche ont été indiqués, avec en même temps qu'un gonflement léger des tissus cérébraux locaux et les sillons cérébraux faiblement superficiels. Selon l'IRM crânienne au bout de 9 mois de sa première crise (Figure 9-2), les signaux longs T1 / longs T2 et les signaux élevés « Flair » de forme lamellaire multiple au niveau du cortex / sous-cortex dans le lobe temporal gauche ont été indiqués, ayant agrandi par rapport à la lésion dans le lobe frontal au bout de 5 mois de sa première crise ; une nouvelle lésion a apparu dans le lobe temporal. Selon l'IRM crânienne au bout de 19 mois de sa première crise (Figure 9-3), (i) une lésion fronto-temporale gauche progressive affectant graduellement la matière blanche a été indiquée, touchant respectivement le lobe temporal médian gauche, la circonvolution cingulaire, la circonvolution frontale médiane et le lobule paracentral; (ii) une atrophie cérébrale progressive de l'hémisphère gauche notamment dans le lobe fronto-temporal ; ont été mises en évidence par rapport à l'examen au bout de 9 mois de sa première crise.

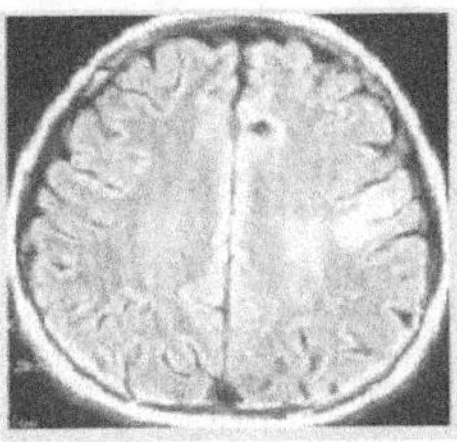

Figure 9-1 IRM crânienne (5 mois après la 1ère crise)

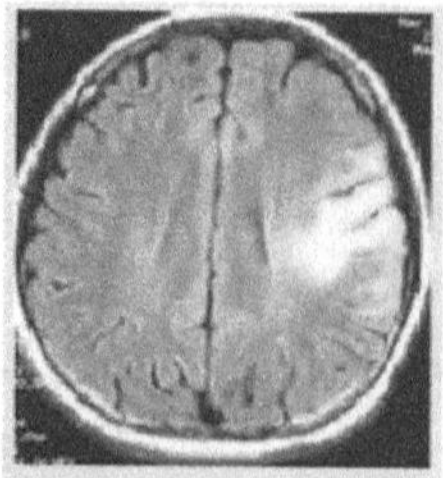

Figure 9-2 IRM crânienne (9 mois après la 1ère crise)

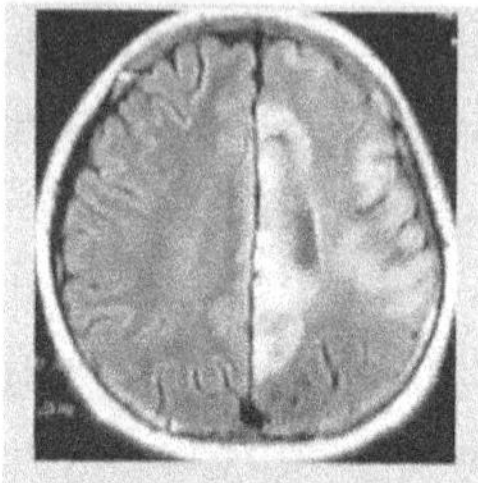

Figure 9-3 IRM crânienne (19 mois après la 1ère crise)

Electroencéphalogramme vidéo (VEEG) :

Période intermittente : affaiblissement significatif des ondes « α » occipitales (gauche), décharges pointes-ondes intermittentes dans l'hémisphère gauche. Période épisodique : multiples crises d'épilepsie présentant la rigidité des membres droits et le tremblement du coin droit de la bouche durant 3 à 5 mins. L'EEG a montré des ondes lentes rythmiques et les pointes-ondes dans l'hémisphère gauche (surtout dans la partie postérieure de la tête), associées à des ondes lentes dans l'hémisphère gauche.

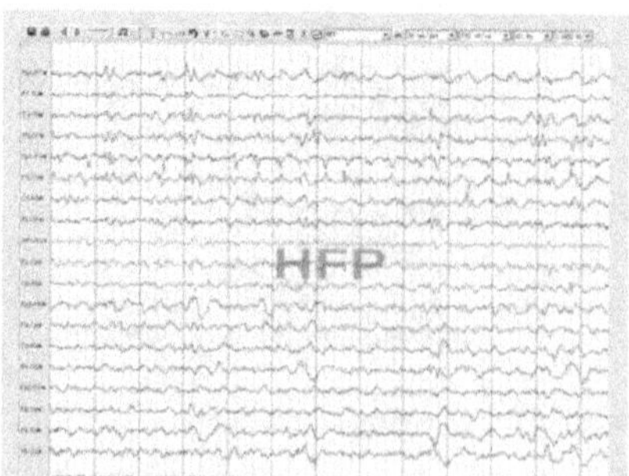

Figure 9-4 Décharges pointes-ondes intermittentes dans l'hémisphère gauche

Acuité et vision visuelles : scotome disséminé de l'œil droit, trouble du champ visuel et scotome disséminé de l'œil gauche.

Diagnostic : (1) Persistance de la crise partielle d'épilepsie symptomatique ; (2) Signaux anormaux avec l'atrophie cérébrale dans l'hémisphère gauche ; (3) Probabilité d'une encéphalite de Rasmussen (ER).

Traitement :

Il s'agit de la mise au point des travaux préparatoires, comportant les trois analyses routines (de sang, d'urine et de selle), l'examen de la coagulation, l'examen de la fonction hépatorénale, les tests électrolytiques, ainsi que les évaluations préopératoires telles que la radiographie thoracique et l'échographie abdominale. Une hémisphérectomie était à envisager.

? Questions fréquemment posées par le médecin senior à l'interne

- **Quelle est la principale forme de crises d'épilepsie que présente le patient maintenant ?**

Réponse : D'après le récit des proches du patient et ses symptômes observés jusqu'à présent, en association avec les résultats de l'EEG, sa forme de crise appartient à la catégorie des crises motrices, présentant un état épileptique persistant et partiel, avec toutefois le maintien de la conscience. Elles durent généralement moins d'une minute, qui peuvent s'apparaître et se disparaître à l'improviste. Les décharges EEG sont généralement circonscrites au niveau du sillon central.

- **Comment peut-on classifier les crises partielles d'épilepsie ?**

Réponse : Elles peuvent se classifier en crise partielle simple, crise partielle complexe et crise partielle généralisée secondaire.

(1) Crise partielle simple : Il s'agit d'une crise d'une durée assez courte (moins 1 min) avec une apparition / disparition à l'improviste mais consciente. Elle peut être subdivisée en : crise partielle motrice, crise partielle sensorielle, crise partielle autonomique et crise partielle psychique.

(2) Crise partielle complexe : Elle s'appelle aussi la crise temporale ou la crise psychomotrice, présentant en parallèle des troubles de la conscience de diverses sévérités. Les décharges épileptiques proviennent du lobe temporal ou du lobe frontal médiane.

Leurs différentes origines / proliférations / vitesses entraîneraient des écarts assez importants des manifestations cliniques. Il est donc possible qu'on observe avant tout une crise partielle simple (d'une durée variable), et puis des troubles de la conscience, avec des symptômes sensoriels spécifiques ou ceux autonomiques simples étant les premiers signes.

(3) Crise partielle généralisée secondaire : Une crise partielle simple est en mesure de se transformer en une crise partielle complexe, du fait que la crise partielle, simple ou complexe, fait part de la crise tonico-clonique généralisée. Si le patient est capable de se souvenir des symptômes d'une crise focale après son réveil, il faut le considérer comme un précurseur.

(6) [Historique médical recomplété par le médecin résident ou le médecin traitant]

L'épilepsie du patient s'est manifestée par des crises motrices partielles et une persistance épileptique partielle, accompagnée d'une hémiplégie progressive des membres convulsifs 6 mois après sa première crise, entraînant une détérioration intellectuelle. Les manifestations en imagerie ont relevé une atrophie progressive et des mutations progressives dans un hémisphère ; tandis que celles d'EEG ont présenté des ondes lentes et des changements à pointes-ondes dans un hémisphère. Etant donnés ses antécédents, résultats d'imagerie et d'EEG, il faillait considérer la possibilité d'une encéphalite de Rasmussen (ER). Compte tenues de la progressivité et l'inefficacité de thérapie médicamenteuse de cette maladie, une hémisphérectomie anatomique ou fonctionnelle pouvait s'envisager si les indications chirurgicales soient présentes.

? Questions fréquemment posées par le médecin senior au médecin résident

- **Quelle est le diagnostic actuellement retenu et sur quoi repose-t-il ?**

Réponse :

(1) Le diagnostic actuellement retenu est bien l'épilepsie symptomatique, mais la possibilité d'une encéphalite de Rasmussen (ER) n'est pas encore exclue.

(2) Fondement du diagnostic :

a) Le patient était une fille droitière de 14 ans.

b) Analyse de ses crises actuelles : Elle a eu des crises paroxysmales de convulsion des membres depuis 22 mois et d'asthénie des membres depuis 16 mois dans le côté droit. Ses crises se traduisent par des crises partielles motrices et une persistance épileptique partielle (e.g. convulsions des membres / du coin de la bouche dans le côté droit), associées à une hémiplégie légère progressive des membres dans le côté droit.

c) Antécédents : La rhume et la fièvre 3 mois avant sa première crise.

d) Examen physique : L'hémiplégie droite.

e) Examen auxiliaire : L'IRM crânienne a indiqué une atrophie cérébrale progressive gauche.

- **Avec quelles maladies doit-on la faire distinguer ?**

Réponse :

(1) Encéphalomyopathie mitochondriale (Figure 9-5) : Elle appartient, conjointement avec l'encéphalite de Rasmussen (ER) au syndrome de « Kojewnikow », qui peut manifester une persistance de crises épileptiques focales et une évolution progressive, affectant définitivement l'hémisphère controlatéral. Ses manifestations d'EEG ressemblent à celles de l'encéphalite de Rasmussen (ER), et son diagnostic peut être établi par une biopsie.

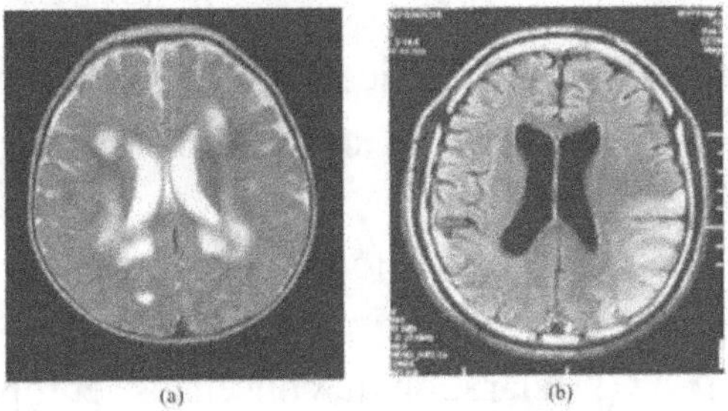

Figure 9-5 Manifestations d'IRM de l'encéphalomyopathie mitochondriale

(2) Encéphalite bactérienne ou virale (Figure 9-6) : Le patient présente généralement des antécédents des signes tels que fièvre, céphalalgie, rigidité cervicale etc. Il a généralement des troubles de la

conscience, et ses convulsions se traduisent par des crises tonico-cloniques généralisées. L'examen par ponction est en mesure d'établir le diagnostic d'une encéphalite bactérienne ou virale.

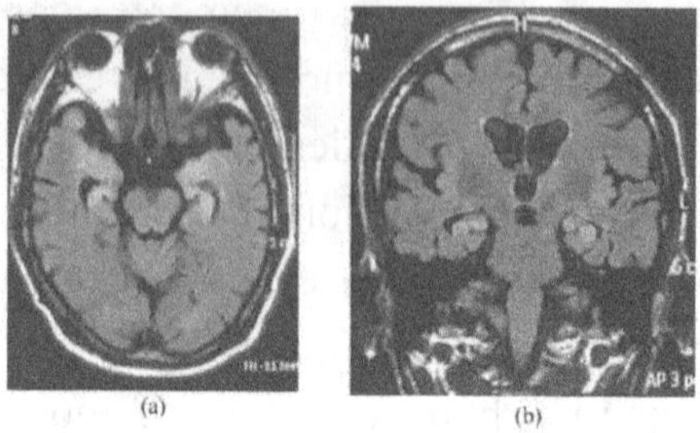

Figure 9-6 Sclérose hippocampique, atrophie des tissus cérébraux bilatéraux après une encéphalite virale

(3) Dysplasie corticale (Figure 9-7) : Elle touche dans la plupart des cas les patients pédiatriques. L'IRM est capable de visualiser les images typiques de la dysplasie corticale, et ses lésions manifestent plutôt des mutations non progressives.

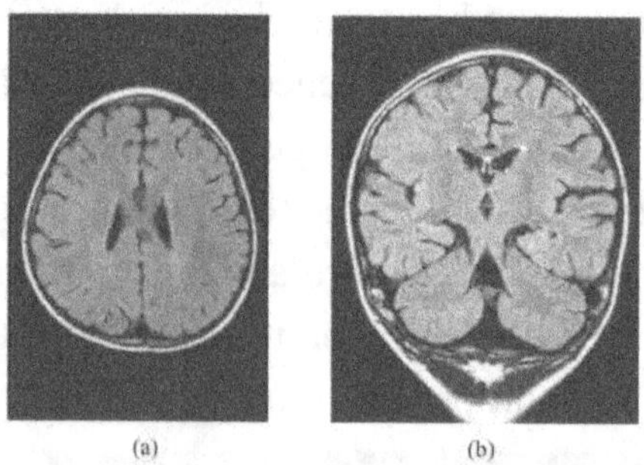

Figure 9-7 Dysplasie corticale au lobe fronto-pariétal droit

- **Quels sont les critères de diagnostic de l'encéphalite de Rasmussen (ER) ?**

Réponse : Il s'agit jusqu'à ce jour les normes européennes établies en 2005.

(1) Option A (Déclaration du consensus européen, 2005) des critères de diagnostic de l'ER : Un diagnostic peut être posé si les trois critères suivants sont remplis :

a) Manifestation clinique : Crise d'épilepsie focale (associée ou non à la persistance de crise épileptique partielle) et dysfonctionnement cortical unilatéral.

b) EEG : Activités unihémisphériques ralenties, associées ou non aux décharges épileptiques ; crises d'épilepsie limitées dans un hémisphère en EEG.

c) IRM : Atrophie corticale focale unihémisphérique, présentant au moins une des descriptions suivantes : signaux élevés T2 / FLAIR dans la matière grise / blanche ; signaux élevés ou atrophie au niveau de la tête du noyau caudé

(2) Option B des critères de diagnostic de l'ER : Un diagnostic peut être posé si deux des critères suivants sont remplis :

a) Manifestation clinique : Persistance de crise épileptique partielle ou dysfonctionnement cortical progressif unilatéral.

b) IRM : Atrophie corticale unihémisphérique focale progressive.

c) Pathologie : L'encéphalite provenant majoritairement des cellules T, avec un grand nombre de microglies ; la formation des nœuds de microglies peut (mais pas nécessairement) être constatée ; la prolifération des cellules gliales réactives.

En cas d'un grand nombre de phagocytes / cellules B / plasmocytes / corps d'inclusion virales dans le parenchyme, le diagnostic d'une encéphalite de Rasmussen peut être exclu.

- **Comment peut-on cliniquement stadifier l'encéphalite de Rasmussen ?**

Réponse :

(1) Stade 1 (phase précurseur) : Depuis la 1ère crise jusqu'au début du stade 2 (avec un nombre limité de crise d'épilepsie et le quasi-absence d'hémiplégie.

(2) Stade 2 (phase aigu) : Fréquence accrue de crises d'épilepsie (crise partielle motrice simple > 10 fois / j), présence ou aggravation d'hémiplégie.

(3) Stade 3 (phase de séquelles) : Stabilité relative, persistance d'hémiplégie légère, fréquence considérablement diminuée de crises d'épilepsie par rapport au stade 2.

[Historique médical recomplété par le médecin traitant]

Résultats de la biopsie musculaire (du deltoïde) : On constate sous microscope optique que la taille des fibres musculaires est généralement saine, sans détérioration ni régénération des fibres. Seules quelques fibres présentent un épaississement local aux alentours, et aucune anomalie évidente dans les petits vaisseaux sanguins interstitiels, ni d'infiltration de cellules inflammatoires y est visualisée. Aucun « RRF » ni toute autre structure anormale n'ont été mis en évidence par la coloration « MGT ». Les colorations « NADH » / « SDH » / « CCO » ont montré respectivement des colorations profondes localisées autour de quelques fibres musculaires, tandis que celle « PAS » n'a pas révélé de changements particuliers, et que celle « ORO » a fait visualiser une hausse limitée ou médiocre des gouttelettes de lipides intramusculaires colorées. Aucune anomalie n'a été constatée dans les colorations « ACP » et « NSE » ; alors que le ratio entre les fibres musculaires du type I et du type II de coloration « ATP » est grosso moto en ordre.

Il est possible d'établir le diagnostic d'une encéphalite de Rasmussen en fonction des symptômes, signes et résultats des examens auxiliaires du patient. Ses principaux caractéristiques sont : l'atrophie progressive unihémisphérique, la persistance de crises épileptiques partielles dans le côté controlatéral de l'atrophie et la détérioration intellectuelle du patient. L'état de ce patient correspond aux descriptions susmentionnées. Il est également important d'éliminer la possibilité d'une encéphalite virale ou d'une encéphalomyopathie mitochondriale. Une ponction lombaire et une biopsie musculaire en ont été réalisées pour exclure la possibilité de ces maladies. Ce diagnostic était de ce fait établi.

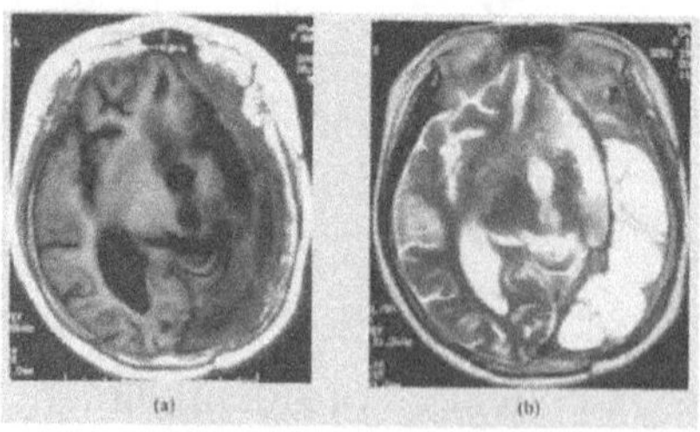

Figure 9-8 17 mois après la hémisphérectomie en raison de l'ER

Compte tenues de la progressivité et l'inefficacité de thérapie médicamenteuse de cette maladie, une intervention chirurgie se nécessite. Actuellement, le mode le plus utilisé en est bien une hémisphérectomie fonctionnelle, pouvant viser non seulement à obtenir un résultat chirurgical de résection hémisphérique, mais aussi à restreindre dans certaines circonstances le déplacement cérébral postopératoire. Pourtant, multiples signaux anormaux dans l'hémisphère gauche du patient ont été constatés. Il faillait de conséquence procéder à une hémisphérectomie fonctionnelle aux fins de prélever des tissus cérébraux à multiples points pour un diagnostic pathologique. Le compte rendu pathologique postopératoire du patient a confirmé le diagnostic actuellement établi (Figure 9-8 / 9-9).

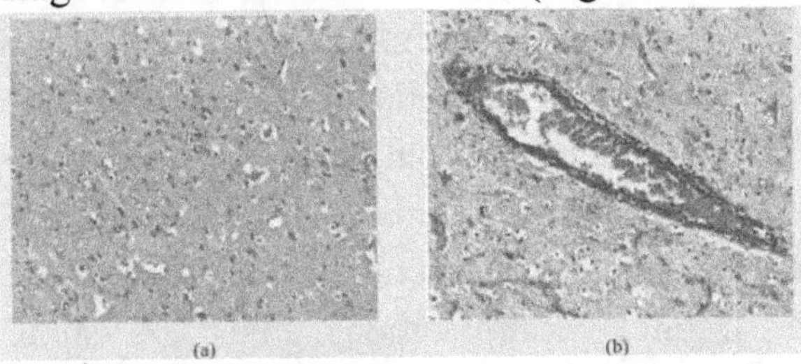

Figure 9-9 Atrophie neuronale / formation de nodules gliaux / infiltration lymphocytaire périvasculaire

? Questions fréquemment posées par le médecin senior au médecin traitant

● Pourquoi une hémisphérectomie fonctionnelle a été réalisée au lieu d'une hémisphérectomie anatomique ?

Réponse : Développée à partir de l'hémisphérectomie anatomique, l'hémisphérectomie fonctionnelle est une technique de résection visant à retirer un maximum de tissus cérébraux avec un minimum de manipulation. Son objectif principal est de réduire les complications éventuelles de l'hémisphérectomie telles que le déplacement cérébral aigu / chronique, l'hydrocéphalie postopératoire et l'hémosidérose etc. Elle présente les avantages d'une petite incision, d'une durée courte et d'un saignement minimal, tout en éliminant en même temps une partie des tissus cérébraux afin de diminuer le risque d'hydrocéphalie postopératoire. Au fur et à mesure de l'amélioration du savoir-faire et du mode d'intervention des CHU d'épilepsie, l'hémisphérectomie fonctionnelle pourrait obtenir un résultat quasi-identique avec celle anatomique.

- **Quels sont les modes d'intervention de l'hémisphérectomie ?**

Réponse :

(1) Hémisphérectomie anatomique : Il s'agit d'une résection de l'ensemble des tissus cérébraux d'un hémisphère sauf la zone des ganglions basale. En 1929, Dandy avait réalisé la 1ère hémisphérectomie anatomique pour un patient tumoral. En 1938, Mckenzie avait réalisé la 1ère hémisphérectomie anatomique pour un patient épileptique, et son épilepsie était dès lors sous contrôle. Dans les années 1860s, bien que l'hémisphérectomie anatomique ait été largement pratiquée, des complications postopératoires fréquentes liées à la manipulation ont été constatées, comportant : l'hydrocéphalie postopératoire tardive et l'hémosidérose superficielle etc. Les premières recherches ont montré qu'un tiers des patients présentaient lesdites complications. Par la suite, une série d'améliorations chirurgicales ont été introduites. En 1983, Adams a perfectionné la procédure de l'hémisphérectomie anatomique en resectionnant l'ensemble des tissus cérébraux, à l'exception du thalamus et des ganglions de la base, et en suturant in situ la dure-mère non suturée vers la ligne médiane, la superposant sur la dure-mère au faux du cerveau / tente du cervelet / base de la fosse crânienne antérieure et de la fosse crânienne moyenne, ainsi qu'en réduisant l'espace sous-dural. En 2004, Prof. Luan Guoming a amélioré la procédure de l'hémisphérectomie anatomique en resectionnant l'ensemble des tissus cérébraux dans l'hémisphère affecté, à l'exception du thalamus et des ganglions de la base. Il a fermé le trou « Monro » avec les patchs musculaires et la colle auditive et encéphalique ; il a fixé les ganglions de la base sur la dure-mère au niveau du faux du cerveau / tente du cervelet / base de la fosse crânienne antérieure et de la fosse crânienne moyenne ipsilatéral(e) avec une dure-mère artificielle en réalisant une suture in situ. Cela favorise à la fois, la limitation du déplacement cérébral dans certaines circonstances et la préservation de l'intégralité de l'espace sous-dural.

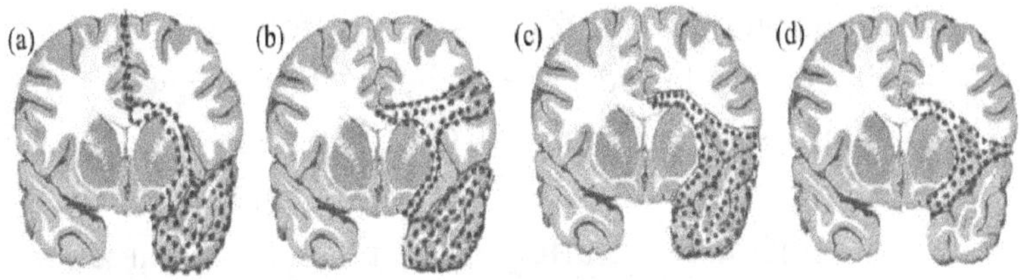

Figure 9-10 Illustration des hémisphérectomies

(a) Hémisphérectomie et lobectomie temporale par fissures longitudinales (b) Hémisphérectomie et lobectomie temporale par fistule dans la zone centrale (c) Lobectomie temporale, opéculectomie et hémisphérectomie (d) Hémisphérectomie et lobectomie temporale par fissures latérales

(2) Hémisphérectomie fonctionnelle : En raison des complications sévères de l'hémisphérectomie anatomique, Rasmussen de l'Institut neurologique de Montréal au Canada a introduit pour la 1ère fois une hémisphérectomie qui impliquait principalement et uniquement la zone centrale et temporale de l'hémisphère affectée en 1974, tandis que d'autres tissus cérébraux faisaient l'objet d'une ségrégation. Cette procédure est, du point de vue anatomique, une résection subtotale ; qui est en effet une résection totale du point de vue fonctionnel, d'où une hémisphérectomie fonctionnelle.

(3) Hémisphérectomie par ségrégation : Après 1992, différentes formes d'hémisphérectomie ont émergé, incluant notamment : hémisphérectomie par voie insulaire, hémisphérectomie par fissures latérales et hémisphérectomie perpendiculaire médiane etc. Elles visent à mettre à part le lien entre les ganglions de la base du thalamus controlatéral et du celui ipsilatéral, tout en minimalisant le contenu de la résection dans l'hémisphère affecté (Figure 9-10).

- **En touchant majoritairement les enfants, avec plus de la moitié des patients étant les nourrissons et les jeunes enfants, quel est le meilleur moment pour opérer un patient pédiatrique subi d'encéphalite de Rasmussen ?**

Réponse : D'après nos expériences, il faut procéder activement à l'intervention chirurgicale lorsque cette maladie est dans une période précoce du stade 2 ou qu'elle vient de passer au stade 2. Cela permet non seulement la guérison, mais aussi la préservation maximale des fonctions et la promotion du rétablissement fonctionnel. A l'entré au stade 3, il se peut que la présence de déficiences fonctionnelles telles que l'hémiplégie soit irrévocable. Une chirurgie précoce pour les patients pédiatriques permet également de l'incitation de transfert des fonctions dans l'hémisphère affecté, favorisant donc l'amélioration de la qualité de vie des patients à long terme. Notons à cet égard que des exercices systématiques de rééducation fonctionnelle doivent être effectués suite à l'intervention chirurgicale. Une rééducation précoce et opportune est susceptible de mener à une restitution optimale du discours et des fonctions motrices.

Conclusion du médecin senior

L'encéphalite de Rasmussen est une maladie sporadique qui apparaît dès l'enfance dont l'étiologie demeure inconnue. Elle se traduit généralement par des crises d'épilepsie partielle ou la persistance épileptique pendant une phase précoce ; tandis qu'en imagerie, l'atrophie hémisphérique progressive et les signaux anormaux T2 et / ou FLAIR se présentent. La thérapie médicamenteuse dispose un rendement très peu effectif. Une évolution tardive de cette pathologie peut provoquer éventuellement l'hémiplégie et le dysfonctionnement intellectuel du patient pédiatrique. Les antiépileptiques se révèlent peu efficaces, tandis que la stossthérapie hormonale ou la thérapie par immunoglobuline procurent un soulagement à court terme chez certains patients. La persistance de l'épilepsie et de ses symptômes, tels que l'hémiplégie, est susceptible d'affecter lourdement le développement normal du patient pédiatrique, son éducation et son travail une fois devenu adulte. L'hémisphérectomie se fait dans ce cas-là le seul moyen efficace pour lutter contre l'épilepsie.

Le choix du moment d'une intervention chirurgicale ER reste controversé. Certains spécialistes préconisent une hémisphérectomie précoce une fois le diagnostic établi, tandis que d'autres défendent la nécessité d'une intervention chirurgicale au moment où un dysfonctionnement neurologique se produise (ladite intervention chirurgicale entraînera inévitablement les dysfonctionnements neurologiques tels que perte des mouvements fins de doigts, hémianopsie, atteinte de l'hémisphère dominant et aphasie). Le soutien de ces derniers c'est que, tous les patients ne présentent pas de dysfonctionnements neurologiques d'une sévérité maximale, notamment en cas d'apparition tardive de la maladie. En contrepartie, les partisans d'une intervention chirurgicale précoce sont convaincus par une amélioration de la qualité de vie et une protection définitive du développement cérébral ultérieur d'un patient dont les crises épileptiques soient entièrement sous contrôle. Fondé sur nos expériences d'intervention chirurgicale des patients atteints d'ER, il nous semble judicieux de procéder à un traitement chirurgical précoce une fois le diagnostic établi. Les caractéristiques de l'ER définissent automatiquement son incurabilité par la thérapie médicamenteuse et l'inévitabilité de la présence de dysfonctionnements intellectuels / psychomoteurs. Une prise en charge précoce par chirurgie est en mesure de contrôler avec efficacité les crises d'épilepsie et de protéger le développement cérébral latéral afin de compenser les fonctionnalités dans l'hémisphère affecté.

Parmi les patients subis d'ER, le taux de réponse global de l'épilepsie était de 62,5 % au 85 %. La plupart des cas d'ER récemment rapportés ont recouru aux techniques de l'hémisphérectomie fonctionnelle ou de l'hémisphérectomie par ségrégation. Les patients ont présenté une certaine amélioration de fonctions cognitives suite à une hémisphérectomie. Après avoir suivi régulièrement des exercices de rééducation physique et de langue suite à l'opération, la force musculaire proximale des patients a pu atteindre le niveau 4 ou plus, et ceux-ci ont pu marcher en ne dépendant pas des aides d'un tiers. Pourtant, les fonctions motrices fines des extrémités distales de membres (en particulier les mains) sont susceptibles de se détériorer. Les patients sont capables de s'engager dans une communication verbale après l'intervention chirurgicale.

Structures éditoriales du groupe L'Harmattan

L'Harmattan Italie
Via degli Artisti, 15
10124 Torino
harmattan.italia@gmail.com

L'Harmattan Hongrie
Kossuth l. u. 14-16.
1053 Budapest
harmattan@harmattan.hu

L'Harmattan Sénégal
10 VDN en face Mermoz
BP 45034 Dakar-Fann
senharmattan@gmail.com

L'Harmattan Cameroun
TSINGA/FECAFOOT
BP 11486 Yaoundé
inkoukam@gmail.com

L'Harmattan Burkina Faso
Achille Somé – tengnule@hotmail.fr

L'Harmattan Guinée
Almamya, rue KA 028 OKB Agency
BP 3470 Conakry
harmattanguinee@yahoo.fr

L'Harmattan RDC
185, avenue Nyangwe
Commune de Lingwala – Kinshasa
matangilamusadila@yahoo.fr

L'Harmattan Congo
67, boulevard Denis-Sassou-N'Guesso
BP 2874 Brazzaville
harmattan.congo@yahoo.fr

L'Harmattan Mali
Sirakoro-Meguetana V31
Bamako
syllaka@yahoo.fr

L'Harmattan Togo
Djidjole – Lomé
Maison Amela
face EPP BATOME
ddamela@aol.com

L'Harmattan Côte d'Ivoire
Résidence Karl – Cité des Arts
Abidjan-Cocody
03 BP 1588 Abidjan
espace_harmattan.ci@hotmail.fr

L'Harmattan Algérie
22, rue Moulay-Mohamed
31000 Oran
info2@harmattan-algerie.com

L'Harmattan Maroc
5, rue Ferrane-Kouicha, Talaâ-Elkbira
Chrableyine, Fès-Médine
30000 Fès
harmattan.maroc@gmail.com

Nos librairies en France

Librairie internationale
16, rue des Écoles – 75005 Paris
librairie.internationale@harmattan.fr
01 40 46 79 11
www.librairieharmattan.com

Librairie l'Espace Harmattan
21 bis, rue des Écoles – 75005 paris
librairie.espace@harmattan.fr
01 43 29 49 42

Lib. sciences humaines & histoire
21, rue des Écoles – 75005 paris
librairie.sh@harmattan.fr
01 46 34 13 71
www.librairieharmattansh.com

Lib. Méditerranée & Moyen-Orient
7, rue des Carmes – 75005 Paris
librairie.mediterranee@harmattan.fr
01 43 29 71 15

Librairie Le Lucernaire
53, rue Notre-Dame-des-Champs – 75006 Paris
librairie@lucernaire.fr
01 42 22 67 13

www.ingramcontent.com/pod-product-compliance
Lightning Source LLC
LaVergne TN
LVHW021137061026
849535LV00002B/279